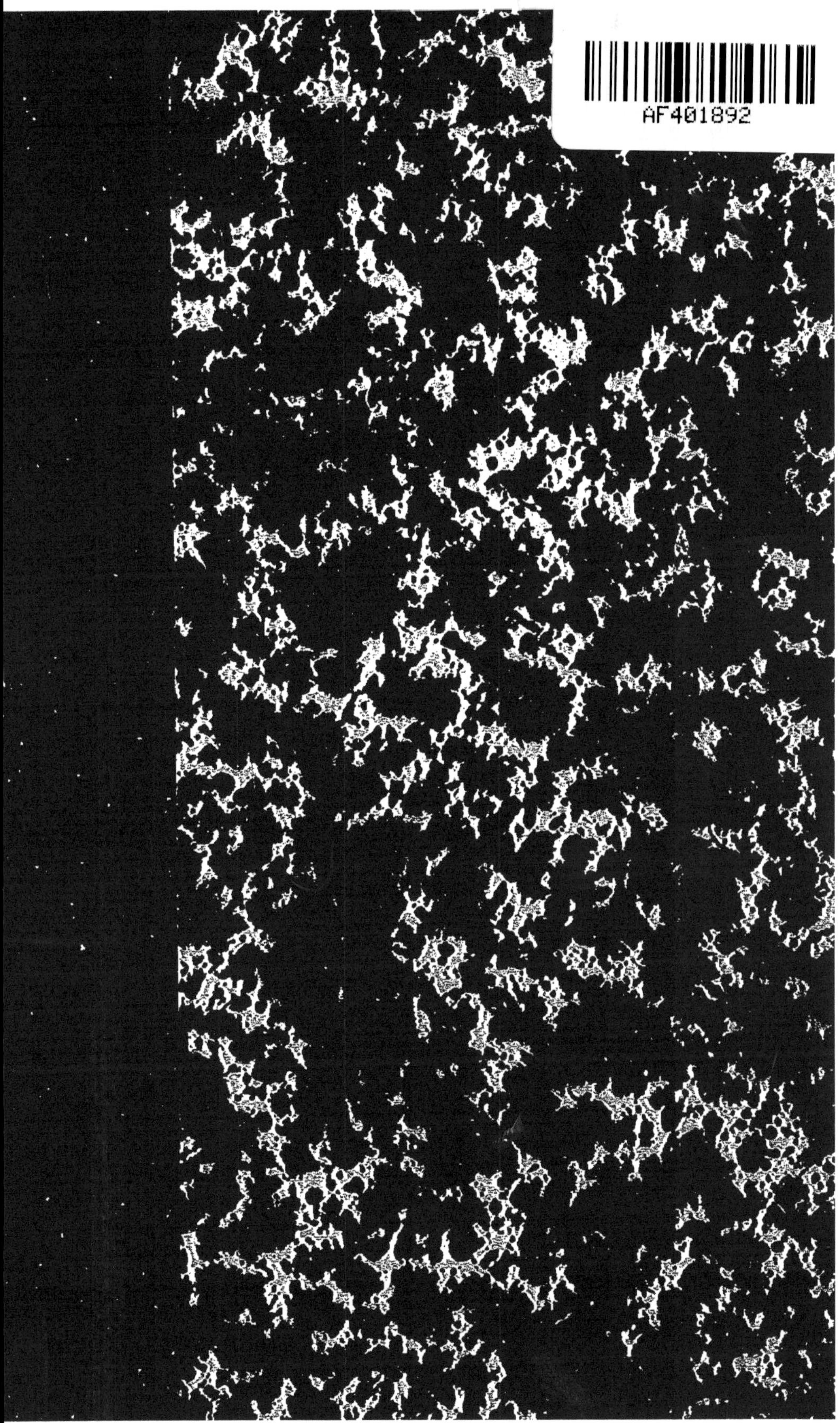

AF401892

LE NOUVEAU
MÉDECIN DES FAMILLES

DESCRIPTION RAISONNÉE

DES MALADIES

AVEC LES MOYENS DE LES GUÉRIR

SUIVI D'UN

FORMULAIRE

INDIQUANT LA COMPOSITION DES MÉDICAMENTS

OUVRAGE RECOMMANDÉ

Formant un Traité de médecine pratique entièrement nouveau
et accessible à tous

Par le Dr J. PELLETAN

DOCTEUR EN MÉDECINE DE LA FACULTÉ DE PARIS,
Ancien chirurgien principal de la Garde nationale de Paris,
Rédacteur en chef du *Journal de Micrographie*,
Professeur d'Histologie et de Technique micrographique,
Membre de plusieurs Sociétés savantes françaises et étrangères, etc., etc.

ORANGE
C. MARTIN, ÉDITEUR

1886

MÉDECIN DES FAMILLES

Avignon. — Imprimerie Seguin frères.

LE NOUVEAU
MÉDECIN DES FAMILLES

DESCRIPTION RAISONNÉE

DES MALADIES

AVEC LES MOYENS DE LES GUÉRIR

SUIVI D'UN

FORMULAIRE

INDIQUANT LA COMPOSITION DES MÉDICAMENTS

OUVRAGE RECOMMANDÉ

Formant un Traité de médecine pratique entièrement nouveau
et accessible à tous

Par le Dr J. PELLETAN

DOCTEUR EN MÉDECINE DE LA FACULTÉ DE PARIS,
Ancien chirurgien principal de la Garde nationale de Paris.
Rédacteur en chef du *Journal de Micrographie.*
Professeur d'Histologie et de Technique micrographique,
Membre de plusieurs Sociétés savantes françaises et étrangères, etc., etc.

ORANGE
C. MARTIN, ÉDITEUR

—

1886

INTRODUCTION

En publiant cet ouvrage : LE NOUVEAU MÉDECIN DES FAMILLES, nous croyons répondre à un besoin et combler une lacune.

Depuis quelques années, en effet, les choses ont bien changé en France, l'instruction a pénétré partout, le niveau des esprits s'est élevé ; et nous avons pensé que, dans ces conditions, le temps était venu où l'on pouvait répandre utilement dans le public des connaissances générales sur le moyen de guérir les maladies et de les prévenir, c'est-à-dire des notions pratiques de médecine et d'hygiène.

Mais, pour qu'un tel livre remplît complètement son but, il fallait qu'il fût écrit dans une forme simple, facilement intelligible pour toutes les personnes qui n'ont pas fait des sciences une étude spéciale. Il fallait que l'auteur consentît à descendre des hauteurs de l'anatomie, de la physiologie, de la pathologie, de la thérapeutique, etc., etc. pour parler la langue de tout le monde ; qu'il voulût bien vulgariser, comme on dit, la médecine et en rendre les préceptes compréhensibles pour tous. Il fallait encore que, tout en restant aussi complet que possible (car, malheureusement, la liste des infirmités humaines est immense), il fût assez concis pour composer un volume facile à lire, commode à consulter, maniable et pratique, en un mot, et d'un prix accessible à toutes les familles.

C'est dans ces conditions que nous avons cru devoir nous adresser à l'un des médecins les plus connus de Paris, habile praticien formé par une longue expérience, en même temps qu'écrivain distingué, et nous lui avons confié le soin de rédiger cet ouvrage que nous présentons maintenant avec confiance au public.

Le Dr J. Pelletan, à qui nous avons demandé son concours, a consenti à s'arracher aux luttes de la science militante auxquelles il s'est ardemment mêlé, pour se mettre à notre disposition ; et, de notre côté, nous n'avons pas reculé devant de nombreux sacrifices pour faire honneur à son travail.

C'est ainsi que nous avons fait graver un grand nombre de figures représentant les divers organes du corps humain, certains instruments et appareils employés en médecine. Ces *illustrations* permettront aux lecteurs de comprendre plus facilement les descriptions données par l'auteur.

Les malades trouveront dans ce livre, écrit avec méthode, clarté et simplicité, la description raisonnée des maladies, l'explication de leur cause, le tableau de leurs symptômes et la marche à suivre pour les traiter ; ils y trouveront, sur tous les cas qui pourront se présenter, les renseignements les plus sûrs et les avis les plus précieux. Nous sommes certain que les médecins eux-mêmes ne consulteront pas sans utilité ce manuel que son auteur a tenu à mettre au niveau des derniers progrès de la médecine.

Enfin, le volume se termine par un long appendice qui ne sera pas le moins utile ni le moins apprécié : nous voulons dire le Formulaire. — Nous avons prié le Dr J. Pelletan de faire, avec la haute compétence qui lui appartient, un choix raisonné parmi les milliers de médicaments actuellement employés par les médecins. C'est ainsi qu'il a classé, dans une série de chapitres, les formules d'environ six cents médicaments choisis parmi les plus usités, les plus sûrs dans leur action et les plus faciles dans leur préparation. Il a même ajouté divers paragraphes dans lesquels, restant fidèle à notre titre, il indique la manière de préparer soi-même un grand nombre de ces médicaments qu'il appelle avec raison *remèdes de famille* ou *de ménage*, parce qu'ils se font au coin du feu ou dans la cuisine du malade, par opposition à ceux qui sont exclusivement pharmaceutiques parce qu'en raison de leur composition, ils appartiennent forcément au domaine de la pharmacie.

Nous croyons avoir ainsi réalisé tout ce qui nous était possible pour offrir au public le livre pratique et utile qui, à notre avis lui manquait ; nous avons donc la conviction que l'ouvrage du D^t J. Pelletan est appelé rendre de véritables services, et nous espérons qu'il prendra bientôt la première place dans la bibliothèque de toutes les familles.

C. MARTIN.

PRÉFACE

Nous offrons aujourd'hui au public un livre, fruit d'un long travail et d'une expérience acquise par près de trente années d'exercice ininterrompu de la médecine, à Paris. Nous nous sommes efforcé de faire entrer dans ce volume l'histoire de toutes les maladies qui sévissent sur l'humanité, au moins dans nos climats, avec l'indication des traitements que la pratique nous a fait reconnaître comme les meilleurs, les plus sûrs ou les plus fidèles.

En même temps que nous avons tenu à publier un livre complet, nous nous sommes attaché à le mettre au niveau des plus récents progrès de la science, et nos lecteurs y trouveront l'indication des médicaments les plus nouveaux qui, jusque dans ces dernier mois, sont venus enrichir la médecine.

D'autre part, ayant le désir de nous adresser à tous, nous nous sommes efforcé d'employer le moins possible des termes par trop scientifiques, d'expliquer les choses de manière à faire comprendre la nature des maladies même aux personnes qui n'ont aucune notion de l'anatomie, de la physiologie ni des sciences médicales; et, dans toutes nos descriptions, nous nous sommes astreint à rester intelligible pour tout le monde. — Cette tâche difficile nous a, d'ailleurs, été facilitée par notre éditeur M. O. Martin, qui nous a autorisé a introduire dans ce livre, malgré les frais considérables qui en résultaient pour lui, autant de gravures que nous le jugerions nécessaire par faciliter l'intelligence du texte.

Nous avons adopté, du reste, une division des maladies, simple, commode, facile à saisir et qui aidera chacun à trouver aisément, dans ces nombreuses pages, l'affection dont il désire étudier les symptômes ou le traitement.

Notre ouvrage se termine par un FORMULAIRE contenant l'indication des principaux médicaments, que nous avons, par expérience, reconnus comme les plus sûrs et les plus recommandables. et nous donnons tous les détails nécessaires pour leur application. Nous y avons ajouté une liste de renseignements divers, de nature à intéresser, soit les malades eux-mêmes, soit les familles qui ont des malades à soigner.

Nous avons voulu faire ainsi un livre ' à tous, non seulement aux gens du monde, qui y trou renseignements dont ils pourront avoir besoin sur la ise, les symptômes et le traitement rationnel de toutes l maladies, mais encore aux médecins eux-mêmes, à qui cet ouvrage pourra servir de *Manuel* ou d'*aide-mémoire* dans bien des cas.

Mais, avant de clore ici cette *Préface*, qu'il nous soit permis d'adresser publiquement tous nos remercîments à notre excellent éditeur et ami, M. O. Martin, qui nous a apporté le précieux concours de toute sa bonne volonté pour parfaire l'exécution matérielle de notre livre, qui n'a reculé devant aucun sacrifice de temps et d'argent pour nous faciliter notre tâche et nous permettre de produire un ouvrage digne du public à qui nous l'adressons et capable de le contenter.

Nous espérons donc qu'il sera fait bon accueil à notre « *Nou-*

veau *Médecin des Familles*», et si, comme nous l'espérons, notre travail peut être utile à nos semblables, les aider à s'épargner quelques souffrances ou à se guérir de quelques maux, nous nous trouverons suffisamment récompensé.

Dr J. PELLETAN.

Paris, 5 juin 1886.

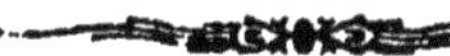

CONSIDÉRATIONS GÉNÉRALES

On peut établir parmi les maladies qui frappent l'humanité des classifications, utiles surtout parce qu'elles facilitent les descriptions et, en rapprochant des affections qui se ressemblent, permettent de formuler un traitement général et dominant pour toutes ces maladies, traitement auquel il n'y a souvent à ajouter que quelques variantes relatives à chacune d'elles.

Ainsi, on peut établir d'abord qu'il y a des *maladies aiguës* et des *maladies chroniques*. Les maladies aiguës sont celles qui ont une action plus ou moins violente, mais dont l'évolution est courte. Telle est la fluxion de poitrine ordinaire ou pneumonie franche. Les maladies chroniques sont plus insidieuses, procèdent le plus souvent, au début du moins, avec moins de violence, mais ont une évolution longue, laquelle amène parfois une désorganisation générale de l'économie et, trop souvent, la mort du malade. Telle est la phtisie pulmonaire.

Mais, si certaines maladies sont toujours chroniques, la plupart des maladies aiguës peuvent devenir chroniques, et entre les unes et les autres, il n'y a pas de différences essentielles ; la plus grande différence est dans la rapidité de la marche chez les premières, dans la lenteur chez les secondes. La même maladie peut se manifester à l'état aigu chez un sujet, à l'état chronique chez un autre ; la même maladie, chez le même sujet, peut passer de l'état aigu à l'état chronique. Certaines maladies chroniques commencent toujours par l'état aigu, et telle maladie aiguë qui n'a pas été guérie à temps peut *s'allonger* en maladie chronique.

D'où il résulte que, dans toutes ces maladies aiguës qui peuvent devenir chroniques, il faut s'efforcer d'obtenir la guérison aussitôt que possible, ne pas temporiser, car on ne doit pas compter sur le temps, qui, dans ce cas, et s'il s'agit d'une maladie sérieuse, n'apporte le plus souvent qu'une aggravation.

Il en résulte encore qu'au point de vue pratique auquel nous nous plaçons, cette division des maladies en deux classes ne peut être fort utile. Au contraire, on peut établir parmi les maladies qui se ressemblent, non pas pour la durée de leur évolution, mais par la nature même de leurs symptômes, des classifications tout à fait pratiques. Telle est celle que nous allons indiquer, qui n'est peut-être plus très scientifique, bien qu'elle ait été suivie pendant très longtemps dans les plus célèbres traités de pathologie, mais qui a toujours l'avantage d'être commode et de permettre mieux que toute autre d'arriver facilement à distinguer les maladies les unes des autres, ce que les médecins appellent établir le *diagnostic*.

1° Les fièvres. — Tout le monde sait ce que c'est que la *fièvre*. Certaines maladies ont pour caractère dominateur *apparent* la fièvre elle-même. Telles sont la fièvre éphémère, la fièvre de croissance des enfants. On pourra les appeler *fièvres essentielles*, la fièvre paraissant être l'essence même de la maladie. D'autres fièvres, au contraire, s'accompagnent d'éruptions diverses sur la peau : pustules, plaques, taches, etc. Telles sont la variole, la rougeole. On les appelle *fièvres éruptives*.

Les fièvres sont des maladies générales qui affectent tout l'organisme. Elles ont une marche aiguë. On les appelle aussi *pyréxies*.

2° Les Inflammations. — Ce sont des congestions, ordinairement avec gonflement, chaleur, rougeur, de certains organes. En pathologie, on les appelle *phlegmasies*. Elles s'accompagnent le plus souvent de fièvre, mais la fièvre n'est plus qu'un symptôme, un résultat : l'inflammation cessant, la fièvre cessera. Telles sont l'angine, la bronchite, la pneumonie la gastrite, etc., qui sont des inflammations de la gorge, des bronches, des poumons, de l'estomac.

Ce sont donc des maladies locales, mais qui, s'accompagnant

de fièvre, déterminent un état général morbide. Beaucoup peuvent passer à l'état chronique.

3° **Les Névroses.** — Elles représentent les *maladies nerveuses*, affections particulières des nerfs de certaines régions ou du système nerveux tout entier. Ce sont des maladies rarement aiguës et alors très douloureuses, le plus souvent chroniques, mais quelquefois avec des exacerbations aiguës plus ou moins longues et fréquentes. A l'état aigu, on les appelle *névralgies*.

Il y a des nerfs qui nous font mouvoir, d'autres qui nous font sentir. Il y aura donc des *névroses du mouvement*, comme les paralysies, qui le détruisent, l'ataxie et la chorée, qui l'excitent ou le dérèglent ; et des *névroses du sentiment*, comme la sciatique et la rage de dents.

Il faut même, comme nous le verrons plus tard, établir une troisième classe pour les nerfs qui ne président ni au mouvement ni à la sensation, mais à l'accomplissement des fonctions des organes internes, estomac, cœur, etc. Ce sont des *névroses viscérales*, telles que la gastralgie, la cardialgie, etc.

4° **Les Hydropisies.** — Ces maladies sont caractérisées par la production d'un liquide aqueux, analogue au sérum du sang, dans certaines cavités naturelles closes du corps, cavités limitées par des membranes qu'on appelle *séreuses*, ou dans des cavités accidentelles qu'on appelle *kystes*. Telles sont l'ascite et le kyste de l'ovaire.

5° **Les Cachexies.** — On les appelles aussi *diathèses*. Ce sont des maladies générales qui affectent la constitution tout entière, quoique se traduisant souvent par des manifestations localisées. Telles sont la phtisie, le cancer ou la syphilis. Elles sont essentiellement chroniques.

6° **Les Maladies organiques.** — Ces maladies résultent de l'altération ou de la déformation plus ou moins lente et progressive d'organes internes nécessaires à la vie, le cœur, le foie, le rein. On comprend qu'elles sont naturellement chroniques.

En dehors de ces 6 classes, nous en avons créé quelques autres, soit pour des maladies qui se ressemblent naturellement par leur mode d'invasion et d'évolution, comme le choléra, la fièvre jaune, la peste ; soit pour des maladies qui se rapprochent par leur siège et qui, constituent, pour ainsi dire, dans la médecine, des spécialités distinctes. Nous ajoutons donc les chapitres suivants :

7° Les maladies pestilentielles, telles que le choléra, la peste, la fièvre jaune.

8° Les maladies des organes génito-urinaires, chez l'homme et chez la femme.

9° Les maladies de la peau, si nombreuses et qui présentent des caractères si particuliers qu'on a pu les classer comme des espèces d'une famille naturelle.

10° Les maladies des yeux et des oreilles, qui appartiennent presqu'en entier au domaine du chirurgien.

11° Les maladies parasitaires, qui résultent de l'invasion d'animaux ou de végétaux, vers, insectes ou champignons.

12. Les maladies chirurgicales. — Nous avons réuni sous ce titre un grand nombre d'affections diverses qui ne se traitent que par des moyens chirurgicaux, les abcès, phlegmons, panaris, tumeurs, hémorrhagies, hernies, fistules, etc.

13° Les accidents. — Dans ce long chapitre, nous avons rassemblé toutes les affections qui résultent d'un accident, telles sont les plaies, blessures, coupures, piqûres, morsures, fractures, luxations, foulures, asphyxies, empoisonnements, etc.

14° Soins à donner à la femme enceinte, à l'accouchée et au nouveau-né. — C'est, en effet, comme une médecine spéciale qu'il faut appliquer à la femme enceinte et à l'accouchée, dont l'état n'est pas une maladie proprement dite, puisqu'il ne s'agit là que d'une des fonctions les plus importantes que l'espèce humaine ait à exercer. Il en est de même pour le bébé, à qui la médecine de l'homme ne convient pas encore, car il n'est pas encore un homme, bien qu'il commence déjà à souffrir.

15° Soins journaliers d'hygiène et de toilette. — Nous réunissons, enfin, dans ce dernier chapitre les conseils que le médecin a le devoir de donner à tous sur les soins que chacun doit avoir de soi-même, conseils et soins dont l'observation suffit souvent pour prévenir bien des maladies.

Tel est le plan de cet ouvrage, plan qui nous a permis de présenter d'une manière commode pour le lecteur le tableau général des maladies auxquelles est soumise l'humanité.

LES FIÈVRES

Tout le monde, avons-nous dit, sait ce que c'est que la *fièvre*. Néanmoins, il est utile de préciser davantage en quoi consiste cet état morbide.

La fièvre est caractérisée surtout par une élévation du pouls, c'est-à-dire du nombre des pulsations par minute, et par une augmentation de la température du corps. Mais, il s'y joint un état de malaise général avec frissons passagers, lassitude ou courbature dans les membres, abattement, mal de tête, perte d'appétit, etc.

On peut « tâter le pouls » dans tous les points du corps où une artère arrive assez près de la surface pour que ses pulsations soient accessibles au doigt. On tâte le plus souvent le pouls au poignet, dans la direction de la base du pouce, à deux ou trois travers de doigt au-dessous de cette base, au fond d'une sorte de fossette formée par un os de l'avant-bras et des tendons des doigts. Là bat l'artère radiale. On peut tâter le pouls à la tempe ou de chaque côté du cou en avant des muscles sterno-cleïdo-mastoïdiens, qu'on appelle vulgairement « les cordes du cou. »

Le pouls d'un homme en santé, avant le repas, bat ordinairement 72 à 76 pulsations par minute. Après le repas, il s'élève généralement un peu, de 76 à 80, de même que chez les personnes à jeun il peut descendre à 68 et à 64.

Certaines personnes ont le pouls très lent quoiqu'étant en pleine santé : 60 pulsations par minute, et même 48. Nous avons trouvé

40 pulsations chez un maçon limousin très bien portant. Chez certaines femmes, surtout les femmes nerveuses et impressionnables, le pouls normal peut monter jusqu'à 80 et 84 pulsations par minute.

Outre sa fréquence, le pouls peut présenter, quant à sa nature, des différences notables et qui ont souvent une signification importante. Il peut être fort et plein, faible, fuyant, large, serré, etc. Toutes ces expressions s'expliquent par les mots mêmes, et quiconque tâtera le pouls à un homme reconnaîtra facilement si ce pouls est fort ou faible, plein ou petit, etc.

Mais, de plus, et c'est là un point important, le pouls peut être régulier ou irrégulier. Il peut être sans rhythme, désordonné, ou rhythmé mais avec des temps qui manquent, des *intermittences*. Il peut encore se faire que chaque battement, ou le plus grand nombre des battements, soit double. On dit alors que le pouls est *dicrote*.

Les indications fournies par le pouls, quant à sa fréquence et à sa nature, sont des plus importantes à recueillir pendant le cours des maladies.

La température ordinaire du corps de l'homme en santé, prise, par exemple, en plaçant pendant une minute ou deux un thermomètre dans l'aisselle, est d'environ 37° centigrades. Quand la température du corps dépasse 41°, la vie de l'homme est en grand danger ; quand elle tombe à 20°, on peut dire que l'homme est mort.

Ainsi, en raison de ces limites étendues entre lesquelles peuvent varier le nombre des pulsations et les degrés de la température, le pouls et la chaleur du corps ne suffisent pas, en général, pour caractériser la fièvre. Ainsi, après un travail fatiguant, une course rapide, le pouls bat plus vite et le corps s'échauffe ; il n'y a cependant pas fièvre pour cela. Pour qu'il y ait fièvre, il faut qu'il y ait en même temps cet état général de malaise dont nous avons parlé.

Il y a plusieurs espèces de fièvres. Les unes, ainsi que nous l'avons déjà dit, se distinguent tout de suite des autres et de toutes les maladies connues par l'*éruption* particulière qu'elles déterminent sur la peau. Aussi, les appelle-t-on *fièvres éruptives:*

ce sont la *variole* (ou petite vérole), la *varioloïde* (ou petite vérole volante), la *rougeole*, la *scarlatine* et la *fièvre miliaire*.

Les autres ne s'accompagnent pas de ces éruptions caractéristiques, ou bien, si elles comportent aussi quelques taches sur la peau, ce ne sont jamais que des manifestations fugaces, peu importantes, passant, du reste, souvent inaperçues et ne paraissant pas exercer une bien grande importance sur la maladie, car elles peuvent manquer. Ces affections, dont le principal caractère extérieur est la fièvre elle-même, et qui s'accompagnent souvent de lésions internes, peuvent être *continues*, c'est-à-dire avoir un cours régulier et non interrompu depuis l'heure où elles commencent jusqu'au jour où l'homme est guéri ou mort, ou bien être discontinues, interrompues, revenant seulement par accès plus ou moins réguliers, accès dans l'intervalle desquels la santé est à peu près ou tout à fait complète. Ce sont les fièvres *intermittentes*, au nombre desquelles il faut compter les fièvres *rémittentes* ou *récurrentes* des pays chauds.

Pour procéder avec méthode, nous nous occuperons d'abord des fièvres continues, puis des fièvres intermittentes, enfin, des fièvres éruptives.

Fièvres continues

Nous serions disposé à admettre qu'il n'y a qu'une seule fièvre continue, et que toutes les maladies décrites sous ce nom ne sont que des degrés de la même affection.

Le premier degré serait la *fièvre éphémère*, qui dure un ou deux jours ; puis, la *fièvre inflammatoire*, qui dure de trois à six jours, la *fièvre bilieuse*, qui dure de six à huit jours, la *fièvre muqueuse*, qui dure quinze jours et n'est, elle-même, que le premier degré de la *fièvre typhoïde*, laquelle dure trois semaines et plus. Dans cette progression, les mêmes symptômes généraux se présentent en s'accusant de plus en plus, et la maladie est de plus en plus grave, ainsi que les complications qui peuvent survenir.

Fièvre éphémère

La *fièvre éphémère*, ou *fièvre simple*, est surtout fréquente chez les enfants, chez qui elle constitue ce qu'on appelle *fièvre de croissance*. Elle se produit aussi chez les adultes et résulte le plus souvent, chez les uns comme chez les autres, d'une fatigue, d'une émotion, de l'influence de la saison, etc.

Outre le mouvement fébrile caractérisé par l'élévation du pouls, la fièvre éphémère, ordinairement précédée par un frisson, s'accompagne de chaleur à la peau, de mal de tête, de manque d'appétit ; la langue est blanche, la soif assez vive. En même temps, il y a lassitude dans les membres, courbature ; et, quelquefois, c'est la *courbature* elle-même qui constitue presque toute la maladie. Elle résulte alors le plus souvent d'un excès de fatigue.

Cette fièvre simple se termine toujours en un ou deux jours, à la suite d'une poussée de transpiration, de l'émission d'une urine rouge et chargée. Quelquefois, elle s'accompagne de l'éruption de quelque bouton à la lèvre ou à la narine (*bouton de fièvre*).

Traitement. — Le traitement de cette maladie bénigne est des plus simples, et consiste le plus souvent à ne rien faire du tout : repos à la chambre ; au lit, si la fièvre est intense, le mal de tête violent et surtout si le malade est un enfant ; diète ou nourriture légère, bouillons, potages, lait ; tisane simple, réglisse, violette ; bain de pieds chaud, etc.

Fièvre inflammatoire

La *fièvre inflammatoire*, ou *synoque* simple, n'est qu'une fièvre éphémère prolongée. Cependant, les symptômes sont un peu plus accusés et elle s'accompagne souvent de taches sur la peau.

Ces taches dites *taches ombrées*, *taches cendrées*, sont bleuâtres, allongées, larges de trois à quatre millimètres, longues de quelques centimètres ; elles sont solitaires ou réunies en groupes sur le corps. Elles n'occasionnent pas de démangeaison et ne forment pas de saillie. Elles ne disparaissent pas par la pression. Il arrive très fréquemment qu'elles ne se produisent pas.

Traitement. — Le traitement est absolument le même que dans le cas précédent, et consiste surtout en repos et régime léger. Dans les cas persistants où la fièvre dure plus de quatre ou cinq jours une petite purgation avec deux ou trois verres d'eau de Seidlitz, sera toujours très utile.

Fièvre typhoïde

La *fièvre typhoïde* qu'on appelait autrefois, et avec assez de raison, *fièvre maligne* et *fièvre putride*, est une maladie toujours grave et devant laquelle il ne faut jamais hésiter à faire intervenir le médecin aussitôt que possible.

Elle ne débute jamais d'emblée. Pendant un temps plus ou moins long, huit, dix, quinze jours, quelquefois davantage, la maladie « couve ». Pendant cette période d'incubation, qui commence quelquefois insensiblement, le malade se sent fatigué, abattu, mal à l'aise. L'appétit diminue, la bouche devient pâteuse, la langue épaisse; le mal de tête apparaît ; quelquefois, il survient des saignements de nez ; le ventre devient un peu douloureux, surtout du côté droit, la diarrhée commence, la fièvre s'allume, les traits du visage s'altèrent et se « tirent », notamment le sillon qui va de l'aile du nez au coin de la bouche qui s'accuse violemment et se creuse ; en même temps, l'œil prend un caractère d'hébétude, tout à fait particulier, qui change le regard et suffit à un homme exercé pour reconnaître la fièvre typhoïde.

A partir de ce moment, on peut regarder la maladie comme déclarée et son évolution est inévitable. Le malade devient de plus en plus faible, la « tête lui tourne » ; il prend le lit, car il a des vertiges, surtout quand il s'assied. La fièvre augmente, le pouls est fort, de 80 à 96 pulsations, la peau chaude et humide, la langue chargée, large, blanche au milieu, rouge groseille à la pointe, la bouche sèche, la salive épaisse. Il peut y avoir des nausées, même des vomissements, des saignements de nez ; il y a souvent un peu de toux et de mal de gorge. Le ventre est gonflé, douloureux, surtout au-dessus de l'aîne droite (*fosse iliaque* droite), point dans lequel la pression des doigts détermine un gargouillement caractéristique. Le malade est tourmenté par une soif vive, un mal de tête intense, ses nuits sont agitées, il ne dort pas et, pendant le peu de temps qu'il s'assoupit, il est poursuivi par des figures grimaçantes, des rêvasseries pénibles et des cauchemars.

Cet état dure, en s'empirant toujours, de sept à huit jours. C'est ce qu'on appelle ordinairement la première période. Pendant ce temps, la diarrhée persiste et se manifeste par des selles liquides extrêmement fétides.

Après sept ou huit jours, les choses changent ordinairement d'aspect. Le malade tombe dans la prostration ; couché sur le dos, il commence à se désintéresser de ce qui passe autour de lui. Sa langue devient rouge et sèche, la salive visqueuse, les lèvres arides ; des mucosités s'accumulent dans l'arrière-gorge et dans les fosses nasales, ce qui donne a la voix un timbre particulier, nasillard et d'autant plus caractéristique que l'articulation des mots devient difficile et incomplète. A ce moment, on trouve sur le ventre et la poitrine du malade des petites taches rosées, ovalaires ou arrondies comme des lentilles, peu ou pas saillantes, disparaissant sous le doigt pour revenir aussitôt après. On les appelle *taches lenticulaires rosées*. Elles durent généralement deux ou trois jours, mais quelquefois se succèdent pendant beaucoup plus longtemps.

La peau continue à être très chaude. Un thermomètre placé sous l'aisselle du malade monte à 37°, 38°, et même jusqu'à 40°-41°, dans les cas graves. Le pouls, d'abord fort et large, est maintenant petit, mais toujours fréquent, 92 à 100-120, souvent irrégulier. Chaque soir, d'ailleurs, la fièvre augmente, le pouls et la température s'élèvent, pour retomber le lendemain matin. Pendant ce temps, le malade perd peu à peu conscience de lui-même, sa figure exprime la stupeur ; il tombe dans un état de somnolence (*coma*) entrecoupé par des rêvasseries, des « geignements », des discours inarticulés : il a le délire. A ce moment, la maladie peut prendre au moins deux formes : la forme avec agitation, cris : le malade résiste à ceux qui le soignent, fait des efforts pour se lever ; c'est ce qu'on appelle *forme ataxique* ou désordonnée, *fièvre cérébrale ;* ou bien le malade tombe dans une somnolence dont rien ne peut le tirer, et qui n'est interrompue que par un geignement monotone et inconscient. C'est ce qu'on appelle la *forme adynamique.*

La maladie a alors duré de quinze à vingt jours. Pendant ce temps la langue a séché, elle est devenue noire, enfumée, fuligineuse, comme une côtelette sur le gril ; des mucosités noirâtres se sont accumulées sur les dents ; le nez est pincé, avec les narines sèches et poussiéreuses. Le malade n'entend plus et ne peut avaler qu'avec difficulté, il « va sous lui ». Étendu sur le dos, il roule machinalement ses draps dans ses doigts, s'efforçant de les remonter sur sa poitrine (*carphologie*). Des douleurs passagères traversent ses membres, des soubresauts secouent ses tendons. Les parties par lesquelles il repose sur son lit, le derrière, les coudes, les talons s'ulcèrent. Le ventre se ballonne, la peau est sèche et brûlante, montrant souvent des bulles transparentes comme des gouttes d'eau (*sudamina*) ou des taches rougeâtres et bleuâtres comme des traces de coups ou de brûlures (*ecchymoses, pétéchies*). Le pouls devenu misérable, monte à 120, la température s'élève à 41° et même au-dessus, la respiration s'embarrasse de râles muqueux et sifflants, et le malade meurt dans le délire ou dans le coma après vingt à quarante jours de maladie.

Plusieurs complications peuvent se présenter, et les plus dangereuses sont l'*hémorrhagie intestinale*, la *perforation intestinale* et la *pneumonie* ou *fluxion de poitrine.*

L'hémorrhagie intestinale, qui se révèle à l'extérieur par la présence du sang dans les selles, est le résultat de l'inflammation de la membrane muqueuse qui tapisse l'intestin et des glandes que contient cette muqueuse, inflammation qui constitue le caractère anatomique de la fièvre typhoïde.

La perforation intestinale est la conséquence, poussée encore plus loin, de cette inflammation et de la lésion des glandes de la muqueuse, lésion qui va jusqu'à la perforation de la paroi de l'intestin. Par cette perforation les matières en décomposition qui remplissent l'intestin pénètrent dans la membrane séreuse, le péritoine qui enveloppe tout le paquet intestinal et déterminent une *péritonite* suraiguë, rapidement mortelle.

La pneumonie est une congestion d'un poumon ou des deux poumons. Elle se révèle par la toux, la difficulté qu'éprouve le malade à respirer et par les mucosités sanglantes qu'il rejette dans les crachats. C'est une complication sérieuse, mais qui est loin de causer toujours la mort, comme la perforation intestinale. Quelquefois, c'est la pneumonie qui est la maladie dominante, s'accompagnant seulement de divers symptômes typhoïdes.

Tel est le tableau de la fièvre typhoïde dans ses cas les plus graves. Mais, heureusement, elle n'est pas toujours mortelle, et, surtout lorsqu'elle ne règne pas à l'état épidémique (auquel cas toutes les maladies revêtent un cachet typhoïde), on guérit les 9/10 des cas.

Si le malade doit guérir, la guérison peut s'annoncer aux différentes périodes.

Ainsi, avant qu'apparaissent les taches lenticulaires rosées sur le ventre et la poitrine, le ventre jusqu'alors douloureux, devient souple et mou ; la langue, chargée et rouge à la pointe, redevient humide et se nettoie, le mal de tête cesse, la température de la peau s'abaisse et le pouls se ralentit. La maladie reste alors à l'état de simple *embarras gastrique* et ne dure pas plus de huit à dix jours.

D'autres fois, les caractères typhoïdes se sont accentués davantage : le malade n'a pas complètement perdu conscience de lui-même, mais est tombé dans cet état de demi-hébétude avec parole embarrassée, rêvasseries, prostration générale, affaiblissement, etc., que nous avons décrit. Mais peu à peu, les symptômes graves s'amendent, c'est-à-dire que la température du corps baisse, le pouls tombe, le ventre s'amollit, la langue se débarrasse, l'intelligence renaît, l'appétit reparaît et le malade marche rapidement vers la convalescence. C'est la *fièvre muqueuse*.

Enfin, même dans la dernière période, alors que le malade est tout à fait inconscient, la langue sèche et fuligineuse, s'il n'y a pas de complications, surtout, pas d'hémorrhagie intestinale, pas de pneumonie, si le ventre ne se ballonne pas, peu à peu, mais très lentement alors, le malade revient à lui-même et tous les symptômes s'effacent petit à petit, pour laisser un convalescent amaigri, grandi si c'est un enfant ou un adolescent, affaibli de corps et quelquefois d'intelligence, exigant les plus grandes précautions pendant cette convalescence qui peut se prolonger très longtemps.

Quelquefois, pendant la convalescence, ou bien au moment où elle va commencer et où l'on juge que le malade va guérir, il meurt subitement. On attribue généralement cette mort subite à une syncope produite par l'altération des fibres musculaires du cœur.

La fièvre typhoïde est une maladie de l'enfance, de la jeunesse et de l'âge adulte. Elle est excessivement rare chez les vieillards. Elle ne récidive pas. Quiconque a eu la fièvre typhoïde ne l'aura plus, — sauf de très rares exceptions. Elle peut être *épidémique*, c'est-à-dire régner dans tout un pays, une ville, un quartier d'une ville, — et dans ce cas, elle est toujours grave. Elle est le plus souvent *sporadique*, c'est-à-dire qu'elle se présente, çà et là, en cas isolés, le plus souvent moins meurtriers. Nous avons remarqué que les individus forts et vigoureux sont, en général, beaucoup plus malades et offrent moins de chances de guérison que les sujets faibles et malingres.

On attribue la fièvre typhoïde à l'influence des mauvaises conditions hygiéniques, mauvaise alimentation, encombrement, manque d'air et à la contagion. Il est certain que la contagion n'est pas immédiate, c'est-à-dire qu'une personne qui est en rapport avec un sujet malade de la fièvre typhoïde ne contracte pas nécessairement la fièvre typhoïde comme elle contracterait la gale si elle était en rapport avec un galeux, ou la petite vérole si, n'étant pas vaccinée, elle était en contact avec un varioleux. Néanmoins, il est très prudent, lorsqu'on soigne un malade affecté de la fièvre typhoïde, de prendre les plus grandes précautions quant à la désinfection des locaux, des linges et des évacuations du malade. Il est, en effet, des médecins qui considèrent cette maladie comme produite par des parasites, petits êtres microscopiques qui infecteraient le sang et les humeurs du typhoïdique, et qui, rejetés avec les déjections de celui-ci, pourraient de là se transmettre aux personnes qui l'entourent.

On doit reconnaître, d'ailleurs, que, s'il existe une lésion anatomique caractéristique de la fièvre typhoïde, — celle qui porte sur les glandes de l'intestin, lésion qui ne manque jamais, — il se produit certainement, dans cette maladie, une sorte de fermentation du sang et des humeurs, avec putridité des matières intestinales, ce qui justifie l'opinion des médecins modernes qui en font une *maladie à ferment* et celle des anciens qui en faisaient une *fièvre putride.*

Traitement. — Il n'y a pas de traitement absolument établi de la fièvre typhoïde, ou plutôt, il y a un grand nombre de modes de traitement, d'où l'on peut conclure qu'il n'y a pas encore de méthode absolument sûre.

Et d'abord, il faut reconnaître que cette maladie revêt des formes et des aspects pour ainsi dire particuliers à chaque malade. Néanmoins, elle présente quelques symptômes dominants auxquels, dans tous les cas, il est bon d'opposer une médication bien ordonnée.

Pour nous, quand la maladie est bien déclarée, quand le *facies* du malade, les caractères tirés de la palpation du ventre, de l'examen de la langue et de l'état général ne laissent aucun doute, il y a trois symptômes principaux : 1° l'embarras du tube intestinal par des matières putrides et en voie de devenir infectantes pour l'économie tout entière ; 2° l'inflammation de toute une partie de l'intestin et l'altération de ses glandes, état résultant précisément de l'accumulation des matières septiques (putrides) dans le canal digestif ; 3° l'élévation de température résultant elle-même de cette activité inflammatoire et de cette fermentation putride.

En supposant donc qu'il n'y ait pas des complications du côté de la poitrine ou de quelque autre organe, le traitement raisonné se résume ainsi :

1re Période : Embarras gastro-intestinal. — Traitement : les évacuants ou purgatifs.

2e Période : Inflammation de la muqueuse intestinale par les produits morbides. — Traitement : les évacuants et les calmants des inflammations (dits *antiphlogistiques*).

3° Période : Fermentation putride (résultant des périodes précédentes). — *Traitement :* évacuants ménagés, calmants et défervescents antiseptiques. (On appelle *défervescents* ou *antithermiques* les médicaments qui ont pour effet d'abaisser la température, et *antiseptiques* ou *antiputrides*, ceux qui ont la propriété d'empêcher la putréfaction et les fermentations).

Expliquons maintenant avec quelques détails ce tableau, qui suffira dans les quatre cinquièmes des cas sans complications du côté de la poitrine, de l'intestin ou du cerveau.

Nous avons dit que la maladie peut se guérir à chacune de ces périodes. Pendant la première, elle reste à l'état de ce qu'on appelle *embarras gastrique*, plus ou moins grave et intense. D'après nos indications, la médication se fera surtout par les purgatifs, et, prise à temps, elle réussira presque toujours.

Le malade s'alite et on lui administre aussitôt un purgatif salin (parce que les purgatifs salins irritent moins l'intestin que les autres, et comme il y a une inflammation intestinale spécifique qui menace, il faut éviter les purgatifs irritants) : 3 verres d'eau de Seidlitz ou d'eau d'Hunyadi-Janos ; ou simplement sulfate de magnésie ou sulfate de soude : 45 gr., à prendre dans trois verres d'eau à un quart d'heure de distance. On aidera l'action par quelques tasses de bouillon aux herbes.

Si le malade a moins de 12 ans, on ne donnera que deux verres d'eau purgative ou 30 grammes de sel de magnésie ou de soude.

Pour calmer l'inflammation intestinale commençante, surtout si le ventre est gonflé et douloureux, on appliquera de larges cataplasmes, pas trop chauds, mais très onctueux et renouvelés de quatre en quatre heures.

Pour tisane, on donnera une infusion délayante, de la violette, ou mieux de la limonade cuite, même de l'eau rougie à la température de la chambre.

Le lendemain, on laissera reposer le malade, et tous les deux jours, trois au plus, on donnera un verre d'eau purgative, ou 15 grammes de sel de magnésie dans un verre d'eau, sans bouillon aux herbes.

Continuation des cataplasmes renouvelés.

S'il y a des nausées, tout au commencement, on pourra débuter par un vomitif.

Pour un adulte : Tartre stibié, 0,05 centigrammes dans un tiers de verre d'eau. Aider les vomissements par quelques petites tasses d'eau ou de tisane tiède.

Pour un enfant : Sirop d'Ipécacuanha, 45 grammes en deux cuillerées à 10 minutes de distance. Tisane tiède.

S'il y a mal de tête très intense localisé dans le front : granules d'aconitine à 1/2 milligrammes (de L. Frère), (1 le matin et 1 le soir, pour adulte).

Si le ventre est toujours gonflé et les selles très fétides, tous les jours où il n'y aura pas purgation on donnera une cuillerée à soupe de glycophénique de Déclat dans 250 gr. d'eau pour un lavement. Si le ventre est très ballonné on délaie [2 cuillerées de charbon de Bellocq dans 250 gr. d'eau tiède pour un lavement.

Peu à peu, si la maladie a été prise à temps, on verra, dans la moitié des cas, les symptômes s'amender, le pouls qui battait 84, 88, descendre à la moyenne normale, la chaleur du corps diminuer, le ventre devenir plat et souple, la langue se nettoyer et le malade demander à manger.

Tout le temps de la maladie, il n'a dû prendre que des bouillons et du lait, et, seulement quand on voit qu'il va mieux, on permet les potages, d'abord légers, et on ne procède à l'alimentation qu'avec une grande prudence.

Mais, si les symptômes ne s'amendent pas, au lieu de revenir à lui-même, le malade s'abat de plus en plus, la langue rougit et sèche, la fièvre persiste, le pouls devient petit en restant fréquent, la température, qui s'élève chaque soir, ne redescend pas d'autant le lendemain matin ; on a même vu sur le ventre ou la poitrine les taches rosées, si la maladie entre dans la deuxième période.

Nous sommes d'avis qu'il faut continuer les cataplasmes tièdes et les purgatifs légers (un seul verre) tous les deux ou trois jours, mais on doit insister sur les antiseptiques pour parer à l'infection générale de l'économie, et les défervescents pour abaisser la température.

La médication antiseptique sera très bien représentée par

l'acide phénique ou le glycophénique de Déclat que l'on continuera en lavements tous les jours où il n'y aura pas purgation. Les défervescents seront surtout représentés par le sulfate de quinine (1).

De même, il sera très utile de passer tous les jours sur le ventre, les cuisses et les jambes du malade une éponge trempée dans l'eau vinaigrée et exprimée ensuite de manière à ce qu'elle soit encore humectée, mais ne laisse pas écouler de liquide. Cette opération, qui doit être très rapide, constitue un lavage rafraîchissant et assainissant.

Quant au sulfate de quinine, on l'administre ordinairement à haute dose, au moins un gramme par jour et jusqu'à deux grammes. Nous sommes d'avis qu'il ne faut pas dépasser ce dernier chiffre, et l'on donne le médicament en deux doses égales, l'une (50 à 60 centigrammes, ordinairement) de 6 à 8 heures du soir, et l'autre (50 à 60 centigrammes) entre 11 heures du soir et minuit. On peut encore donner l'une des doses le matin et l'autre le soir. On donne la moitié pour un enfant.

L'acide phénique produit d'excellents résultats, même dans les cas les plus graves. On se sert alors du sirop phéniqué de Déclat (qui est titré à 10 centigrammes d'*acide pur* par cuillerée à soupe (20 grammes). On l'administre à la dose de 4 à 8 cuillerées dans les 24 heures pour un adulte, de 2 à 4 pour les jeunes gens au-dessous de 12 ans, et de 1 à 2 pour les enfants au-dessous de cet âge. On peut faire prendre le sirop pur ou dans de l'eau.

C'est dans les cas très graves qu'on a recours aux *injections hypodermiques* faites sous la peau avec une petite seringue, dite de Pravaz, dont la canule est une aiguille creuse en argent. On se sert ordinairement d'une dissolution contenant 1 gramme d'acide phénique pour 100 grammes d'eau. La petite seringue, qui est graduée, étant remplie, on pince entre le pouce et l'index de la main gauche la peau du malade, au bras, à la cuisse ou au ventre ; et l'on enfonce horizontalement la fine canule dans le pli, d'une profondeur d'environ 1 centimètre ou un centimètre 1/2, et

---

(1) Il faut *toujours* employer le sulfate de quinine dit des *Trois-Cachets*, afin d'éviter les falsifications dont sont l'objet les autres sulfates de quinine, falsifications dont les conséquences peuvent être désastreuses.

quand on sent que la peau est traversée dans toute son épaisseur, on presse sur le piston de manière à faire pénétrer tout doucement 5 grammes du liquide dans le tissu sous-cutané.

Dans la plupart des cas, le sirop phénique est suffisant ; dans les cas graves, il faut y joindre, chez l'adulte, une injection hypodermique par jour, au moins tant que l'état n'est pas considérablement amélioré ; dans les cas très graves on peut faire deux et même quelquefois trois injections dans une même journée.

Dans le cas où le malade est dans l'anéantissement somnolent, insensible et sourd à tout ce qui se passe autour de lui, dans le coma, il est utile d'employer quelques excitants et révulsifs, par exemple, un vésicatoire à la nuque, ou à chaque mollet.

Pendant tout le temps de la maladie, il faut tenir le malade dans la plus grande propreté, lui nettoyer les lèvres et les dents chargées de mucorités gluantes, désinfecter les selles avec de l'acide phénique et tenir la chambre bien aérée. Il arrive très souvent, comme nous l'avons dit, qu'à force de rester couché, inerte, sur le dos, le malade s'*écorche*, au derrière le plus souvent, quelquefois aux talons et aux coudes. Il faut panser avec soin ces *escarres*, avec un peu de cérat sur un morceau de vieille toile et recouvrir d'un lame de diachylon.

Il faut donner beaucoup à boire au malade, qui, d'ailleurs, est en proie à une soif ardente. Les tisanes seront de la limonade cuite, du sirop de groseille dans de l'eau, de l'eau rougie, etc. En revanche, il faut le nourrir très peu, avec du lait et du bouillon seulement.

Au fur et à mesure que les symptômes s'amendent, que le ventre devient souple, que la peau est moins sèche, que la langue s'humecte, que la température baisse, que le pouls devient moins fréquent. que l'intelligence renaît, on peut commencer à nourrir, mais avec une extrême prudence et en donnant pendant longtemps des aliments liquides, comme des potages au lait ou au bouillon, des œufs à la coque et en n'arrivant aux aliments solides, côtelettes, volaille rôtie, etc , qu'avec la plus grande réserve et quand la convalescence est confirmée. Car on doit se rappeler qu'une rechute, qui résulte souvent de l'alimentation commencée trop tôt, est presque toujours mortelle. Il faut donc résister à l'appétit renaissant du malade et l'alimenter peu à peu.

On aidera, d'ailleurs, la convalescence, qui est toujours longue, par quelques verres de vin généreux, de quinquina, de peptone ou autres toniques et réconfortants, et lorsqu'il n'y a plus de danger, par un régime fortement nourrissant.

Quant aux complications dont nous avons parlé, la pneumonie se traitera surtout par les révulsifs (voir l'article *Pneumonie*), et, malgré sa gravité, pourra se guérir ; les hémorrhagies intestinales, beaucoup plus graves encore, seront traitées par des lavements froids ou astringents (décoction froide de ratanhia) ou par le sous-nitrate de bismuth, pris en deux ou trois doses de 50 centigr. à 1 gramme chacune dans la journée.

Les accidents cérébraux ataxiques, agitation extrême, vociférations, efforts qui obligent à attacher le malade dans son lit, constituent ce qu'on appelle vulgairement *fièvre cérébrale, transport au cerveau, fièvre chaude*, etc. ; on les apaisera par les révulsifs, vésicatoires à la nuque, et des potions calmantes à l'éther, au camphre, au bromure de potassium (voir *Formulaire* : Potions calmantes), ou des lavements à l'*asa fœtida*.

Enfin, la péritonite résultant d'une perforation est sans remède. On ne pourra guère que calmer les douleurs avec l'opium (extrait d'opium, 2 ou 3 pilules de 2 centigrammes dans les 24 heures).

Fièvres intermittentes

Les fièvres intermittentes sont celles qui se produisent par accès revenant plus ou moins régulièrement et séparés par des intervalles sans fièvre.

Dans toutes ces fièvres, on constate un gonflement considérable de la rate, et l'on peut dire que tant que cet organe n'a pas repris ses dimensions ordinaires le malade est encore exposé à de nouveaux accès.

Fièvres intermittentes ordinaires

Si les accès se produisent tous les jours à la même heure, ou à peu près, on dit que la fièvre est *quotidienne* ; s'ils se produisent avec la même intensité tous les deux jours, la fièvre est *tierce* ; tous les trois jours, la fièvre est *quarte*.

Mais le type peut varier davantage encore. Supposons un malade qui ait tous les lundis, mercredis et vendredis et ainsi de suite, de deux jours en deux jours, à 4 heures de l'après-midi, par exemple, un accès de fièvre très violent ; il a une fièvre tierce ; mais il peut encore avoir, outre cela, les mardis, jeudis, samedis, etc., à 11 h. du matin par exemple, un accès de fièvre plus léger, c'est une second fièvre tierce, qui se mêle à la première et l'on dit que le malade a une fièvre *double-tierce*. Il pourrait de même avoir une fièvre *double quarte* et même *triple quarte*.

Quel que soit le type de périodicité qu'affectent ces fièvres, les symptômes et le traitement sont les mêmes. Toutes, d'ailleurs, procèdent de la même cause : les miasmes dégagés par les marais ; aussi, les appelle-t-on encore *fièvres paludéennes*. Il n'est cependant par nécessaire, pour en être atteint, de se trouver exposé aux émanations des marécages proprement dits. Des fouilles pratiquées dans des terrains qui n'ont pas été remués depuis longtemps suffisent souvent, — et cela est arrivé maintes fois lors des grands travaux de voirie exécutés dans Paris, — pour donner naissance, dans le voisinage, à des cas plus ou moins nombreux de fièvres intermittentes.

Les symptômes sont très tranchés et peuvent se résumer en trois périodes : froid, chaleur sèche, chaleur et transpiration.

Tout à coup, le malade se sent pris d'une sensation de froid intense qui commence ordinairement par la région des reins et s'étend aux extrémités. La peau devient livide, les traits se tirent, les yeux se renfoncent, les ongles deviennent bleuâtres, des frissons parcourent le corps ; le malade est pris d'un grelottement qui lui secoue les membres et fait « claquer » les mâchoires ; il a la « chair de poule » par tout le corps ; la respiration est gênée, la poitrine comme resserrée, les articulations douloureuses, la gorge sèche, la voix changée, la sécrétion urinaire est diminuée ou supprimée ; le pouls est très rapide, mais petit et sec.

Ces phénomènes peuvent d'ailleurs n'être que très légers, un frisson passager, mais ils peuvent aussi être très violents et durer une heure ou même davantage.

Puis, de temps en temps, le malade sent passer des bouffées de chaleur qui alternent avec les frissons ; la respiration devient plus libre, la peau se réchauffe, le visage rougit, un mal de tête plus ou moins marqué apparaît, le pouls reste fréquent, mais devient plus large, la soif s'allume, le corps est brûlant, — et au bout d'un temps qui varie d'une à cinq ou six heures, une abondante transpiration commence à se produire, et, à mesure, le mal de tête disparaît avec les douleurs dans les membres, le pouls se ralentit tout en restant large et plein, la soif s'éteint, les urines reparaissent et deviennent rouges et épaisses, — et l'accès se termine, laissant le malade plus ou moins fatigué et alourdi.

Lorsque les accès se reproduisent à courts intervalles ou lorsqu'ils ne sont pas soignés, le malade est loin de retrouver la santé pendant les intervalles. La douleur de tête ne le quitte pas, son teint devient terreux, sa langue est large et chargée, ses membres douloureux, sa démarche languissante. D'un autre côté, la rate est toujours gonflée et toute la région au dessous des côtes sensible au toucher.

D'autres fois, les accès ne laissent aucun malaise dans leurs intertervalles.

Traitement. — Le meilleur de tous les traitements et qui réussit presque toujours est l'emploi du sulfate de quinine. On l'administre à la dose de 50 à 75 centigrammes et même 1 gramme, aussitôt l'accès passé. Il est indispensable de continuer ce régime pendant plusieurs jours et jusqu'à ce que plusieurs périodes se soient passées sans que les accès aient reparu.

Pendant la durée de l'accès, il n'y a pas grands soins efficaces à donner au malade. Chercher à le réchauffer, pendant la période du froid, et à accélérer l'apparition des sueurs, par des tisanes chaudes, sudorifiques, c'est à peu près tout ce qu'on peut faire : (infusion de feuilles de bourrache ou de fleurs de sureau). Pendant la période de chaleur sèche, si le mal de tête est trop violent, on peut promener pendant 10 à 20 minutes des sinapismes sur les mollets, le cou-de-pied, etc.

Il existe un autre traitement, excellent aussi, mais auquel on n'a l'habitude de s'adresser que quand l'emploi du sulfate de quinine ne produit pas d'effets favorables. C'est le traitement par l'acide phénique. Il peut remplacer le traitement par la quinine et est moins coûteux ; la seule raison, à notre avis, pour laquelle on l'emploie plus rarement, c'est qu'il exige presque toujours des injections hypodermiques, petite opération devant laquelle reculent souvent les malades pusillanimes. De cinq à six cuillerées par jour de sirop phéniqué, et une, deux, quelquefois trois injections par jour d'eau phéniquée au centième (5 grammes de liquide), suffisent ordinairement pour dissiper les accidents en quelques jours, même dans les cas graves. (Voir p. 19.)

Fièvres intermittentes irrégulières

Les accès de fièvre intermittente ne reviennent pas toujours à des intervalles absolument réguliers. Il y a même des cas dans lesquels les accès se produisent d'une manière tout à fait imprévue, des cas, même, où les accès ne cessent, pour ainsi dire, pas, se continuant les uns les autres sans interruption. C'est une *fièvre intermittente continue*. Il peut même arriver que les accès empiètent les uns sur les autres, un accès commençant avant que l'autre ne soit fini.

Ces formes anormales ou irrégulières nous paraissent se produire plus souvent dans les maladies *à répétitions*, c'est-à-dire dans les fièvres que certains malades ont eues antérieurement, contractées même dans d'autres pays, et qui reviennent tous les ans, tous les deux ans et même à des périodes plus longues. Beaucoup de personnes ont contracté les fièvres en Algérie, dans les colonies, en ont été guéries, et revenues en France, sont reprises à certaines époques d'accès plus ou moins réguliers.

Ces cas irréguliers se traitent d'ailleurs comme les précédents.

Fièvre intermittente pernicieuse

C'est la forme la plus grave de la fièvre intermittente. Elle présente les mêmes symptômes que les formes précédemment décrites, mais considérablement aggravés et s'accompaguant de vomissements bilieux ou sanguinolents, de tranchées violentes avec déjections, de douleurs vives dans le creux de l'estomac, de mal de tête intolérable, avec délire, convulsions, syncopes, paralysies, etc. Les accès ont, de plus, une tendance à se rapprocher, et le malade peut mourir dès le deuxième ou troisième accès.

Traitement. — Le traitement doit être appliqué au plus vite. Le sulfate de quinine pourra être employé à la dose de 1 à 2 grammes en trois prises dans la journée, et devra être continué, à dose moitié moindre pendant un certain temps après la cessation des accès. (Sulfate de quinine des *trois cachets* ou de Pelletier.)

Dans les cas très pressés on aura recours, pour sauver la vie du malade, à des injections sous-cutanées de bromhydrate de quinine, 80 centigrammes divisés en trois injections dans les 24 heures.

Si l'on veut employer la médication phénique, on administrera jusqu'à 10 cuillerées de sirop phéniqué dans les 24 heures, et on pratiquera, dans le même temps, trois et même quatre injections hypodermiques chacune de 5 grammes d'eau phéniquée au centième. On devra aussi continuer le traitement, en l'adoucissant, après la cessation des symptômes graves.

Fièvres éruptives

Les fièvres éruptives sont des fièvres continues accompagnées d'une éruption à la peau et sur les muqueuses, qui suffit à les caractériser. Elles sont contagieuses et règnent souvent d'une manière épidémique.

Rougeole

La rougeole est ordinairement une maladie du jeune âge ; alors, elle est le plus souvent peu grave. Chez l'adulte, elle est plus rare et plus dangereuse. Elle survient parfois, comme *rougeole ultime*, à la fin de certaines maladies mortelles dont elle hâte toujours la terminaison funeste.

Elle commence toujours par une période d'incubation qui dure plusieurs jours : malaise général, perte d'appétit, courbature ; en un mot, les symptômes d'une fièvre continue commençante. C'est pourquoi, à cette période de début, alors qu'on n'est pas encore fixé sur ce que deviendra cet état morbide, il est toujours prudent, particulièrement quand il s'agit d'enfants, de s'abstenir de médication active. Tenir le malade à l'abri des refroidissements, c'est ce qu'on peut faire de plus sage.

Mais au bout de quatre ou cinq jours, ordinairement, — le soir, le plus souvent, — le mal de tête devient plus violent, quelques frissons parcourent le corps, la peau devient sèche et chaude, le pouls rapide et plein, les yeux s'injectent et larmoient ; il se produit un enchifrènement qui simule un *coryza* ou « rhume de cerveau » commençant, la gorge est rouge et cuisante, la langue blanche et large, et, à ces symptômes, on doit reconnaître une rougeole probable.

Il est alors bien rare que, le lendemain matin, on ne trouve pas sur la poitrine, le cou, la face du malade des taches rouges qui s'étendent, s'élargissent en plaques et gagnent le reste du corps.

Ces taches ne sont pas proéminentes, elles forment des groupes arrondis, s'effacent par la pression du doigt pour reparaître bientôt, et laissent la peau saine dans leurs intervalles. Quelquefois, elles forment des élevures. La gorge présente une éruption semblable, de sorte que le malade, qui a « mal à la gorge, » avale difficilement, et sa voix s'enroue. La toux qui, le plus souvent, a commencé depuis quelques jours, devient plus grasse, mais la fièvre persiste.

De cinq à sept jours après, les taches pâlissent et peu à peu l'épiderme se détache en petites lamelles comme du son (*desquammation furfuracée*). La transpiration s'établit, la fièvre tombe, la toux et le mal de gorge cessent, l'appétit renaît et la santé revient. C'est à cette dernière période, dite de desquammation, que la maladie est surtout contagieuse.

Son évolution dure de quinze à vingt jours. La rougeole ne récidive ordinairement pas.

Il y a des cas où tous les symptômes généraux se produisent, mais sans qu'il apparaisse d'éruption.

C'est donc le plus souvent une maladie bénigne ; cependant, elle peut devenir grave quand, par exemple, à la suite d'un refroidissement, l'éruption disparaît tout à coup. La rougeole est, comme on dit, « rentrée ».

Enfin, il peut se produire des complications plus ou moins graves, ophthalmies purulentes chez les très jeunes enfants, angines, et surtout pneumonies. C'est à cette dernière complication qu'il faut toujours penser et même pendant la convalescence, car elle peut, non seulement accompagner la rougeole, mais lui succéder.

La rougeole peut sévir à l'état épidémique, et comme toujours, dans ce cas, elle est plus grave. D'autre part, c'est plutôt une maladie de l'enfance, et elle est plus bénigne à cet âge, excepté chez les très jeunes enfants. Il y a donc une question à se poser : Quand une épidémie de rougeole vient à se déclarer dans une ville ou dans un pays, les familles qui ont des enfants n'ayant pas encore eu la rougeole doivent-elles éloigner les enfants ou les laisser braver l'épidémie ? La réponse est moins simple qu'elle ne paraît, et il y a des partisans de l'un et de l'autre système. Il est à peu près certain que, dans notre pays, tout le monde a eu la rougeole ou l'aura ; nous pensons donc que, si les enfants sont robustes et en bon état, pas par trop jeunes, il n'y a pas grand danger à les laisser exposés à contracter sur place une rougeole presque certainement bénigne qui les préservera d'une rougeole, sans doute plus grave, de l'âge adulte. Sans compter que peut-être, en changeant de lieu, emporteront-ils avec eux les germes de la maladie à laquelle ils n'échapperont pas et qu'ils risquent d'exporter dans des localités indemnes.

De même, quand une rougeole sporadique se déclare dans une famille qui compte deux ou trois enfants, bien constitués, âgés de plus de quatre ou cinq ans, il n'y a pas non plus de raisons bien graves pour séparer l'enfant malade de ses frères et sœurs, surtout si la maladie paraît légère. Les enfants auront probablement tous la rougeole, les uns après les autres, mais presque certainement aussi bénigne.

En revanche, si les enfants sont très jeunes, faibles, qu'ils toussent, etc., il faut les éloigner de tout foyer de rougeole et s'efforcer de les laisser dans la catégorie fort peu nombreuse des sujets qui n'ont pas eu et n'auront peut-être pas la rougeole.

Traitement. — Le traitement est à peu près nul. Le point important est de tenir le malade chaudement, et surtout d'éviter les refroidissements qui feraient disparaître l'éruption. Diète, tisanes chaudes, repos au lit dans une chambre pas trop éclairée ; s'il y a constipation, quelques lavements. C'est tout.

Cependant, si l'éruption *rentrait*, c'est-à-dire qu'elle disparût tout à coup pendant que la fièvre augmente, il faudrait par tous les moyens possibles, tisanes sudorifiques chaudes, faire tous ses efforts pour amener une forte transpiration qui pourrait faire reparaître l'éruption. S'il y avait quelques symptômes cérébraux, agitation, délire même, on promènerait des sinapismes sur les jambes.

Au bout de cinq à huit jours l'éruption pâlit et disparaît, la desquammation se fait, le malade entre en convalescence. On le nourrit légèrement et progressivement ; on lui donne un purgatif. (sulfate de magnésie 40 à 45 gr., selon l'âge) et on le préserve surtout des refroidissements, qui sont dangereux en raison des maladies de poitrine qu'ils peuvent provoquer. Les adultes ne doivent sortir qu'au bout de huit jours et les enfants quinze jours après que la maladie est tout à fait résolue.

Quant aux complications, ophthalmie, angine, pneumonie, etc., on les soignera comme dans les cas ordinaires. (Voir ces articles)

Ajoutons que, bien que la rougeole soit le plus souvent une maladie légère, sa marche doit être suivie avec attention, car elle peut aussi être grave et entraîner la mort. Dans les cas qui paraissent devoir être graves on emploiera le sirop phénique Déclat, 2 à 4 cuillerées par jour. Les injections sous-cutanées ne seront nécessaires que dans les cas très graves.

Fièvre scarlatine

La *fièvre scarlatine* est caractérisée par l'éruption qui l'accompagne, éruption de points rouges très rapprochés, formant des plaques irrégulières d'un rouge framboisé, plus vif que dans la rougeole.

Le malade s'est, d'ailleurs, plaint quelques jours auparavant du malaise général avec courbature qui précède ordinairement toutes les maladies de ce genre. Mais il y a, de plus, un mal de gorge quelquefois violent, car la fièvre scarlatine s'accompagne toujours d'une angine spéciale. L'éruption peut même manquer et la maladie n'est plus constituée que par l'angine. Il y a quelquefois des nausées, des vomissements, des saignements de nez (*épistaxis*).

La peau est chaude et douloureuse, la fièvre vive, mais le symptôme dominant est l'angine ; le cou se gonfle, ainsi que le pharynx, les amygdales, qui sont rouges et enflammées, quelquefois recouvertes d'un exsudat blanchâtre. La déglutition est difficile et quelquefois même la respiration ; la douleur retentit jusque dans les oreilles et les muscles du cou ; les yeux sont injectés. La température du corps peut monter jusqu'à 41°. Puis, au bout de 4 ou 5 jours, l'éruption pâlit et la température baisse, l'inflammation de la gorge diminue, la fièvre tombe, mais les douleurs articulaires durent plus longtemps ; la desquammation commence et le malade entre en convalescence.

Il peut arriver que la maladie, au lieu de s'amender, s'aggrave, que l'angine devienne très violente, les douleurs articulaires intolérables ; la langue sèche et noircit, puis se dépouille ; la fièvre est ardente. Il se produit des extravasations sanguines qui déterminent des taches ou *pétéchies* sur la peau, des urines et des selles sanguinolentes. Puis viennent le délire, le coma et la mort.

Des complications assez nombreuses peuvent aussi se produire: par exemple, l'angine scarlatineuse peut devenir une angine couenneuse ou gangreneuse; la pneumonie peut aussi se déclarer. Enfin, il y a une hydropisie spéciale qui se produit assez souvent à la fin de la scarlatine. Les extrémités et la face se gonflent, et des épanchements peuvent se former dans la poitrine (*plèvre*) et dans le ventre (*péritoine*). On trouve souvent dans les urines de l'albumine qui provient d'une altération, ordinairement momentanée, des reins (voir *Néphrite*).

La scarlatine est, en général, une maladie beaucoup plus graves que la rougeole, surtout chez les enfants. En revanche, elle est moins grave chez les adultes. -- Il ne faut pas hésiter à soustraire aussitôt que possible les enfants à la contagion, qui est toujours à craindre, surtout au moment de la desquammation. La scarlatine la plus bénigne peut devenir grave par les complications soudaines qui se produisent trop souvent.

Traitement. — Le traitement est à peu près celui de la rougeole : repos au lit, chaleur convenable, tisanes rafraîchissantes, boissons chaudes, sudorifiques, gargarismes émollients. Au besoin, si le mal de gorge est très vif, quelques sangsues derrière les oreilles ou sous les angles de la mâchoire inférieure. Bains de pieds sinapisés ou sinapismes aux extrémités. Lotions rapides sur le corps, avec une éponge imbibée d'un peu d'eau vinaigrée.

Dans le cours des épidémies de scarlatine il peut être utile, comme mesure préventive, de faire prendre aux enfants de la teinture de belladone, 1, 2 et 3 gouttes, tous les jours, dans un demi-verre d'eau sucrée pour des enfants de 5, 10 et 15 ans ; 5 gouttes pour un adulte.

La médication phéniquée a, plus que toute autre, chance de réussir dans les cas graves. Sirop phénique Déclat, de 2 à 5 cuillerées par 24 heures, et, si besoin est, injections sous-cutanées avec 5 grammes d'eau phéniquée au 1/100. (Voir p. 19). Emanations phéniquées autour du malade. Les personnes qui les soignent feront sagement de se lotionner avec de l'eau phéniquée.

Variole ou petite vérole

La variole est une maladie toujours grave, caractérisée par une fièvre très intense et une éruption de grosses pustules ou boutons qui suppurent avant de se dessécher.

Après une période d'incubation qui peut durer quinze jours, la petite vérole débute, comme toutes fièvres dont nous venons de parler, par les mêmes symptômes généraux, avec des douleurs dans les articulations et surtout dans les reins, particulièrement persistantes, un mal de tête très violent : fièvre, mal à la gorge, langue chargée, rouge à la pointe, constipation, assoupissement et quelquefois, surtout chez les enfants, délire, convulsions et même mort.

Au bout de trois ou quatre jours, l'éruption paraît, la peau rougit, se tend, et il se produit d'abord à la face, au cou, puis à la poitrine, sur le tronc et les membres, des élevures qui forment bientôt des vésicules, d'abord pointues et contenant un liquide clair, puis se déprimant au centre, en ombilic, et sont caractéristiques. Ces vésicules se développent sur les paupières, dans les narines, dans la gorge, offrant ainsi un obstacle sérieux à la déglutition et à la respiration.

Suivant que ces vésicules sont disséminées sur le corps ou qu'elles sont rassemblées et fondues en groupes serrés, on dit, dans le premier cas, que la variole est *discrète* ; dans le second qu'elle est *confluente*.

Quand l'éruption de vésicules est terminée, au bout de cinq ou six jours, la fièvre tombe, en général, d'une manière assez sensible, et il se produit quelquefois une éruption scarlatiniforme momentanée, particulièrement aux aines. Mais bientôt une nouvelle fièvre s'allume, c'est la fièvre de suppuration.

La face se tuméfie d'une manière effrayante, le nez s'étale dans les joues gonflées, les yeux ne peuvent plus s'ouvrir, tous les traits disparaissent et la mère ne reconnaîtrait plus son fils dans cette masse rouge et pustuleuse. Les pieds, les mains se gonflent de même, et bientôt chaque vésicule se transforme en une grosse pustule, opaline, *perlée*, remplie de pus ; une salivation abondante s'établit, des frissons peuvent reparaître, le délire, des accidents cérébraux — et la mort.

Mais, dans les cas normaux, les pustules se dessèchent, se recouvrent d'une croûte plus ou moins épaisse, suintante et brunâtre ; le malade repand une odeur nauséabonde, il est tourmenté pas des démangeaisons insupportables, et si l'on ne peut l'en empêcher, arrache les croûtes et se met en sang.

Mais, peu à peu, les croûtes en se reproduisant deviennent plus minces et, par dessous, la peau se reforme, laissant sur le corps des taches violâtres et, le plus souvent, sur la face, ces cicatrices indélébiles que tout le monde connaît. Et le malade se rétablit peu à peu.

Au contraire, les pustules au lieu de se dessécher, mollissent, s'aplatissent sans sécher, le pus est résorbé, la fièvre reparaît avec une diarrhée rebelle ; le malade s'affaisse, tombe dans le coma et succombe au bout d'un temps plus ou moins long.

Deux cas surtout sont à craindre : après l'éruption vésiculeuse, le gonflement ne se produit pas, les pustules ne se développent pas. L'éruption est, pour ainsi dire, rentrée ou reste incomplète. La mort en est la suite. Ou bien, les pustules, au lieu d'offrir cette formo hémisphérique et cet aspect perlé remarquables dans la variole normale, restent plates et se remplissent d'un pus sanguinolent ou d'un sang noir, en même temps qu'il se produit des extravasations sanguines hors des vaisseaux, pétéchies, saignements de nez, selles sanglantes. Cette forme, qu'on appelle vulgairement *petite vérole noire* ou *hémorrhagique*, est presque toujours mortelle.

Traitement. — Le traitement de la maladie générale est facile quand la variole est régulière, et ne diffère pas de celui de la scarlatine ou de la rougeole. Placer le malade dans une chambre peu éclairée, favoriser la sortie de l'éruption en le tenant chaudement et en lui donnant des tisanes délayantes, sudorifiques ou adoucissantes, et le maintenir à la diète.

Mais l'éruption elle-même demande un traitement, surtout quand la variole est confluente. On peut faire des lotions à l'eau de guimauve, mais pour empêcher que les pustules ne marquent, à la figure, le meilleur moyen consiste à les ouvrir toutes avec une lancette, au moment de la suppuration ; puis, on lave avec la guimauve.

Quand les pustules sont encore à l'état de vésicules et qu'elles se développent sur les paupières, il est bon de les faire avorter, et pour cela, il suffit de les cautériser en les touchant avec le nitrate d'argent.

Pour préserver la figure et empêcher les pustules d'y marquer, on peut aussi la recouvrir d'un masque enduit d'emplâtre de Vigo.

Il sera bon d'administrer quelques lavements laxatifs, des gargarismes, si l'éruption s'étend dans la gorge, des potions calmantes, ou de promener des sinapismes aux extrémités, s'il y a des symptômes cérébraux un peu intenses.

On aura soin d'empêcher le malade de se gratter le visage, lors de la cicatrisation.

La médication phéniquée fournit pour la variole, comme pour toutes les maladies contagieuses ou infectieuses, un très bon système de traitement :

Sirop phéniqué de Déclat, de 6 à 10 cuillerées par jour, suivant l'âge du malade.

Une injection par jour de 5 grammes d'eau phéniquée au centième ; deux injections et même davantage, si la maladie est grave.

Dans tous les cas, il est indispensable, aussi bien pour le malade que pour ceux qui le soignent, de pratiquer dans la chambre des fumigations phéniquées, par exemple, en pulvérisant dans l'air de l'eau fortement chargée d'acide phénique. Il est utile encore de placer devant la bouche du malade un mouchoir qu'on tient constamment imbibé d'eau phéniquée.

Moyens préservatifs. — On évite la petite vérole en se faisant vacciner. Toutefois, la vaccination ne préserve pas d'une manière certaine et indéfinie. L'effet de la vaccine paraît s'épuiser au bout de 10 ou 12 ans ; il convient donc de se faire revacciner tous les dix ans.

Toutefois, il arrive fréquemment que des personnes vaccinées et revaccinées contractent la petite vérole. La maladie paraît alors très grave.

Il ne faut pas se faire vacciner ou revacciner au milieu d'une épidémie. On emploie alors des moyens préservatifs en prenant, chaque jour, 3 ou 4 cuillerées de sirop phéniqué de Déclat, pour les adultes, en diminuant, pour les enfants, d'une cuillerée par cinq ans d'âge, de manière à ne donner aux enfants de 2 à 5 ans qu'une seule cuillerée à soupe ou 4 cuillerées à café.

Vaccine. — La *vaccination*, opération par laquelle on introduit sous l'épiderme une petite quantité de *vaccin* pris à une autre personne récemment vaccinée, ou à une vache atteinte de *picotte*, donne naissance à autant de boutons qu'il a été fait de piqûres, si le vaccin *prend*. Il se produit alors des cicatrices indélébiles (1).

Cette petite éruption donne parfois lieu, surtout chez les jeunes enfants, à un peu de fièvre ; elle dure quelques jours. On panse les boutons avec un peu de cérat sur un linge troué.

(1) On pratique la vaccination en prenant un peu de bon vaccin au bout d'une aiguille très propre ou d'une lancette et en piquant l'épiderme de manière à obtenir une gouttelette de sang dans laquelle on achève de délayer le vaccin resté au bout de l'instrument. On recouvre avec un linge propre. L'opération peut être suivie d'un peu de fièvre dite *vaccinale*.

On reproche à la vaccine de faciliter l'introduction, dans le sang des personnes vaccinées le virus ou les germes de diverses maladies constitutionnelles qui peuvent être empruntées à d'autres personnes avec le vaccin.

Ce reproche est évidemment fondé. Il faut donc apporter les plus grands soins à l'examen de la personne ou de l'enfant qui fournit le vaccin, ou bien ne pas se faire vacciner. Cette dernière doctrine est soutenue aujourd'hui par un grand nombre de médecins, en Angleterre, en Belgique, en Suisse et aussi en France.

Varioloïde

La *varioloïde* ou *petite vérole volante* présente une éruption de vésicules ombiliquées qui deviennent rarement de vraies pustules. Dans ce cas, ces pustules *marquent* quelquefois, notamment au front et sur la poitrine. Le plus souvent, les vésicules ne deviennent pas pustuleuses ; c'est ce qu'on appelle ordinairement la *varicelle*.

Cette maladie, qui est une petite vérole très diminuée, n'offre aucun danger. Sa marche est très rapide ; quelquefois même, il n'y a presque pas de fièvre.

Garder le malade à la maison, empêcher les refroidissements ; quelques tisanes adoucissantes ; et, au bout de quelques jours, l'éruption a disparu ou séché, et le malade n'y pense plus.

CHAPITRE II

LES INFLAMMATIONS

ou

PHLEGMASIES

Les inflammations sont des maladies ordinairement accompagnées de fièvre et caractérisées par l'état morbide d'une partie ou d'un organe du corps, état morbide qui consiste le plus souvent dans une congestion avec gonflement et douleur de cette partie ou de cet organe.

Cet état inflammatoire est le résultat d'une accumulation du sang dans la partie, — c'est ce que nous appelons *congestion*, — d'où résulte le gonflement, la rougeur, et la douleur. Ce sang ne circulant pas ou circulant mal peut être, ainsi que les tissus qu'il goutte, l'objet d'une décomposition plus ou moins complète, d'où la formation du *pus* et de diverses sécrétions morbides. Les tissus eux-mêmes peuvent se détruire entièrement et tomber en *gangrène*.

Les inflammations peuvent avoir une marche aiguë, c'est-à-dire une évolution plus ou moins rapide ou, au contraire, être ou devenir chroniques, c'est-à-dire présenter une tendance à se prolonger indéfiniment.

Elles peuvent résulter d'une cause extérieure et facile à désigner, un coup, une blessure, un refroidissement, ou bien provenir d'une cause interne difficile ou impossible à établir d'une manière certaine.

Pour la plus grande commodité des recherches, pour nos

lecteurs, nous établirons parmi ces maladies une classification aussi empirique que simple et nous les diviserons ainsi qu'il suit:

Inflammation des organes de l'appareil digestif (bouche, gencives, langue, estomac, intestin, auxquels il faut ajouter le foie, la rate, les reins, qui sont des glandes annexes de l'appareil digestif) ;

Inflammation des organes de l'appareil respiratoire (gorge, fosses nasales, bronches, poumons) ;

Inflammation des organes de l'appareil circulatoire (cœur, artères, veines) ;

Inflammation des organes du mouvement (articulations, muscles) ;

Inflammation des organes de l'innervation (cerveau, moelle) ;

Inflammation des organes génito-urinaires (vessie, urèthre, vagin, testicules, ovaires, utérus, etc.)

Inflammation des organes des sens (œil, oreille) et *de la peau.*

I

Inflammations
des organes de l'appareil digestif

———

Stomatites

On appelle *stomatites* les inflammations de la bouche, c'est-à-dire de la paroi interne des joues, des lèvres ; ce sont les *stomatites* proprement dites, mais nous y joindrons l'inflammation des gencives ou *gingivite*, et celle de la langue, ou *glossite*. Il peut y avoir à la fois stomatite, gingivite et glossite. Ces maladies se traitent par les mêmes moyens.

STOMATITE. — La stomatite se révèle par une rougeur vive et piquetée de la membrane muqueuse de la bouche, un sentiment de cuisson, de la sécheresse bientôt suivie, d'ailleurs, d'une sécrétion plus ou moins abondante ; puis, la membrane se gonfle, — et ce gonflement, s'il se produit sur les lèvres, peut devenir considérable, — les dents y impriment leur empreinte, les

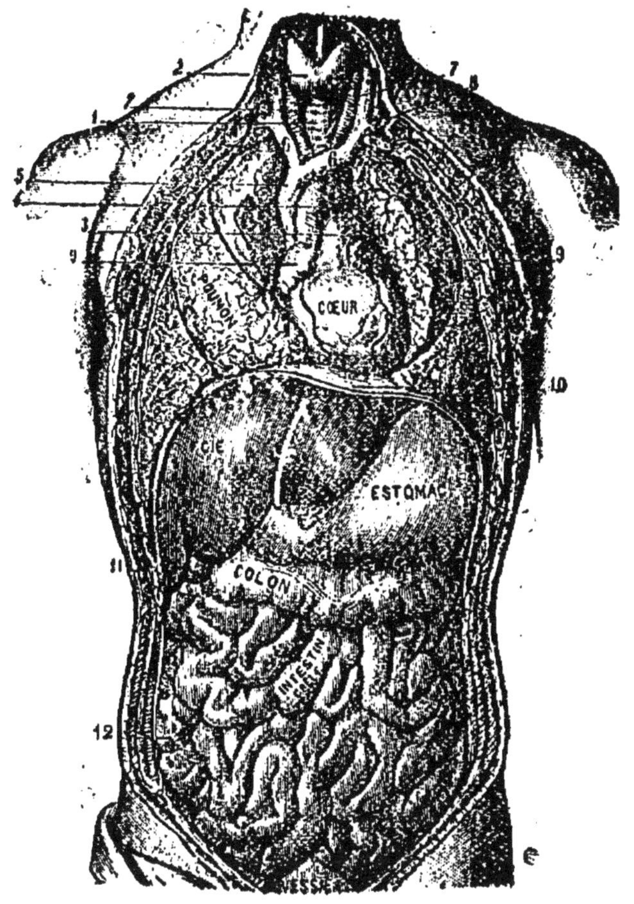

Fig. 1

Vue générale des organes internes.

1. Trachée artère. — 2. Corps thyroïde. — 3. Artère pulmonaire. — 4. Artère aorte. — 5. Veine cave supérieure. — 6, 6. Tronc veineux brachio-céphalique. — 7, 7. Artères carotides primitives et jugulaires. — 8. Veine sous-clavière, — 9, 9. Oreillettes du cœur. — 10. Muscle diaphragme. — 11. Vésicule biliaire, — 12. Colon ascendant. — (Les noms des autres organes sont écrits sur la figure même).

sensations du froid et du chaud, la mastication sont douloureuses. Souvent on sent que les glandes ou ganglions situés sous
l'angle de la mâchoire inférieure sont gonflés.

Cette stomatite simple se guérit ordinairement au bout de
quelques jours sans avoir produit de fièvre. Elle peut être produite par l'ingestion de liquides irritants ou trop chauds, ou
résulter, comme les suivantes, d'une disposition particulière du
malade, disposition momentanée et qu'on appelle *échauffement*,
ou d'une disposition naturelle résultant d'une irritabilité spéciale
de la muqueuse, en raison de laquelle le stomatite se produit
souvent.

L'inflammation peut aller jusqu'à la formation d'ulcères ou de
plaies à la face interne des joues — (on dit alors que la stomatite
est *ulcéreuse*), — et même de plaques ou *fausses-membranes*
blanchâtres qui se forment particulièrement dans le sillon entre les
joues et l'arcade dentaire. On dit alors que la stomatité est
pseudo-membraneuse

Il y a, dans ces deux cas, une salivation assez abondantes, et
l'haleine est ordinairement très fétide.

On peut faire rentrer aussi dans les stômatites les *aphthes* et le
muguet.

Les APTHES sont des élevures, des espèces de pustules transparentes qui se forment souvent dans la bouche, à la face interne
des joues et des lèvres, sur la langue, etc. Ces pustules peuvent
s'ouvrir et s'ulcérer, c'est-à-dire former une petite plaie arrondie
et sans gravité. Il peut se développer des aphthes à la face interne
du prépuce.

Le MUGUET est une inflammation de la bouche, qui se produit chez les enfants à la mamelle, et quelquefois chez les vieillards — et même chez les adultes dans les dernières phases d'une
maladie mortelle. Chez les enfants surtout, cette inflammation
peut se prolonger dans les voies digestives, sous forme de gas-
tro-entérite, et reparaître au dehors à la marge de l'anus. Dans
ce cas, la maladie est beaucoup plus grave.

On la reconnaît facilement a de petits grains blancs que l'on
voit sur et sous la langue, au fond de gorge et à la partie interne

des lèvres, chez les petits enfants. Ces grains, gros à peu près comme des graines de millet, plus ou moins mous, comme des grumeaux de lait caillé, sont formés par les filaments et les spores d'un champignon microscopique. (*Oidium albicans*).

Le plus souvent, cette maladie est sans gravité, mais elle gêne l'enfant pour téter, le rend maussade, l'agite et peut lui donner la fièvre. Dans les formes plus graves, il amène la fièvre, des vomissements, la diarrhée et le dépérissement.

La Stomatite gangreneuse est aussi une maladie de l'enfance, bien qu'on l'observe quelquefois chez l'adulte, à la suite ou dans le courant d'une fièvre typhoïde ou éruptive.

Elle commence par un gonflement considérable des lèvres et des joues, qui sont blafardes, infiltrées ; puis, il se produit ordinairement sur la joue une tache violacée et l'on sent qu'il y a dans l'épaisseur de la joue un noyau induré. Quatre ou cinq jours après le début, il se forme une ulcération avec croûte noirâtre (*eschare*) qui ronge et traverse bientôt toute la joue en laissant écouler un pus infect. L'eschare s'étend peu à peu, les fonctions digestives du malade s'altèrent, les forces s'épuisent; il peut survenir des convulsions, mais la mort arrive ordinairement au bout de quinze à vingt jours. Ce n'est, pour ainsi dire, que dans les derniers jours que la fièvre s'allume et que l'appétit s'éteint.

Quelquefois, trop rarement, l'eschare se limite spontanément, la cicatrisation se fait et le malade guérit. C'est une terminaison sur laquelle il ne faut pas trop compter.

Traitement. — La stomatite simple, et mêmes les formes ulcéreuses, ou pseudo-membraneuses, se guérissent facilement avec quelques gargarismes acidulés, au commencement de l'affection : le quart d'un citron exprimé dans un demi-verre d'eau. Plus tard on emploie l'eau de guimauve, que l'on maintient dans la bouche en contact avec les parties malades, des gargarismes avec deux ou trois cuillerées de miel rosat et une petite cuillerée à café d'alun en poudre dans un demi-verre d'eau. On peut employer aussi le sirop de mûres, dans les mêmes proportions.— L'eau de guimauve sera très utile quand l'inflammation est très vive.

Dans la stomatite ulcéreuse, on pourra remplacer l'alun par le chlorate de potasse. Si les ulcérations persistent, on les touchera avec le crayon de nitrate d'argent ou avec un peu d'acide phénique pur au bout d'une baguette de verre.

Les aphthes seront facilement guéries par le même traitement. Il suffira souvent de les toucher avec un peu de jus de citron pur.

Quant à la stomatite gangreneuse, c'est une horrible maladie, aux progrès de laquelle le chirurgien ne peut guère opposer que la cautérisation avec le fer rouge ou, peut-être, avec l'acide phénique pur.

La gingivite et la glossite se traitent, de même que la stomatite qui les accompagne ordinairement, par les liqueurs acidules ou émollientes.

On doit se rappeler que le chlorate de potasse, dit aussi sel de Berthollet, est le spécifique par excellence de toutes les maladies de la bouche et de la gorge. C'est ce qui a rendu si célèbres les pastilles de Dethan qui sont faites avec ce médicament.

Gastrite

C'est l'inflammation de l'estomac. Elle peut résulter de l'ingestion d'une subtance irritante, comme un poison, de l'eau de Javel, de l'eau-forte, etc. Dans ce cas, il y a destruction plus ou moins complète de la membrane de l'estomac: les douleurs sont atroces, et, si le liquide avalé est très corrosif, le malade est pris de vomissement horribles, dans lesquels il rend des glaires, de la mousse, du sang et des débris de membrane muqueuse ; il pousse des cris, se tord dans les convulsions ; bientôt il se refroidit, son pouls tombe, et il meurt, c'est un empoisonnement (Voir l'article *Empoisonnement*).

Cette inflammation sans s'élever au niveau d'un empoisonnement mortel ou grave, peut résulter de l'ingestion d'aliments irritants, ou trop épicés ; d'autres fois encore, elle résulte de causes inconnues, et est la conséquence d'un état général d'échauffement. Elle se caractérise alors par des crampes d'estomac, de la douleur au creux de l'épigastre ; le plus souvent l'appétit diminue, la langue devient blanche et il peut se montrer de la fièvre.

Cet état cède ordinairement à l'emploi d'un purgatif salin, d'une tisane rafraîchissante ou émolliente (violette, mauve, etc.), de cataplasmes sur l'épigastre, et, au besoin de quelques potions calmantes. Le malade se mettra au régime du lait, des bouillons, des potages liquides, (tapioca, semoule, etc,) puis à une alimentation plus substantielle, mais de facile digestion.

Quant à ce qu'on appelle souvent *gastrite chronique*, c'est le plus souvent une *gastralgie*, c'est-à-dire une maladie nerveuse de l'estomac et non une inflammation. Toutefois, c'est à une véritable gastrite chronique qu'il faut rapporter une maladie assez rare en France, l'ULCÈRE DE L'ESTOMAC

Cette maladie est caractérisée par la rougeur de la langue et par une douleur vive, persistante, ressemblant à un pincement ou à une brûlure sous la pointe du sternum, c'est-à-dire en haut du creux de l'estomac. Cette douleur est exaspérée par l'ingestion des aliments. Enfin, il survient des vomissements de sang rouge ou de sang noir par suite d'un commencement de décomposition dans l'estomac.

Traitement. — Il faut nourrir le malade avec des aliments qui n'exigent que peu ou point d'exercice de la part de l'estomac : du lait en grande quantité et de la peptone Chapoteaut, qui est un aliment digéré d'avance. On délaie deux cuillerées de peptone dans un tiers de litre de lait et on ajoute 5 grammes de bicarbonate de soude, et 2 grammes de magnésie calcinée.

Ce repas doit être renouvelé trois fois par jour. On donnera à boire, dans le courant de la journée, un litre de lait additionné de 1 gr. de saccharure de chaux.

En raison de la saveur désagréable du bicarbonate de soude, médicament indispensable dans ce cas, on est quelquefois obligé de faire prendre aux malades leur repas avec une sonde molle qui pénètre jusque dans l'estomac ; cette opération ne doit jamais être tentée que par un médecin.

Lorsque les douleurs ont cessé, on revient peu à peu à l'alimentation ordinaire, mais en continuant encore l'emploi du bicarbonate de soude. La poudre et les pilules de Paterson à la magnésie et au sous-nitrate de bismuth peuvent aussi rendre

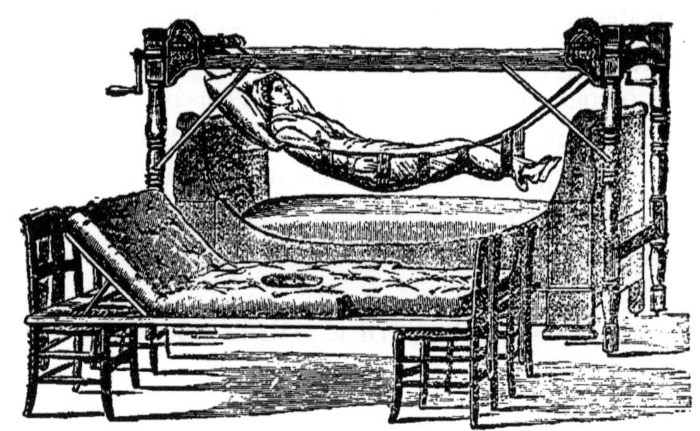

Fig. 2

Lit mécanique de M. Dupont pour mouvoir les malades.

d'utiles services ainsi que le vin de Chassaing à la pepsine et à la diastase. Le malade boira de l'eau de Pougues à ses repas.

Entérite

L'*entérite* est l'inflammation de l'intestin. On l'appelle plus particulièrement *duodénite* quand elle a son siège dans l'intestin grêle ou duodenum, et *colite* ou *entéro-colite* quand elle affecte l'intestin colon. (Voir la Fig. 1).

Chez l'adulte, ce n'est pas, en général, une maladie grave, à moins qu'elle ne passe à l'état chronique. Le symptôme dominant est constitué par des coliques plus ou moins vives, particulièrement après les repas, et d'autant plus tard après le repas que l'inflammation a son siège plus bas dans l'intestin. La langue est large et blanche, le ventre ordinairement gonflé, douloureux à la pression ; le malade éprouve des alternatives de frissons et de chaleurs ; la peau est le plus souvent chaude, le teint jaunâtre ; il y a des borborygmes et de la diarrhée ; l'appétit est souvent conservé et la fièvre peu marquée.

Chez les petits enfants, c'est une malade grave, résultant le plus souvent d'une mauvaise alimentation. L'enfant est agité, pousse des cris, est tourmenté par des coliques, rend du gaz, son ventre est gonflé, souvent dur ; enfin, il a la diarrhée et rend des matières vertes. Quelquefois il est pris des vomissements. Toujours, il dépérit rapidement si l'on n'intervient par une médication attentive.

Quelquefois, chez l'adulte, la maladie passe à l'état chronique. Il se déclare une diarrhée qu'on ne peut arrêter, et la nutrition ne se faisant plus, le malade, maigrit, s'affaiblit, tombe dans le marasme et meurt.

Traitement. — L'entérite aiguë se guérit facilement en ayant recours à une alimentation légère, de facile digestion et non épicée. L'emploi des peptones Chapoteaut sera très utile dans le cas où les digestions seront très difficiles, et particulièrement dans la forme chronique. On appliquera des cataplasmes sur le ventre pour les coliques, et l'on cherchera à arrêter la diarrhée d'abord à l'aide des lavements laudanisés et amidonnées (*Form.* 36) ou des lavements d'eau de guimauve et d'huile (*Form.* 35). On administrera, si ces moyens ne suffisent pas, de la tisane de ratanhia, ou bien du sous-nitrate de bismuth (1 ou 2 grammes par jour en deux fois dans du pain azyme). Il sera bon, si l'état se prolonge, d'employer les toniques, le vin de quinquina, de gentiane ou de Colombo, la poudre ou les pilules de Paterson, les vins de Chassaing, de Chapoteaut, etc.

Chez les petits enfants, on enveloppera le ventre dans de larges cataplasmes, continuellement renouvelés, et on donnera deux lavements par jour avec de l'eau de guimauve épaisse additionnée de deux cuillerées d'huile d'olive ou d'une cuillerée de poudre d'amidon. A l'enfant qui tète on ne donnera aucun autre aliment que du lait, et particulièrement le lait de la nourrice, si celui-ci est bon. Il pourra arriver que l'entérite des petits enfants soit produite précisément par le lait de la nourrice, qui ne sera pas ou ne sera plus de bonne qualité, ce dont il faudra s'assurer en examinant le lait et la nourrice elle-même. L'entérite peut aussi résulter du travail de la dentition.

L'entérite chronique se guérit par les mêmes moyens que l'entérite non chronique.

Typhlite

On désigne plus particulièrement sous le nom de *typhlite* l'inflammation de cette portion de l'intestin nommée *cœcum*. Elle provient quelquefois d'une constipation prolongée ou de corps étrangers avalés avec les aliments, clous, cailloux, noyaux qui s'accumulent dans l'appendice cœcal.

La typhlite s'accompagne plus souvent de fièvre que l'entéro-colite ; il y a inappétence, soif vive, langue chargée, beaucoup de diarrhée, douleur dans le bas-ventre du côté droit, où l'on trouve souvent du gonflement et, quelquefois, une tumeur formée par l'inflammation des tissus qui entourent le cœcum. C'est cette dernière inflammation qui constitue la *pérityphlite*, complication grave parce qu'elle peut amener la formation d'un abcès interne qui peut s'ouvrir dans le péritoine en causant une péritonite mortelle.

Avec les progrès de la maladie, des douleurs vives se manifestent dans les reins, en même temps que des selles sanglantes se produisent, le testicule droit ou les deux testicules se gonflent et l'œdème peut gagner la cuisse droite. La tumeur du flanc devient de plus en plus douloureuse, le ventre se ballonne, des vomissements surviennent avec des frissons et des hoquets, le pouls tombe et le malade meurt.

Traitement. — Le traitement a pour but de vider l'intestin, ordinairement encombré, et de calmer l'inflammation. On emploiera donc les purgatifs et particulièrement ceux dont l'action est la moins irritante, l'eau de Seidlitz, les eaux d'Hunyadi-Janos ou de Rubinat, les sulfates de magnésie ou de soude (45 grammes en trois verres) ; on donnera à boire du bouillon aux herbes ou du bouillon de veau ; on appliquera des cataplasmes sur le ventre, on fera prendre des bains prolongés ; on administrera des lavements émollients avec de l'eau de guimauve ou de l'eau de graine de lin additionnée ou non d'huile d'olive. Comme régime : des bouillons, des potages légers, du lait, de la peptone Chapoteaut. D'ailleurs, le régime sera d'autant plus sévère que les symptômes seront plus graves, la douleur de ventre plus grande et la diarrhée plus intense.

Si la typhlite est due seulement à l'accumulation des matières fécales dans le cœcum, ce qui est le cas le plus fréquent, un ou deux purgatifs à quelques jours de distance, quelques cataplasmes suffisent ordinairement pour la dissiper ; mais, d'autres fois, l'intestin n'est pas encombré et il y a une diarrhée liquide très abondante ; il n'y a pas lieu alors d'insister sur les purgatifs, mais il faut employer surtout les émollients, cataplasmes et lavements. Le sous-nitrate de bismuth (1 à 2 grammes par jour en deux ou trois prises) pourra être très utile, surtout sous forme de poudre ou de pilules de Paterson ; on peut aussi l'administrer en le délayant dans des lavements.

Enfin, les lavements avec amidon et laudanum (*Formul.* 36) calmeront les coliques et pourront arrêter ou diminuer la diarrhée; les lavements avec une décoction de ratanhia seront utiles contre les évacuations sanguinolentes.

Dans le cas où il y a formation d'abcès vers l'extérieur, l'intervention du chirurgien est nécessaire.

Dyssenterie

La *dyssenterie* ou *dysentérie* est une inflammation spéciale du gros intestin qui est caractérisée par l'existence d'ulcérations et de fausses membranes dans l'intestin ; elle se manifeste par de vives coliques, des évacuations sanglantes et ce qu'on appelle du *ténesme* : le malade se présente à chaque instant à la garde-robe, et, après les épreintes les plus douloureuses, ne rend, le plus souvent, que quelques glaires sanglantes. Le ténesme peut même s'étendre à la vessie. L'anus est rouge et enflammé, le ventre douloureux. Il y a ordinairement peu de fièvre, mais la soif est inextinguible, l'appétit nul, l'anxiété et la faiblesse extrêmes. Cet état dure ordinairement de cinq à six jours, et la santé reparaît, mais dans la forme grave, dans la dyssenterie des pays chauds, ou dans la dyssenterie épidémique (car cette maladie règne parfois épidémiquement dans les camps et les grandes accumulations d'hommes), les symptômes vont en s'aggravant, les ulcérations peuvent même arriver jusqu'à perforer l'intestin, les douleurs sont intolérables, il survient des convulsions et la mort quelquefois très rapide.

Cette terminaison est rare dans la dyssenterie ordinaire, mais trop fréquente dans la forme épidémique et dans la dyssenterie des pays chauds. Cette dernière laisse quelquefois des traces qui persistent très longtemps, et il n'est pas rare que les Européens qui ont contracté la dyssenterie en Cochinchine, par exemple, souffrent encore du ventre et vivent astreints à de certaines précautions pendant plusieurs années après leur retour en France.

Traitement. — La dyssenterie cède le plus souvent aux mêmes moyens que l'entérite ordinaire, c'est-à-dire aux cataplasmes sur le ventre et aux lavements d'eau de riz, d'eau de guimauve ou d'eau de graine de lin additionnée d'une ou deux cuillerées de poudre d'amidon avec 6 à 10 gouttes de laudanum. Quand la diarrhée sanglante est abondante, on emploie des lavements avec une décoction de ratanhia, du tannin (lavements astringents, Voir au *Formulaire*) et même du perchlorure de fer (solution normale, 12 gouttes pour 1/2 litre d'eau) et du nitrate d'argent (10 centigr. pour 250 gr. d'eau distillée). A l'intérieur, on prendra de l'eau albumineuse, préparée avec deux blancs d'œuf battus dans 1/2 litre d'eau, des tisanes astringentes : ratanhia, grande cousoude, eau de riz, etc. On pourra y ajouter l'usage d'une potion astringente avec laudanum, tannin, ratanhia, cachou (Voir au *Formulaire*).

Si les accidents persistent, on emploiera l'ipécacuanha, ou les purgatifs salins, sulfate de magnésie ou de soude, eaux de Seidlitz, de Rubinat, etc., afin de modifier les surfaces des muqueuses ; on pourra aussi, dans le cas où la maladie se prolongerait avec une tendance à la chronicité, administrer un ou deux lavements de nitrate d'argent, à 24 heures d'intervalle.

Péritonite

On appelle *péritoine* une membrane double qui enveloppe tout le paquet intestinal comme un bonnet de coton entoure la tête. Il a, par conséquent, deux feuillets, dont les surfaces en contact sont lubréfiées par un liquide séreux destiné à faciliter les mouvements des parties les unes sur les autres. C'est ce qui a fait désigner cette membrane sous le nom de *membrane séreuse*. Les deux feuillets de cette membrane limitent une cavité close, qui est la cavité péritonéale, et qui, lors de l'inflammation du péritoine, peut se remplir de différents liquides morbides, sérosité, sang, pus, ou de divers exsudats, fausses membranes, etc.

La *péritonite* est l'inflammation du péritoine. Elle est assez rare chez l'homme et résulte alors toujours de quelque violence, d'un coup reçu dans le ventre. Elle est plus commune chez la femme et est souvent produite aussi par une violence extérieure, un coup, ou par des violences intérieures, percement de l'intestin, manœuvres d'avortement. Enfin, elle est fréquente à la suite des couches. On l'appelle alors *péritonite puerpérale* ou *suite de couches*. La péritonite est une maladie toujours très dangereuse, mais surtout comme suite de couches.

La péritonite aiguë, qu'elle résulte d'un coup dans le ventre, d'une perforation intestinale, ou qu'elle soit primitive, c'est-à-dire sans cause connue, commence ordinairement par un frisson intense en même temps que par une douleur violente dans un point du ventre. Cette douleur peut rester localisée en ce point et la péritonite n'être que partielle ; elle sera alors moins grave. Mais le plus souvent la douleur s'étend rapidement dans tout le ventre, qui se gonfle pendant que le pouls s'élève, que des envies de vomir, puis des vomissements se déclarent. Le ventre se tuméfie de plus en plus, se ballonne et devient tellement douloureux que le moindre contact, même celui des draps du lit, est intolérable, la figure est contractée, grippée, par la souffrance et son expression est caractéristique. La constipation est extrême, les urines rares ; les mouvements deviennent impossibles ; le malade régurgite des matières verdâtres, comme des feuilles de poireau écrasées ; la peau se sèche, le pouls devient petit et dur, la respiration anxieuse et gênée par le gonflement et la douleur du ventre, les extrémités se refroidissent, la figure se tire, le nez se pince, les yeux se renfoncent, le malade divague, quoique la douleur paraisse diminuer et que le ventre se ramollisse, ce qui indique la funeste terminaison, au bout de cinq à six jours.

Si l'inflammation est de peu d'étendue primitivement, et qu'on parvienne à la localiser et à l'empêcher de s'étendre, on peut guérir le malade.

Il peut arriver encore que la péritonite aiguë se termine en péritonite chronique, bien que le cas soit rare, la péritonite chronique étant presque toujours une manifestation de nature tuberculeuse (voir *Diathèse tuberculeuse*). Dans ce cas, il se forme des fausses membranes qui déterminent des adhérences entre les deux feuillets du péritoire. Le ventre est rétracté et, à la palpation, a perdu sa souplesse ; il est, en même temps, moins sonore, et présente des saillies, un empâtement général, dû précisément aux fausses membranes qui produisent, à la pression, comme un bruit de frottement. La peau est terreuse et sèche, il y a constipation d'abord, puis diarrhée persistante, et, bien que la maladie marche très lentement, elle se termine par la mort.

La Péritonite puerpérale, suite de couches, résulte soit d'un accouchement laborieux qui a lésé le péritoire, soit, d'un accident, d'un refroidissement, d'une imprudence, soit, très sou-

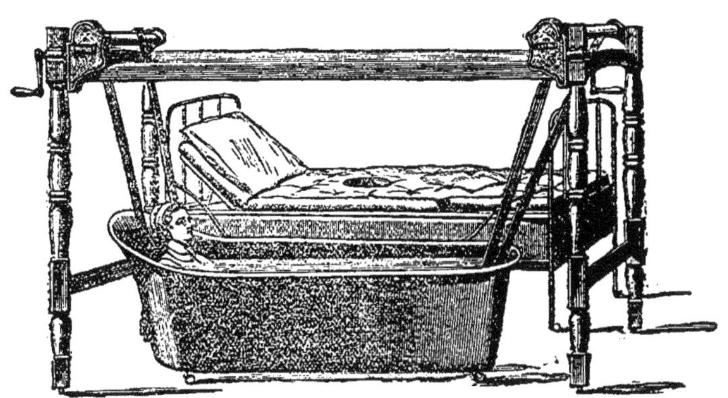

Fig. 3

Lit mécanique Dupont pour mouvoir les malades.

vent, de ce que l'accouchée s'est levée trop tôt et avant que les organes aient repris leur position normale.

La péritonite puerpérale se complique toujours d'une disposition particulière, dite *état puerpéral*, *fièvre puerpérale*, ou bien est elle-même une complication de cette fièvre puerpérale.

Après l'accouchement, les femmes se trouvent toujours dans un état particulier d'affaiblissement organique, qui les dispose, en raison sans doute de la vaste plaie laissée dans l'utérus par la chute du placenta, à former du pus ; elles sont naturellement disposées en ce moment à l'infection pururente. La fièvre puerpérale est d'ailleurs une maladie infectieuse, c'est-à-dire qui règne, à de certaines époques, dans de certaines localités ; elle peut même être transportée d'une accouchée à une autre, par une tierce personne, sage-femme, médecin ou visiteur, qui n'a pas pris les précautions de désinfection nécessaires.

On est donc fondé à regarder la fièvre puerpérale et la péritonite qui l'accompagne comme une maladie parasitaire, dont le parasite microbien peut être transporté d'une personne à une autre.

La péritonite puerpérale est excessivement grave. Elle s'annonce par les mêmes symptômes que la péritonite ordinaire : frissons, douleur localisée d'abord dans un point du ventre, et qui se généralise rapidement ; ballonnement à l'abdomen, hoquets, vomissements, physionomie grippée, pouls petit, dur, rapide, teint jaune, terreux. Le plus souvent, les lochies diminuent ou s'arrêtent. Le médecin doit alors intervenir au plus vite et dès les premiers symptômes, si l'on ne veut perdre à coup sûr la malade.

Traitement. — Dans la péritonite aiguë, si elle se présente comme le phénomène ultime d'une autre maladie, si elle résulte, par exemple, d'une perforation intestinale, à la fin d'une fièvre typhoïde, il n'y a guère de traitement efficace : le malade est presque certainement perdu. Tout au plus, pourra-t-on appliquer un large vésicatoire sur le ventre, ou une série de petits vésicatoires que l'on pansera avec 2 centigrammes de chlorhydrate de morphine.

Mais, si la péritonite aiguë est le résultat d'une violence extérieure, d'un coup ou d'une chute, il faut se hâter d'appliquer de

6 à 12 sangsues sur le ventre, au point douloureux, et d'employer tous les calmants possibles des inflammations, bains tièdes, cataplasmes sur le ventre, fomentations douces avec une pommade composée par moitié d'onguent mercuriel double et d'extrait de belladone (1). Malheureusement, les frictions et même les cataplasmes ne sont pas toujours supportés, tant le ventre est douloureux. Puis, on appliquera un large vésicatoire (20 centimètres de diamètre) ou bien, ce qui réussit quelquefois mieux, une série de très petits vésicatoires, très rapprochés, couvrant tout l'abdomen. Mais, comme il faut agir vite, on n'emploie pas les vésicatoires à la cantharide, mais bien à l'ammoniaque, vésicatoires qui prennent en 10 à 15 minutes. Quand les vésicatoires sont pris, on les enlève, on répand sur une partie dénudée un peu de chlorhydrate de morphine (4 à 5 centigrammes pour tous les vésicatoires), et on panse avec du cérat.

A cette médication on ajoutera des boissons rafraîchissantes, acidules, comme : limonade cuite, sirop de groseille, eau vineuse ; contre les vomissements on donnera de la glace en petits morceaux. Enfin, on administrera des laxatifs ou purgatifs doux, un verre ou deux d'eau de Seidlitz, par exemple. Des potions calmantes (Voir au *Formulaire*) seront ordonnées pour assoupir les douleurs et pour procurer un peu de sommeil aux malades.

La péritonite chronique se traitera de la même manière, sauf que, d'origine tuberculeuse, elle exigera la médication de la tuberculose (voir *Diathèse tuberculeuse*).

Quant à la *péritonite puerpérale* et à la fièvre puerpérale, ce qu'il y a de mieux, c'est de tâcher de la prévenir. Les accoucheurs et sages-femmes et toutes les personnes qui auront donné des soins à des accouchées devront toujours se laver les mains avec une solution désinfectante (V. au *Form.*), exposer leurs vêtements au grand air, ou en changer avant de visiter une autre accouchée. Les plus grands soins de propreté devront être pris, et nous renvoyons pour cela au chapitre *Soins à l'accouchée*.

(1) Quand on emploie la pommade mercurielle, onguent gris ou onguent napolitain, il faut toujours avoir soin d'enlever les bagues ou autres bijoux en or ou en argent qui pourraient être en contact avec la pommade, qui les détériore.

On évitera toute imprudence dans le régime, on empêchera l'accouchée de se lever trop tôt, de se refroidir; mais, si, malgré tous ces soins, celle-ci se plaint tout à coup d'un frisson violent, d'une douleur dans le ventre, si la fièvre se rallume, que la figure devienne anxieuse, que les lochies diminuent ou s'arrêtent, il faut aussitôt appliquer de vastes cataplasmes sur le ventre, et, si la douleur ne cesse pas, que les symptômes augmentent de gravité, on doit, sans perdre de temps, surtout si l'accouchement a été long et laborieux, avoir recours au traitement de la péritonite aiguë ci-dessus indiqué.

Mais, dans le traitement de la péritonite puerpérale, on ne doit pas oublier qu'il s'agit d'un cas particulier qui s'accompagne d'une complication, l'état puerpéral lui-même, c'est-à-dire d'une tendance à une infection spéciale et rapide. Il faut donc agir vigoureusement d'autre part, à l'aide d'une médication antiseptique, par des injections vaginales tièdes, répétées trois ou quatre fois dans les 24 heures, avec de l'eau phéniquée ; on administre à l'intérieur 2 cuillerées à soupe de sirop phénique de Déclat toutes les deux ou trois heures, et, au besoin, on pratique une, deux et, s'il le faut, trois injections sous-cutanées dans les 24 heures, chacune avec 5 grammes d'eau phéniquée à 1 pour 100.

En raison des vives douleurs, les malades sont très difficiles à déplacer. Les *lits-mécaniques Dupont* sont alors très commodes pour les mouvoir, changer leurs draps, les mettre au bain, etc. (Fig. 2 et 3).

Durant la convalescence, la malade devra être très prudente et, pendant longtemps, éviter la fatigue. Elle fera bien, en cessant l'usage du sirop phénique, de remplacer celui-ci par le vin de quinquina et le fer (pyrophosphate de fer de Robiquet ou de Leras, dragées de lactate de fer de Gélis et Comté, iodure de fer de Blancard, etc.).

Hépatite

On désigne ainsi l'inflammation du foie. C'est une maladie qu'on ne voit guère que dans les pays chauds, dans l'Inde, la Cochinchine, etc.

Elle se manifeste d'abord par une douleur sourde, puis vive, dans le flanc droit, région occupée par le foie. Cet organe est gonflé et douloureux au toucher. En même temps, la langue se sèche, la soif devient très vive, la bouche amère. La fièvre arrive avec perte d'appétit, mal de tête, nausées et même vomissements bilieux ; les traits s'altèrent, la peau et les yeux prennent une teinte de jaunisse, la respiration devient pénible ; il y a agitation, insomnie, même délire.

La maladie peut s'arrêter là sous l'influence d'un traitement bien dirigé. Au contraire, les vomissements peuvent redoubler ainsi que la fièvre, la jaunisse et tous les symptômes généraux, avec frissons, sueurs visqueuses, diarrhée sanguinolente ou bilieuse.

Cependant, la douleur de côté se fixe en un point, où l'on peut même parfois voir apparaître une tumeur. L'inflammation du foie arrive à la suppuration ; il se forme un abcès. Le malade peut alors mourir, emporté par la résorption du pus dans la circulation, ou bien l'abcès s'ouvre soit dans l'estomac, soit dans l'intestin, soit dans le poumon, soit à l'extérieur. L'expulsion du pus se fait alors par les vomissements, par les selles, ou par la paroi extérieure du flanc. Le résultat peut alors être favorable : si la perforation interne se cicatrise bien, après que l'abcès s'est vidé complètement, il peut y avoir guérison. Mais, le plus souvent, de nouveaux abcès se forment, le malade s'épuise et meurt. Si l'abcès se vide dans le péritoine, il se produit une péritonite suraiguë, et la mort est très rapide.

Traitement. — Le traitement est difficile, parce qu'on ne peut guère atteindre l'organe malade et que, s'il y a formation d'abcès, on ne peut pas déterminer le point où il s'ouvrira, s'il s'ouvre à l'intérieur. Il faut donc tâcher d'empêcher la formation de l'abcès. Pour cela, on applique des ventouses scarifiées sur la région du foie et de vastes cataplasmes ; on donne de grands bains, des boissons laxatives et rafraîchissantes, des purgatifs et particulièrement le calomel, à la dose de 75 centigrammes à 1 gramme dans une cuillerée de miel. Il ne faut pas répéter le purgatif trop souvent, parce qu'il détermine une salivation fétide avec inflammation très désagréable de la bouche et des gencives.

Si un abcès se forme, il faut avoir recours au chirurgien.

Inflammations
des organes de la respiration

Rhume

On distingue vulgairement deux espèces de rhume : le *rhume
de cerveau* ou *coryza*, et le *rhume de poitrine* ou *bronchite.*

Le CORYZA n'est pas du tout une inflammation du cerveau,
mais bien de la muqueuse pituitaire et des fosses nasales. Cette
membrane, ordinairement à la suite d'un refroidissement dont on
est quelquefois averti par des éternuements plus ou moins persistants, s'enflamme et se gonfle en sécrétant d'abord un mucus liquide
et clair. Il en résulte que les fosses nasales s'obstruent, que la voix
devient nasonnée, que l'odorat et le goût s'affaiblissent ou disparaissent. La sécrétion nasale devient très abondante et épaisse,
elle enflamme, rougit et corrode les narines. Les yeux sont larmoyants; il y a plus ou moins de mal de tête, de courbature et de
fièvre ; en somme, cette maladie, pour ne pas être dangereuse, est
souvent fort pénible. Au bout de cinq à huit jours, l'écoulement
nasal devient plus épais et moins abondant, et le malade guérit
tout seul en restant chez lui et en évitant les refroidissements.

Tout au début du coryza, et au premier moment où l'on s'aperçoit de l'enchifrènement, on peut faire avorter le rhume de cerveau en aspirant de l'eau froide par *les deux* narines, en se lavant le front avec de l'eau froide ou en reniflant les vapeurs qui
se dégagent d'un flacon d'acide acétique concentré (cristallisa-
ble).

On appelle *coryza chronique* ou OZÈNE, une maladie extrêmement désagréable, une inflammation spéciale, le plus souvent
avec ulcérations de la membrane des fosses nasales. Elle s'accompagne d'un écoulement, ou catarrhe nasal, d'un mucus plus ou
moins épais, souvent très fétide. C'est ce qu'on appelle souvent
aussi *punaisie.* C'est surtout, lorsqu'il y a des ulcérations, que
l'odeur est très désagréable. Il y a toujours enchifrènement,

excoriation des narines, quelquefois larmoiement avec des retours accidentels à l'état aigu.

Le rhume de cerveau ou coryza ordinaire se guérit ordinairement tout seul, comme nous l'avons dit, en évitant les refroidissements et le contact immédiat de l'air sur la muqueuse. Pour cela, on peut s'introduire un corps gras, cérat ou même suif de mouton, dans les narines et s'en frotter la racine du nez, le soir en se couchant. On peut aussi se faire des fumigations en respirant par le nez la vapeur obtenue en jetant de l'eau chaude dans une cuvette ou dans un verre. On obtient de bons résultats, en jetant de l'eau chaude sur des feuilles d'*eucalyptus*, et en respirant la vapeur aromatique qui s'en dégage.

Souvent le coryza, en quittant les fosses nasales, descend dans la gorge et devient *angine* ou *bronchite*.

Le coryza n'est dangereux que chez les enfants à la mamelle, parce qu'en leur bouchant les narines, il les empêche de respirer en tétant, et, par conséquent, les empêche de téter.

Quant à l'ozène ou coryza chronique, il est très difficile à guérir. Le meilleur traitement consiste à faire dans le nez des injections et des pulvérisations d'eau phéniquée à 1 gr. d'acide ou 1 gr. 50 pour 100 gr. d'eau. On fait en même temps des aspirations, des gargarismes et des lotions avec le même liquide. La plupart du temps, il faut suivre en même temps un traitement dépuratif (voir *Diathèse scrofuleuse*).

Angine

On appelle *angine*, l'inflammation de la gorge. Localisée sur les amygdales, elle constitue l'*amygdalite*; sur l'isthme du gosier, c'est la *pharyngite*. Elle peut être simple, suivie d'abcès des amygdales ou du pharynx, ou *couenneuse*, ou *gangreneuse*.

L'ANGINE SIMPLE, ou mal de gorge, est connue de tout le monde et tout le monde en sait les symptômes : chaleur à la gorge, difficulté de la déglutition, gonflement des ganglions sous-maxillaires ; plus tard, empâtement de la voix, impossibilité de rapprocher les mâchoires, etc. En faisant ouvrir la bouche et abaissant la langue avec le manche d'une fourchette, on voit le fond de la gorge rouge et enflammé, l'une ou l'autre des amygdales tuméfiée (quelquefois les deux) s'il s'agit d'une amygdalite ; ou bien la luette est gonflée et allongée, et en venant titiller la base de la langue, elle provoque des besoins continuels et insupportables de déglutition ; quelquefois, les amygdales sont couvertes de granulations blanchâtres, crémeuses ou pultacées, formées par une exsudation augmentée du mucus. Ou bien c'est sur le fond du gosier ou les piliers du voile du palais que l'on constate les caractères de l'inflammation. (Fig. 4).

L'AMYGDALITE OU ANGINE TONSILLAIRE se présente souvent d'une manière persistante chez certaines personnes, et cette disposition peut même se transmettre héréditairement. Elle produit souvent alors une sorte d'induration des amygdales, avec gonflement, et cet état, chez les enfants, peut amener quelques inconvénients. Ces enfants ayant l'isthme du gosier rétréci, ont toujours la bouche ouverte pour respirer plus largement et perdent ainsi l'habitude de respirer par les narines : le nez reste alors à demi développé. Ces enfants, outre qu'ils ont ainsi la physionomie passablement niaise, paraissant présenter, plus tard, quelques tendances aux maladies chroniques de la poitrine.

L'amygdalite et la PHARYNGITE se résolvent quelquefois d'une manière toute simple : l'inflammation diminue et au bout de quelques jours, le malade est guéri. Mais, souvent aussi, il se forme un abcès, soit dans les amygdales, soit dans le pharynx ; fréquemment l'amygdalite, guérie d'un côté, recommence de l'autre côté.

Suivant l'intensité des symptômes, d'ailleurs, il peut y avoir plus ou moins de fièvre et de malaise général. La langue est, en général, fort blanche.

Traitement. — Le traitement des angines simples est ordinairement peu compliqué. Il consiste, tout au commencement, à essayer de faire avorter l'inflammation à l'aide de gargarismes astringents, composés avec de l'alun, du borax en poudre, du miel rosat, du sirop de mûres, des décoctions de feuilles de ronces ou de racine de bistorte, — ou le jus d'un demi-citron dans un verre d'eau. Dans le cas où le sujet est très sanguin, où l'inflammation se manifeste avec une grande violence, il peut

être bon de poser 3 ou 4 sangsues sous l'angle de chaque mâchoire, ou même de pratiquer une saignée générale.

Les moyens abortifs ayant échoué, il faut avoir recours tout de
suite aux émollients, c'est-à-dire aux gargarismes d'eau de guimauve tiède et très épaisse. Le malade se garnira les oreilles
d'un peu d'ouate et se tiendra chaudement. S'il ne risque pas de
prendre des coups d'air ou des refroidissements, pas n'est besoin
qu'il s'enveloppe le cou outre mesure. Il est inutile d'ajouter
qu'il devra s'abstenir de tout aliment épicé ou irritant.

Du reste, au début des angines et même pendant le cours
de la maladie, si elle est tant soit peu intense, il est utile d'employer divers dérivatifs, tels que bains de pieds simples ou sinapisés, lavements purgatifs (*Form.* 87 à 90) ou même purgations.
Comme tisane, on boira des infusions de mauve, de fleur de
guimauve, des décoctions d'orge, de feuilles de ronces, etc.,
sucrées avec du miel; on sucera des pastilles de Dethan.

Pour les enfants qui ne peuvent pas se gargariser, et même
pour les grandes personnes, on pourra se servir d'un pinceau
de charpie pour porter sur les points enflammés, amygdales,
voile du palais, etc., les poudres astringentes, comme l'alun, le
borax, etc., ou les substances médicamenteuses, comme le miel
rosat, le sirop de mûres, etc. On fera sucer quelques pastilles de
Dethan.

Dans le plus grand nombre des cas, le mal cède au bout de
quelques jours de repos à la chambre et avec les soins ci-dessus
indiqués, mais s'il se forme un abcès qui rend très douloureux
ou même presque impossibles les mouvements des mâchoires, il
faut insister sur les gargarismes émollients, en ayant soin
d'entr'ouvrir tous les jours la bouche pour voir où est situé l'abcès
et si sa maturation avance. Quand il est visible et qu'il est
ramolli, fluctuant, on l'ouvre d'un coup de bistori et l'on continue les gargarismes émollients jusqu'à ce que les symptômes
inflammatoires soient calmés. On revient alors aux gargarismes
astringents ; miel rosat, alun, etc., pendant quelques jours.
Après quoi, s'il reste encore un peu de gonflement des parties,
on aura recours à un badigeonnage léger avec la *pierre infernale*
(nitrate d'argent fondu) en ayant soin de se gargariser aussitôt

après le badigeonnage et de ne pas avaler l'eau du gargarisme. Si l'abcès n'est pas visible et qu'on ne puisse l'ouvrir facilement, on administre un vomitif (*Form.* 41, 42) et, dans les efforts de vomissements, l'abcès ne manque guère de crever. On peut, du reste, employer ce procédé même quand l'abcès est plus facilement accessible. Le chlorate de potasse (pastilles de Dethan) ne doit pas être négligé.

Dans les cas où il y a une disposition spéciale aux amygdalites, il est utile de faire, à titre de mesure préventive, l'amputation des deux amygdales, petite opération que les chirurgiens pratiquent en un seul temps, qui est peu douloureuse et sans danger.

Angine couenneuse et croup

L'ANGINE COUENNEUSE, angine maligne ou ANGINE DIPHTÉRITIQUE, est une maladie terrible qui sévit surtout sur les enfants, et particulièrement les garçons. Néanmoins, elle frappe aussi les adultes, car elle est contagieuse, et, de plus, elle règne souvent d'une manière épidémique.

C'est une angine, c'est-à-dire un mal de gorge caractérisé par la production, sur la muqueuse, de peaux ou fausses membranes blanchâtres ayant de l'analogie avec une couenne de lard. Ces membranes fort adhérentes, épaisses, se produisant d'ailleurs avec une rapidité extrême, obstruent les voies aériennes, empêchent la respiration, et le malade meurt étouffé.

La même maladie se produisant, non plus à la gorge, mais dans le larynx, c'est-à-dire dans le tube qui de la gorge conduit l'air aux bronches et aux poumons, constitue le *croup*, maladie semblable à l'angine couenneuse, aussi terrible, et qui l'accompagne souvent. Le croup est donc une LARYNGITE DIPHTÉRIQUE.

L'angine et la laryngite diphtériques sont des manifestations d'une même cause morbide, la *diphtérie* ; cette cause est une invasion de parasites microscopiques qui peut se produire, d'ailleurs, autre part que sur la muqueuse des organes respiratoires, mais sur toutes les autres muqueuses et même à la surface des plaies et des écorchures, où elle se manifeste par la formation de ces membranes ou couennes dont nous avons parlé.

L'angine couenneuse débute comme une angine ordinaire ; elle est même moins douloureuse, la déglutition est moins difficile, mais les ganglions placés sous la mâchoire se tuméfient rapidement et d'une manière considérable ; enfin, en faisant ouvrir largement la bouche du malade, en lui faisant tirer la langue et abaissant la base de celle-ci, avec le manche d'une cuillère, on constate la présence des plaques blanchâtres sur les amygdales, le voile du palais et même le fond du pharynx. En même temps, la respiration devient de plus en plus difficile, le pouls s'élève, la voix s'éteint. Le malade fait des efforts pour vaincre l'obstruction de son gosier et, si l'on ne peut le débarrasser des productions diphtéritiques de la gorge, il meurt au bout de quelques jours, asphyxié.

Dans le croup, les symptômes sont les mêmes, sauf qu'il n'y a pas toujours angine, c'est-à-dire que les fausses membranes ne s'étendent pas toujours jusque dans la gorge : leur siège principal est le larynx, c'est-à-dire dans cette partie supérieure du tube respiratoire où se forme la voix et qui produit, au cou, cette saillie qu'on appelle la *pomme d'Adam*, dans la partie qui suit ou *trachée-artère* et même jusque dans les ramifications des bronches dans le tissu pulmonaire. Il y a d'abord de la toux de rhume, un peu de fièvre, perte de la gaieté et de l'appétit, gonflement des ganglions sous-maxillaires ; puis, la toux change, devient sèche, enrouée, par quintes, la voix se voile, une douleur fixe apparaît au niveau du larynx, la respiration devient difficile, le pouls s'élève (110, 120, 130 pulsations) ainsi que la température (38°-39°) ; le malade est dans un état d'anxiété qui augmente rapide-ment, il porte les mains à son cou comme pour en arracher ce qui l'étouffe ; quelquefois, la langue est projetée hors de la bou-che ; le pouls s'élève encore et peut monter jusqu'à 160 pulsa-tions, la toux est rauque et sifflante, la voix éteinte ; le malade peut rejeter, à la suite des accès de toux et de suffocation, des fragments de membrane, ce qui apporte une amélioration mo-mentanée ; mais les membranes se reforment, l'agitation se calme, le malade tombe dans une sorte de somnolence pendant laquelle son visage rougit, bleuit, et l'asphyxie devenant complète, la mort arrive.

Traitement. — Dans le traitement de l'angine couenneuse et du croup, on a pour but de débarrasser les voies aériennes des membranes qui les obstruent et de les empêcher de se reformer ; or, comme ces membranes sont le produit de la sécrétion des muqueuses sous l'influence d'un parasite microscopique, il faut, tout en cherchant à dissoudre ou à faire détacher les membranes, détruire le parasite et modifier la surface sécrétante des muqueuses.

Bien des médications ont été employées dans ce but ; quelques-unes comptent des succès, mais la plupart davantage encore des pertes. Toutefois, il est deux méthodes que nous croyons pouvoir recommander d'une manière particulière, toutes les deux fondées sur l'emploi d'un parasiticide ; l'une se sert de l'acide phénique (méthode Déclat), l'autre du sulfure de calcium (méthode Fontaine).

Méthode phénique. Aussitôt qu'on a constaté la présence des fausses membranes ou que la maladie est bien confirmée comme croup, on pratique dans la gorge, avec un pulvérisateur, des pulvérisations prolongées d'eau phéniquée. On renouvelle l'opération aussi souvent que possible et l'on administre une cuillerée, toutes les heures, de sirop phénique pur ou dans de la tisane émolliente. De plus, il faut pratiquer sur la poitrine deux injections sous-cutanées contenant chacune 5 centigrammes d'eau phéniquée à 1 p. 100.

Enfin, on doit avoir soin d'entretenir, près du malade, une lampe à esprit de vin sur laquelle on fait bouillir continuellement de l'eau phéniquée, afin que le malade respire, avec l'air, des vapeurs antiseptiques et aussi pour que l'atmosphère de la chambre soit désinfectée et présente moins de danger pour les assistants.

Il faut surveiller attentivement les plaques, et quand on voit qu'elles commencent à se détacher, on administre un vomitif, 60 à 75 centigrammes de poudre d'ipéca, suivant l'âge, 1 gramme pour un adulte, afin d'amener l'expulsion des fausses membranes dans les efforts de vomissements. Ce n'est qu'alors que le vomitif est utile.

En même temps, on soutiendra les forces du malade en lui faisant prendre du bouillon, de l'eau rougie, si cela est possible, un peu de quinquina. Au fur et à mesure que les fausses membranes sont rejetées, et si elles ne se forment plus, le malade en retrouvant la respiration retrouve la santé, et la convalescence est ordinairement assez courte ; dès les premiers jours, la fièvre tombe et l'on peut nourrir. Cependant, dans les deux ou trois premiers jours, il faut surveiller des retours insidieux de la maladie.

Les gargarismes, les potions avec 4 grammes de chlorate de potasse, les pastilles de Dethan, sont toujours utiles.

Méthode par le sulfure de calcium.—Au lieu de sirop phénique on administre toutes les demi-heures un granule au sulfure de calcium (1 centigr.) et l'on continue ainsi jusqu'à ce que l'haleine du malade exhale l'odeur caractéristique de l'hydrogène sulfuré. Alors, on éloigne les doses et l'on ne donne plus de granules que d'heure en heure. En même temps, on fait des badigeonnages dans la gorge avec un pinceau de charpie renouvelé à chaque fois et trempé dans du jus de citron pur. Quand les fausses membranes se détachent bien, on diminue peu à peu les prises de granules sulfurés, mais sans les cesser tout à fait tant que le malade n'est pas entièrement débarrassé. On ne doit pas négliger de s'assurer si les plaques ne se reforment pas et si la fièvre ne reparaît pas.

Nous conseillons, dans tous les cas, d'entretenir, dans la chambre, des vapeurs phéniquées par le procédé que nous avons indiqué. Dans le cas, où l'on n'aurait pas tout de suite sous la main de l'acide phénique, on pourrait, en attendant, le remplacer par de l'eau mêlée de goudron ou d'essence de térébenthine que l'on entretiendrait en ébullition près du malade. Nous sommes d'avis qu'il faut toujours, et dans tous les cas, avoir recours à la projection dans la gorge d'eau phéniquée pulvérisée.

Mais il arrive malheureusement trop souvent que, malgré une médication prompte et attentive, les plaques ne se détachent pas ou se reforment avec une désespérante rapidité et que le malade tombe dans le coma, sa face rougit, ses lèvres bleuissent, l'asphyxie est imminente ; il faut alors sans hésiter avoir recours immédiatement à la *trachéotomie*. On doit même, dès qu'on s'aperçoit que les choses n'avancent pas, que le malade ne peut rien prendre, qu'il s'épuise, faire tout de suite l'opération et ne pas attendre le dernier moment.

La trachéotomie est, d'ailleurs, une opération peu douloureuse, sans danger et qui consiste à ouvrir, à la base du cou, la trachée artère, pour permettre à l'air d'entrer dans les poumons. Cette opération doit nécessairement être faite par le médecin, qui introduit une canule dans l'ouverture, et c'est par cette canule que le malade respire. Par conséquent, l'air ne passant plus par le larynx, le malade ne peut plus émettre aucun son et ne peut plus parler, mais il respire. Il faut avoir soin que la canule ne se bouche pas par les matières, membranes, mucosités, etc., rejetées hors de la trachée. On gagne ainsi du temps pendant lequel on continue le traitement, de manière à enlever les fausses membranes et à empêcher leur reproduction, en faisant arriver avec l'air des vapeurs phéniquées. Quand ce résultat est atteint, on enlève la canule, d'abord pendant une heure, de sorte qu'au bout de quelques jours, la respiration rétablie par les voies naturelles, le médecin enlève tout à fait la canule et ferme la plaie, qui se cicatrise rapidement. Il n'y a plus qu'à réparer le plus vite possible les forces du malade par une alimentation convenable.

(Depuis que cet article a été écrit, on a obtenu des succès importants, en faisant brûler plusieurs fois par jour, dans la chambre du malade, des copeaux imbibés de térébenthine et de goudron, dont la fumée noire pénètre dans la gorge et en détache les membranes).

Les personnes qui soignent les malades atteints d'angine couenneuse ou de croup ne doivent pas oublier un instant que cette redoutable maladie est très contagieuse, pour les adultes comme pour les enfants, et prendre les plus grandes précautions. Particulièrement quand on examine la gorge du malade, il faut toujours se tenir un peu de côté, afin qu'un effort de toux ne projette pas sur les lèvres, dans les yeux, ni même en aucun point du visage de la personne qui examine, des matières provenant de la gorge du malade. On doit, dans tous les cas, se laver les mains et la figure avec de l'eau phéniquée, tremper pendant quelque temps dans l'eau bouillante, puis dans l'eau phéniquée tous les ustensiles, cuillers, tasses, etc., qui servent aux malades; on doit projeter de temps à autre sur ses vêtements de l'eau phéniquée, interdire l'entrée de la chambre à tous les enfants, et ne se mettre en rapport au dehors avec d'autres enfants ou quelque personne que ce soit, qu'après avoir pris les plus grandes précautions, pour ne pas colporter avec soi les germes microscopiques de la diphtérie.

En raison de l'importance de ces recommandations, nous croyons utile de reproduire ici les instructions rédigées à ce sujet par le Conseil d'hygiène de Paris, instructions dans lesquelles on trouvera d'ailleurs des préceptes que l'on peut appliquer à toutes les maladies contagieuses ou infectieuses graves. — Ajoutons que les désinfectants spécifiés dans ces instructions peuvent être avantageusement remplacés par l'eau phéniquée à 10 pour 100, qui est plus facile à trouver partout et à bon marché.

Précautions à prendre contre la diphtérie

Indications générales. ... La diphtérie est une affection éminemment contagieuse.

Toute relation des enfants avec les diphtéritiques doit être évitée.

On ne connaît, jusqu'à ce jour, aucun médicament qui préserve sûrement de la diphtérie.

Il est très important de surveiller attentivement le début de tout mal de gorge.

Il importe, surtout en temps d'épidémie, de nourrir les enfants aussi bien que possible, et de ne pas les soumettre à l'action prolongée du froid humide.

Conduite à tenir quand un cas de diphtérie se déclare dans une famille. — 1° Il est indispensable d'éloigner immédiatement toute personne qui ne concourt pas au traitement du malade, et surtout les enfants.

2° Les personnes qui soignent le malade éviteront de l'embrasser, de respirer son haleine, et de se tenir exactement en face de sa bouche pendant les quintes de toux,

Si ces personnes ont des crevasses ou de petites plaies, soit aux mains, soit au visage, elles auront soin de les recouvrir de collodion.

Elles se nourriront bien, et devront sortir plusieurs fois dans la journée au grand air. Elles prendront la précaution de se laver préalablement le visage et les mains avec de l'eau renfermant, par litre, 10 grammes d'acide borique ou 1 gramme d'acide thymique.

Enfin, elles éviteront de séjourner nuit et jour dans la chambre du malade.

3° A Paris, les familles qui désirent faire soigner leurs enfants à l'hôpital s'adresseront le plus tôt possible au poste central de police de leur arrondissement ou au commissariat de police de leur quartier, et il sera mis gratuitement à leur disposition, sur le vu d'un certificat de médecin, une voiture pour le transport.

Mesures de désinfection. — 1° Les matières rendues à la suite de quintes de toux ou de vomissements seront désinfectées à l'aide d'une solution contenant, par litre d'eau, 50 grammes de chlorure de zinc ou de sulfate de cuivre.

Les linges, vêtements, etc., souillés par le malade, seront immédiatement lavés avec une de ces solutions, puis plongées dans l'eau maintenue bouillante pendant une heure au moins.

2° Les cuillers, tasses, verres, etc., ayant servi au malade, devront, aussitôt après, être plongées dans l'eau bouillante.

2° Quelle que soit l'issue de la maladie, la désinfection de la chambre est indispensable. On fera des fumigations de la manière suivante :

Après avoir fermé toutes les ouvertures, on placera sur un lit de sable une terrine contenant des charbons ardents, sur lesquels on mettra une quantité de soufre concassé, proportionnelle à la capacité de la pièce (20 grammes par mètre cube).

La chambre restera close pendant vingt-quatre heures, puis sera largement aérée.

Les vêtements, linges, draps et couvertures ayant servi au

malade seront désinfectés, avant d'être envoyés à la lessive, avec une des solutions indiquées précédemment.

Les matelas seront ouverts et laissés dans la chambre, pendant la fumigation.

Laryngite

Cette maladie représente l'inflammation du larynx, c'est-à-dire de cette partie supérieure de la trachée-artère où se trouve la glotte, organe de la voix, et qui produit au-devant du cou la saillie appelée vulgairement *pomme d'Adam.*

Il y a plusieurs laryngites : la *laryngite* simple ou *angine laryngée*, provenant ordinairement d'un refroidissement ou d'une orgie et qui cède à quelques gargarismes et à quelques jours de repos ; la *laryngite chronique* et deux espèces de laryngites spéciales, la *laryngite œdémateuse* ou *œdème de la glotte* et la *laryngite striduleuse* ou *faux croup*. Nous avons déjà parlé, à propos de l'angine couenneuse, de la *laryngite diphtérique*, qui est le croup. Enfin, il existe d'autres laryngites spéciales qui sont symptômes d'une autre maladie, tuberculose ou syphilis. (Voir les articles consacrés à ces maladies).

Traitement. — Nous n'avons rien de plus à dire sur la laryngite aiguë simple, si ce n'est que dans les cas graves, qui sont rares, et dans lesquels la gêne de la respiration peut devenir extrême, la toux excessivement douloureuse, il pourra être nécessaire de poser quelques sangsues en avant du cou, et même un vésicatoire.

La laryngite aiguë, surtout chez les personnes qui y sont sujettes ou qui parlent beaucoup, est souvent suivie de laryngite chronique. Cette maladie, qui est ordinairement peu douloureuse, mais qui s'accompagne toujours d'enrouement, éraillement ou même de disparition de la voix, est très tenace. Il est souvent nécessaire de poser des vésicatoires au-devant du cou ou un emplâtre de thapsia Le Perdriel, ou encore de faire des frictions révulsives, par exemple, avec quelques gouttes d'huile de croton ; on recommande aussi les balsamiques, comme le goudron Guyot, et surtout les eaux sulfureuses, Enghien, St-Honoré, Eaux-Bonnes,

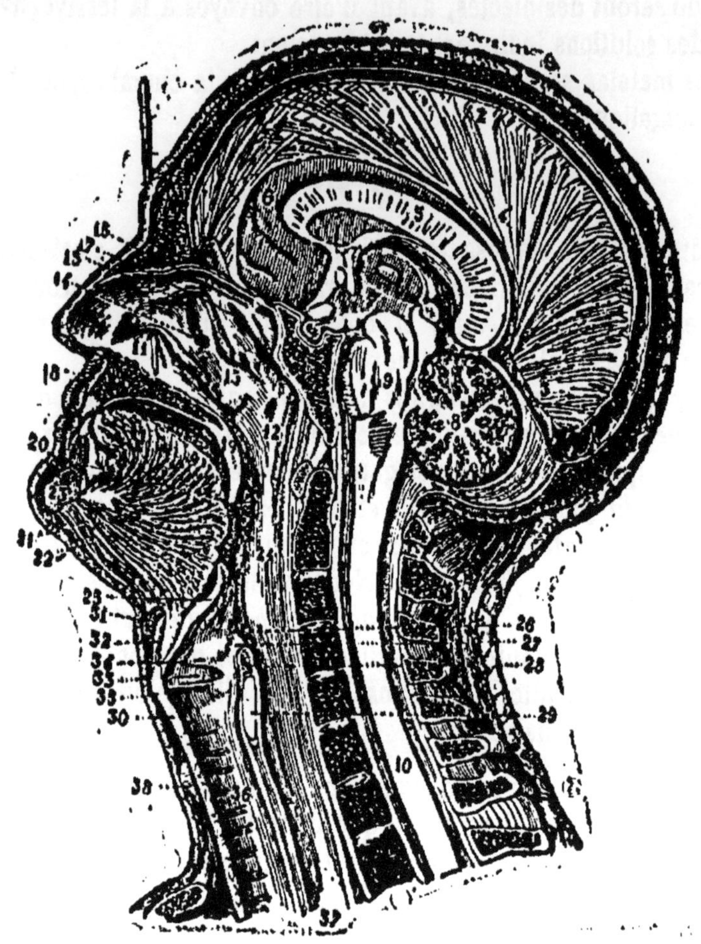

Fig. 4

Coupe de la tête et du cou.

1, 2, 3, 4, 5, 6, 7. Faux, sinus, hémisphère du cerveau, corps calleux. — 8. Cervelet. — 9. Isthme — 10. Moelle épinière. — 11, 13, 16. Cornets inférieur, moyen, supérieur des fosses nasales. — 12. Ouverture de la trompe d'Eustache. — 14. Antre d'Higmore. — 15. Ouverture du sinus frontal. — 17. Ouverture des cellules ethmoïdales. — 18. Maxillaire supérieur. — 19. Voile du palais terminé par la luette. — 20. Amygdale. — 21, 22. Langue. — 23. Maxillaire inférieur. — 24. Pharynx. — 25. Epiglotte. — 26, 27, 28. Cartilages de la glotte. — 29, 30, 31, 32. Larynx. — 34. Cordes vocales supérieures et 35, cordes vocales inférieures, comprenant l 33. Ventricule du larynx. — 36. Trachée-artère. — 37. Œsophage. — 38. Corps thyroïde.

en boissons et en inhalations. Mais, pour nous, le meilleur traitement consiste en inhalations d'eau phéniquée au centième, répétées deux fois par jour, et de 2 à 4 cuillerées de sirop phéniqué. On peut guérir ainsi des laryngites invétérées.

Ajoutons que toutes les laryngites sont justifiables du chlorate de potasse et que les malades se trouveront bien des pastilles de Dethan.

LARYNGITE OEDÉMATEUSE. — Cette maladie est produite par une tuméfaction extrême des replis de la muquense qui forment l'ouverture de la glotte. Cette tuméfaction, quelquefois presque subite, résulte d'une infiltration séreuse, qui peut devenir purulente, des tissus sous-muqueux.

Le malade croit qu'il a avalé un corps étranger et cherche à l'expulser en toussant, mais en vain : sa respiration est de plus en plus difficile, surtout l'inspiration ; la voix est éteinte, et en portant le doigt dans la bouche, au delà de la base de la langue, on peut ordinairement sentir les bourrelets formés par les replis gonflés de la muqueuse. En écoutant à la base du cou, on entend, à chaque respiration, un bruit de frôlement produit par le passage de l'air dans l'ouverture rétrécie de la glotte (26 à 34, Fig. 4).

Traitement. — Cette maladie, qui survient le plus souvent dans le cours d'autres maladies, et particulièrement à la suite d'affections anciennes du larynx, est fort dangereuse, parce qu'elle est ordinairement soudaine et étouffe rapidement. Il faut aussitôt qu'on a reconnu, à ces accès subits de suffocation avec extinction de voix et respiration sifflante, un œdème de la glotte, que l'on peut même souvent sentir du doigt, recourir aux vésicatoires au-devant du cou et même aux révulsifs instantanés ; on fera des inhalations d'eau phéniquée au centième pulvérisée, et, si l'œdème peut être atteint, le médecin pourra pratiquer des scarifications au bistouri dans les tissus œdématiés, et des cautérisations avec la pierre infernale ou l'acide phénique pur. Enfin, on emploiera les vomitifs (*Form.* 40, 41, 42) et les purgatifs. Dans bien des cas, il sera prudent de pratiquer la trachéotomie pour donner à la médication le temps d'agir.

Laryngite striduleuse. — C'est le *faux croup* ; il n'attaque que les enfants de 2 à 8 ans. Il y a, ordinairement, d'abord un peu de rhume, puis tout à coup l'enfant, le plus souvent pendant la nuit, est pris de suffocation et d'accès d'une toux particulière, bruyante, comme le cri du coq ou un aboiement de chien, toux que l'on appelle souvent, à tort, toux croupale, et qui n'est pas du tout celle du croup. Néanmoins, elle est très effrayante, à cause de son timbre spécial et de la suffocation qui l'accompagne ; mais la maladie offre fort peu de dangers.

Traitement. — On donne tout de suite un vomitif, le sirop d'ipéca, de 45 à 60 et même 100 grammes, en deux ou trois cuillerées ; on tient l'enfant à l'abri du froid, en lui donnant une tisane calmante, violette, tilleul, etc., parfumée avec de la fleur d'oranger ou quelques gouttes d'eau de laurier cerise ; si l'accès recommence, on donne un second vomitif, moins énergique, deux jours après le premier. Et, presque toujours, la maladie disparaît en trois ou quatre jours.

Bronchite

La *bronchite* est l'inflammation des bronches, c'est-à-dire des conduits aériens qui se ramifient dans les poumons ; c'est le rhume de poitrine, qui succède souvent par continuité au rhume de cerveau.

Il y a la *bronchite aiguë*, simple, qui est le *rhume* proprement dit, la *bronchite chronique* ou *catarrhe bronchique* et la *bronchite capillaire* qui est l'inflammation des plus fines bronches et de leurs vésicules terminales.

Bronchite simple. — Elle résulte, le plus souvent, d'un refroidissement ; son caractère principal est la toux, d'abord sèche, qui l'accompagne, toux qui plus tard devient *grasse* et amène l'expectoration de mucosités plus ou moins épaisses, produit de la sécrétion bronchique. Le rhume est souvent la cause d'un état fébrile assez intense et d'un malaise très marqué avec fièvre, perte d'appétit, mal de tête, courbature générale et endolorissement dans les parois de la poitrine, provenant de la secousse des quintes de toux. En écoutant la poitrine, on entend des ronflements, des sifflements, des râles a grosses bulles, indiquant l'embarras des bronches.

Traitement. — La bronchite simple cède toujours, au bout de quelques jours, à de simples soins hygiéniques : on reste chez soi, à l'abri des changements de température, convenablement couvert mais sans exagération : on met, par exemple, sur la poitrine une feuille d'ouate ou un plastron de flanelle ; on boit des tisanes émollientes et pectorales, mauve, guimauve, quatre fleurs, etc., que l'on peut couper avec du lait ; on calme la toux avec quelques pâtes, de jujubes, de lichen, pâte de Regnauld, avec de l'extrait (*jus*) de réglisse. Au début, on peut établir une diversion par un purgatif, des bains de pieds simples ou sinapisés ; différents emplâtres, celui de thapsia Le Perdriel particulièrement, seront utiles si le rhume se prolonge ; ou croquera quelques pastilles d'ipéca ou de kermès pour faciliter l'expectoration ; on prendra par cuillerées divers sirops, notamment du sirop de gomme arabique, sirop de Tolu, etc.

S'il y a insomnie on prendra, le soir en se couchant un looch, un julep (*Form.* 28) une potion calmante (voir *Form.*), ou bien une cuillerée ou deux de sirop de chloral ; une bonne méthode consiste à prendre tous les soirs en se couchant (3 ou 4 heures après avoir mangé), pendant quelques jours, dans un pain azyme :

> Poudre de Dower. . . . . . . 0 gr. 50

BRONCHITE CHRONIQUE. — C'est la continuation de la bronchite aiguë, mais sans fièvre, avec toux et expectoration plus ou moins abondante ; c'est ce qu'on appelle ordinairement *catarrhe*, *catarrhe bronchique*, *bronchorrhée*, *pituite*. Quelquefois la toux se présente par accès avec suffocation jusqu'à expulsion de crachats plus ou moins épais ; c'est ce qu'on appelle souvent *asthme bronchique*.

Dans la bronchite chronique, il y a souvent des retours momentanés à l'état aigu qui demandent les soins indiqués plus haut. Dans la forme appelée spécialement *catarrhe* bronchique ou bronchorrhée, la quantité des matières expectorées peut aller jusqu'à 4 ou 5 litres par jour.

La bronchite chronique, sous la forme catarrhe, est assez peu dangereuse et peut durer très longtemps sans altérer sensiblement la santé générale. La forme sèche est plus dangereuse et doit être surveillée, car elle conduit souvent à la phtisie pulmonaire.

Traitement. — Le traitement consiste, en général, à faciliter l'expectoration à l'aide de pastilles d'ipéca ou de kermès, des balsamiques, baume de Tolu, goudron Guyot, perles de térébenthine Clertan, capsules de copahivate de soude Raquin, etc. Les eaux minérales sulfureuses d'Eaux-Bonnes, de St-Honoré, d'Enghien, prises seules ou coupées avec moitié de lait, un ou deux verres par jour, pourront aussi rendre des services. Enfin, le sirop sulfophénique à la dose de deux à quatre cuillerées par jour, surtout si l'on y joint des pulvérisations d'eau phéniquée à 1 pour 100 dans la gorge, peut guérir des bronchites chroniques déjà fort anciennes.

Dans le cas ou la bronchite chronique n'est pas accompagnée d'expectoration, qu'elle reste à l'état de toux sèche, constituant ce qu'on appelle souvent un *rhume négligé*, il faut toujours s'en préoccuper et chercher à la guérir, car elle peut, nous l'avons dit, conduire à la phtisie. On emploiera avec persévérance les moyens que nous avons indiqués : particulièrement, le sirop sulfophénique ou le vin créosoté (*Form.* 314, 319), deux cuillerées tous les matins dans une tasse de tisane de bourgeons de sapin. Les révulsifs seront aussi employés si la maladie persiste : emplâtre de thapsia Le Perdriel sur la poitrine ou entre les deux épaules, et même des vésicatoires volants sous les clavicules.

Bronchite capillaire. — Celle-ci, qui succède souvent à la brochite ordinaire des grosses bronches, est l'inflammation des dernières ramifications bronchiques. C'est une maladie extrêmement grave, surtout chez les enfants, et elle frappe particulièrement les enfants et les vieillards, bien qu'on l'observe aussi chez les adultes.

C'est une maladie fébrile aiguë, c'est-à-dire qu'elle s'accompagne de beaucoup de fièvre : le pouls, chez les enfants, peut monter jusqu'à 160 pulsations ; chez ceux-ci on peut compter jusqu'à 80 inspirations par minute, 50 à 60 chez les adultes.

C'est-à-dire que la respiration est très gênée, et très courte ; elle est de plus, sifflante. On voit que les malades font tous les efforts possibles pour remplir d'air leur poitrine. Il y a de la toux, et et celle-ci provoque une douleur très vive en avant et en bas de la poitrine. Les crachats sont épais, jaunâtres, filants, quelquefois striés de sang. Si l'on écoute la poitrine, surtout en bas, en avant et en arrière, on entend des râles bruyants, sous-crépitants, c'est-à-dire donnant un bruit semblable à un liquide mousseux qui crépite à l'air. La respiration ne se faisant pas, les forces tombent, le pouls monte en devenant de plus en plus faible, la face s'injecte et le malade meurt.

Cette maladie a, chez l'enfant, une marche assez rapide, et il ne faut pas perdre de temps. D'ailleurs, toutes les fois qu'un petit enfant est pris de bronchite avec fièvre sérieuse, il faut toujours le surveiller de près et le faire vomir. On donne du sirop d'ipéca par cuillerée à café, 3, 4 et 5, à 10 minutes de distance jusqu'à ce que l'enfant vomisse. Si l'enfant a plus de 3 ans, et jusqu'à 6 et 7 ans, on peut donner 100 grammes de sirop par cuillerées à soupe de 10 en 10 minutes. On fera de même vomir les adultes avec une potion à l'ipéca (*Form.* 41, 42) et l'on continuera par les expectorants (*Form.* 43, 44, 45) notamment des potions kermétisées (*Form.* 48). Les révulsifs seront employés concurremment, bains de pieds sinapisés, ventouses sur la poitrine, vésicatoires.

Enfin, nous pouvons encore recommander l'emploi du sirop sulfo-phénique, 2 à 6 cuillerées pour les adultes, 2 à 3 pour les enfants, dans les 24 heures ; mais on devra y ajouter les injections sous-cutanées d'eau phéniquée à 1 pour 100, renouvelées tous les jours, plutôt deux fois qu'une, tant que la vie est en danger. Les inhalations d'eau phéniquée pulvérisée ne doivent pas non plus être négligées.

Aussitôt que possible, il faudra réparer les forces du malade par une nourriture convenable et du vin de quinquina.

Coqueluche.

La coqueluche est une laryngo-bronchite catarrhale qui s'accompagne de phénomènes nerveux caractéristiques. Plusieurs médecins la regardent comme une maladie parasitaire et M. Nepveu a décrit un organisme microscopique qui existerait dans les crachats rejetés par les malades. Il est certain, en effet, que la coqueluche est épidémique et contagieuse. Elle peut atteindre l'homme à tout âge, mais elle est, pour ainsi dire, une exception au delà de l'âge de 7 à 8 ans. Elle sévit surtout de 2 à 5 ans. Elle ne récidive pas, mais l'enfant qui vient d'avoir la coqueluche, s'il contracte un rhume, est souvent repris de quintes de toux coqueluchiformes, lesquelles d'ailleurs cessent bientôt avec le rhume.

Il y a donc dans la coqueluche deux éléments, l'inflammation particulière des voies aériennes, c'est-à-dire le catarrhe, et le spasme. De plus, il peut survenir des complications, par exemple, la bronchite capillaire qui, nous l'avons dit, est fort grave, et mortelle chez les petits enfants.

La coqueluche peut durer depuis quelques semaines jusqu'à plusieurs mois. Elle présente comme trois périodes. La première est un rhume, une bronchite, mais déjà avec quelque chose de particulier. La toux a plus de tendance à se produire par accès, avec des secousses plus violentes, et un ton plus retentissant. Elle commence à réveiller le malade pendant la nuit, et celui-ci rend bientôt, après les quintes, des mucosités filantes. Ces symptômes sont déjà caractérisques, et si l'on apprend qu'il y a des cas de coqueluche dans le voisinage, il n'y a plus de doutes à avoir. Il n'y a ordinairement pas de fièvre.

Dans la seconde période, le catarrhe augmente, mais la toux prend une forme spasmodique, paroxystique. L'enfant joue et tout à coup est pris d'une quinte précipitée qui menace de le suffoquer, son visage se gonfle, se congestionne ; puis, il « reprend son vent » par une inspiration longue et sifflante, tout à fait caractéristique et qu'on appelle la *reprise*. Et la toux recommence ordinairement en deux ou trois accès séparés par une reprise. La quinte se termine par l'expulsion de glaires et de mucosités filantes, et l'enfant retourne à son jeu. Même à cette période, la plus grave et la plus pénible, il n'y a ordinairement pas de fièvre.

Dans les coqueluches très violentes, si dans une quinte prolongée, la toux se précipite sans reprise, il peut arriver que l'enfant soit asphyxié.

En auscultant la poitrine du malade avant la quinte, on entend de gros râles muqueux ; après la quinte, on ne doit plus en entendre, mais seulement le murmure vésiculaire, les mucosités bronchiques ayant dû être expulsées par la quinte. S'il n'en est pas ainsi, on doit veiller à ce qu'il ne se produise pas une complication, bronchite profonde, broncho-pneumonie ou pneumonie.

Si les quintes sont très violentes et très rapprochées, l'enfant reste affaibli, surtout si les quintes amènent d'une manière habituelle le vomissement des aliments ; mais, le plus souvent, il ne paraît pas souffrir beaucoup, et peu à peu la maladie passe graduellement à la troisième période, qui est celle de la guérison : les quintes diminuent peu à peu de fréquence et sont moins violentes, le sommeil est meilleur et les symptômes s'effacent lentement. Cependant, même au bout de plusieurs mois, si l'enfant contracte un rhume, ainsi que nous l'avons dit, la toux reprendra souvent le caractère coqueluchial ; on pourra même croire un moment à une seconde coqueluche, mais on verra bientôt le rhume céder aux soins ordinaires.

La coqueluche s'accompagne assez souvent de complications qui peuvent être de deux ordres : catarrhales ou nerveuses. Les premières sont de beaucoup les plus fréquentes. Ce sont surtout la bronchite profonde ou capillaire, puis la broncho-pneumonie et la pneumonie. On est, en général, averti en voyant la fièvre se produire avec chaleur et exacerbation le soir. De plus, en auscultant la poitrine avant et après les quintes, on trouve que les bronches ne se sont pas dégagées : on entend des râles muqueux à grosses bulles et, par moment des bouffées des râles crépitants (voir *Pneumonie*). La toux perd souvent alors son caractère, l'appétit tombe et la respiration devient difficile. Il faut alors employer les vomitifs, l'ipéca par exemple, tous les jours au besoin, et, dans les cas graves, quelques révulsifs, petits vésicatoires, et cataplasmes sinapisés, etc.

Les complications nerveuses sont des convulsions, chez les très jeunes enfants surtout, et quelquefois, très rarement heureusement, le spasme à la glotte, pendant lequel l'enfant, ne pouvant plus respirer, meurt asphyxié. Les convulsions alternent avec les quintes de toux, quelquefois les suivent, et sont coupées par des périodes de coma. Contre les accidents nerveux, on administre le bromure de potassium, et le médecin doit intervenir pour faire faire au malade des inhalations de chloroforme quand les quintes vont se produire.

Dans le cas de spasme de la glotte, comme toutes les fois qu'il y a asphyxie imminente, le meilleur moyen de rappeler la respiration est d'employer bien vite ce qu'on appelle le *marteau de Mayor*. On trempe un marteau dans l'eau très chaude et on applique un instant le carré du marteau, tout chaud, sur le creux de l'estomac, ce qui produit immédiatement une violente inspiration et suffit alors pour vaincre le spasme. Si l'on ne réussit pas la première fois, ou incomplètement, on recommence sur différents points de la poitrine, sous les clavicules.

La coqueluche n'est pas, en général, une maladie dangereuse, à moins qu'il ne survienne des complications. L'enfant reste sans fièvre, conserve son appétit et sa gaieté dans l'intervalle des quintes. Toutefois, on doit en surveiller la marche, de crainte des complications, surtout chez les très jeunes enfants, et éloigner ces derniers des foyers où ils pourraient contracter cette maladie, toujours longue et pénible.

Traitement. — On a préconisé un nombre immense de remèdes contre la coqueluche ; il faut y avoir peu de confiance et s'attacher surtout à guérir le rhume ou catarrhe coquelucheal, calmer les symptômes nerveux, empêcher, si possible, les vomissements d'aliments et surveiller les complications.

En hiver, il ne faut pas que les malades sortent ; on doit les tenir à la chambre et même veiller à ce que la température y soit fixe, bassiner leur lit, en un mot, empêcher tout refroidissement. Il est évident que, si la maladie sévit pendant la saison chaude, il y a beaucoup moins d'inconvénient à ce que les enfants prennent l'air, à condition qu'ils ne se refroidissent pas.

On donnera des boissons pectorales chaudes, tisanes de mauve, violette, lichen, sucrées avec du sirop de gomme et coupées avec du lait. On pourra ajouter quelques juleps gommeux (*Form.* 23, 24, etc.).

Il est toujours utile d'employer la belladone pour modérer l'intensité de la maladie, de la manière suivante :

Teinture alcoolique de belladone, par 24 heures: pour un enfant d'un an, 2 gouttes ; deux ans, 5 gouttes ; dix ans et au-dessus, 3 puis 4 gouttes. On peu élever les doses peu à peu jusqu'au double.

Ou bien on emploie le sirop de belladone depuis 4 grammes jusqu'à 15 grammes par jour, suivant l'âge ; — seulement, la belladone n'étant pas soporifique, au contraire, il est bon de donner dans la soirée, aux enfants qui ont de mauvaises nuits, une ou deux cuillerées à café de sirop diacode soit seul, soit dans une tisane chaude, — ou bien 0,25 à 0,50 centigrammes de bromure de potassium au moment du coucher, sous forme de sirop de Larose, de Falière, ou en potion. Le sirop de codéine pourra aussi être employé utilement pour procurer le sommeil.

Quand la maladie se calme et entre dans la troisième période, on pourra donner un quart de verre d'eau sulfureuse (Eaux-Bonnes) avec du lait, tous les matins, ou bien quelques petites cuillerées de sirop de sève de pin pour tarir l'expectoration. Si les enfants sont affaiblis, on pourra leur faire prendre une ou deux cuillerées de peptone Chapoteaut (conserve) par jour, dans un peu de lait. Enfin, c'est à ce moment qu'il sera surtout utile d'emmener les malades à la campagne et de les changer d'air.

Les complications de bronchite capillaire et de pneumonie doivent être, nous l'avons dit, surveillées avec attention, en raison de leur gravité. Quand on en a constaté l'existence, par exemple par l'auscultation et par les symptômes généraux de fièvre, oppression, etc., il faut employer hardiment les vomitifs, l'ipéca, voire tous les jours. Et si l'ipéca arrive à ne plus faire vomir, on emploie l'eau-de-vie de bonne qualité, 5 à 10 grammes pour un enfant d'un an dans un verre d'eau sucrée, à doses très fractionnées. On applique des ventouses sèches autour de la poitrine, des cataplasmes sinapisés, des vésicatoires, en un mot, le traitement de la pneumonie.

Quant aux vomissements alimentaires, on les prévient en ne donnant à manger aux malades qu'après une quinte un peu forte. Un peu de café, bu aussitôt après le repas, suffit souvent pour empêcher les vomissements.

Si la diarrhée se déclare, il faut toujours l'arrêter par les moyens ordinaires.

Quant aux accidents nerveux, convulsions, etc., on les traitera comme nous l'avons dit plus haut par le bromure de potassium et les inhalations de chloroforme.

Pneumonie

La *pneumonie*, qui partage avec la *pleurésie* le nom vulgaire de *fluxion de poitrine*, est l'inflammation du tissu même du poumon. Elle n'attaque ordinairement qu'un poumon, mais elle peut être *double*, c'est-à-dire prendre les deux poumons; elle peut être *générale* ou *partielle* et *localisée* à une partie du poumon. Elle peut s'accompagner d'une inflammation des bronches et constituer la *broncho-pneumonie* ou *pneumonie catarrhale*; enfin, elle peut s'accompagner d'une inflammation de la plèvre, ou enveloppe du poumon, et devient alors une *pleuro-pneumonie*.

La pneumonie résulte ordinairement d'un refroidissement, mais nous avons dit qu'elle se produit assez fréquemment, comme complication, dans un assez grand nombre de maladies, par exemple dans la fièvre typhoïde : il y a même une forme de pneumonie qui s'accompagne de beaucoup de symptômes typhoïdes et que, par cette raison, on appelle *pneumonie-typhoïde*.

La pneumonie aiguë franche débute ordinairement d'une manière brusque par un refroidissement : frisson, fièvre, oppression, toux. Le pouls est fort et résistant, monte à 100 et 120 ; la température, prise sous l'aisselle, s'élève rapidement de 39° à 41°. Le mal de tête est persistant, l'appétit nul, la soif vive, la langue épaisse et chargée. La respiration est accélérée et gênée par un point de côté au niveau d'un des mamelons. En toussant, le malade rejette des crachats visqueux qui collent au fond du vase et qui sont sanguinolents ou, comme on dit, *rouillés*. Le point de côté, les crachats rouillés avec la fièvre et l'oppression, sont caractéristiques de la pneumonie. Chez les enfants, qui ne crachent pas, les crachats rouillés se manifestent souvent par un peu d'écume épaisse et sanglante au coin des lèvres.

Si l'on percute la poitrine du côté malade (1), on entend qu'en un certain point plus ou moins étendu, elle a perdu sa sonorité et rend un son mat, parce qu'en ce point le poumon congestionné n'est plus perméable à l'air. En auscultant en ce point, on entend par bouffées un *râle crépitant*, c'est-à-dire un bruit semblable à celui qu'on produit en roulant près de l'oreille quelques cheveux entre les doigts. — Ce signe est caractéristique.

Quelques jours après, la matité à la percussion augmente, parce que le poumon devient de plus en plus compact, et le râle crépitant disparaît pour faire place à un bruit de souffle, d'abord à l'expiration, puis aux deux temps de la respiration. Les vibrations de la voix se communiquent aux parois de la poitrine avec plus d'intensité que dans l'état normal.

La maladie entre alors comme dans une seconde période caractérisée par un épaississement plus considérable encore du tissu pulmonaire que l'on peut comparer à celui du foie (hépatisation) ; le souffle persiste, la prostration devient plus grande, le pouls baisse, la langue sèche et noircit, les crachats prennent l'aspect du jus de réglisse. Puis, le souffle pulmonaire disparaît, remplacé par un râle muqueux à grosses bulles, ou un gargouillement, indiquant la formation, dans le poumon, d'excavations pleines de pus dans lesquelles l'air barbotte. La respiration est de plus en plus gênée, l'haleine prend une odeur fétide, les crachats deviennent souvent verdâtres, le malade s'affaiblit, son intelligence s'obscurcit, la circulation s'embarrasse, et la mort arrive dans le marasme.

Quand la maladie doit se bien terminer, au bruit de souffle qui cesse, succède le râle crépitant qui revient (râle crépitant de retour) ; c'est-à-dire que l'air rentre dans le poumon, et les symptômes généraux s'amendent rapidement : la fièvre cesse et la respiration revient successivement dans les parties hépatisées en même temps que la matité disparaît.

La pneumonie est toujours une maladie sérieuse. Elle est

____

(1) La percussion se pratique en appliquant la main gauche à plat sur la poitrine et en frappant sur cette main avec l'index et le médius de la main droite réunis.

grave chez les vieillards et les enfants ; chez les adultes, elle guérit presque toujours quand elle est franche, qu'elle ne complique pas une autre maladie ou qu'elle n'est pas elle-même compliquée par quelque affection, telle que la pleurésie. Elle est plus grave chez les individus frappés d'alcoolisme.

La pneumonie catarrhale commence plus lentement, comme un rhume, et s'accompagne d'une expectoration plus abondante. Ses caractères sont, d'ailleurs, les mêmes.

Arrivant comme complication dans le cours d'une maladie, la pneumonie indique presque toujours une terminaison fatale.

La pneumonie double est une maladie très grave.

Traitement. — Le traitement est assez simple. Chez les adultes, surtout s'ils sont en bon état général, et au début de la maladie, le meilleur traitement consiste à appliquer 6 à 8 sangsues sur le côté de la poitrine qui est le siège de l'inflammation, sur chaque côté si la pneumonie est double, ce qui est relativement rare.

Chez les vieillards, que l'on ne peut pas saigner, on emploiera l'émétique à haute dose, de 15 à 50 centigrammes dans une potion (*Form.* 46). S'il survient des vomissements, on ne s'en inquiètera pas, et quand l'état nauséeux sera dissipé, on reprendra l'usage de la potion par cuillerées d'heure en heure ; la tolérance du médicament s'établira bientôt.

Après l'application des sangsues, on mettra le malade à la diète, avec du lait et du bouillon seulement, si la maladie a un caractère franc. On administrera des boissons chaudes et émollientes, violette, mauve, etc., des potions expectorantes avec l'émétique ou le kermès (*Form.* 45, 46, 48) et l'on posera sur le point malade un large vésicatoire que l'on fera suivre d'un autre ou même de deux autres appliqués à côté du premier. On peut continuer, pendant le temps du déclin de l'engorgement pulmonaire, l'emploi de la potion kermétisée (1).

Les vomitifs sont souvent utiles (*Form.* 40, 41) ; ils sont à peu près indispensable chez les enfants : on emploie alors l'ipécacuanha, en sirop, ou en sirop mêlé à la poudre du même. (0,40, à 0,50

____

(1). Les crachats sont alors rouillés, mais c'est à cause du kermès de la potion.

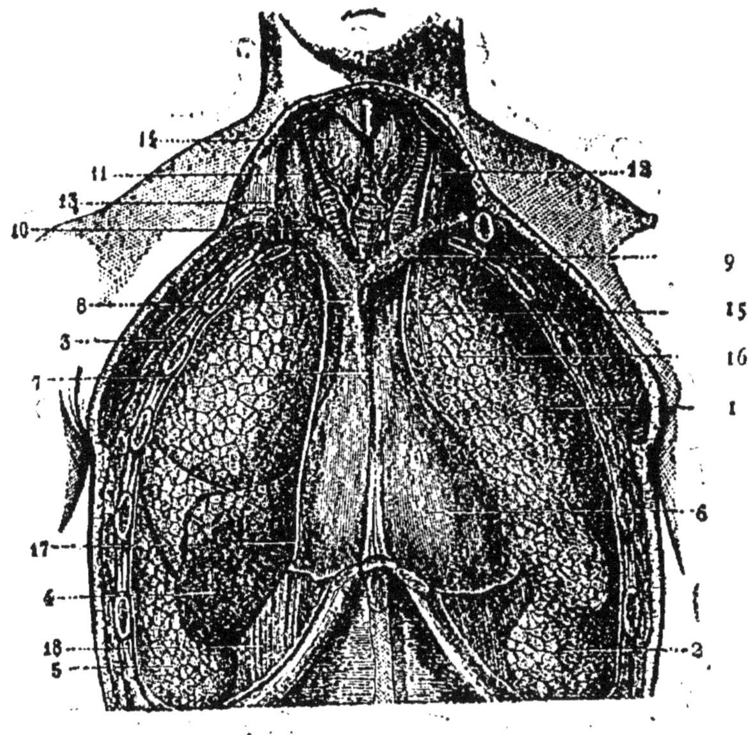

Fig. 5

Les poumons et le cœur vus par devant.

(La plèvre est enlevée).

1, 2, 3, 4, 5. Poumons et leurs différents lobes. — 6, 7. Cœur contenu dans le péricarde. — 8. Veine cave supérieure. — 9, 10. Veines sous-clavières droite et gauche — 11, 12. Veines jugulaires internes. — 13. — Carotide droite. — 14. Corps thyroïde. — 15. Nerf phrénique. — 16, 17. Coupe des feuillets de la plèvre. — 18. Face supérieure du diaphragme.

centigrammes de poudre d'ipéca pour 45 grammes de sirop, (*Form.* 42).

Chez les adultes, on emploie souvent avec succès les préparations de bryone et même d'aconit (*Form.* 187, 188). On peut donner aux malades de l'eau vineuse pour tisane pendant la période de résolution. On hâte ordinairement la terminaison par une purgation. (30 à 45 grammes d'huile de ricin).

Pleurésie

La pleurésie est l'inflammation de la plèvre, membrane séreuse qui entoure chaque poumon. Cette membrane est double et on la compare à un bonnet de coton qui enveloppe la tête d'une double épaisseur. La pleurésie est l'inflammation de la face intérieure de cet espèce de sac, toujours lubréfiée, à l'état normal, par une sérosité destinée à faciliter les frottements. Cette maladie est caractérisée par un accroissement considérable de la sérosité pleurale, laquelle, en s'accumulant dans la plèvre, en augmente énormément le volume, comprimant ainsi le poumon, dans lequel l'acte de la respiration se trouve empêché. On comprend dès lors que le but de la médication est l'évacuation du liquide qui remplit et distend plus ou moins la plèvre.

La pleurésie présente divers symptômes communs à la pneumonie. Aussi la confond-on souvent avec celle-ci sous le nom de *fluxion de poitrine.* C'est une maladie sérieuse, mais qui cependant, quand elle est franche, se guérit très bien. Toutefois, elle a l'inconvénient d'être souvent insidieuse ; c'est une maladie sournoise, qui ne prévient pas toujours, et qui a une grande tendance à traîner, à passer à l'état chronique et à laisser des traces qui durent longtemps. Elle peut ainsi rester pendant un certain temps cachée ou *latente* ; de plus, le liquide épanché dans les plèvres peut se transformer en pus, et la maladie devient une *pleurésie purulente,* forme grave. Enfin, elle peut compliquer la pneumonie et donner lieu à une *pleuro-pneumonie.*

La forme aiguë résulte ordinairement d'un refroidissement ; elle débute, assez brusquement, par un point de côté qui se produit du côté malade, le plus souvent sous le mamelon, point de côté très douloureux, qui arrête la respiration et menace parfois les malades de suffocation. Il y a de la toux, une petite toux sèche, peu fréquente et douloureuse ; quelques crachats ne contenant pas de sang, mais blancs et aérés. Le malade est très abattu, couché sur le dos, avec peu de fièvre, redoutant tout effort, parlant avec peine, d'une voix brève et entrecoupée.

Mais bientôt, l'épanchement se formant, on peut en constater l'existence par la percussion. Et comme le liquide a de la tendance à s'accumuler dans les parties déclives, si l'on fait asseoir le malade, on constate la matité qui se produit quand on percute dans le bas de la poitrine, particulièrement en arrière. En percutant avec attention on peut reconnaître le niveau qu'occupe le liquide dans la plèvre, comme sur un tonneau qui n'est pas plein, on peut reconnaître jusqu'où s'élève le vin. Au dessus de ce niveau, la sonorité reparait et vers le haut de la poitrine sous la clavicule, où le poumon se trouve refoulé, la sonorité est même exagérée.

En auscultant la poitrine, on reconnait les mêmes faits, c'est-à-dire que, par en bas, et sur une hauteur plus ou moins grande, on n'entend plus le murmure vésiculaire, ou bien on l'entend comme un bruit très profond et lointain, parce que l'oreille est séparée du poumon par toute l'épaisseur du sac pleural plein de liquide. Au dessus du niveau du liquide, on entend la respiration ; si l'on applique l'oreille à ce niveau même, que la percussion indique d'ailleurs presque toujours d'une manière assez nette, et qu'on fasse parler le malade, la voix résonne dans la poitrine avec un timbre nasillard et chevrotant comme la voix d'une chèvre (œgophonie).

L'épanchement peut prendre des proportions énormes, déformer la poitrine et lui donner du côté malade un aspect bombé tout à fait caractéristique. On peut même en apprécier le progrès en mesurant le tour du tronc avec un mètre en ruban. L'épanche-ment peut refouler le foie, s'il a lieu à droite, le cœur et même la rate, si c'est à gauche. Il n'est pas besoin d'autres caractères que ces symptômes si nets et si tranchés, en y joignant le point de côté, la toux, la douleur suffocante qui arrête la respiration, pour reconnaître une pleurésie.

Si l'on n'intervient pas, la mort peut arriver par suffocation, ou par arrêt du cœur, comprimé par l'épanchement, si la pleurésie est à gauche ; ou bien la maladie passe à l'état chronique.

Cette maladie, nous l'avons dit, peut débuter d'une manière sournoise. Un épanchement de liquide se forme peu à peu dans la plèvre, sans grande douleur, laissant le malade affaibli, essoufflé, mais pouvant encore vaquer à peu près à ses affaires, jusqu'à ce que l'oppression croissante, un point de côté plus ou moins gênant appellent l'attention sur son état. Il faut alors se hâter d'agir. C'est une pleurésie qui commence d'emblée par l'état chronique.

La maladie faisant des progrès, la fièvre s'allume, surtout le soir, la température du corps, qui était d'abord de 37°,5 à peu près, s'élève à 40°, la face est pâle un peu bouffie ; il peut même se produire des infiltrations de liquide dans les membres du côté malade, et ceux-ci se gonflent. Il peut se faire que la pleurésie devienne purulente.

La mort peut arriver, à ce moment, par suffocation ou par infection purulente. Parfois, dans les vastes épanchements purulents, il se forme en différents points du thorax des tumeurs molles en communication avec le sac pleurétique, tumeurs qui crèvent et le pus s'écoule par la fistule. D'autres fois, l'issue se fait en dedans : dans un accès de toux, la collection purulente s'ouvre dans les bronches et l'évacuation s'en fait par des crachats ou des vomissements.

Nous considérons la pleurésie comme une maladie plus grave que la pneumonie, parce qu'elle est moins franche. La pleurésie double, relativement rare, est encore, et considérablement, plus dangereuse.

Traitement. — Le traitement de la pleurésie, quelle qu'en soit la forme, doit avoir pour but l'évacuation du liquide épanché, en même temps qu'on soutient les forces du malade, car cette affection est traînarde et affaiblissante.

On peut commencer, au début d'une pleurésie franche, si le malade est en bon état d'ailleurs, par l'application, de huit à douze sangsues sur le côté malade, ou des ventouses scarafiées. Mais, en général, nous préférons de larges vésicatoires. Il faut les appliquer successivement tout autour du côté malade, au fur et à mesure qu'ils sèchent. On les panse simplement avec du cérat. On donne peu à boire au malade, préférablement de l'eau vineuse. On peut donner aussi de l'émétique à haute dose (*Form.* 46), mais on a moins de raison d'insister sur cette médication qui déprime les forces; il est, le plus souvent, favorable d'employer les diurétiques, par exemple la nitrate de potasse, 4 grammes par litre de tisane d'ulmaire, de pariétaire, de chiendent, etc. ; ou bien on donne une potion de scille et de digitale (*Form.* 51) ou de belladone et de digitale (*Form.* 52).

En même temps, on emploiera les purgatifs répétés, à dose modérée, tous les deux ou trois jours avec l'huile de ricin (30 à 45 gr.), le jalap ou la scammonée particulièrement, et les boissons laxatives.

Au fur et à mesure que l'épanchement se résorbera à la suite de cette médication appliquée avec suite, on verra la poitrine se rétracter si elle était déformée ; l'auscultation permettra d'entendre la respiration d'une manière plus facile, et, en même temps, on percevra un bruit de frottement des deux surfaces de la plèvre modifiées par l'inflammation, c'est le *bruit de râpe* qui s'accompagne souvent d'espèces de craquements ou *bruits de cuir neuf.* Ces bruits peuvent persister très longtemps après que l'épanchement est résorbé et la maladie guérie.

Il faut soutenir le malade avec des toniques, du vin de Bordeaux, du vin de quinquina, des vins de Bellini ou de Chassaing, etc., et l'alimenter convenablement. La convalescence, longue, exige beaucoup de précautions contre le refroidissement.

Mais si, malgré le traitement, l'épanchement ne se résorbe pas, surtout s'il est à gauche et gêne le cœur, il ne faut pas hésiter à pratiquer la ponction de la poitrine à l'aide d'un fin trocard. Cette opération, qu'on appelle *paracentèse* ou *thoracentèse,* donne issue à tout le liquide par la canule du trocard ; elle seule peut sauver le malade. Elle est d'ailleurs sans danger et très peu douloureuse.

Si, non seulement l'épanchement ne se résorbe pas, mais se transforme en pus, ce dont on n'est pas toujours prévenu dès l'origine, mais qu'on reconnaît à l'état d'affaiblissement et de dépérissement du malade, qui éprouve des frissons et souvent des défaillances, il ne faut pas hésiter à pratiquer une opération analogue qu'on appelle l'*empyème*, et qui consiste à ponctionner la poitrine avec un trocard muni d'un appareil aspirateur qui aspire le pus dans un récipient. On peut ainsi en retirer plusieurs litres. L'empyème est une opération assez grave en raison de l'état du malade et de la nature de la maladie. La convalescence de cette pleurésie purulente est longue, difficile, et exige de grands soins, avec un bon régime, des toniques et des conditions hygiéniques aussi satisfaisantes que possible.

Inflammation des organes de la circulation

Péricardite

La *péricardite* est au cœur ce que la pleurésie est au poumon : c'est l'inflammation de la membrane séreuse double, le *péricarde*, qui enveloppe le cœur « comme le bonnet de coton enveloppe la tête. » (*Fig.* 5).

Dans la cavité close de cette membrane séreuse existe normalement une sérosité qui favorise les mouvements du cœur. Dans la péricardite, cette sécrétion est considérablement augmentée, le cœur est comprimé par l'épanchement. Ce liquide peut même se coaguler en fausses membranes qui établissent des adhérences entre les deux feuilles du péricarde, ce qui détermine à l'auscultation des bruits de frottement, de râpe, de cuir neuf, tandis que les battements du cœur sont ordinairement plus sourds et plus lointains, le cœur se trouvant séparé de l'oreille par toute l'épaisseur du péricarde plein de liquide.

Naturellement, le malade éprouve des étouffements, une oppression très gênante, avec des palpitations, quelquefois des syncopes. La maladie peut débuter insidieusement, comme la pleurésie, mais souvent aussi elle s'annonce par des frissons, une douleur plus ou moins vive dans la région du cœur, beaucoup de fièvre, avec un pouls ordinairement petit et irrégulier dû à la difficulté des mouvements du cœur. L'épanchement se formant dans le péricarde, le volume occupé par celui-ci devient bien plus grand, et en percutant la région précordiale on constate que l'espace mat ordinairement occupé par le cœur est beaucoup plus grand et peut occuper tout le côté gauche, jusqu'à la clavicule. Quand cet épanchement est considérable il peut déformer la poitrine et former une saillie ou voussure au-dessus du cœur. Le désordre des mouvements du cœur devenant de plus en plus grand, les traits s'altèrent ; il se produit des mouvements convulsifs, du délire, des syncopes et la mort. Il y a souvent des complications, et le plus ordinairement de la pleurésie.

D'autres fois, l'épanchement ne prend que des proportions restreintes, les désordres produits sont peu graves, un état morbide s'éternise, avec essoufflement facile, points de côté fugaces, palpitations : la péricardite passe à l'état chronique.

Le pronostic de cette maladie n'est pas très grave, car on la guérit le plus souvent, mais il peut laisser des inquiétudes pour l'avenir. La péricardite prédispose vraisemblablement aux maladies organiques du cœur. Elle résulte souvent des coups ou des chutes sur la poitrine. Nous avons connu plusieurs cas d'hypertrophie mortelle du cœur, survenue dans l'âge mûr, chez des personnes qui, étant jeunes, avaient eu une péricardite par suite d'accident (coup de timon de voiture, chute du haut d'une balançoire, etc.)

Traitement. — Le traitement est le même que celui de la pleurésie : quelques sangsues sur la région précordiale si le malade est vigoureux, mais surtout les vésicatoires répétés triomphent le plus souvent de la maladie. On y ajoutera les diurétiques (*Form.* 52, 53, etc.) et les purgatifs.

Dans les cas très graves, on pourra faire pratiquer la ponction du péricarde, opération qui a été faite avec succès.

Endocardite

L'endocardite est l'inflammation de l'endocarde, membrane qui tapisse les cavités internes du cœur. Cette membrane s'épaissit, se gonfle, sécrète des exsudations qui se concrètent en plaques, en granulations ou en fibres. Il en résulte que les bruits du cœur, quand on applique l'oreille sur la poitrine, ont perdu leur timbre normal, sont remplacés par un bruit de souffle rude et râpeux. Le cœur augmente le plus souvent de volume, ce qu'on reconnaît à la percussion. Il y a de la pâleur, de l'anxiété, avec un pouls très fréquent, irrégulier, souvent très petit, et contrastant avec la violence des battements du cœur. Ce caractère indique la formation de caillots dans le cœur.

L'endocardite accompagne le plus souvent une autre inflammation, soit la péricardite, la pleurésie, la pneumonie, mais surtout le rhumatisme articulaire, dans lequel elle ne manque pour ainsi dire jamais,

Cette maladie. qui se guérit presque toujours facilement, n'est à craindre qu'en raison des suites qu'elle peut avoir, car elle peut devenir l'origine de maladies incurables du cœur.

Traitement. — Le traitement est le même que celui de la péricardite, et consiste surtout dans l'emploi des vésicatoires. (Voir aussi : *Rhumatisme articulaire*).

Artérite et Phlébite

L'*artérite* est l'inflammation de la membrane interne des artères, la *phlébite*, l'inflammation de la membrane interne des veines.

L'artérite est assez rare. Elle se manifeste par une douleur profonde sur le trajet de l'artère, qui est tendue comme une corde et dure sous le doigt ; les battements y sont forts et précipités. Puis la partie se gonfle, rougit, devient livide, froide et insensible, et la grangrène s'y met.

Heureusement, cette terminaison est le plus souvent conjurée par un traitement simple : cataplasmes continuellement renouvelés, bains prolongés avec eau de son ou eau de guimauve.

La *phlébite* est beaucoup plus fréquente ; elle se produit souvent à la suite des opérations chirurgicales, de violences sur un membre, dans la convalescence de certaines maladies, comme la fièvre typhoïde, à la suite des couches (On l'appelle souvent dans ce dernier cas : *Phlegmatia alba dolens*).

Le caractère et le danger de cette maladie c'est qu'elle détermine le plus souvent l'oblitération plus ou moins complète de la veine dont les parois internes, flasques, se collent (*phlébite adhésive*), et la circulation est interrompue dans ce point. Il y a douleur et tension sur le trajet de la veine qui forme un cordon noueux, rougeur, gonflement, c'est-à-dire à peu près les mêmes symptômes que pour l'artérite, sauf que l'œdème est plus précoce et plus considérable.

C'est une maladie assez grave et douloureuse, surtout si elle affecte de grosses veines internes dont elle détermine souvent la suppuration et même la perforation.

Traitement. — Cataplasmes, bains émollients et prolongés — Un peu de quinquina s'il y a des frissons avec teinte jaune de la peau, et défaillances. — Diurétiques, s'il y a œdème ou gonflement du membre malade. (Sirop de pointes d'asperges, tisane de chiendent avec 4 grammes de nitre par litre. (*Form.* 51, 52, 53).

Angioleucite

L'*angioleucite*, *lymphangite* ou *lymphite* est l'inflammation des vaisseaux lymphatiques. Elle accompagne souvent la phlébite, particulièrement dans la forme dite *phlegmatia alba dolens*.

L'angioleucite se produit le plus souvent à la suite de plaies, de blessures, etc. On voit se former dans le voisinage de la plaie des trainées rouges, qui indiquent le parcours es vaisseaux lymphatiques enflammés, et des plaques d'érysipèle (voir *Érysipèle*). Il y a une douleur plus ou moins vive avec rougeur, chaleur, gonflement, etc. Les ganglions lymphatiques voisins, dans l'aine, dans l'aisselle, au cou, suivant la situation de la blessure, s'engorgent, se tuméfient et deviennent douloureux. Cette inflammation subséquente des ganglions lymphatiques constitue ce qu'on appelle une *adénite*.

L'angioleucite peut être la conséquence d'une lésion profonde ; les symptômes sont à peu près les mêmes, mais plus graves : le membre est gonflé, marqué de plaques rouges, lourd, douloureux. Il y aussi engorgement des ganglions profonds. — Dans ce cas, l'angioleucite s'accompagne de fièvre, avec frissons, « chair de poule », perte d'appétit, etc.

Traitement. — Il faut guérir la plaie qui a produit l'angioleucite. Au début, on peut la faire avorter avec des compresses imbibées d'eau blanche (10 grammes d'extrait de Saturne dans un verre d'eau), d'eau de Goulard, d'un mélange d'eau et d'alcool simple ou d'alcool camphré (voir au *Form.* RÉSOLUTIFS). Ensuite on emploie les cataplasmes, bains d'eau de guimauve, etc. Il faut tenir le membre élevé, et ouvrir les abcès s'il s'en forme. — On administre en même temps les toniques, vin de quinquina, vin de Bellini, etc.

Adénite

C'est, comme nous l'avons dit, l'inflammation des ganglions lymphatiques (voir *Angioleucite*). Elle peut résulter, comme nous l'avons dit plus haut, d'une plaie enflammée, d'un abcès, d'un clou, dans le voisinage. Elle se produit alors le plus souvent dans l'aine, l'aisselle ou le cou, suivant la situation de la lésion. Il y a gonflement, douleur sourde, etc. Mais l'adénite cesse le plus souvent quand la lésion, plaie, abcès ou clou, est guérie.

Mais dans le cas de blessures étendues, de larges abcès ou de vastes phlegmons, dans le cas aussi de certaines blessures venimeuses, comme les *piqûres anatomiques*, faites avec les scalpels ou instruments de dissection, les adénites peuvent être beaucoup plus graves et les ganglions enflammés suppurent.

Les adénites sont souvent chroniques et sont alors l'indice de ces tempéraments qu'on appelle *lymphatiques* et *scrofuleux*, du vice syphilitique, etc. Ce sont des adénites suppurées des ganglions du cou qui forment les *écrouelles*, indices de scrofule, des adénites suppurées qui forment les *bubons* de la vérole. Les gens syphilisés portent aux aines ou à la nuque des adénites chroniques (*Adénopathie*) caractérisées seulement par le gonflement et le durcissement indolore des ganglions de ces régions.

Traitement. — Le traitement des adénites aiguës est le même que celui de l'angioleucite. Il faut d'abord guérir la lésion qui les cause. Ordinairement l'adénite se guérit alors toute seule, ou bien avec quelques applications résolutives ou émollientes.

Les adénites graves se traitent de même, mais il est quelquefois nécessaire d'appliquer dans le voisinage quelques sangsues, puis des cataplasmes. On tâche d'éviter la suppuration, on badigeonne avec une solution picrique :

Acide picrique.	1 gr.
Eau.	200 —

ou avec l'éther sublimé :

Ether . . . . . . , . .	40 gr.
Sublimé.	0,50 centigr.

On purge. Mais si la suppuration s'établit, si l'on sent la fluctuation du pus, il faut ouvrir l'abcès. On emploie ensuite les toniques et les réconfortants, principalement le quinquina sous toutes ses formes (vin de Bellini, Quinium Labarraque, etc.).

Les adénites symptomatiques de la scrofule ou de la syphilis sont, outre le traitement local, justiciables du traitement général de ces diathèses, sirops d'iodure de potassium de Laroze, pilules de Blancard à l'iodure de fer, etc. (voir *Diathèse scrofuleuse, Syphilis*).

Inflammations des organes du mouvement

Rhumatisme articulaire et Rhumatisme musculaire

Le *Rhumatisme* est une inflammation, qui peut être aiguë, suraiguë ou chronique, des membranes séreuses des articulations, ou bien de la substance même des muscles. Il est presque toujours, à l'état aigu au moins, causé par un refroidissement ; néanmoins, certaines personnes ont une prédisposition particulière à contracter des rhumatismes ou à voir récidiver, ou même à passer à l'état chronique, ceux dont ils ont déjà souffert. Ces personnes ont un tempérament spécial qui les prédispose non seulement au rhu-

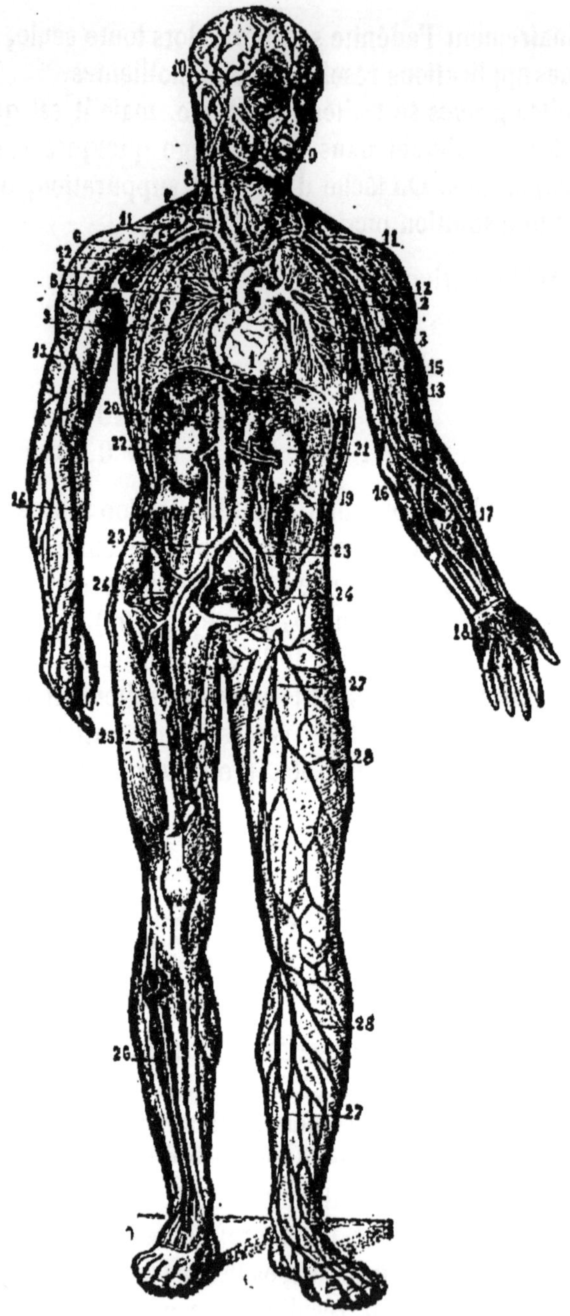

Fig. 6

Circulation artérielle et veineuse (*).

matisme, mais à un certain nombre d'affections qui sont, pour ainsi dire, sous la dépendance d'un vice particulier du sang. On les désigne vulgairement sous le nom de « rhumatisants » ou « d'arthritiques, » le rhumatisme articulaire portant, en médecine ,le nom d'*arthrite*.

Les rhumatisants rendent souvent une urine épaisse, foncée qui laisse déposer une quantité plus ou moins considérable d'une matière grenue, sableuse, qu'on appelle *gravelle* (acide urique et urates).

RHUMATISME ARTICULAIRE. — Après un refroidissement dont le malade ne s'est pas toujours aperçu, il se sent tout à coup pris de douleurs très vives dans une ou plusieurs articulations, les genoux, les coudes, les poignets, les doigts, les pieds. Bientôt, l'articulation enflammée se gonfle, devient plus ou moins rouge et chaude, les mouvements en sont horriblement douloureux, impossibles mêmes. En même temps, une fièvre considérable s'allume avec un pouls large, plein, très fréquent, de 90 à 100 pulsations et plus ; la langue est épaisse, large et blanche, la soif très vive, l'insommie souvent complète, les sueurs toujours abondantes.

Puis, au bout de quelques jours, la douleur diminue dans l'articulation d'abord frappée, et l'inflammation saute à une autre articulation, pour revenir quelquefois à la première ou à une troisième.

(*) Fig. 6. — *Circulation artérielle et veineuse.* — 1. Cœur. — 2. Artère pulmonaire. — 3. Ramifications des artères, veines, bronches dans le poumon. — 4. Crosse de l'aorte. — 5. Veine cave supérienre. — 6. Troncs brachio-céphalliques artériel et veineux — 7. Veine jugulaire droite. — 8. Artère carotide — 9. Artères et veines faciales — 10. Artères et veines temporales. — 11. Artères et veines sous-clavièree. — 12. Artères et veines axillaires. — 13. Veine céphalique superficielle. — 14. Veines superficielles de l'avant-bras. — 15. Artères et veines brachiales, à gauche. — 16. Artères et veines cubitales. — 17. Artères et veines radiales. — 18. Arcade palmaire. — 19. Artère aorte abdominale. — 20. Veine cave inférieure. — 21. Rein, à droite et à gauche. — 22. Artères et veines rénales. — 23. Artère et veine iliaque primitive. — 24 Artère et veine aliaque externe. — 25. Artère et veine fémorale. — 26. Artère et veine jambière. — 27. Veine saphène interne. — 28. Veines superficielles qui se jettent dans la saphène.

Les douleurs peuvent être horribles, condamnant le malade à une immobilité absolue. C'est le rhumatisme aigu ou même suraigu.

Il s'accompagne presque toujours de l'inflammation de la membrane interne du cœur, c'est-à-dire d'une endocardite ; quelquefois, de l'inflammation des enveloppes du cerveau, et c'est alors ce qu'on appelle *rhumatisme cérébral*. Celui-ci se révèle par d'affreuses douleurs dans la tête : le malade pousse des cris déchirants ; il a le délire, des convulsions, et, dans un accès de cette *fièvre chaude*, il peut se jeter hors de son lit, se livrer aux plus grandes violences, se lancer par une fenêtre, etc. — Comme on le comprend, cette forme est très grave, car le malade peut mourir en peu de temps, mais elle est relativement rare.

Dans la forme ordinaire aiguë du rhumatisme articulaire, après quinze ou vingt jours d'un traitement approprié, les douleurs cèdent ordinairement peu à peu, et le malade recouvre l'usage de ses membres. Il est très fréquent qu'il y ait, peu de temps après, une rechute.

Le rhumatisme peut être moins violent, produire simplement une douleur, souvent très vive encore, dans une ou plusieurs articulations, mais avec peu ou point de rougeur ni de gonflement, peu ou point de fièvre. C'est le rhumatisme subaigu. Dans ces conditions, il revient fréquemment et le plus souvent à la même articulation.

Il peut même passer à l'état chronique, c'est-à-dire récidiver continuellement, soit au même point, soit dans des points différents, à des intervalles plus ou moins longs ; quelquefois même, il se généralise, prenant presque toutes les articulations à la fois. C'est que le malade est alors sous l'empire du vice rhumatismal ou arthritique ; alors, toutes les fonctions finissent par s'altérer, la nutrition ne se fait plus, les mouvements sont impossibles, les membres se déforment et le malade finit par mourir après de longues et cruelles souffrances. C'est le rhumatisme chronique.

Enfin, le rhumatisme articulaire aigu, au lieu de devenir chronique, se dissipant pour reparaître, se fixe sur une seule articulation, le genou, par exemple, y persiste et amène une dégénérescence des tissus articulaires. Il peut s'y former une collection purulente ; (on l'appelle souvent alors *tumeur blanche*), ou bien une adhérence des surfaces articulaires qui empêche, complètement et pour toujours, les mouvements de cette articulation, laquelle est dite alors *ankylosée*.

Le rhumatisme articulaire aigu n'est pas par lui-même une maladie bien grave ; c'est la persistance de ses récidives, ou sa fixation prolongée sur une même articulation qu'il faut surtout craindre, et aussi l'éventualité d'une attaque au cerveau.

Traitement. — Le rhumatisme articulaire aigu se traite facilement de la manière suivante : On enveloppe l'articulation malade d'une couche d'ouate que l'on recouvre d'une feuille de taffetas gommé pour maintenir la chaleur. Si les douleurs sont très vives, on peut mettre des cataplasmes et faire des frictions douces avec du baume tranquille ou de l'huile de jusquiame (*Form.* 19, 20), en recouvrant ensuite avec l'ouate. — Si la douleur semble se fixer particulièrement au genou, on peut appliquer, quand il y a une forte réaction fébrile, 4 ou 5 sangsues autour de l'articulation, et si le gonflement persiste, si l'on sent de chaque côté de la rotule une sorte de fluctuation indiquant qu'il y a de l'eau dans l'articulation, on pose un vésicatoire volant, quelques jours après, en ayant soin que l'emplâtre ne recouvre pas les piqûres de sangsues, s'il y en a, ou bien on garantit celles-ci avec une épaisse rondelle de diachylon. Si l'enflure ne diminue pas assez vite, on pose successivement deux vésicatoires de 5 centimètres de diamètre environ à droite, puis à gauche de la rotule, à deux ou trois jours d'intervalle.

Deux fois par jour, on fait prendre au malade, dans du pain à chanter ou sous forme de pilules 50 à 60 centigrammes de sulfate de quinine, le matin et vers 4 ou 5 heures de l'après-midi. Le soir, on fait prendre de même 50 centigrammes de poudre de Dower. On donne une tisane tiède, violette ou autre, chiendent nitré (*Form.* 50). Il faut mettre le malade à une diète sévère, même s'il demande à manger, et ne permettre pendant les 4 ou 5 premiers jours, au moins, que des bouillons et du lait.

Dans les cas ordinaires, le mal est guéri en dix ou douze jours par ce traitement.

Il faut toujours avoir soin d'examiner le cœur du malade, et s'il y a des palpitations, du bruit de râpe, en un mot, les symptômes d'une endocardite, il est bon d'appliquer un vésicatoire volant sur la région du cœur.

S'il y a rhumatisme cérébral, le cas est très grave ; on s'efforcera de combattre le mal par des applications froides continuées sur la tête, un vésicatoire à la nuque et même sur le crâne après avoir rasé les cheveux. On ne saura avoir, dans ce cas, trop tôt recours à un médecin expérimenté.

Le rhumatisme subaigu se traite de la même manière. Le plus souvent il cède aux frictions calmantes, aux cataplasmes, aux garnitures d'ouate, avec quelques prises de sulfate de quinine ou de poudre de Dower. Avec cela, la chaleur et le repos suffiront en général pour guérir chaque accès. Mais, s'il y a des récidives ou des menaces, le malade fera utilement de se mettre au régime ordinaire de l'eau de Royat (St-Mart) ou de Pougues, dont il boira un ou deux verres à chaque repas avec son vin. Cette prescription est surtout à recommander aux rhumatisants qui présentent habituellement de la gravelle dans les urines ; ils doivent la suivre longtemps, quoique ne souffrant pas.

Le rhumatisme dit particulièrement ARTHRITE aiguë ou rhumatisme mono-articulaire, parce qu'il se fixe pendant longtemps à une seule articulation, sans grande fièvre, mais avec glonflement considérable immobilisant le membre, doit être traité comme la forme aiguë, et particulièrement par les vésicatoires. S'il est très tenace, que le malade s'affaiblisse, que l'articulation menace de former tumeur blanche ou ankylose, il peut y avoir une opération à faire et l'intervention d'un chirurgien est nécessaire.

On obtient parfois de bon résultats dans le rhumatisme articulaire, de pulvérisations de chlorure de méthyle, jusqu'à ce que la peau devienne blanche. S'il se fait une vésication, on ne recommence qu'après que la peau a repris sa fermeté.

RHUMATISME MUSCULAIRE. — Ce rhumatisme résulte, comme la forme articulaire, d'un refroidissement. Il s'annonce par les mêmes symptômes, sauf qu'il ne s'attaque pas aux articulations. Tout le monde connaît le *torticolis* qui est un rhumatisme des muscles du cou, parfois horriblement douloureux ; les muscles de la région des reins, ou *lombes*, sont sujets au *lombago* ; les muscles des côtés sont souvent pris par un rhumatisme très gênant qui pourrait faire croire à une pleurésie, tant il gêne la respiration, c'est la *pleurodynie* ; les muscles des bras, ceux des cuisses, des mollets, même ceux du cuir chevelu peuvent être les sièges de douleurs rhumatismales.

Ces rhumatismes sont sans danger. A l'état de simples douleurs rhumatismales, ils cèdent souvent à quelques frictions calmantes ou révulsives avec le baume tranquille, ou le baume Opodeldoch, ou le baume de Fioraventi ; quelquefois, tout simplement, avec de l'huile à manger tiède. Dans les cas très douloureux, il faudra employer les cataplasmes. Ils est toujours indispensable de recouvrir la partie malade avec de la flanelle ou des feuilles d'ouate.

Dans le *torticolis*, qui est parfois extraordinairement douloureux parce qu'il rend impossible tout mouvement de la tête, du tronc et souvent même du corps entier, il n'y a le plus ordinairement qu'à envelopper le cou d'une feuille d'ouate ou de flanelle, car toute espèce de frictions peut être impossible en raison de l'ébranlement qu'elles communiquent à la tête.

Le *lombago*, rhumatisme musculaire de la région des reins, est moins douloureux. On se trouve très bien dans ce cas de promener un sinapisme sur la région douloureuse et d'y faire quelques frictions avec du baume de Fioravanti, du baume Opodeldoch, ou même de l'eau-de-vie camphrée.

Les pulvérisations de chlorure de méthyle, dont nous avons parlé à propos du rhumatisme, réussissent souvent très bien contre le lombago. Il faut agir pendant quelques secondes seulement.

DOULEURS RHUMATISMALES. — Les rhumatisants sont sujets à des douleurs fréquentes quelquefois peu vives et assez courtes, mais revenant souvent, soit aux articulations, soit dans certains muscles. — C'est, en somme, un rhumatisme chronique. Ces personnes devront éviter les refroidissements, porter des vêtements de flanelle ou des garnitures de cette étoffe sur les parties menacées. Elles devront se mettre au régime habituel de l'eau de Royat (St-Mart) ou de Pougues. Elles trouveront souvent un grand avantage à employer la sudation au commencement des accès, c'est-à-dire qu'elles se feront transpirer abondamment en se couvrant fortement dans leur lit et buvant une infusion chaude de bourrache ou de fleurs de sureau.

Il leur sera aussi très avantageux de prendre fréquemment des bains de vapeur. L'hydrothérapie bien dirigée leur sera le plus souvent utile. Enfin, nous leur conseillons les fumigations aromatiques ou résineuses. Les premières se font en projetant sur des charbons allumés un mélange à parties égales de styrax, de benjoin et de gomme ammoniaque et en exposant aux vapeurs qui s'en dégagent les parties affectées. Les fumigations résineuses se font de même avec des copeaux de sapin imbibés de résine. — Il y a des établissements particuliers où l'on pratique ces fumigations avec le plus grand succès.

Enfin, il sera quelquefois utile de se faire électriser les parties malades. Mais il faut alors répéter cette opération tous les jours pendant très longtemps.

Inflammations
des organes de l'innervation

(Cerveau, moelle épinière, nerfs).

Méningite.

Les méninges sont des membranes séreuses qui révêtent le cerveau, le cervelet et la moelle épinière. La *méningite* est l'inflammation des méninges. Suivant qu'il s'agit des méninges du cerveau et du cervelet ou de celles de la moelle épinière, la maladie est dite *méningite cérébrale* ou *méningite rachidienne*. Si elle comprend les méninges cérébrales et rachidiennes à la fois, c'est la *méningite cérébro-rachidienne* (voir *Fig.* 4 et 7).

MÉNINGITE CÉRÉBRALE. — La méningite peut être essentielle ou symptomatique d'une autre maladie générale. Ainsi, une personne bien portante d'ailleurs reçoit, par exemple, une insolation et contracte une méningite : c'est une méningite essentielle, inflammatoire, simple. Une autre est sous le coup de la diathèse tuberculeuse, dans laquelle il se produit dans les organes certaines productions pathologiques, des *tubercules*, ce qui, dans les poumons, produit la phtisie pulmonaire ; à un moment donné il se forme des tubercules dans les membranes du cerveau, ou seulement des granulations, précurseurs des tubercules, c'est une *méningite tuberculeuse* ou *granuleuse*. Nous reviendrons sur cette forme de la méningite en parlant de la diathèse tuberculeuse elle-même ; néanmoins, dès à présent, nous pouvons dire que le traitement, surtout dans le dernier cas, est, on peut l'avouer, toujours inutile : la méningite réellement tuberculeuse est toujours mortelle.

La méningite simple est une maladie rare. Elle frappe plus souvent les enfants et les vieillards. Chez l'adulte, elle résulte presque toujours d'une violence extérieure, des coups sur la tête, surtout avec fracture du crâne, d'une insolation ; quelquefois elle résulte aussi d'excès alcooliques, d'une violente commotion morale. Elle peut accompagner un accès de folie, et, plus souvent, le rhumatisme articulaire aigu. Elle constitue alors, en général, ce qu'on appelle le rhumatisme cérébral.

C'est une maladie très grave, presque toujours mortelle chez l'enfant ; elle guérit souvent au commencement de la folie et dans le rhumatisme, car, dans ce dernier cas, elle est pour ainsi dire symptomatique du rhumatisme et guérit avec celui-ci, bien qu'elle en constitue une des plus redoutables complications.

La méningite primitive débute ordinairement d'une manière brusque ; quelquefois cependant elle est précédée d'un état de malaise général avec étourdissement et hébétude. Le symptôme prédominant est un mal de tête horrible que tout exaspère, bruit, lumière, odeurs, etc... La tête est brûlante, la fièvre vive, avec un pouls petit et serré, mais pas trop fréquent (80 à 92 pulsations par minute), le regard est fixe et hébété. Le malade pousse de temps à autre un *geignement* plaintif et caractéristique ; très souvent, les yeux tournent en dedans et le malade louche. C'est là un symptôme qui manque rarement chez l'enfant.

Puis, il se produit des vomissements, il arrive de l'agitation avec parlage, du délire, quelquefois de la fureur, des accès de ce qu'on appelle *fièvre chaude*.

Enfin, dans une troisième période, tous ces symptômes cessent, le malade tombe dans la somnolence, l'anéantissement, le coma, poussant de temps en temps un cri plaintif, la face pâle, les yeux louches, la langue sèche. Ou bien, quelquefois, surviennent des convulsions plus ou moins violentes, des soubresauts dans les tendons. Enfin, la respiration s'embarrasse, et le malade meurt.

Cette terrible maladie est ordinairement très courte, 4 ou 5 jours. Cependant, quelquefois elle traîne douze ou quinze jours dans le coma.

Traitement. — On conçoit qu'avec une maladie aussi grave et qui marche si vite, il ne faut pas perdre de temps. Chez les adultes, il faut faire une ou deux saignées du bras, et appliquer des sangsues aux angles de la mâchoire ; pour les enfants, on se contente des sangsues, mais le meilleur remède consiste à appliquer un vésicatoire à la nuque, puis un autre sur le crâne après avoir rasé les cheveux. On fait sur la tête des affusions d'eau froide, ou bien on y entretient de la glace pilée, dans une vessie. On peut aussi essayer, comme dérivatif, les purgatifs énergiques : huile de ricin, 20 à 30 grammes pour les enfants de 5 à 6 ans, 45 à 60 grammes pour les adultes. — Malheureusement, tous ces moyens échouent presque toujours quand la méningite est bien décidément confirmée. Il faut donc, dès le début, tâcher de l'enrayer, et le meilleur moyen consiste en un vésicatoire à la nuque, avec administration d'un purgatif énergique.

Méningite rachidienne. — C'est, comme nous l'avons dit, l'inflammation des enveloppes de la moelle épinière. Elle accompagne ou suit la méningite cérébrale, ou bien résulte d'un coup sur la colonne vertébrale. Elle peut être la conséquence d'une maladie des vertèbres ou os qui composent cette colonne vertébrale.

Elle se manifeste par une douleur vive en un point de la colonne vertébrale avec raideur des muscles du dos et renversement de la tête en arrière. Les symptômes de la méningite cérébrale se montrent bientôt, puis la respiration s'embarrasse, et le malade meurt. La méningite rachidienne est ordinairement un peu moins rapide que la méningite cérébrale et dure de 5 à 15 jours, mais elle est presque constamment mortelle.

Traitement. — Le traitement est le même que dans le cas précédent : on applique des sangsues ou des ventouses scarifiées *dans le voisinage* du point douloureux, puis un vésicatoire sur le point douloureux même, purgatifs énergiques, sinapismes aux mollets, etc.

MÉNINGITE CÉPHALO-RACHIDIENNE OU CÉRÉBRO-SPINALE. — C'est, comme nous l'avons dit, l'inflammation des enveloppes du cerveau et de la moelle épinière. Il est fort remarquable que cette redoutable maladie sévit parfois d'une manière épidémique, particulièrement sur les troupes de certaines garnisons. La raison est-elle dans ce fait que ces troupes ont pu être soumises à des influences générales, par exemple, à des insolations pendant des revues ou à des fatigues excessives, pendant des marches ? — on ne le sait ! — Toujours est-il que cette affection procède comme celles que nous avons précédemment décrites, et présente les mêmes caractères, notamment le mal de tête atroce, la douleur de la région dorsale, le renversement du corps en arrière, les cris plaintifs ; puis les convulsions, le délire, enfin le coma et la mort.

La terminaison peut arriver dans les 24 heures. Mais, si la maladie traîne, il peut y avoir quelques chances de guérison.

Traitement. — Le traitement est le même que dans les méningites dont nous avons parlé. Il est d'ailleurs, le plus souvent, infructueux.

Encéphalite

On désigne sous le nom d'*encéphale* les organes nerveux contenus dans la tête, le cerveau et le cervelet (voir *Fig.* 4 et 7) ; l'*encéphalite* est l'inflammation même de ces organes. Souvent, elle s'accompagne de l'inflammation des méninges enveloppantes, et l'on a affaire à une *méningo-encéphalite* qui revêt surtout les caractères de la méningite.

L'encéphalite peut être aiguë. Elle résulte alors le plus souvent de coups sur le crâne, d'insolation, d'une chaleur excessive, ou bien d'excès de travail intellectuel ou d'une impression morale trop vive. Le plus ordinairement, elle revêt une marche chronique et constitue ce qu'on appelle vulgairement *ramollissement du cerveau*, parce qu'en effet, elle se caractérise anatomiquement par une altération de la substance même du cerveau qui présente, particulièrement dans sa partie superficielle, d'abord de la congestion sanguine, puis de la tuméfaction et la formation d'une pulpe ramollie et souvent suppurée.

Ajoutons que le plus souvent l'altération du cerveau ne porte que sur un seul côté de cet organe.

Il s'agit ici du centre nerveux et non plus de ses enveloppes, comme dans la méningite. Aussi, aux douleurs de tête, à l'agitation, à l'insomnie, on voit bientôt succéder des phénomènes qui tiennent à la disparition même de l'influx nerveux : du fourmillement dans les membres, ordinairement d'un seul côté (le côté opposé à celui où réside l'inflammation cérébrale), puis la paralysie de ces membres. La parole est embarrassée, quelquefois même abolie, en raison de la demi-paralysie de la langue ou de la destruction de la partie du cerveau qui préside à la recherche des mots du langage. Puis il se fait des contractures et des secousses dans les membres, les pieds ou les mains, — le plus souvent, comme nous l'avons dit, d'un seul côté. L'intelligence, enfin, s'obscurcit, les pupilles se dilatent, les yeux louchent ; le malade tombe dans le coma. Il peut se produire des alternatives de convulsions et de paralysies. Il se forme parfois, en raison de l'inflammation de la substance cérébrale, des abcès dans le cerveau. Le malade meurt, le plus souvent, dans l'anéantissement et le coma.

La forme aiguë dure au plus une quinzaine de jours, mais la forme chronique, le ramollissement du cerveau peut se prolonger pendant deux ou trois ans. Elle présente, en somme, les mêmes symptômes, mais qui se succèdent très lentement, s'entremêlent, pour ainsi dire, amenant de temps à autre des crises, convulsions,

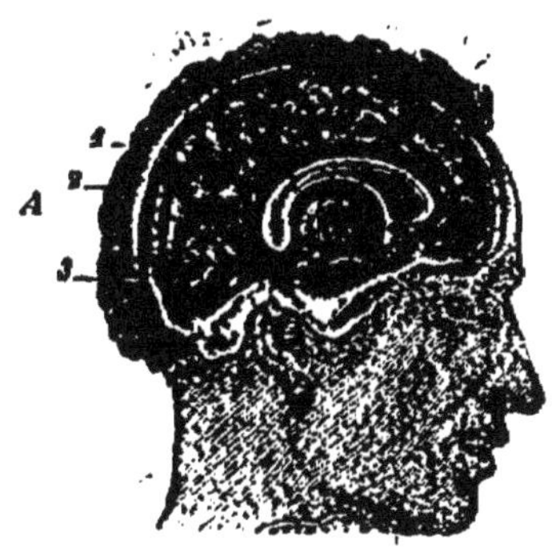

Fig. 7

Vue de l'encéphale.

A. Crâne : — 1. Cerveau et circonvolutions cérébrales recouvertes par les
méninges. — 2. Corps calleux. — 3. Sommet du cervelet.

paralysies, etc., qui se dissipent en partie, laissant à chaque fois le malade un peu plus affaibli. L'intelligence baisse, la marche est difficile et quelquefois cet état se fixe pendant un temps assez long. Le malade reste paralysé ou dément. Enfin, un jour, survient une attaque, une congestion dans ce cerveau désorganisé, et la mort en résulte.

Traitement. — Cette maladie est, comme on le comprend, fort grave. Comme on dit, elle ne pardonne guère, et finit le plus souvent par amener la mort.

Dans la forme aigue c'est à peu près le traitement de la méningite qu'il faut instituer (voir *méningite*); c'est ainsi que nous conseillons les sangsues derrière les oreilles, les vésicatoires à la nuque et les purgatifs violents pour établir une dérivation. La réussite est bien rare.

Dans la forme chronique, au contraire, la médication bien comprise, si elle ne sauve pas le malade, peut prolonger quelquefois très longtemps son existence. — Pour nous, le meilleur système, dans ce cas, consiste à administrer un purgatif drastique tous les jours de manière à exciter une révulsion, pour ainsi dire continuelle sur le bas de l'intestin. C'est ainsi qu'on fera prendre au commencement de chacun des deux principaux repas de la journée une ou deux pilules d'aloès et gomme gutte (*Form.* 75 à 83) qui amèneront une ou deux selles par jour. On les suspendra momentanément, ou on en diminuera le nombre s'il y a diarrhée réelle et fatigante. Les sinapismes, d'abord, puis les vésicatoires volants seront réservés pour remédier aux accidents, congestions, défaillances, etc. On pourra commencer par des sinapismes aux mollets, poignets; puis, quand les symptômes deviendront plus graves, des vésicatoires volants seront appliqués successivement derrière les oreilles, puis à la nuque; on donnera, dans les crises, quelques cuillerées de potion excitante à l'acétate d'ammoniaque.

Quelques petits verres de vin de quinquina seront utiles pour soutenir le malade, mais il devra s'abstenir d'alcools, ne prendre que peu de café et toujours très léger, et se mettre à un régime régulier avec des aliments de facile digestion.

C'est avec ces soins, simples en somme, mais qui doivent être dispensés avec intelligence, et les précautions hygiéniques (éviter les grandes chaleurs, les refroidissements, les émotions, etc.), que l'on pourra prolonger la vie du malade.

Ajoutons que cette maladie ne frappe guère que les personnes d'un âge mûr, approchant de la vieillesse ou même les vieillards.

Myélite

La *myélite* est l'inflammation de la substance de la moelle épinière. Aiguë, elle a une durée de quinze à trente jours environ, — chronique, elle peut se prolonger pendant plusieurs années et même rester stationnaire sans abréger la vie du malade.

Dans la myélite aiguë, le malade se plaint d'abord de lassitude, de frissons, de fourmillements ; puis, il éprouve une certaine raideur dans les mouvements. Il ne sent plus le sol sous son pied, quand il marche, et bientôt accuse une douleur fixe en un point de la colonne vertébrale. En appuyant doucement sur les vertèbres on arrive toujours à trouver le point douloureux, qui se trouve au niveau de la partie enflammée. Les organes qui sont animés par les nerfs partant de cette partie malade de la moelle se paralysent plus ou moins rapidement. Ceux qui sont situés au dessous de la partie malade ne se paralysent pas immédiatement, puisqu'ils sont en rapport avec un segment sain de la moelle, mais ils sont plus ou moins soustrait à l'influence de la volonté puisqu'ils ne sont plus en rapport direct avec le cerveau. Si, par exemple, on chatouille le pied, celui-ci s'échappe par une contraction plus ou moins vive des muscles, mais contraction inconsciente, car le malade est hors d'état de remuer le pied volontairement.

La paralysie continue ; après les jambes, elle gagne la vessie et le rectum ; le malade va sous lui inconsciemment. Puis, les muscles de la poitrine se prennent ; la respiration devient de plus en plus difficile, ainsi que les mouvements des membres supérieurs, même des mâchoires et de la gorge, les yeux sont saillants ; les pupilles dilatées ; puis, arrivent des vomissements, l'intelligence se trouble, la respiration devient de plus en plus embarrassée, et le malade meurt asphyxié.

Dans la myélite aiguë, ramollissement de la moelle, les symptômes sont les mêmes, mais procèdent avec plus de lenteur, avec des exacerbations momentanées, des rétablissements partiels suivis de rechutes. Toutefois, il n'est pas rare que les accidents se succèdent avec une extrême lenteur et que la maladie s'arrête, pour ainsi dire, laissant le malade arriver cahin-caha à la vieillesse. Sinon, il meurt dans la paralysie générale et l'asphyxie.

Traitement. — Le traitement ne diffère pas de celui de la méningite rachidienne, c'est-à-dire : application de ventouses scarifiées le long de la colonne vertébrale, vésicatoires, purgatifs.

On emploie souvent, et avec quelque succès, le calomel à dose réfractée, c'est-à-dire de la manière suivante :

Calomel........................ 0,30 centigrammes.
Sucre pulvérisé................ 1 gramme.

Faire 6 paquets à prendre un toutes les deux heures.

La myélite chronique se soigne de même par les ventouses, les vésicatoires répétés et mieux les cautères entretenus le long de la colonne vertébrale. Le séton placé à la nuque est très utile dans la myélite de cette partie de la moelle. On donnera des purgatifs répétés, des bains ; on aura soin d'entretenir la liberté du ventre, par exemple par des prises de rhubarbe ou de pilules laxatives.

Enfin, les douches d'eau sulfureuses, et le traitement hydrothérapique donnent souvent d'excellents résultats.

Sclérose en plaques

La *sclérose en plaques* est, pour ainsi dire, une autre espèce de myélite, qui ne diffère guère que par la nature de la lésion anatomique de la moelle, dans laquelle il se forme des îlots d'induration. La sclérose peut être cérébrale, cérébro-spinale, ou seulement spinale suivant que les plaques d'induration se forment dans le cerveau, dans celui-ci et dans la moelle, ou dans la moelle épinière seulement.

La marche de cette maladie est toujours lente et peut aller jusqu'à 10 ans ; comme elle résulte d'une altération des centres nerveux, elle présente beaucoup des symptômes de la myélite : affaiblissement progressif, paralysie des membres, spasme, con-

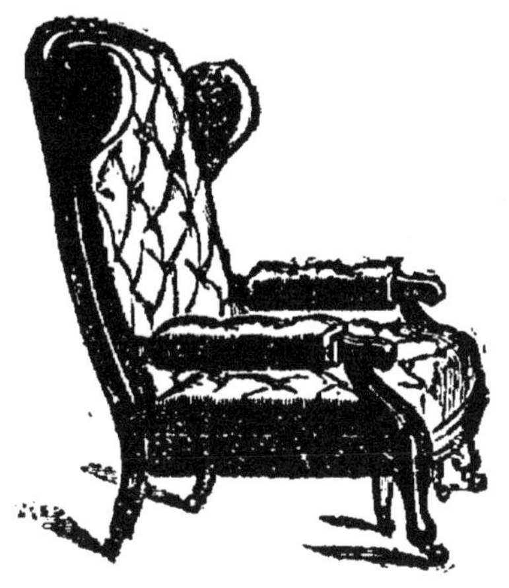

Fig. 8

Fauteuil Dupont pour les malades.

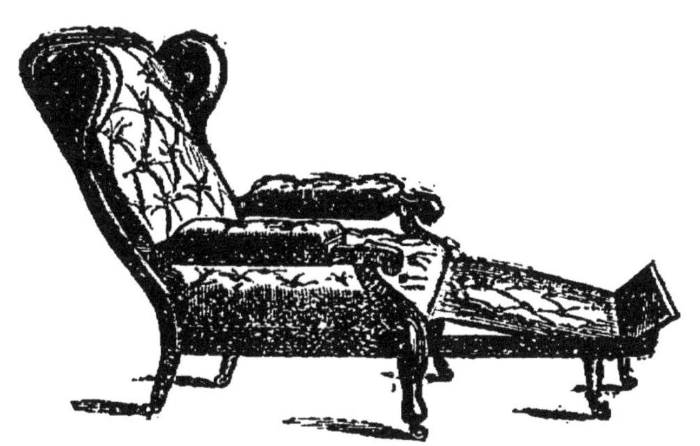

Fig. 9

Le même ouvert.

vulsion; puis, gâtisme, perte de l'intelligence et mort. Mais il existe un symptôme à peu près caractérisque : le tremblement, qui se produit d'une manière constante ; il peut atteindre, non seulement les membres, mais la tête, la langue et les yeux. Il ne se produit ordinairement pas au repos, mais dès que le malade tente un mouvement.

Cette maladie est très grave. Elle frappe surtout les adultes, de 25 à 35 ans. On a signalé les fatigues, la masturbation ou certaines maladies comme la variole, la fièvre typhoïde, comme pouvant produire la sclérose.

Traitement. — Aucun traitement ne paraît avoir encore réussi. On a ordinairement recours aux mêmes moyens que contre la myélite. On a cependant préconisé un grand nombre de médicaments qui sont tous restés à peu près inutiles. Citons cependant le phosphure de zinc que l'on prend en pilules à la dose de 1 à 4 centigrammes par jour (*Form.* 180, 181)). Pour nous, le traitement qui nous paraît le plus efficace consiste à appliquer des pointes de feu le long de la colonne vertébrale, surtout au début.

Ataxie locomotrice

On désigne sous le nom d'*ataxie locomotrice processive* (ou *tabes dorsalis*) une autre espèce d'altération, l'atrophie d'une partie de la moelle, altération dont le résultat le plus net est la perte du sentiment de l'activité musculaire. Il en résulte que le malade n'a plus le sentiment de la valeur de ses mouvements, il ne leur commande plus : il n'y a plus de coordination entre les mouvements et la volonté.

Ainsi, pour mieux expliquer cette définition, dans la marche ordinaire, le malade n'est plus maître de la valeur de l'impulsion qu'il doit donner à sa jambe et à son pied pour en faire un pas. Il lance sa jambe brusquement, toute droite, comme s'il voulait donner un coup de pied à quelqu'un, en suivant son pied des yeux ; quand il trouve que le pas est assez long, il laisse tomber le pied, frappant le sol du talon de toute la force de son impulsion première. Alors, pour ne pas perdre l'équilibre, il précipite les mouvements. C'est une marche caractéristique et bien différente de celle du malade attaqué de myélite, et qui paraît marcher, comme on dit ; « avec des jambes de coton ».

Mais la maladie ne débute pas ainsi. Elle commence par des sensations de froid dans les membres, puis des douleurs excessivement vives passant comme l'éclair, *douleurs fulgurantes*. Puis surviennent des troubles du côté des organes génitaux et des yeux, des douleurs vives et comme pénétrantes, très rapides, dans le périnée, quelquefois de l'incontinence d'urine, des pertes séminales, de l'impuissance ou, au contraire, une vive excitation vénérienne pendant un certain temps. Quant aux yeux, il y a souvent congestion du globe avec resserrement de l'iris et dilatation de l'ouverture pupillaire, — affaiblissement de la vue, douleurs à forme névralgique, etc.

C'est alors qu'apparaît le manque de coordination des mouvements, qui ne sont plus réglés par la volonté, la marche caractérisque, pendant laquelle le malade regarde ses pieds comme pour les diriger. S'il ne voit plus ses pieds, soit qu'on les lui cache, soit qu'il soit dans l'obscurité, il ne peut plus marcher, il chancelle, et ne sait plus où il est. Il perd toute notion de l'orientation et même de la position qu'il occupe.

Avec cela, la force musculaire est conservée et le malade à la même énergie dans les membres des deux côtés.

Puis, la sensibilité de la peau s'émousse, ce qui contribue encore à faire perdre au malade le *sentiment de la position* ; le toucher devient confus. Des contractures se forment dans les membres, même des douleurs articulaires avec gonflement, surtout aux genoux, qui peuvent amener des déformations. La maladie continuant ses progrès, le désordre des mouvements peut gagner les bras et les mains, les muscles s'atrophient souvent. Puis, arrive l'incontinence des urines et des fèces ; le malade gît, impotent, gâteux, les membres rétractés, rongés d'eschares et d'ulcères, ayant perdu presque tous les sens, mais l'intelligence ordinairement complète jusqu'au dernier moment.

L'ataxie locomotrice a une marche lente, avec des temps d'arrêt de plus en plus courts. Elle dure le plus souvent 18 mois à deux ans. Mais parfois 8 à 10 ans et même plus.

Cette maladie peut être non pas directement héréditaire, mais *familiale*.

Traitement. — Il n'y a guère de traitement efficace contre toutes ces maladies qui attaquent les sources mêmes de la vie, le système nerveux central ; on ne peut guère traiter que les accidents, et peut-être prolonger la vie des malades. On peut au début, obtenir quelques bons résultats de l'électrisation des membres. Les douleurs fulgurantes sont calmées par des injections sous-cutanées de chlorhydrate de morphine à la dose de 1 à 3 centigrammes par injection. Les vésicatoires et les révulsifs le long de la colonne vertébrale produisent aussi souvent pendant un temps, de bons résultats. Mais, nous pensons que le meilleur traitement, dans la plupart des cas, consiste dans l'hydrothérapie bien appliquée et avec persévérance.

Il est bon aussi, surtout si le malade a eu des maladies vénériennes, d'essayer l'iodure de potassium, à la dose d'une ou deux cuillerées par jour de sirop d'iodure de potassium, sirop de Laroze ou de Fallières, ou d'une solution au dixième (*Form.* 300).

Nous nous sommes servi pendant un certain temps avec avantage d'une solution iodo-iodurée (*Form.* 301).

On a employé aussi le nitrate d'argent à l'intérieur, mais nous ne l'avons jamais vu réussir.

CHAPITRE III

—

NÉVROSES

—

Les *névroses* sont des maladies nerveuses, c'est-à-dire qu'elles ont leur siége dans quelque partie du système nerveux, dont les fonctions sont troublées, mais sans qu'il y ait de lésions de structure.

Les névroses peuvent être *essentielles*, c'est-à-dire ne résulter d'aucune autre maladie, mais elles sont très souvent *symptômatiques*, c'est-à-dire le produit d'une autre maladie.

Ce sont des maladies qui ne s'accompagnent ordinairement pas de fièvre, se présentent souvent par accès ou paroxysmes, et, si elles ne résultent pas d'une lésion définie, elles peuvent en amener un certain nombre par persistance.

Ce sont toujours des maladies très tenaces.

Pour la commodité de la description, nous les diviserons en quatre classes :

1re Névroses du sentiment ou *névralgies*.

2e Névroses du mouvement.

3e Névroses des fonctions internes ou viscérales.

4e Névroses de l'intelligence.

Névroses du sentiment

—

Névralgies

Nous réunissons sous ce titre unique un grand nombre de maladies qui sont identiques et ne diffèrent les unes des autres que par leur siège, c'est-à-dire par le nerf qui est affecté. Le traitement est à très peu do chose près lo même.

On appelle, en général, *névralgie* une affection, ordinairement très douloureuse, ayant pour siège un certain nerf sensitif. Cette affection se produit par accès plus ou moins longs et violents, et dans l'intervalle des accès la maladie disparaît complètement; l'influence la plus légère suffit quelquefois pour faire reparaître l'accès.

Les névralgies ont une grande tendance à la récidive; souvent même les accès reviennent avec une périodicité à peu près régulière. On peut dire d'ailleurs qu'on ne les guérit presque jamais : on guérit tel ou tel accès, mais il surviendra tôt ou tard un autre accès qu'il faudra traiter derechef.

Étant produite par l'irritation d'un nerf sensitif, chaque névralgie présentera des points particulièrement et vivement douloureux à l'endroit où ce nerf, après avoir traversé les muscles, arrive à la peau. Ces petits foyers douloureux sont circonscrits dans un diamètre d'un ou deux centimètres. En exerçant une pression sur ces points, on réveille la douleur. Le médecin, qui connaît les points d'émergence du nerf, pourra, en exerçant des pressions sur ces divers points, reconnaître facilement qu'il a affaire à une névralgie et à quelle névralgie.

Ajoutons que la douleur provoquée par la névralgie est quelquefois atroce ; elle s'accompagne souvent d'endolorissement de la peau de toute la région, et même de gonflement ou *fluxion*. Telle est la fluxion qui accompagne souvent la névralgie dentaire.

La cause la plus fréquente des névralgies ou du réveil des accès de névralgie est le froid humide.

Parmi les névralgies les plus fréquentes, citons les suivantes :

Névralgie faciale. — Elle est produite par l'irritation d'un nerf dit « trifacial », parce qu'il se compose de trois rameaux, l'un qui se distribue à l'œil et au front, l'autre à la mâchoire supérieure, le dernier à la mâchoire inférieure. Chacune de ces branches peut être affectée isolément. Mais la névralgie ne se produit presque toujours que d'un seul côté de la face.

Les principaux points douloureux correspondants à l'émergence du nerf sont : au-dessus de l'orbite près de la racine du nez; c'est le point *sus-orbitaire ;* sous l'orbite, au-dessous de la partie moyenne de l'œil : point *sous-orbitaire ;* dans la joue, à peu près au niveau de la racine de la dent canine : *point malaire ;* à la mâchoire inférieure près du menton : *point mentonnier.*

Les accès sont d'abord très courts, puis, avec le temps, ils deviennent plus longs et plus douloureux, quelquefois, comme nous l'avons dit, périodiquement. Ils peuvent être atrocement douloureux : le malade pousse des cris et se roule par terre. L'œil du côté affecté, est gonflé, rouge, larmoyant; tout le côté de la tête est douloureux ; même les cheveux, qui quelquefois blanchissent. La douleur peut s'irradier dans le cou, ou dans les dents. Il se produit alors une névralgie dentaire ou ODONTALGIE, névralgie du nerf dentaire, qui est souvent aussi causée par une dent cariée. (Voir *Chapitre XV*).

La névralgie faciale peut être une maladie atroce, car si elle ne compromet pas directement l'existence, elle cause quelquefois des douleurs si vives, si persistantes, qu'elle agit sur l'esprit du malade, le pousse à la misanthropie, au marasme et même au suicide.

NÉVRALGIE INTERCOSTALE. — Elle se présente aussi presque toujours d'un seul côté de la poitrine, entre les côtes. Elle cause parfois une douleur assez vive pour gêner considérablement la respiration, et, comme elle peut présenter un point douloureux analogue comme sensation au point de côté des fluxions de poitrine, elle peut faire croire pendant un moment à une pleurésie ou à une pneumonie. Mais ni l'auscultation, ni la percussion ne révèlent aucun symptôme de ces maladies, — comme elle se produit par accès dans l'intervalle desquels il n'y a aucune douleur, on ne peut pas la confondre avec celle-ci. De plus, il existe trois points bien définis dans leur position, points d'émergence des nerfs intercostaux, sur lesquelles la pression du doigt détermine la douleur névralgique. Ces points sont situés l'un dans le dos, près de la colonne vertébrale, du côté malade, l'autre sur le flanc, dans le même espace intercostal ; le dernier en avant de l'os du milieu de la poitrine, le sternum, au même niveau que les premiers et du même côté.

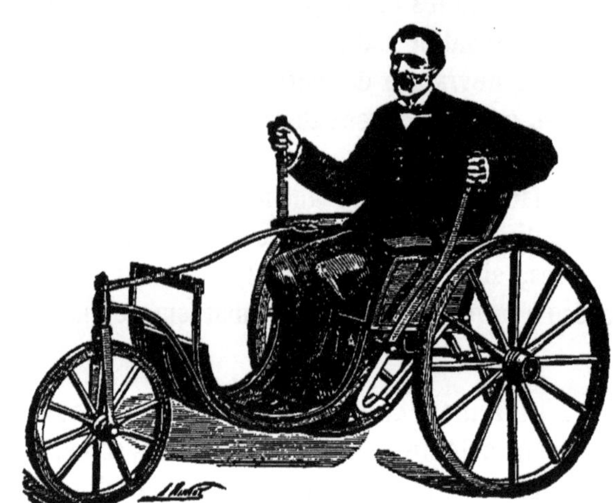

Fig. 13

Voiture pour la promenade des malades atteints d'ataxie, myélite, sciatique, etc. (Dupont).

Si elle affecte un espace intercostal situé en haut de la poitrine, la douleur peut s'irradier dans le bras ou dans le sein.

Très douloureuse aussi et très persistante, elle est cependant moins pénible que la névralgie faciale.

Névralgie sciatique. — Celle-ci est une des plus graves, par son intensité, par sa persistance, par son étendue, par sa résistance aux moyens de traitement et par les déformations qu'elle peut amener.

C'est particulièrement la névralgie d'un grand nerf (nerf sciatique) qui, partant de la colonne vertébrale vers la région des reins, descend par la fesse, la hanche, la cuisse, le genou, la jambe, la cheville jusque sur le dos du pied et des orteils. Elle ne règne pas toujours ainsi dans toute l'étendue du nerf sciatique et peut s'arrêter à différentes hauteurs.

Elle présente un grand nombre de points douloureux, particulièrement à la fesse, à la hanche, à la partie postérieure de la cuisse, à la saillie externe du genou, dans le creux du jarret, à la cheville externe du pied, au dos du pied, etc.

Elle se produit aussi par accès, et, à mesure que la maladie est plus ancienne, les accès ou paroxysmes sont plus longs et plus terribles. Il peut se faire même qu'entre les accès il reste, pendant un temps plus ou moins long, une douleur sourde dans le membre malade, car elle n'affecte presque jamais qu'un seul côté. Elle simule assez, alors, le rhumatisme ou la goutte, aussi l'appelle-t-on quelquefois *goutte sciatique*. Comme le rhumatisme, en effet, et les accès de goutte, les accès de la névralgie sciatique sont surtout déterminés par le froid humide.

Pendant ces accès, où les douleurs sont parfois horribles, et qui peuvent être très longs, durer plusieurs jours ou même des semaines, avec des intervalles très courts, la peau est d'une sensibilité extrême; le malade, qui ne peut marcher, est réduit à une immobilité presque complète, car tous les mouvements retentissent dans le membre affecté. Si la maladie devient chronique, constituant particulièrement la goutte sciatique, (et en effet, ces malades sont, en général, goutteux ou rhumatisants), le membre atteint est rétracté, replié, incapable de tout service. Dans cette position, les muscles s'atrophient, se dessèchent, pour ainsi dire, perdent même leur contractilité, toute l'économie du malade est ébranlée. Il tombe dans le découragement, la mélancolie, le dégoût de la ·vie et l'on en a vu recourir au suicide pour abréger leurs souffrances.

NÉVRALGIES DIVERSES. — Il y a beaucoup d'autres névralgies, puisque chaque branche nerveuse sensitive peut être affectée. Ainsi la névralgie du bras, NÉVRALGIE BRACHIALE, celle des téguments du ventre, ABDOMINALE, et d'autres sont assez fréquentes. On les reconnaît toujours à la nature des accès et à la présence des points douloureux dans une situation fixe et déterminée. Nous avons vu une névralgie très rebelle fixée au petit doigt de la main gauche. Enfin, il existe aussi des névralgies de la peau, DERMALGIES, avec ou sans éruption, sur les jambes, à la tête ou dans les poils. Celle-ci cède ordinairement à quelques bains chauds.

Traitement des névralgies. — Comme nous l'avons dit, on ne guérit pas souvent les névralgies invétérées, mais on peut guérir les accès. Le plus souvent, d'ailleurs, en prenant la maladie à son début, on réussit à en calmer les paroxysmes qui peuvent devenir de moins en moins graves, de plus en plus courts et plus éloignés, puis ne plus reparaître.

Les plus résistantes sont la névralgie faciale et la sciatique ; contre la première, le médecin est heureusement armé d'un excellent médicament, l'aconitine, dont nous parlerons tout à l'heure. Mais contre la sciatique, comme contre toutes les autres névralgies, les seuls remèdes un peu efficaces sont les vésicatoires volants posés sur les points douloureux. Lorsque le vésicatoire est pris, en le pansant, on écarte un petit lambeau de l'épiderme mort et l'on répand sur le derme rouge, mis à nu, 1 à 2 centigramme de chlorhydrate de morphine. Et l'on recouvre le tout du pansement ordinaire, du cérat étendu sur une feuille de papier brouillard. On peut recommencer le même pansement le lendemain. Il est ainsi possible, en plaçant successivement sur les points douloureux une série de petits vésicatoires volants, de 5 à 6 centimètres de diamètre, saupoudrés de chlorhydrate de morphine, d'éteindre les accès les plus douloureux.

Un autre moyen qui remédie admirablement, mais le plus souvent d'une manière passagère au symptôme douleur, est l'injection sous-cutanée de quelques gouttes d'une solution de chlorhydrate de morphine. Nous avons décrit ailleurs (Voir page 19) la manière de pratiquer ces injections avec une seringue de Pravaz. On se sert, dans ce cas, d'une solution ainsi composée :

Chlorhydrate de morphine...   1 gramme.
Eau distillée.............   100   —

On fait l'injection aussi près que possible du point douloureux, dans un endroit où la peau est un peu lâche. L'aiguille qui sert de canule étant enfoncée à plat d'un à deux centimètres dans le pli qu'on a formé sur la peau pincée entre le pouce et l'index de la main gauche, on adapte sur la douille de l'aiguille la petite seringue remplie de la solution qu'on a fait préalablement tiédir à environ 30° à 40° centigrades. La tige du piston est alors entièrement tirée, et en appuyant doucement sur la tête de ce piston, on fait pénétrer sous la peau 5, 10 ou 15 gouttes de la solution morphinée. Les traits marqués sur la tige du piston indiquent le nombre des gouttes qui ont pénétré. On retire alors la seringue, on dégage l'aiguille de la peau et l'on fait, avec les doigts, quelques frictions douces sur l'ampoule qui s'est formée autour de la piqûre, pour faciliter l'absorption du liquide par les tissus sous-cutanés. Il est bon de commencer par le plus petit nombre de gouttes possible, afin de pouvoir, aux injections suivantes, élever peu à peu la dose en faisant pénétrer quelques gouttes de plus. La douleur cesse ordinairement presqu'aussitôt. Si elle reparaît, on revient à la même opération, que l'on peut pratiquer deux fois par jour pendant les crises. Mais le médecin devra toujours surveiller l'effet, et ne faire les injections ou ne les permettre que quand elles sont nécessaires. Il faudra avoir soin de tenir toujours la seringue et l'aiguille dans le plus grand état de propreté, sans quoi les piqûres pourraient produire des abcès plus ou moins étendus et toujours douloureux, mais que l'on guérira par l'application de cataplasmes de farine de graine de lin.

Dans les cas moins douloureux, on pourra employer l'opium à l'intérieur, notamment pour donner le sommeil pendant la nuit.

Le soir, au coucher, on prendra une pilule contenant de 3 à 5 centigrammes d'extrait thébaïque ou une potion calmante, ou enfin, du chloral qui réussit en général fort bien pour les névralgies dentaires, alors que les vésicatoires ou les injections sous-cutanées ne sont pas possibles (potion calmantes, chloral, etc.).

Il est des cas où la belladone réussit mieux que l'opium. On pourra alors prendre, le soir, une pilule contenant de 3 à 5 centigrammes d'extrait de belladone ou bien faire des injections sous-cutanées de quelques gouttes de sulfate d'atropine au lieu de chlorhydrate. Par exemple :

> Sulfate d'atropine...   0,30 centigrammes.
> Eau distillée.......   30   grammes.

Injecter 5 gouttes.

Ce procédé réussit surtout contre la sciatique.

La névralgie faciale se traite mieux par l'aconitine. On peut dire que ce médicament est spécial contre les névralgies du nerf trifacial et toutes les névragies localisées dans la tête. On emploie alors ou bien les granules d'aconitine (L. Frère) à 1|2 milligramme chacun, deux à quatre par jour, ou bien les pilules de Moussette à l'aconitine et au quina, 2 à 3 par jour, en dehors des repas.

Un médicament qui agit quelquefois avec une certaine efficacité, mais seulement quand les accès paraissent revenir d'une manière régulièrement périodique. C'est le sulfate de quinine : 50 à 60 centigrammes et même un gramme en deux ou trois fois. Il faut toujours demander, comme garantie de pureté du sulfate de quinine *des trois cachets*.

Enfin, on a essayé dernièrement contre les névralgies absolument rebelles, ce qu'on appelle l'*élongation du nerf*; il s'agit d'une opération chirurgicale dans laquelle on met le nerf à nu (ce qui n'est possible que quand le nerf est peu profond), et on exerce sur lui des tractions avec une pince, puis on referme la plaie. On a réussi sur le nerf nasal, et récemment sur un rameau nerveux intercostal. La névralgie n'a plus reparu, dit-on.

Ajoutons, pour ne rien négliger, que dans les névralgies menaçant de devenir chroniques, on devra essayer les frictions térébenthinées, les fulmigations résineuses ou sulfureuses, les douches, l'hydrothérapie. Lorsque la sciatique affecte cette forme rhumatismale qu'on appelle goutte sciatique, on portera de la flanelle contre la peau, sur toute la jambe. Il faudra se tenir le ventre libre et se garantir avec soin du froid et de l'humidité (ce qu'il faut toujours faire pour quelque névralgie que ce soit), et surtout occuper un logement sec et salubre.

Enfin, dans ces derniers temps, on a employé avec succès la pulvérisation de chlorure de méthyle sur les points douloureux, jusqu'à ce que la peau devienne blanche au point frappé ; on passe alors à un autre point. Il se forme souvent une légère vésication, et il faut avoir soin de ne pas faire une nouvelle pulvérisation avant que la peau ait repris sa consistance.

Après les pulvérisations, la peau reste quelquefois assez colorée (pigmentée).

Migraine

La *migraine* ou *hémicranie* est une névralgie toute spéciale qui occupe ordinairement une moitié du crâne, d'un seul côté, et occasionne un violent mal de tête, qui paraît souvent se localiser surtout dans le globe de l'œil.

C'est une maladie constitutionnelle, revenant par accès plus ou moins violents et fréquents, particulièrement chez les jeunes gens et les adultes ; mais les accès s'éloignent et finissent par disparaître à mesure que l'on avance en âge.

Se bornant quelquefois à un mal de tête plus ou moins gênant qui dure une journée ou une soirée, la migraine est souvent plus accentuée, le malade ne peut supporter aucune lumière, aucun bruit, aucune odeur, ne peut faire aucun mouvement sans exciter d'intolérables douleurs. Souvent, il s'y mêle des troubles gastriques, vomissements ou nausées, des accidents nerveux, surtout chez les femmes, convulsions, tremblements, etc. Cet état peut durer plusieurs jours.

Ordinairement, les personnes sujettes à la migraine sentent venir leur accès : elles sont prévenues par une sorte d'éblouissement, de trouble dans la vue, et il arrive souvent qu'elles peuvent faire avorter l'accès en s'y prenant tout de suite, les unes avec du thé fort, les autres avec du café, d'autres avec du sulfate de quinine, —car tel médicament qui agit sur un malade n'agit pas sur un autre. On peut dire que chacun a sa migraine particulière.

La migraine peut être périodique. Elle sera alors justiciable du sulfate de quinine.

Traitement. — Nous venons de dire que les médicaments contre la migraine n'agissent pas de même chez tous les malades. Le meilleur remède dans tous les cas est le repos absolu dans une chambre sombre, loin du bruit, et le sommeil, après une boisson aromatique chaude.

Le thé ou le café, pris avant que l'accès commence, peuvent le faire avorter. Le sulfate de quinine (*trois cachets*) à la dose de 50 centigrammes. On a vanté aussi la poudre de *Paullinia sorbilis*, plante du Brésil, et plus récemment les feuilles du trèfle d'eau (*Menyanthes trifoliata*). On fait bouillir 50 centigrammes de feuilles sèches de trèfle d'eau dans 100 grammes d'eau et l'on sucre avec une cuillerée à soupe de sirop de valériane — deux fois par jour. — On se sert souvent aussi avec avantage des granules L. Frère à l'aconitine : deux le matin et un le soir.

Ce que nous recommandons surtout c'est une infusion chaude aromatique, thé ou camomille, et le sommeil, si possible.

Les Américains recommandent beaucoup depuis quelque temps un spécifique qui correspond à peu près à notre laudanum de Rousseau mêlé au bromure de potassium : on prend en commençant de 2 à 5 gouttes de laudanum de Rousseau pour une cuillerée de sirop de bromure de Larose ou de Falières.

Névroses du mouvement

On distingue deux espèces de névroses du mouvement : celles qui produisent un excès ou un dérèglement des mouvements et celles qui ont pour effet une perte plus ou moins complète de ces mouvements. Les premières se caractérisent par des convulsions, les autres par des paralysies.

On comprend d'ailleurs que les convulsions comme les paralysies peuvent être les symptômes ou les conséquences d'une autre maladie, c'est ainsi que nous les avons signalées, les unes et les autres, dans la plupart des maladies de nature inflammatoire des centres nerveux, cerveau, moelle épinière ou méninges. Dans le chapitre dont nous nous occupons maintenant, il ne sera question que des maladies à convulsions ou à paralysies que l'on peut considérer comme des névroses *essentielles*, c'est-à-dire des maladies spéciales, autonomes, dérivant d'une altération dans les propriétés des nerfs et non dans leur substance, ne résultant pas, par exemple, d'une des inflammations des centres nerveux que nous avons décrites précédemment.

Quand nous disons que les névroses ne résultent pas d'une altération de la substance des nerfs, nous voulons dire seulement qu'on ne connaît pas d'altération.

Nous commencerons par les névroses convulsives.

Chorée

La *chorée*, qu'on appelle aussi souvent *danse de St-Gui* ou de *St-Wit*, est une névrose convulsive qui affecte particulièrement les enfants de 7 à 13 ans, surtout les filles, chez qui la maladie nous paraît surtout produite par les premiers efforts de la formation et l'établissement des règles. Elle est plus rare chez les garçons.

La chorée commence ordinairement par un état de malaise, dans lequel il y a même souvent des vomissements. Le caractère de l'enfant devient très inégal ; celui-ci rit et surtout pleure pour rien ; il se livre continuellement à des contorsions et à des grimaces, perd l'adresse de ses mains, et c'est alors seulement qu'on s'aperçoit le plus souvent que l'enfant qu'on traitait de grimacier est un choréique. Les mouvements de ses bras ou de ses jambes, de sa tête, de sa figure deviennent de plus en plus irréguliers, saccadés, désordonnés ; chacun de ses gestes s'accompagne de contorsions étranges. Le malade ne peut pas aller tout droit où il veut, ni prendre directement ce qu'il désire. Dans les endroits publics, ses singulières attitudes attirent l'attention, et plus on le regarde plus il est agité. Souvent il est pris d'une sorte de convulsion du larynx qui produit une toux comme l'aboiement d'un chien ou le cri d'un autre animal.

Pendant ce temps, l'intelligence est ordinairement saine et la sensibilité de la peau, intacte, souvent même exagérée ; l'enfant est seulement plus irritable, affaibli par ces secousses qui ne cessent que pendant le sommeil. Il y a ordinairement quelques douleurs le long de la colonne vertébrale. Dans les cas graves, il peut y avoir perte de la mémoire, hallucinations, puis des contractions qui restent permanentes, avec atrophie musculaire, de véritables attaques convulsives, plus de sommeil, délire, cris, vociférations ; puis, épuisement, débilitation complète de toute l'économie, — et mort.

Mais c'est là un cas tout à fait rare ; la chorée est toujours une maladie longue, durant plusieurs mois, mais sa terminaison est presque toujours heureuse. Il peut subsister pendant longtemps quelques tics nerveux dans la figure ou quelque membre, même, ce qui est plus sérieux, des lésions au cœur. Les maladies du cœur sont, en effet, les complications ou les suites les plus graves de la chorée, et chez tout malade atteint de cette affection, il faut toujours, examiner le cœur. La masturbation étant une cause fréquente de chorée, il faudra aussi surveiller les malades sous ce rapport.

Traitement. — On a essayé contre la chorée, comme contre toutes les maladies nerveuses, un grand nombre de médicaments ; peu sont utiles. Il faut d'abord rechercher les causes, si c'est possible. Dans le cas ou il y s'agit de menstruation à établir, on pose deux sangsues à la vulve. Toujours, il faut s'attacher à mettre les malades dans les meilleures conditions hygiéniques, leur faire prendre des bains froids si la saison le permet, ou de courtes affusions d'eau froide sur la colonne vertébrale ; l'hydrothérapie est un bon traitement, ainsi que la gymnastique, la natation ; quelquefois l'électrisation des membres agités.

Quant aux médicaments proprements dits, le fer et le quinquina seront le plus souvent utiles aux jeunes filles, le valérianate d'ammoniaque en granules de L. Frère, 5 à 8 par jour suivant âge. On peut encore essayer la belladone sous la forme de valérianate d'atropine en granules L. Frère à la dose de 1|2 milligramme dans les 24 heures (*Form.* 170), qu'on élève de semaine en semaine jusqu'à 1 milligramme 1|2, puis or

suspend pendant une semaine et on recommence à 1|2 milli-
gramme, et ainsi de suite (*Form.* 170, 171).

On a essayé aussi l'opium sous forme de pilules d'extrait thébaïque, 2 à 3 ou 4 centigrammes par jour, et la strychnine, qui est
un poison des plus redoutables. Pour cette dernière, la forme la
plus commode est les granules L. Frère au sulfate de strychnine,
dosés à 1|2 miligramme, 1 à 2 granules par jour. Les pilules de
Méglin, 1 à 2 par jour, peuvent rendre des services.

Enfin, le bromure de potassium est un médicament très utile :
une cuillerée de sirop de bromure de Laroze ou de Falières tous
les matins et tous les soirs, avec un verre d'eau pure ou rougie,
par dessus. On élève la dose de jour en jour jusqu'à 6 cuillerées.
(Voir encore *Form.* 182, 183.)

Il est souvent utile, surtout chez les jeunes filles, d'administrer
les toniques, le pyrophosphate de fer de Robiquet ou de Leras,
le vin de Bellini ou de quinium de Labarraque, etc.

Epilepsie

L'épilepsie, haut mal ou *mal caduc*, est une maladie consulsive
caractérisée par des accès, crises ou attaques et que l'on ne sait
encore bien exactement à quelle cause rattacher. A l'autopsie des
épileptiques, on trouve souvent des lésions du cerveau, des os du
crâne ou de la moelle, mais qui ne sont pas constantes et, par
conséquent, pas caractéristiques. Cependant, la lésion la plus
grave et celle qui paraît la plus fréquente est une dégénérescence
d'une partie de la moelle, appelée bulbe rachidien, située à la
nuque, dégénérescence qui transforme les éléments anatomiques
de la moelle en une sorte de matière grasse.

Chez beaucoup de malades, l'attaque est annoncée quelquefois
plusieurs jours d'avance, d'autres fois seulement quelques instants,
par des phénomènes particuliers et qui ne sont pas les mêmes
chez tous les malades. On donne à ces phénomènes le nom latin
d'*aura epileptica*. Ce sont soit de simples troubles dans le
caractère, de l'irritabilité, de la tristesse, de l'assoupissement, une
éruption de boutons ou de rougeurs, une sensation de froid dans
quelque partie du corps, ordinairement dans le dos et les reins,
une douleur en un certain point, toujours le même pour chaque

malade, dans l'estomac, dans le sein, dans un membre. Souvent il n'y a pas de prodromes.

Soudain, le malade pousse un cri et tombe, la figure est contractée, les lèvres gonflées, les yeux fixes ou roulant dans leurs orbites ; les muscles du cou sont tendus, les veines gonflées, la face injectée de sang, les membres raidis dans une contracture invincible. Puis, arrivent des convulsions épouvantables, le corps entier est soulevé et retombe comme une masse, les membres se tordent avec une telle violence qu'ils peuvent être brisés ou luxés. Le malade grince des dents et se les casse les unes contre les autres, ou se coupe la langue, si l'on ne parvient à lui glisser un bouchon ou quelque corps analogue entre les mâchoires. Il rejette par la bouche une salive écumeuse, souvent sanglante, en se tordant et se roulant sur le sol par des mouvements si brusques et si irrésistibles qu'il peut se briser le crâne ou se faire les blessures les plus graves ; les poings sont fermés avec le pouce couché dans le creux de la main comme chez le cadavre ; la sensibilité est entièrement abolie et la connaissance perdue ; la respiration suspendue ne se fait que par quelques reprises saccadées, irrégulières, quelquefois accompagnées de cris rauques qui n'ont plus rien d'humain.

Cette période spasmodique ne dure que quelque minutes ; puis le malade tombe dans l'anéantissement, pâle, brisé, secoué encore par une respiration entrecoupée, mais qui se rétablit peu à peu, et par un tremblement qui cesse dans un assoupissement profond pendant lequel l'épileptique ronfle d'une manière particulière. Les fonctions se rétablissent, la sensibilité revient la dernière, et le malade se réveille harassé, hébété, se plaignant de mal à la tête. Il se rendort, enfin, d'un sommeil lourd au bout duquel il revient à lui, n'ayant aucun souvenir de ce qui s'est passé

C'est là ce qu'on appelle souvent le *grand mal* ou *haut mal*. Mais les attaques se bornent quelquefois à de simples vertiges, à une absence pendant laquelle le malade reste quelques instants immobile, les yeux fixes, hébétés, sans pouvoir parler. Il semble que la volonté énergique du patient parvient à arrêter l'attaque à ce degré. C'est le *petit mal*.

Les attaques peuvent revenir à des époques plus ou moins

rapprochées. Plus la maladie est récente, plus les accès sont éloignés ; à mesure que la maladie est plus ancienne, ils se rapprochent et deviennent plus violents. Si bien, qu'au bout d'un temps plus ou moins long, la raison du malade est atteinte, ses facultés s'affaiblissent ; il tombe en démence avec des accès de délire furieux. Cette triste terminaison peut se produire même dans le cas où les attaques se bornent à un vertige, comme cela arrive plus souvent aux jeunes gens, et c'est même dans ce cas que la démence se produit le plus vite.

L'épilepsie, à ce point, peut durer de longues années, mais les accès, si éloignés qu'ils soient, sont de plus en plus graves et les malades meurent dans l'hébétude, le marasme et le gâtisme, ou bien succombent dans une attaque ou dans quelque complication.

D'autres fois, malheureusement trop rares, les accès s'éloignent, deviennent moins graves, et le malade contitue à vivre assez tranquillement, soumis seulement à la frayeur de voir reparaître des attaques qui quelquefois même ne reviennent plus jamais.

Les attaques peuvent se reproduire à des intervalles de plusieurs jours, plusieurs semaines, plusieurs mois ou même plusieurs années. On cite des intervalles de vingt ans.

L'épilepsie peut débuter à tous les âges, chez les jeunes gens, les enfants mêmes, comme chez adultes. Quant à l'hérédité on peut affirmer ceci : s'il y a des épileptiques qui sont nés de parents ou d'un parent épileptique, il y en a beaucoup qui sont nés de parents nullement épileptiques et il y a beaucoup d'épileptiques dont les enfants n'ont pas cette maladie.

Traitement. — L'épilepsie est une maladie très grave, comme on le voit. Elle guérit parfois, ainsi que nous l'avons dit, ou les accès s'éloignent de telle sorte qu'on l'oublie pour ainsi dire, mais on ne peut pas affirmer que ce soit un traitement médical quelconque qui ait produit ce résultat.

Cependant, on peut tâcher de conjurer les attaques en entretenant les malades dans des conditions de vie facile, à l'abri des émotions et des excitations, en les astreignant à un régime régulier et doux, avec des purgatifs assez fréquents, surtout, pour éviter les congestions à la tête.

On pourra d'ailleurs essayer le valérianate d'ammoniaque

et le valérianate d'atropine (L. Frère) (*Form.* 169 et suiv.), la belladone (*Form.* 2, 3). On a employé le nitrate d'argent à l'intérieur :

> Nitrate d'argent.....   0,50 centigrammes.
> Mie de pain........   10   grammes

Mêlez avec soin pour faire 50 pilules.

On donne une pilule matin et soir ; on peut élever sucessivement la dose à 4 pilules par jour. Le nitrate d'argent dont l'efficacité est problématique, a l'inconvénient de donner à toute la peau une teinte d'un bleu livide qui ne s'efface jamais et fait ressembler, pour toute leur vie, les malades à des cholériques.

Nous ne nous attarderons pas à citer la foule des autres remèdes qu'on a employés, mais en vain, contre l'épilepsie. Celui qui a certainement donné les résultats les plus appréciables est le bromure de potassium. Il faut l'employer à haute dose et pendant longtemps : de 2 à 6 grammes par jour, en arrivant à ces doses progressivement avec les sirops de Laroze ou de Falières. On continue le traitement pendant un an, et la seconde année on le reprend pendant quinze jours tous les trois mois. On continue ainsi tant que les accès ne diminuent ou ne s'éloignent pas assez pour avoir perdu une partie de leur dangereuse influence sur l'état général de l'épileptique (*Form.* 182 à 186).

Pendant les accès, on doit se borner à préserver le malade de ses propres violences. Quelquefois, en lui faisant inhaler de l'éther, quand cela est possible, on calme la violence des attaques.

Éclampsie

C'est ce qu'on appelle vulgairement « *les convulsions.* » Il faut distinguer l'*éclampsie des femmes en couches* ou *éclampsie puerpérale*, et l'*éclampsie* ou *convulsions des enfants*.

ÉCLAMPSIE PUERPÉRALE. C'est une maladie qui n'est pas très commune ; elle n'attaque que les femmes aux dernières phases de la grossesse, surtout s'il y a menace de fausse couche, ou les femmes en couches, pendant le travail ou même quelques jours après. Elle est plus commune chez les femmes qui accouchent pour la première fois et qui ont peur, mais elle se produit aussi chez les autres, soit en raison de leur tempéramment nerveux ou pléthorique, soit par suite d'une disposition spéciale souvent héréditaire. Une femme qui a eu des attaques d'éclampsie à une de ses couches paratt prédisposée à en avoir encore aux couches suivantes.

C'est une névrose qui procède par accès ou attaques convulsives, comme l'épilepsie. Il y a quelquefois des symptomes avant-coureurs : malaise, agitation, mal sur le sommet de la tête, un peu de vertige et de nausée, fixité dans le regard. Puis, tout à coup, les yeux se mettent à tourner dans l'orbite, s'arrêtent d'un côté, fixes, la pupille dilatée, insensible ; les paupières, les lèvres sont agitées de tremblements, le menton resserré fait pointe, la langue est projetée dans les dents qui peuvent la mordre et la couper, les narines sont remontées et dilatées. La physionomie prend ainsi un singulier aspect qu'on compare à une figure de satyre. En même temps, les membres sont raidis et contractés, les bras tordus, le pouce rentré dans le creux de la main ou étendu entre l'index et le médius. Tous les muscles du tronc et des membres inférieurs sont ainsi contractés, secoués par des détentes courtes et des reprises ; la respiration est entrecoupée, la face congestionnée, bleue, les veines gonflées, la bouche pleine d'une salive sanglante.

Puis, une détente se fait, les reprises sont plus éloignées, et la malade tombe dans un état d'insensibilité absolue et de torpeur assez long, et l'accès est passé. Pendant tout l'accès, la température du corps est élevée, 40 à 41 degrés.

Les accès peuvent devenir de plus en plus rapprochés, n'être plus séparés que par l'état de coma. Cela peut durer plusieurs jours et la malade mourir dans une convulsion par asphyxie, congestion pulmonaire ou cérébrale. Elle peut accoucher pendant le coma sans en avoir aucune notion

Au contraire, si les accès s'éloignent ou deviennent moins violents, la malade guérit bientôt Mais elle peut conserver pendant quelque temps quelque affaiblissement de la vue, de l'ouïe, de la mémoire, ou de l'action musculaire dans certains membres.

Presque toujours ses urines contiennent de l'albumine et il n'est pas rare qu'elle présente un peu d'œdème.

L'éclampsie puerpérale est une maladie assez grave et elle se termine souvent par la mort. Néanmoins on la guérit aussi souvent.

Traitement. — Il faut entamer le traitement aussitôt que, chez une femme enceinte, on s'aperçoit de quelques symptômes inquiétants. Dans le cours de la grossesse, il faut saigner la malade ou lui poser des sangsues à l'angle des mâchoires ; lui donner des bains prolongées si elle est très irritable, lui faire faire des inhalations de chloroforme ou d'éther, mais toujours par un médecin, car on pourrait tuer la malade. On pourra aussi employer les purgatifs, les sinapismes, qu'il ne faut pas laisser en place trop longtemps et dont il faut surveiller l'effet, les vésicatoires (à la nuque ou aux cuisses), surtout s'il y a œdème. Au commencement de l'accès, il faut renfoncer la langue derrière les dents pour qu'elle ne soit pas coupée.

Si la malade est aux premiers mois de la grossesse et que la névrose menace d'une manière sérieuse, il ne faut pas hésiter à faire pratiquer, par un médecin exercé, l'avortement légal, et, plus tard, l'enfant étant viable, l'accouchement prématuré. Si l'accouchement naturel est imminent ou commencé, il faut en hâter la terminaison, et vider le plus vite possible la matrice des caillots et débris qu'elle peut contenir.

On peut aussi employer les antispasmodiques, notamment le valérianate d'ammoniaque (L. Frère) 5 à 15 granules par jour (*Form.* 169).

ÉCLAMPSIE OU CONVULSIONS DES ENFANTS. — Ce sont les petits enfants, nouveaux-nés et enfants à la mamelle qui y sont le plus exposés, et chez eux c'est la seule manifestation qui existe de toutes les maladies nerveuses ou cérébrales. Les convulsions peuvent impliquer, d'autre part, diverses maladies de l'enfance.

L'accès peut être précédé par quelque agitation, ou du manque de sommeil, l'œil est un peu hagard ; puis, il se produit quelques secousses dans les membres, la respiration devient irrégulière, anxieuse, la face pâle, les lèvres violettes.... et c'est tout ; cela dure quelques secondes, une minute. C'est ce qu'on appelle souvent des *convulsions* internes.

Mais l'attaque peut être beaucoup plus grave : les yeux se retournent sous les paupières supérieures, le corps se renverse en arrière, les membres se raidissent les pieds en dedans ; la figure, d'abord rouge, gonflée, devient livide, les mâchoires serrées ; puis, le corps est agité de secousses convulsives et de contractions alternatives; pendant tout ce temps, l'enfant est insensible à tout, son pouls très petit est très rapide. — Au bout de quelques minutes, tous les phénomènes cessent et le malade s'endort.

Les attaques se reproduisent ordinairement quelquefois plusieurs dans une même journée, voire dans la même heure. Dans les intervalles, le malade paraît bien portant ou assoupi. Ou bien les accès s'éloignent en devenant moins intenses, et il n'est plus question de rien ; ou bien, ils restent très violents, et le malade, surtout les très jeunes enfants, peut mourir dans une attaque d'asphyxie ou de congestion cérébrale. — Il faut noter qu'après une attaque violente, les petits enfants peuvent rester dans un état d'immobilité et d'insensibilité absolues qui peut faire croire qu'ils sont morts. Il peut encore leur rester des déformations plus ou moins persistantes dans les membres, les doigts, les pieds, le cou (torticolis permanent) ; souvent ils deviennent louches.

Les convulsions, chez les enfants, sont, en somme, moins dangereuses qu'on le croit généralement. Mais elles ont une grande tendance à la récidive. Elles peuvent dépendre d'impressions morales de la mère ou même de la nourrice, de la piqûre d'une épingle, de vers dans l'intestin, de la constipation, mais surtout de la dentition, et d'une foule de circonstances en apparence légères qui agissent avec violence sur l'organisation essentiellement nerveuse de l'enfant.

Traitement. — Aussi, dans le traitement, faut-il d'abord chercher la cause et la faire cesser, si possible : s'il y a difficulté de dentition, inciser les gencives avec une lancette ; s'il y a constipation, purger légèrement ; si la nourrice est insuffisante, en prendre une meilleure ; il faut rechercher si, chez les petits enfants, l'emmaillottement est bien fait, s'il n'y a pas d'épingle ou de corps étranger qui blesse. Dans le cas où il y aurait un peu de faiblesse, retard de développement chez le petit malade, on lui donnera avec avantage une ou deux petites cuillerées à café de lacto-phosphate de chaux (Dusart) tous les jours.

L'accès se guérit ordinairement tout seul. S'il y a congestion à la tête et que l'enfant soit vigoureux, on peut lui appliquer une ou deux sangsues (suivant l'âge) à l'angle de chaque mâchoire. On tâchera de prévenir le retour des accès en prenant les mesures d'hygiène et les précautions dont nous avons parlé plus haut ; et, au besoin, on administre quelques petites cuillerées d'une préparation antispasmodique :

Eau de laitue. 120
Sirop de fleurs d'oranger. . . . 30
Eau distillée de laurier cerise. . . xii gouttes.

Ou bien encore une petite cuillerée ou deux, dans les 24 heures, de sirop de bromure de potassium (Laroze ou Falières).

Tétanos

Le tétanos est une névrose convulsive assez rare dans les climats tempérés, commune dans les pays chauds. Elle est quelquefois spontanée, mais le plus souvent se montre comme la conséquence d'une blessure ou d'une opération chirurgicale, particulièrement sur les doigts et les orteils.

Parfois, elle est précédée par un besoin qu'éprouvent les malades de s'étirer en dormant, par des douleurs vagues dans les membres et de l'agitation. Puis, on observe un endolorissement de la région du cou et de la nuque, la difficulté et, enfin, l'impossibilité de remuer la tête. Le corps entier se raidit bientôt avec une telle force qu'il est impossible de le fléchir. En soulevant le malade par une extrémité on le soulève tout entier comme une poutre. Les mâchoires sont serrées invinciblement, la déglutition ne se fait plus, et la salive coule en bave. Le ventre est déprimé, l'émission de l'urine et des matières fécales est supprimée ; il y a souvent, chez l'homme, érection et écoulement du sperme. Le pouls est rapide, la chaleur extrême (40 à 42°), mais n'augmentant pas le soir, augmentant encore au moment de la mort.

La contracture ne se produit quelquefois que dans les mâchoires, mais le plus souvent elle s'étend à tout le corps. Ordinairement, celui-ci se renverse en arrière, et le corps, en arc de cercle, ne repose sur un sol plan que par l'occiput et les talons. (C'est ce qu'on appelle *opisthotonos*). Plus rarement, les membres au lieu de se redresser se fléchissent, la tête sur la poitrine, les avant-bras sur les bras, les jambes derrière les cuisses, les talons aux fesses (c'est l'*emprosthotonos*). Plus rarement encore, le corps se fléchit tout entier en arc de cercle sur un côté (*pleurosthotonos*).

La rigidité persistant, il y a cependant des accès pendant lesquels elle augmente et arrive à une telle intensité, qu'il peut y avoir des ruptures de fibres musculaires. Le sens des flexions peut changer : l'opisthotonos peut devenir emprosthotonos et inversement.

Pendant ce temps qui peut durer jusqu'à une huitaine de jours, l'intelligence est conservée, mais la respiration s'embarrasse de plus en plus et le malade succombe par une asphyxie lente ou bien meurt dans un paroxysme. C'est la terminaison malheureusement la plus fréquente. Trop rarement, la raideur cesse peu à peu, des sueurs abondantes se déclarent et le malade entre dans une convalescence qui peut être assez longue.

Il arrive même que la maladie traîne quinze ou vingt jours dans des alternatives de rigidité et de relâchement relatif, et se termine ordinairement alors par la mort par asphyxie lente.

Les grandes chaleurs paraissent une cause déterminante pour le tétanos et présentent les plus mauvaises conditions possibles pour le traitement de cette redoutable maladie.

Traitement. — Le traitement est presque toujours infructueux. On a essayé bien des médicaments qui n'ont guère plus guéri les uns que les autres. Celui qui a paru le plus utile est l'opium à haute dose, 3 à 4 centigrammes d'extrait d'opium par jour ou même davantage, progressivement, en 3 ou 4 pilules; ou bien 2, 3 et même 4 centigrammes de chlorhydrate de morphine, soit à l'intérieur, si c'est possible, soit, si l'on ne peut ouvrir la bouche, en injections sous-cutanées avec la seringue de Pravaz, comme nous l'avons indiqué pour les névralgies (voir page 115). On répartit la dose en deux ou trois injections dans les 24 heures.

On a aussi employé le bromure de potassium, 4 à 6 grammes par jour, en solution dans l'eau ou sous forme de sirop de Laroze ou de Falières.

Les inhalations de chloroforme et d'éther pratiquées avec circonspection paraissent utiles. Enfin, des chirurgiens célèbres ont pratiqué des injections *dans les veines* avec une solution de 10 grammes de chloral dans 100 grammes d'eau. C'est là un moyen extrême que l'on n'a guère l'occasion de voir employé que dans les grands hôpitaux. Depuis quelque temps, on traite avec assez de succès le tétanos par les pulvérisations d'éther sur la colonne vertébrale.

Rage

La rage est une névrose spéciale qui paraît avoir son siège dans la partie supérieure de la moelle épinière que l'on nomme *bulbe rachidien* et dans le cerveau. L'homme n'est jamais spontanément enragé, mais toujours parce que la rage lui a été inoculée, par exemple, par une morsure. Le plus souvent la rage lui est communiquée par le chien; elle peut l'être par le loup, le renard et, peut-être, le chat ; ou encore par d'autres animaux, comme le cheval, l'âne, etc., quand ceux-ci ont été mordus par une bête enragée.

Chez tous ces animaux, comme chez l'homme, la transmission de la rage se fait par la bave ou salive qui contient le *virus rabique*. Le sang d'un animal enragé ne donne pas la rage, mais il paraît démontré maintenant que si l'on s'inoculait dans une plaie un peu de la matière cérébrale d'un animal enragé, on courrait grand risque d'être enragé soi-même.

Nous ne pouvons décrire ici les symptômes de la rage chez le chien, et nous renvoyons pour cela le lecteur aux ouvrages de médecine vétérinaire (1).

Quant à l'homme, nous dirons que pour avoir été mordu par un chien enragé, on n'est pas perdu pour cela. Plus de la moitié des gens mordus échappent à la maladie, et la raison la plus ordinaire de cette immunité relative est que la dent chargée de bave de l'animal enragé s'est essuyée à travers les vêtements et n'a rien laissé dans la plaie qu'elle a fait ensuite. C'est pour cela

----

(1) Voir l'excellent ouvrage de M. G. Percheron, *Le Vétérinaire des campagnes*, publié par C. Martin, éditeur à Orange (Vaucluse).

qu'il y a moins de morts par la rage chez les femmes que chez les hommes, à cause de l'épaisseur des jupons qui protègent les jambes, c'est-à-dire les parties le plus souvent exposées aux morsures. Les morsures aux mains, s'il n'y a pas de gants, sont plus dangereuses que celles aux jambes, ces dernières sont presque toujours plus ou moins défendues par un vêtement, bottes, pantalons, jupes, bas, etc. Les morsures les plus dangereuses sont celles qui sont faites à la face.

La morsure étant faite, la maladie, si elle doit se déclarer, couve toujours plus ou moins longtemps, ordinairement de un à trois mois, souvent plus et même jusqu'à un an. On cite des cas d'*incubation* encore plus longs. Il reste à savoir s'ils sont authentiques.

L'incubation finie, commence la période d'*invasion*. Ordinairement, il se produit des douleurs plus ou moins vives dans la région mordue, et souvent la plaie, cicatrisée, se rouvre. Puis, le malade devient inquiet, agité, un mal de tête violent lui serre le crâne; il a des frissons, quelques spasmes, souvent une excitation vénérienne très accentuée. De plus en plus agité, sombre, anxieux, irritable, le malheureux ne peut entendre aucun bruit, voir aucun objet brillant, et particulièrement les liquides, l'eau, sans être pris de spasmes violents; de sorte qu'on ne peut lui rien faire boire. C'est ce qu'on appelle l'*hydrophobie*. Mais on doit se rappeler que l'hydrophobie n'est pas la rage. C'est un simple symptôme *qui peut manquer*. L'homme, comme le chien, peut être enragé sans avoir horreur de l'eau, et boire jusqu'à la fin. De même, un homme, dans le cours d'une maladie nerveuse ordinaire peut manifester une répulsion plus ou moins grande pour l'eau, être hydrophobe, sans pour cela être enragé. Cela arrive à certains fous et à des hystériques.

Toutefois, l'hydrophobie est un symptôme très fréquent de la rage. Bientôt se produit la période convulsive marquée par des attaques toujours de plus en plus violentes, analogues à celles du tétanos et de l'épilepsie et qui se produisent sous la moindre excitation, une lumière, un bruit, un attouchement... Une salive écumeuse s'écoule de la bouche, parce que le malade ne peut plus avaler, les yeux sont hagards, la pupille dilatée. Dans l'intervalle des accès, l'intelligence est entière, et très souvent les sentiments affectifs se révèlent avec une grande intensité. Ou bien le malade, sombre, inquiet, est en proie à des terreurs continuelles. Presque jamais il ne cherche à mordre, comme on le croit.

Cependant, les convulsions deviennent de plus en plus violentes; enfin les facultés se troublent, et la mort arrive dans un paroxysme ou dans le coma. Depuis les premiers symptômes d'invasion jusqu'à la mort, la maladie dure de 3 à 5 jours.

Dès que les premiers symptômes de l'invasion ont apparu, c'est fini: la mort est certaine, car jusqu'à présent, il n'y a pas de remède vrai contre la rage. Tout ce qu'on raconte à propos d'enragés guéris est faux: les gens qui ont été guéris n'étaient pas enragés, — bien qu'ils eussent pu être mordus par un chien, même enragé, mais ils n'avaient pas contracté la rage.

Il paraît certain que chez des personnes qui sont sous le coup de l'incubation, la peur, la préoccupation de voir la maladie éclater, hâte l'apparition des symptômes d'invasion. On cite même des cas de gens mordus par des chiens très bien portants, qui ont eu l'imagination frappée et ont éprouvé des symptômes engendrés par la terreur et analogues à ceux de la rage.

Traitement. -- Comme nous l'avons dit, il n'y a pas de traitement de la rage déclarée. Mais ce qu'il faut toujours se hâter de faire c'est de prévenir l'invasion. Si l'on a été mordu par un chien ou un animal suspect, on doit immédiatement *débrider* la plaie, c'est-à-dire l'élargir pour la faire saigner le plus abondamment possible et la laver à grande eau : le mieux est de la placer sous un fort robinet ou sous une pompe et de faire couler l'eau cinq à six minutes en exprimant le sang. Puis, s'il s'agit d'un membre, on fait au dessus de la morsure une forte ligature avec une serviette, un mouchoir, un lien quelconque, pour empêcher l'absorption du virus par la circulation. Et, *aussitôt que possible*, on cautérise la blessure, profondément, avec un morceau de fer rougi à blanc, fer à souder, tête de marteau, pincette... Plus la cautérisation sera rapide et profonde, plus les chances d'échapper au mal sont grandes. Si la cautérisation a pu être faite dans la première heure, on est dans de bonnes conditions ; si elle a été faite dans le premier quart d'heure, — et bien faite — il y a presque certitude du succès. — Mais, dans tous les cas, quelque soit le temps écoulé depuis la morsure, il vaut toujours mieux se faire cautériser.

Si l'on a un pharmacien dans le voisinage et que le feu manque, ce qui arrive souvent, la cautérisation devra être faite par l'application du *beurre d'antimoine* et pas d'autre chose, ni nitrate d'argent, ni autre caustique. Le beurre d'antimoine est plus sûr. Dans tous les cas, il faut toujours, autant que possible, faire pratiquer la cautérisation par un homme de l'art.

Nous conseillons ensuite aux personnes qui ont été mordues, cautérisées, de se faire transpirer beaucoup, longtemps, de prendre des bains chauds, des bains de vapeur, de se livrer à des exercices violents et échauffants.

Quand la rage est déclarée, il n'y a plus rien de sérieux à faire. Il faut rassurer le malade qui croit qu'on veut le tuer, le mettre dans des bains chauds, si l'on peut, lui faire prendre de l'opium pour engourdir ses douleurs, ou mieux du bromure de potassium, 4 à 5 grammes dissous dans le moins de liquide possible : 100 grammes d'eau avec 30 grammes de sirop. — Ce traitement calme très souvent les convulsions, prolonge un peu les jours du malade — mais ne le guérit pas. Le bromure de potassium pur, granulé, de Falières, est très commode dans ce cas.

Nous avons dit qu'il est très rare que le malade cherche à mordre, mais on devra toujours se garder que sa salive ne pénètre dans une coupure, une égratignure ou une plaie d'une des personne qui le soignent.

Tout récemment, et depuis que cet article a été écrit, il a été proposé par M. Pasteur un moyen d'empêcher la rage de se déclarer lorsqu'on peut le mettre en œuvre sur une personne qui a été mordue, par un chien enragé, depuis quelques jours seulement. Ce moyen, que M. Pasteur pratique seul aujourd'hui, consiste à injecter sous la peau des malades, avec une petite seringue, la moelle délayée de lapins rendus enragés, en employant successivement des moelles de plus en plus fraîches, c'est-à-dire de plus en plus virulentes.

On ne peut encore rien dire de la valeur de ce procédé compliqué. Toutefois, plusieurs personnes à qui on l'a appliqué sont mortes, néanmoins, avec les symptômes et la rapidité ordinaires. Il est donc certain déjà que ce traitement ne préserve pas certainement, et la médecine reste toujours absolument impuissante devant la rage déclarée, c'est-à-dire quand les premiers symptômes ont apparu.

Ajoutons que, plus récemment encore, le docteur Bochefontaine a fait des expériences qui sembleraient prouver que le meilleur moyen d'éviter la rage, quand on a été mordu par un chien enragé, consiste à faire beaucoup saigner la plaie, à la laver pour ainsi dire dans le sang ; au besoin, à injecter du sang frais, même du sang d'animal, sous la peau dans le voisinage de la morsure, avec une seringue de Pravaz. Le sang, en effet, détruirait le virus rabique.

Ce procédé de lavage avec le sang, relativement facile, doit naturellement être appliqué aussitôt après la morsure.

Paralysies

Les névroses paralytiques peuvent être aussi nombreuses et diverses que les névralgies, car tous *les nerfs moteurs peuvent, pour ainsi dire, en être* atteints. Nous avons déjà parlé de paralysies résultant d'inflammation des centres nerveux, c'était là des paralysies symptômatiques ; actuellement, nous n'avons à nous occuper que de celles qui sont *essentielles* et ne résultent pas d'une inflammation ou destruction plus ou moins complète du système nerveux. Dans les paralysies essentielles dont nous parlons maintenant, il y a suspension de l'action nerveuse en tel ou tel point, mais non altération matérielle de l'organe.

Beaucoup de ces paralysies peuvent être guéries, mais, en général, plus elles sont anciennes, plus elles sont rebelles. Le plus souvent, elles n'existent que d'un seul côté, droit ou gauche, s'étendant quelquefois à tout ce côté, bras et jambe : on les appelle alors *hémiplégies* ; ou bien elles occupent une moitié supérieure ou inférieure du corps ; ce sont alors des *paraplégies*.

Les symptômes de ces maladies sont analogues, sauf le siège ; elles se révèlent toutes par l'inertie du muscle ou du système de muscles commandé par le nerf frappé de paralysie et par la prépondérance des muscles opposés dont l'action n'est plus contrebalancée, d'où résultent des déformations

Nous citerons comme exemple la PARALYSIE FACIALE qui est assez fréquente.

Elle se produit souvent après les attaques d'apoplexie, mais nous rappelons que nous ne nous occupons ici que des paralysies primitives, ne dépendant pas d'une lésion des centres nerveux. Celle-ci résulte le plus souvent, d'un froid, du vice rhumatismal, d'une blessure du nerf, d'une émotion vive. Elle n'affecte ordinairement qu'un côté, quelquefois cependant elle est double, affectant les deux côtés de la face : la joue est pendante, flasque, parfois insensible, la bouche est tirée du côté sain, l'œil est larmoyant et saillant ; la paralysie d'un côté des lèvres, voire de la langue, empâte la parole, empêche la prononciation de certaines lettres, le *p*, le *b*, l'*o*.

La paralysie peut se localiser dans le nerf qui donne le mouvement à l'un des yeux (nerf moteur oculaire commun). Le globe de l'œil est déjeté en dehors, la pupille dilatée, la paupière supérieure ne peut plus se relever entièrement. Il peut arriver que la maladie se limite à ce détail : chute des deux paupières supérieures. Le globe de l'œil est saillant, mais ordinairement la vue est conservée.

On constate souvent des paralysies dans les bras, les jambes, avec plus ou moins de perte de sensibilité. Ces affections proviennent le plus souvent d'une cause interne, affaiblissement sénile, vice rhumatismal et surtout hystérie. C'est la cause interne qu'il faut soigner.

Traitement. — Quant à la paralysie elle-même, outre le traitement général tonique et reconstituant, dans les meilleures conditions hygiéniques possibles, elle peut se traiter par la strychnine que l'on administre à l'aide de petits vésicatoires ; on saupoudre ceux-ci avant le pansement avec 5 milligrammes d'abord, puis 10, 15, 20 milligrammes de sulfate de strychnine. On peut faire aussi, par la méthode que nous avons indiquée, des injections sous-cutanées avec une solution contenant quelques milligrammes de sulfate de strychnine. On procèdera avec la plus grande prudence parce que la strychnine est un des plus violents poisons qui existent. L'électrisation de la partie paralysée, à condition d'être continuée pendant longtemps, rendra aussi de bons services.

Une opération chirurgicale sur la paupière supérieure peut seule, quelquefois, remédier à la paralysie de cette partie. La paralysie n'est pas guérie, mais la paupière est relevée et la vue n'est pas gênée.

Névroses viscérales

Nous désignons ainsi les névroses qui s'attaquent aux organes internes, appareils de la digestion, de la respiration, de la circulation et de la reproduction.

Gastralgie

On désigne ainsi une névrose de l'estomac qui accompagne souvent divers états morbides, par exemple, la chlorose, l'hystérie, etc. Elle se révèle par des symptômes aussi nombreux que divers : gonflements, tiraillements, crampes d'estomac, surtout après les repas ; renvois, sensation de brûlure (c'est ce qu'on appelle *pyrosis*), avec production dans la bouche d'une plus ou moins grande quantité d'un liquide fade ou acide ; digestion difficile, gaz, bâillements, gargouillements dans l'estomac, quelquefois coliques sourdes et même diarrhée. Il n'y a ordinairement pas fièvre, la langue n'est pas chargée, mais l'haleine est aigre, et les malades sont irritables. Souvent la gastralgie se borne à ces symptômes, d'autres fois les douleurs d'estomac sont plus vives et plus persistantes et vont jusqu'aux vomissements, qui sont très pénibles. La maladie revient par accès plus ou moins longs et plus ou moins éloignés, et, dans l'intervalle, les fonctions de l'estomac se font parfaitement.

La gastralgie peut prendre un caractère un peu différent, en se compliquant de différentes *dyspepsies*. On appelle précisément dyspepsie cet état morbide caractérisé par la difficulté des diges-

tions, mais pour ainsi dire à l'état continu, et non plus par accès.
Les phénomènes sont alors très divers; certains aliments très difficiles à digérer, passent parfaitement, d'autres, beaucoup plus légers, sont constamment rejetés. Très souvent, ce sont les liquides que l'estomac ne peut accepter (*dyspepsies des liquides*). Il se forme ainsi beaucoup de gaz dans l'estomac et dans l'intestin, et le dyspeptique n'est un peu soulagé qu'après les avoir rendus (*dyspepsie flatulante*).

La gastralgie peut devenir de l'*apepsie*, impossibilité de prendre aucun aliment, mais aussi elle peut produire la *boulimie*, c'est-à-dire une voracité insatiable, ou diverses perversions du goût qui porte les malades, non seulement à rechercher certains condiments violents, vinaigre, cornichons, piment, mais à manger les choses les plus bizarres, de la craie, du charbon, de la cire à cacheter, de l'encre, des insectes, et même des excréments. — D'autres fois, l'estomac prend, pour ainsi dire, en aversion un certain aliment que le malade aime souvent, mais qu'il ne peut manger sans se mettre l'estomac en révolution ; pour l'un c'est la tomate, pour un autre les crevettes, ou les anchois ou les fraises, etc. Du reste, ces singuliers phénomènes se produisent souvent en dehors de toute gastralgie; ainsi, l'auteur de ce livre ne peut manger un seul quartier d'orange après le repas, sans éprouver un véritable empoisonnement.

La gastralgie affecte souvent les gens à tempérament nerveux et elle alterne quelquefois, chez eux, avec d'autres névralgies. Elle peut aussi résulter d'un état morbide général, par exemple, la chlorose chez les femmes, et notamment celles qui ont des flueurs blanches, l'hystérie, les maladies de matrice, le ver solitaire, etc. Elle résulte souvent d'écarts de régime, d'un excès de bonne chère, d'une alimentation trop excitante, etc.

Elle peut, d'ailleurs, durer fort longtemps, sans porter une grave atteinte à la santé générale ; cependant, quand elle arrive à former un obstacle sérieux à la nutrition, elle peut amener un dépérissement constitutionnel plus ou moins grave et auquel il est d'autant plus difficile de remédier que la maladie est plus ancienne.

Traitement. — Dans ces gastralgies passagères qui reviennent par accès plus au moins aigus et éloignés, on remédiera quelquefois aux accidents les plus douloureux à l'aide d'une ou deux perles d'éther, qui calmeront tout de suite les crampes d'estomac, et de quelques verres d'eau de Pougues St-Léger pris en mangeant, avec le vin. Un vésicatoire volant sur le creux épigastrique, qu'on pansera comme nous l'avons indiqué, avec 2 centigrammes de chlorhydrate de morphine, remédiera aux cas plus graves et arrêtera les vomissements.

Dans le cas où la gastralgie sera établie, pour ainsi dire, d'une manière chronique, il faudra d'abord rechercher les causes, s'il y en a, anémie, chlorose, etc., traiter alors cet état général avec des reconstituants, pyrophosphate de fer de Robiquet ou de Leras, vin de quinium Labarraque ou de Bellini, régime substantiel (voir *Chlorose*); supprimer les flueurs blanches par quelques injections tièdes avec de l'eau dans laquelle on aura dissous 8 grammes de sulfate de zinc par litre. S'il y a flatulence, gaz, éructations, on donnera tous les matins une cuillerée de poudre de magnésie anglaise délayée dans un verre d'eau, ou mieux la poudre ou les pilules de Paterson. On boira deux ou trois verres d'eau de Pougues (une bouteille par jour) avec le vin. Après les repas, on prendra une capsule de pepsine Chapoteaut. On aura recours aux infusions chaudes, aromatiques : camomille, mélisse, thé ou menthe. On aura soin d'entretenir le ventre libre, avec la magnésie, ou avec une pincée de granules de rhubarbe à l'un des repas. On choisira un régime doux, en s'abstenant des légumes crus, salades, etc. Les tisanes amères, prises à jeun, le matin, seront favorables : tisane de gentiane, de colombo, de copeaux de quassia. Dans le cas d'atonie complète de l'estomac, les gouttes amères de Baumé seront souvent utiles (*Form*. 205), ainsi que diverses préparations de noix vomique ou de strychnine (*Form*. 206 à 220). On ne négligera pas les capsules de pepsine Chapoteaut ni le vin de Chassaing.

S'il arrive des paroxysmes momentanés, on reviendra aux perles d'éther; — et, au besoin, aux vésicatoires sur le creux de l'estomac, avec pansement à la morphine.

Enfin, dans les cas où l'alimentation est presqu'impossible parce que l'estomac rejette tout, on emploiera la peptone (Chapoteaut) une cuillerée à café de conserve de peptone, une et, si l'on peut, deux fois par jour, dans une petite tasse de bouillon, de lait, ou de tel autre liquide qui plaira le mieux. Il n'est pas rare qu'à la suite de ce traitement sans médicaments, car la peptone (Chapoteaut) est de la viande digérée d'avance, l'estomac, alimenté pour ainsi dire malgré lui et sans qu'il ait à faire d'efforts de digestion, reprenne peu à peu ses fonctions. On arrive ainsi très souvent à pouvoir bientôt prescrire un régime réparateur secondé par l'usage d'un bon vin, et la maladie guérit rapiment. L'eau de Pougues aux repas est très à recommander.

Entéralgie

L'entéralgie est une névralgie de l'intestin qui accompagne souvent la gastralgie. Il en résulte alors une *gastro-entéralgie*. Elle a surtout pour caractère des douleurs d'entrailles quelquefois horriblement douloureuses. Lorsqu'elle se présente sans gastralgie, elle revêt ordinairement la forme d'accès qui ne sont pas très longs. Elle donne lieu souvent à beaucoup de vents dont l'expulsion soulage le malade et peut guérir l'accès. Ce sont les *coliques flatulentes*.

Traitement. — Le traitement est à peu près le même que celui de la gastralgie à accès. Toutefois, on trouvera toujours un adjuvant très utile pour guérir les coliques nerveuses dans l'emploi de la chaleur : on enveloppera le ventre dans de la flanelle ou des serviettes chaudes, dans de larges cataplasmes; de plus, les lavements avec 8 gouttes de laudanum, calmeront aussi souvent les douleurs. D'autre part, on combattra la constipation par des laxatifs, tels que la rhubarbe granulée; la flatulence, les aigreurs et la diarrhée par les pastilles de Paterson. Les infusions aromatiques chaudes, les perles d'éther, aideront aussi beaucoup à calmer les accès entéralgiques. D'autre part, il faudra astreindre les malades à une nourriture de facile digestion : lait, viandes roties ou grillées suffisamment cuites. Pas de choux, de navets, de haricots secs, etc.

Asthme

L'asthme est une névrose des organes de la respiration, mais qui se complique presque toujours d'une lésion consistant en une dilatation des vésicules qui composent le poumon ; ces vésicules se remplissent d'air qui ne peut plus être expulsé complètement, de sorte que les actes alternatifs d'inspiration et d'expiration qui constituent la respiration ne peuvent plus se faire que difficilement. Cette infiltration permanente des poumons par l'air est ce qu'on appelle l'*emphysème pulmonaire*. Il en résulte que l'haleine est courte ; les malades éprouvent de l'essoufflement au moindre effort, de l'oppression, ou, comme on dit, de la *dyspnée*. Enfin, à cette lésion s'en joint ordinairement, avec le temps, une autre, c'est-à-dire la production dans les bronches d'une grande quantité de mucosités ; c'est ce que nous avons appelé *catarrhe pulmonaire*.

L'asthme qui ne s'accompagne pas de catarrhe est dit souvent *asthme sec*, et celui qui s'accompagne de catarrhe, *asthme humide*.

L'asthme se manifeste toujours par accès qui peuvent se produire dès la jeunesse, — pas dans l'enfance, — et se répéter à des intervalles allant de plusieurs années à quelques jours. Il n'est pas rare que les accès se présentent tous les mois. Dans l'intervalle, les malades peuvent se porter parfaitement ou bien rester toujours plus ou moins oppressés, courts d'haleine, et incapables de se livrer à aucune fatigue.

Rien n'est plus variable que les causes qui déterminent l'accès; elles changent, pour ainsi dire, avec chaque malade. Pour l'un c'est l'air froid, pour l'autre l'air chaud ; pour celui-ci c'est une digestion pénible, pour celui-là, une émotion. Il y a des asthmatiques qui ne peuvent aller en voiture, et nous en avons connu un qui ne pouvait, au contraire, rester en repos sans être pris d'accès épouvantables, et passait littéralement sa vie en chemin de fer.

Souvent l'accès est annoncé par des picotements à la gorge, par un gonflement de l'estomac, un malaise général. Souvent aussi l'accès éclate subitement.

L'accès d'asthme est purement un accès de suffocation. La poitrine du malade se gonfle, ses bras s'écartent, sa bouche s'ouvre toute grande pour aspirer mieux l'air qui lui manque ; les veines de son cou se tendent comme des cordes ; les yeux sont hagards, injectés ; la face est rouge, bleue (*cyanosée*), violette comme celle d'un homme qui étouffe. La voix est rauque, enrouée ; la respiration presque impossible, surtout dans l'inspiration, est entrecoupée, sifflante ; l'expiration prolongée s'accompagne d'une sorte de sifflement analogue à celui d'un cheval cornard ; les mouvements des muscles de la poitrine ne se font plus ou que par soubresauts désordonnés ; l'estomac et le ventre sont gonflés de gaz ; l'angoisse est extrême, mais le pouls reste ordinairement calme et lent.

Cet état dure plus ou moins longtemps et jusqu'à ce que le malade ait rendu, dans un accès de toux, des mucosités filantes, glaireuses, comme du blanc d'œuf, accompagnées souvent de crachats semblables à du vermicelle cuit. Puis, il y a ordinairement une abondante expulsion de gaz par en haut et par en bas ; l'accès se calme peu à peu et le malade, fatigué, pâle, s'endort pendant quelques heures.

Les accès viennent le plus souvent pendant la nuit et peuvent se répéter pendant plusieurs nuits de suite.

C'est, comme on le voit, une maladie extrêmement douloureuse. Toutefois, il arrive le plus souvent que, tout pénibles que soient ces accès, ils sont assez éloignés les uns des autres et laissent le malade suffisamment bien portant pendant les intervalles, de sorte que sa vie n'en paraît pas abrégée. Néanmoins, il est faux de dire, comme on le fait souvent, que *l'asthme est un brevet de longue vie ;* tout ce qu'on peut dire c'est qu'il ne tue pas nécessairement.

Cependant, il peut tuer. Les accès peuvent être assez fréquents et assez intenses pour altérer profondément les fonctions. La respiration étant entravée, la circulation se dérange; le cœur peut se gonfler, s'hypertrophier ; il peut se faire des dépôts d'eau dans les membres inférieurs qui enflent, dans les plèvres, dans le péritoine ; les digestions elles-mêmes sont troublées, le moral s'affecte, le malade s'affaiblit et il peut trouver dans un dernier accès le terme de sa triste existence.

Dans l'asthme emphysémateux, la sonorité de la poitrine, à la percussion, est considérablement augmentée, en raison de l'infiltration d'air, et ressemble à celle d'un tambour.

On ne connaît guère les causes de l'asthme. Il est souvent héréditaire ; on l'attribue aussi à ce qu'on appelle le *vice rhumatismal* ou le *vice dartreux;* on accuse les habitations humides, les changements brusques de température, les vents chauds etc. Mais les causes qui produisent les accès chez un asthmatique ne les produisent pas chez un autre. Enfin, il semble que cette maladie est plus fréquente chez les personnes que leur profession expose à respirer des poussières fines, les plâtriers, les cardeurs de laine, les cribleurs de grains, etc.

Traitement. — En raison de cette extraordinaire diversité de la maladie, on ne peut pas dire qu'il y ait un traitement bien défini de l'asthme.

Pendant l'accès, il faut tenir le malade la tête haute, la poitrine peu couverte, donner beaucoup d'air, faire des frictions irritantes sur les membres, placer des sinapismes sur les mollets, faire respirer, mais à une distance de 30 centimètres, quelques gouttes d'ammoniaque liquide jetées au fond d'un bol. Il y a des malades qui ne peuvent souffrir aucun attouchement ni entendre aucun bruit, et avec lesquels il faut agir surtout par l'aération, en les plaçant toutefois près du feu.

. Quant à la maladie elle-même, on la traite souvent par les bains sulfureux et plus souvent encore par les cigarettes de *Barral* (*Form.* 176, 177) dont le malade fume une ou deux par jour, par les cigarettes arsénicales ou par l'arsenic à l'intérieur de la manière suivante :

Arséniate de soude. . . .	0,05 centigrammes
Eau distillée	100 grammes

(une cuillerée à café au commencement des deux principaux repas). Il est peut-être plus commode de prendre l'arséniate de soude en granules Frère à 1 milligramme, parce qu'on peut les emporter sur soi. On emploie aussi souvent avec succès l'iodure de potassium associé aux écorces d'oranges amères comme dans le sirop dépuratif de Laroze (*Form.* 302, 304).

Les antispasmodiques ont souvent réussi, par exemple le valerianate d'atropine en granules de 1/2 miligramme, dont on prend d'abord un granule pendant une semaine, tous les jours, puis deux pendant la semaine suivante, tous les jours. Après quinze jours de repos, on recommence pendant quinze jours, et ainsi de suite (*Form.* 170).

On peut essayer ainsi le valerianate d'ammoniaque en granules de L. Frère, le sirop d'acide prussique médicinal, 30 grammes dans un verre d'eau sucrée, par petites cuillerées dans les 24 heures. (L'acide prussique est le plus redoutable de tous le poison, on s'en servira donc avec la plus grande prudence).

Pour combattre l'asphyxie, on emploiera les révulsifs, sinapismes et vésicatoires, et les vomitifs (*Form.* 40 à 42) ; dans l'asthme catarrhal, les expectorants, l'ipécacuanha et le kermès (43, 44, 45, 48). Comme dérivatifs on emploiera les purgatifs drastiques à l'huile de ricin, à l'aloès (75 à 81). Quand il y a affaiblissement général, on a recours aux stimulants: infusion de mélisse, de menthe poivrée, d'hysope, café noir, même les alcools avec modération.

Ajoutons que beaucoup de malades sont très soulagés par des frictions énergiques effectuées pendant autant de temps qu'ils peuvent les supporter (une demi-heure) tous les jours, jusqu'à cessation des accès, frictions faites de chaque côté du dos et sur les côtés de la poitrine avec une flanelle imbibée d'alcool dans lequel on a fait macérer des feuilles de mélisse, origan, lavande et autres labiées aromatiques.

Enfin, on fait souvent avorter un accès en *touchant*, avant qu'il se déclare, le fond de la gorge du malade avec un pinceau trempé dans l'ammoniaque.

Angine de Poitrine

L'angine de poitrine est une maladie fort singulière qui se manifeste par accès avec une violente douleur dans le devant de la poitrine, le cou et s'étendant jusqu'au bras. C'est le plus souvent du côté gauche. Le malade est pris comme dans un étau, avec suffocation imminente et menace de syncope. Il a la face

pâle, couverte d'une sueur froide, l'œil égaré, le pouls petit, accéléré, effacé ; ordinairement, il éprouve une certaine douleur
dans la vessie avec envie d'uriner. Pas de toux ni de convulsions. Au bout de quelques minutes, la souffrance diminue et le
calme revient.

Les accès d'abord éloignés peuvent se rapprocher et devenir
plus intenses, et durer plus d'une heure. Il y a alors presque
toujours du malaise entre les crises, un état d'appréhension très
pénible. Mais la plupart du temps, un jour, un accès subit se
produit et tue le malade immédiatement. C'est la terminaison la
plus fréquente. La maladie peut durer, d'ailleurs, plusieurs mois
comme plusieurs années. Elle se présente le plus ordinairement
chez les personnes atteintes d'affections du cœur.

Traitement. — Pendant l'accès, c'est l'opium qui paraît le
mieux réussir : par exemple, une pilule d'extrait thébaïque de
3 à 5 centigrammes ; puis les inhalations d'éther, les sinapismes
sur la poitrine et sur les jambes ; les cordiaux, l'eau de mélisse,
un peu de chartreuse ou de rhum.

Quant à la maladie elle-même, nous recommandons surtout
la belladone, par exemple sous forme de valérianate d'atropine
(*Form.* 170), le sulfate de quinine (des trois cachets), 60 centigramme à 1 gramme par jour ; les granules d'aconitine (L.
Frère) à 1/2 milligramme et les inhalations du nitrite d'amyle
contenu dans de petites ampoules en verre que le malade brise
au moment de l'accès.

Enfin, les lotions à l'eau froide, faites régulièrement, associées
à une nourriture légère, avec des laxatifs légers fréquemment employés, sont à peu près les seuls moyen que nous ayons de conjurer cette redoutable maladie. Éviter les refroidissement brusques et porter constamment de la flanelle sur la peau.

Satyriasis et Nymphomanie

C'est la même maladie : le *satyriasis* chez l'homme, la *nymphomanie* chez la femme. Elle se révèle par des désirs vénériens
exagérés. C'est une névrose des organes génitaux. Elle est assez
rare d'ailleurs, et nous avons peu de chose à en dire.

Chez l'homme, elle commence par des érections fréquentes,

des rêves voluptueux, avec pollutions, des besoins incessants de coït. Puis, l'érection devient, pour ainsi dire, continuelle (*priapisme*), le moindre attouchement provoque l'éjaculation. En même temps, il y a congestion à la tête, soif vive; puis, il y a des paroxysmes pendant lesquels l'homme se jette sur la femme comme une bête, et répète le coït presque continuellement, vingt, trente, quarante fois. Enfin, surviennent des hallucinations, du délire, des convulsions, le pénis, toujours en érection, tombe en gangrène, et l'homme meurt.

La nymphomanie présente les mêmes symptômes chez la femme; celle-ci est peut-être plus effrayante que l'homme. La malade, au mépris de toutes les considérations de position et d'éducation, se rue sur les hommes et même sur les femmes et les animaux pour assouvir, n'importe comment, la passion qui la dévore. Les symptômes locaux, turgescence continuelle des organes génitaux, etc., sont les mêmes que dans le satyriasis, et la terminaison est semblable, après des accès de fureur, convulsions, etc.

Toutefois, la maladie n'est pas toujours poussée aussi loin. Sans revêtir ce caractère suraigu, elle peut se manifester seulement par une exagération des désirs vénériens, mais sans fureur ; elle conduit alors le plus souvent la femme à la prostitution.

Cette névrose n'est, d'ailleurs, pas toujours portée aussi loin ; elle peut résulter d'une continence exagérée, ou au contraire, d'excès de masturbation, des écarts d'une imagination désordonnée; chez la femme, elle peut provenir des mêmes causes et, de plus, du retard des règles, de l'âge critique, d'une maladie de matrice, etc.

Traitement. — S'il y a une des causes que nous venons de signaler, il faut y remédier d'abord, puis donner les calmants et les antispasmodiques. Nous conseillons surtout les bromures de potassium (*Form.* 182, 183, 184, 186) et le bromure de camphre (de Falières), de deux à six dragées par jour. Pour la nuit, on donnera des narcotiques, notamment le chloral (*Form.* 6). Enfin, il faudra envoyer les malades à la campagne, leur faire faire de l'exercice, prendre des bains froids et, si possible, se livrer à un travail manuel, jardinage, etc.

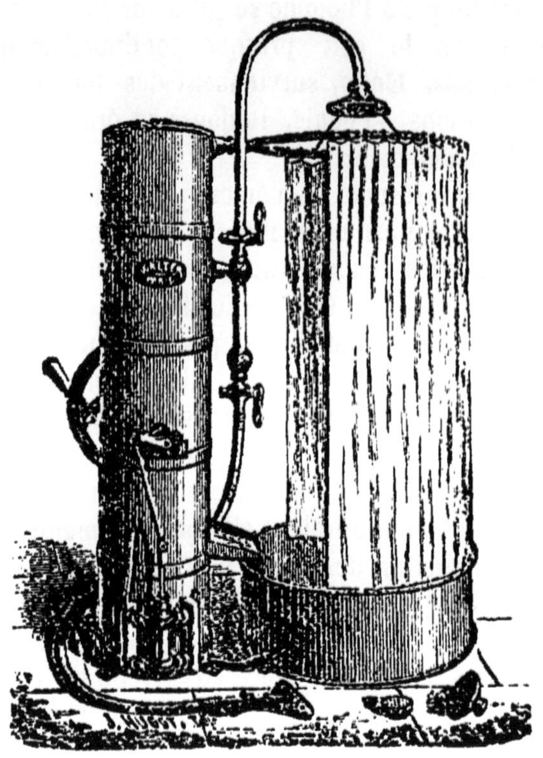

Fig. 14

*Appareil pour l'hydrothérapie chez soi, de Walter-Lécuyer.
Réservoir pour douches, à pression d'air, contenant 150 litres
d'eau sous 3 atmosphères de pression, avec tous les acces-
soires.*

Anaphrodisie.

C'est le contraire du satyriasis, l'absence de désir, la difficulté, puis l'impossibilité de l'érection, car l'anaphrodisie est une maladie qui appartient surtout à l'homme, puisque la femme, même sans désirs, peut toujours se prêter au coït.

Cette impuissance provient d'abord de l'âge, puis de la faiblesse résultant d'excès, de masturbation, de maladies diverses ; enfin, de préoccupations absorbantes, travaux de l'esprit, spéculations, pertes d'argent. La timidité, la défiance de soi-même, le désir trop vif amènent souvent le même résultat.

Traitement. — Il faut d'abord rechercher la cause et, s'il est possible, y porter remède. Puis, comme traitement, nous recommandons surtout les toniques, le fer, à l'état de pyrophosphate ou de lactate, les vins de quinium, de Bellini ; puis, les bains froids, l'hydrothérapie, particulièrement les douches sur les reins avec frictions ; les bains de siège froids, tous les matins. Bon air, séjour à la campagne, etc. Quant aux soi-disants aphrodisiaques, ils sont plus souvent dangereux qu'utiles. Nous indiquerons seulement la préparation suivante :

Teinture de vanille......................	10 gr.
Teinture de cannelle....................	10 —
Vin blanc généreux.....................	150 —
Sirop de sucre........................	45 —
Teinture de cantharides...............	2 gouttes.

à prendre en une ou deux fois.

La cantharide, que l'on vante quelquefois comme aphrodisiaque, ne produit que très rarement cet effet, mais empoisonne très souvent. C'est une substance des plus dangereuses à employer.

Les bains sulfureux (*Form.* 225) sont utiles.

Hystérie

L'*Hystérie* est une névrose extrèmement commune qui dépend des organes génitaux, mais s'accompagne des phénomènes nerveux les plus variés, les plus nombreux et parfois des plus bizarres. Elle se produit par accès qu'on appelle souvent *attaques de nerfs*.

L'hystérie est une maladie particulière à la femme ; néanmoins, elle se rencontre quelquefois d'une manière évidente chez l'homme.

On distingue ordinairement deux formes dans l'hystérie, une forme *convulsive*, et une forme *non convulsive*.

Dans la première, les accès vont jusqu'à la production des convulsions les plus violentes, simulant même l'épilepsie ; dans la seconde, les phénomènes sont moins accentués, mais s'accompagnent souvent d'accidents particuliers, contractures ou paralysies de certains muscles, perte ou exagération de la sensibilité dans certaines parties du corps.

Dans la forme convulsive, l'attaque est ordinairement précédée d'accidents avant-coureurs, des alternatives brusques de tristesse et de gaîté, de pleurs et de rires, une inquiétude vague, des bâillements répétés. Il y a quelquefois comme une *aura*, sensation de chaleur ou de froid qui, partant du bas ventre, s'irradie dans tous les sens, et remonte jusqu'à la gorge. Un phénomène assez constant est celui qu'on appelle la *boule hystérique* : la malade éprouve la sensation d'une boule qui remonte du bas-ventre ou de l'estomac vers la gorge. Il peut aussi se produire une douleur vive comme celle d'un clou sur le sommet de la tête, c'est le *clou hystérique*. Il y a une toux sèche, quinteuse, plus fatigante pour ceux qui l'entendent que pour la malade. Une douleur plus ou moins profonde se fait sentir dans la région des ovaires. Enfin, l'hystérique porte les mains à la gorge comme si elle étouffait, perd connaissance et tombe en proie à des convulsions diverses.

Les médecins spécialistes ont distingué plusieurs phases dans ces convulsions, mais nous ne pouvons nous arrêter sur ces détails. Disons cependant que les convulsions sont parfois silencieuses, la malade ne poussant que quelques gémissements ; d'autres fois, elles sont bruyantes, la malade pousse des cris inarticulés pendant qu'elle se livre aux mouvements les plus désordonnés et les plus violents, à tel point qu'il faut souvent plusieurs hommes vigoureux pour maintenir une hystérique malingre et l'empêcher de se blesser.

La tête est ordinairement rejetée en arrière, la face rouge, vultueuse, les yeux renversés sous les paupières supérieures ; les dents grincent, les mâchoires sont serrées, mais la bouche n'est pas tordue et il n'y a pas d'écume. Les narines sont violemment agitées, la respiration entrecoupée, le cœur bat avec violence ; souvent, le bassin est soulevé en avant d'une façon provoquante.

Dans les contorsions de ce corps qui s'agite comme un ver, ou s'élance par sauts brusques d'une violence irrésistible, on a remarqué ce qu'on appelle la phase des « grands mouvements » et celles « des attitudes passionnelles, » attitudes qui expriment tantôt la fureur, tantôt le désespoir, tantôt la lubricité, etc.

Les convulsions cessent après un temps plus ou moins long. Le plus souvent, il survient des pleurs, des sanglots, des bâillements, une transpiration plus ou moins intense, et la malade revient à elle, brisée de fatigue, l'intelligence encore obscurcie, comme au réveil d'un sommeil profond, n'ayant qu'un souvenir vague, quelquefois même nul, de ce qui s'est passé. Et elle s'endort.

A proprement parler une *attaque* d'hystérie se compose de plusieurs accès convulsifs, durant plusieurs minutes chacun et dans l'intervalle desquels la malade ne reprend pas connaissance. Les convulsions sont, d'ailleurs, plus ou moins violentes et les attaques plus ou moins longues. Celles-ci peuvent durer un quart d'heure comme plusieurs heures, plusieurs journées, et même plusieurs semaines.

Dans l'hystérie non convulsive, on constate tous les symptômes que nous avons indiqués : étouffements, bâillements, rires et pleurs, boule hystérique (c'est le phénomène le plus fréquent), douleur ovarique, toux hystérique, etc. L'attaque peut se borner à une perte de connaissance plus ou moins complète, sans convulsions, une sorte de syncope ou d'évanouissement (1) plus ou

(1) Il faut se garder de confondre la *syncope* proprement dite avec l'évanouissement. Ce dernier est une simple perte de connaissance, tandis que dans la syncope il y a, de plus, arrêt momentané du cœur, c'est-à-dire menace de mort rapide. Cet

moins long. Quelquefois l'attaque ne consiste qu'en un accès de rires ou de pleurs sans raison ou en une série de bâillements et de pandiculations, en une colère injustifiée, etc.

Les hystériques sont sujettes à un grand nombre d'accidents nerveux qui se produisent pendant les attaques ou dans les intervalles et persistent plus ou moins longtemps.

Ce sont d'abord des *contractures* dans les membres. Tel membre, le bras, la jambe, les doigts restent tout d'un coup fléchis sans qu'il soit possible de les redresser. On briserait les os plutôt que de vaincre la contraction musculaire. Le même phénomène peut se produire sur les muscles de la langue, de la mâchoire, etc.

Puis, les *paralysies* ; elles sont rarement complètes et se transportent volontiers d'un membre à l'autre. Elles se présentent souvent sous forme d'hémiplégie. (Voir p. 134.)

Les *anesthésies*, c'est-à-dire pertes de la sensibilité sur différentes parties du corps. Elles sont, d'ailleurs, plus ou moins complètes et ne frappent le plus souvent qu'un côté (*hémianesthésie*.

Les *hyperesthésies* sont, au contraire, l'exagération de la sensibilité. Elles se manifestent aussi souvent sur un côté du corps.

Tous ces phénomènes durent plus ou moins longtemps, quelques heures, quelques jours, des mois ou même davantage. Ils peuvent subir un *transfert*, c'est-à-dire quitter subitement un membre pour se porter sur le membre opposé.

Les hystériques sont exposées, d'ailleurs, à des troubles bien plus nombreux et plus variables qu'on ne saurait l'imaginer. Il y a des troubles nerveux locaux qui paralysent certains membres ou en excitent la sensibilité, d'où proviennent une série d'accidents dont on ne se rend pas compte tout d'abord et qui simulent d'autres maladies. Ces excitations nerveuses peuvent produire, par exemple, des douleurs en certains points imitant des névralgies. C'est ainsi qu'il y a des névralgies du sein, du vagin, de l'utérus, etc., qui sont d'origine hystérique ; des spasmes, des hoquets, des crampes (sans compter le rire, qui est un spasme);

arrêt résulte de ce que, pour une raison ou pour une autre, le sang n'arrive pas suffisamment au cerveau. Aussi, la première chose à faire est de coucher le malade sur un plan horizontal, la tête même plus basse que les pieds, et d'exciter la circulation par des frictions sur le corps, en frappant dans les mains, etc.

des changements dans les timbres de la voix, des enrouements,
des aphonies, etc. résultant de contracture hystérique des muscles du larynx.

Il y a des troubles dans les digestions, qui produisent des éructations, le ballonnement de l'estomac et du ventre, la dyspepsie,
la constipation, et tous ces symptômes appartiennent, en effet,
aux hystériques, etc.

Il y a des troubles dans la circulation : des palpitations, des
hémorrhagies, des congestions, des crachements, vomissements,
larmes et sueurs de sang.

C'est aux troubles de la circulation sous-cutanée qu'il faut
attribuer la formation des impressions sur la peau. Il peut arriver qu'en appuyant sur la peau d'une hystérisque un objet quelconque, une clef, par exemple, il s'y forme aussitôt une élevure
rouge reproduisant l'empreinte de la clef ; en écrivant des mots
sur la peau avec le doigt ou un objet dur, les mots apparaissent
en saillie rouge assez élevée pour qu'un aveugle puisse les lire
au toucher.

Les hystériques sont, de plus, prédisposées à un grand nombre de phénomènes nerveux qui en font des *sujets* désignés pour
le magnétisme animal, l'hypnotisme, la suggestion. Elles sont
disposées aux hallucinations, à l'extase, à la léthargie (ou mort
apparente), à la catalepsie (ou raideur tétanique). C'est parmi elles
qu'on trouve les convulsionnaires, les possédées, les stigmati-
sées, etc.

Elles peuvent être frappées d'accès de folie ou de *délire aigu*
(voir l'article Folie). Ces accès se guérissent d'ordinaire facilement, mais ils récidivent souvent ; et à force de rechutes, la femme finit par rester incurablement folle.

Quant au caractère des hystériques, voici le portrait qu'en
trace un médecin connu : « Enfants, elles sont très impressionnables, coquettes, maniérées, poseuses. Elles sont sujettes aux migraines, aux insomnies, aux cauchemars, aux terreurs nocturnes... Femmes, elles sont fantasques, acariâtres, superstitieu-
ses, avides de notoriété et d'émotions. Elles manquent presque
toujours de sens moral... Mobiles dans leurs sentiments, elles
passent très facilement des larmes au rire, de la joie excessive à

la tristesse, de la tendresse passionnée à la colère hautaine, de la chasteté aux propos lascifs et aux idées lubriques. Elle adorent la publicité, et pour arriver à faire parler d'elles, elles emploient tous les moyens : la dénonciation, la simulation d'infirmités, de maladies, le revolver ; elles sont heureuses de passer pour victimes de quelque chose... Pour arriver à leurs fins, elles trompent tout le monde : mari, famille, confesseur, juge d'instruction, et leur médecin, au besoin, s'il veut bien consentir à être dupe de leurs affirmations ridicules ».

Ambroise Tardieu avait déjà dit : « Il faut que le médecin soit bien pénétré de cette vérité proclamée par les plus grands praticiens, à savoir qu'il n'y a pas de bornes à l'astuce et au besoin de tromperie d'une femme hystérique ».

Il y en a, en effet, qui ont les idées les plus bizarres : beaucoup avalent des aiguilles, et quand celles-ci viennent à ressortir en différents points du corps après avoir traversé les tissus, ce qui en général offre peu de danger, l'hystérique s'efforce de faire croire que les aiguilles ont pris naissance dans son corps; qu'elle produit des aiguilles à coudre comme un prunier produit des prunes. D'autres s'arrachent les poils du pubis et les avalent, ce qui produit des quintes de toux, des expuitions, dans lesquelles les poils sont rejetés comme les *égagropiles* des animaux qui se lèchent; et l'hystérique soutient que les poils ont poussé dans son estomac ou dans ses poumons.

Heureusement que les hystériques ne sont pas toutes aussi perverses et que l'hystérie a ses degrés. Il faut ajouter que, si le plus grand nombre sont très sensibles aux plaisirs de l'amour, et les recherchent, que si plusieurs arrivent aux derniers degrés de la lascivité, d'autres, au contraire, sont assez indifférentes et n'apportent dans les relations sexuelles qu'une sensibilité très modérée.

Il y a souvent chez la femme des points dits *hystérogènes* sur lesquels il suffit d'exercer une pression pour déterminer une attaque. Le plus souvent, il y a un point hystérogène au niveau de chaque ovaire, à droite et à gauche du bas-ventre, plus ordinairement à gauche ; il y en a fréquemment dans le voisinage des seins et à la même hauteur, mais dans le dos.

Les attaques d'hystérie coïncident avec l'époque menstruelle, chez certaine femmes, parce que les règles sont en retard, chez d'autres sans qu'il y ait retard ; elles sont parfois provoquées par le coït ; très souvent par une contrariété, une colère, une mauvaise digestion, une grossesse commençante, l'imitation ou l'exemple. En effet, dans les endroits où beaucoup de femmes sont réunies, un couvent, un atelier, une salle d'hôpital, il arrive très fréquemment que, quand une d'elles a une attaque de nerfs, une série d'autres tombent en attaque par contagion de l'exemple.

Certaines femmes ont des attaques produites par la seule vue d'un objet ; comme ce roi d'Ecosse qui se trouvait mal à la vue d'une épée, nous avons connu une femme qui tombait en attaque toutes les fois qu'elle voyait des œufs sur le plat. D'autres ne peuvent résister au froufrou de la soie, au grincement de la scie, au bruit d'un bouchon qu'on coupe, d'une pierre qu'on râcle, etc.

Il y a beaucoup d'hystériques qui, par un effort de volonté, peuvent empêcher l'attaque d'éclater. Les hystériques, lorsqu'elles sont enceintes, sont en général moins sujettes aux attaques, mais quelquefois c'est tout le contraire et jusqu'à fausse couche.

Chez l'homme l'hystérie est très rare. Elle s'accompagne aussi d'accès, avec des symptômes semblables à ceux que nous avons décrits chez la femme La paralysie hémiplégique et l'hémianesthésie sont fréquentes. — Il y a aussi des points hystérogènes, et l'un d'eux paraît assez constant : lorsqu'on comprime le testicule (qui correspond chez l'homme à l'ovaire de la femme), particulièrement le testicule gauche, on détermine une attaque.

L'hystérie est souvent liée à un état de chlorose ou d'anémie (voir les articles consacrés à ces malades), et la guérison de ces diathèses suffit quelquefois pour guérir l'hystérie. — Celle-ci, d'ailleurs, lorsqu'il ne s'agit pas de ces hystéries qui confinent à la folie et qui y mènent, s'atténue avec l'âge, et la plupart des malades voient s'éteindre les accidents nerveux avec la ménopause.

Traitement. — Il y a deux indications : soigner l'attaque, et traiter la maladie.

Pendant l'attaque, il faut commencer par enlever le corset de la malade, desserrer tous les vêtements pour faciliter la respiration, placer l'hystérique sur un matelas, par terre, si elle se livre à de grandes contorsions, ou sur un lit, et la maintenir de manière à l'empêcher de se blesser ; repousser la langue derrière les dents s'il n'y a pas contraction des mâchoires (*trismus*) ; on peut placer entre celles-ci un corps spongieux, comme un bouchon, pour éviter que la malade, en grinçant des dents, se les brise. Il est souvent utile de jeter de l'eau à la figure de l'hystérique. Si cette pratique n'arrête pas toujours l'attaque, elle détermine toujours, par la surprise brusque, une inspiration profonde et par conséquent favorise la respiration ; mais quelquefois l'eau froide suffit pour arrêter une attaque, et nous avons vu maintes fois, dans les salles d'hôpital, la *menace* d'une potée d'eau à la figure, la vue seule du pot, suffire pour prévenir une attaque imminente. Il peut être utile aussi d'empêcher une lumière vive de frapper les yeux, et nous connaissons plusieurs hystériques chez lesquelles on arrête l'attaque en leur couvrant le visage d'une étoffe noire. Un excellent moyen, et qui réussit presque toujours pour arrêter ou calmer l'attaque, consiste à exercer une pression assez énergique sur un des points hystérogènes. quand on connaît ceux qui sont propres à la malade, mais en s'adressant à ceux des ovaires, surtout l'ovaire gauche, on tombe presque toujours juste et en comprimant avec les doigts les deux régions ovariennes, ou seulement l'ovaire gauche, on peut voir tous les phénomènes cesser subitement.

Quand la respiration est très difficile, que les reprises se font très rares, que la face est très congestionnée, on provoque des reprises en versant de temps en temps quelques gouttes d'éther sur le creux de l'estomac. Le froid produit par l'évaporation rapide, détermine à chaque fois une inspiration profonde. L'application brusque d'une éponge trempée dans l'eau très chaude (mais, bien entendu, pas bouillante) produit le même effet.

Si ces moyens ne réussissent pas à arrêter l'attaque, on pourra employer les calmants et les antispasmodiques, le chloral, l'eau de laurier-cerise (*Form.* 6, 9), les perles d'éther, d'assa-fœtida, la valériane (*Form.* 166 à 168) ; une infusion chaude, de tilleul, par exemple, avec quelques gouttes d'eau de mélisse est souvent très utile. Il faut donner ces calmants dans les intervalles des accès qui constituent une attaque, par cuillerées ou en prenant des précautions pour que la malade ne brise pas la tasse entre ses dents.

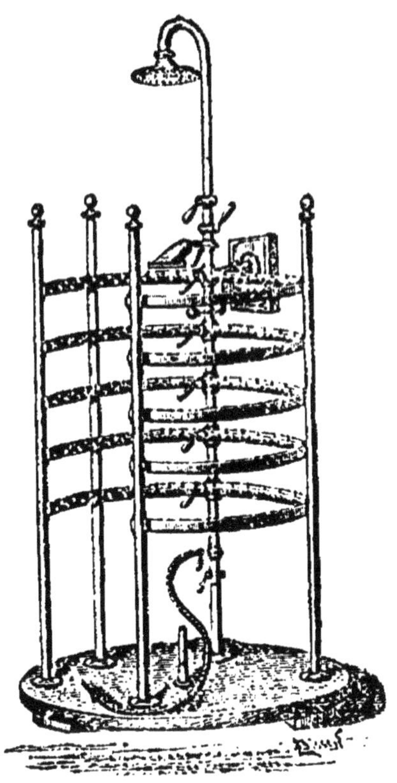

Fig. 15

Appareil pour hydrothérapie, avec douche en pluie, douche ascendante, douche locale, etc. (Walter-Lécuyer)

C'est ce même traitement qu'il faut suivre entre les attaques, quand celles-ci sont rapprochées. Enfin, le bromure de potassium, par exemple, à l'état de sirop de Larose ou de Falières, constitue le traitement le plus efficace de l'hystérie elle-même.

On a employé contre l'hystérie et l'état nerveux, l'application en certains points du corps, par exemple aux points hystérogènes, de plaques métalliqnes d'or, d'argent, de zinc, ou d'aimants. Il y a des hystériques qui ont été sensibles à ce traitement, mais beau-coup n'en ont éprouvé nul effet.

Mais, en général, à moins que l'hystérie ne soit liée à un état morbide particulier, comme la chlorose, une dyspepsie ou maladie d'estomac, ou une affection de la matrice, tumeur ou ulcération du col utérin, — auxquels cas, il faudra d'abord soigner ces maladies, — c'est moins par les médicaments qu'il faut la traiter que par ce qu'on peut appeler l'hygiène morale, combinée à une bonne hygiène matérielle. Les distractions, de l'occupation, de l'exercice, le bon air, de bonnes conditions d'existence, sont les meilleurs moyens à employer, en ayant soin de soustraire la malade à toutes les mauvaises influences que peut exercer sur elle le milieu dans lequel elle vit.

Enfin, comme traitement des plus utiles, signalons les affu-sions froides, les bains, l'hydrothérapie, que, grâce aux appareils si ingénieux et si commodes de M. Walter Lécuyer, tout le monde peut aujourd'hui pratiquer sans sortir de chez soi.

Névroses de l'intelligence

—

Folie

Nous dirons fort peu de choses des névroses de l'intelligence, car ce sont les diverses espèces de folies, et tout le monde sait à peu près ce que c'est que la *folie*, bien qu'il y ait beaucoup de variétés de cette triste maladie, le plus souvent incurable.

La folie est souvent héréditaire, et dans ce cas elle est irrémé-diable; elle peut résulter d'une violente secousse morale, sans hérédité, elle constitue plutôt alors ce qu'on appelle le *délire aigu* et est guérissable.

On appelle IDIOTISME un état de non développement des facul-tés intellectuelles, état qui date de la naissance et provient d'une malformation du cerveau. L'idiotisme ne se guérit pas, bien que par l'éducation et le travail on puisse étendre un peu les facultés de l'idiot.

La DÉMENCE est l'état de déchéance intellectuelle à laquelle arrivent certains vieillards « tombés en enfance » ou des personnes affectées de diverses maladies chroniques, maladies des centres nerveux par exemple, à leur dernière période, épilepsie, etc. La démence ne se guérit jamais.

La FOLIE proprement dite se manifeste par le désordre des idées, accompagné le plus souvent de troubles des facultés affectives et sensoriales. Le fou voit des choses, entend des voix, sent des odeurs qui n'existent pas; ce sont des hallucinations. Il éprouve même des douleurs qui le font crier et qui n'existent pas. Il arrive à vouloir se défendre contre ce qu'il voit, ce qu'il entend, ce qu'il ressent et a des accès de folie furieuse dans lesquels il peut tuer, sachant qu'il tue.

Il est très rare que la folie débute d'une manière absolument subite; elle a presque toujours été précédée de divers troubles du raisonnement et du caractère qui se sont prolongés parfois pendant des années, d'une manière intermittente ou continue. Un jour, arrive une explosion, le malade, tout à coup, est complètement fou, souvent il refuse de manger, et il faut employer la force pour le nourrir. — Puis, la maladie se classe : le fou revient à la santé, mais il conserve telle ou telle lubie qui constitue sa folie. Beaucoup ne divaguent que sur un seul point, c'est la MONOMANIE, et raisonnent très juste sur tous les autres. Ils peuvent être employés à diverses fonctions sans que leur service souffre en rien. Cependant, il est des monomanies très dangereuses, telles que la monomanie homicide qui pousse le malade à tuer, et la monomanie suicide qui le pousse à se suicider.

La manie qui persuade au malade qu'il est riche, puissant, roi, empereur ou Dieu, la *manie des grandeurs*, est une forme grave qui entraîne presque toujours le malade dans les derniers degrés de la divagation et finit par la paralysie générale, le gâtisme, l'hébétement et la mort.

La monomanie religieuse, la manie du vol (*cleptomanie*), la monomanie de l'ivresse (*dipsomanie*), la monomanie mélancolique (*lypémanie*) sont d'autres formes communes de l'aliénation mentale.

Toutes ces diverses formes de la folie, depuis celle dans laquelle le malade divague sur un seul point jusqu'à celle où toutes ses facultés sont dans le désordre le plus complet, peuvent durer fort longtemps, et le fou peut mourir de toute autre maladie, fluxion de poitrine, fièvre typhoïde, etc. Mais, quand il meurt de sa folie, c'est par la paralysie générale qu'il finit, gâteux, impotent, n'ayant plus conscience de lui-même. La cause déterminante de cet état, qui est venu peu à peu, est une *méningo-encéphalite* (voir *Inflammations du système nerveux* p. 90, 98) contre laquelle il n'y a rien à tenter.

Les fous ont souvent, mais pas toujours, une physionomie spéciale, le regard n'est plus le même qu'avant la folie, et plus ou moins égaré, le teint est ordinairement plus jaune ; néanmoins, si les fonctions digestives sont quelquefois dérangées, il est très fréquent qu'elles s'accomplissent fort bien. Il est même des fous qui se portent beaucoup mieux qu'au temps où ils avaient leur raison.

Le DÉLIRE AIGU est, avons-nous dit, une sorte de folie aiguë et qui peut se guérir momentanément ou définitivement. Cette explosion subite de la folie menaçante depuis des années, dont nous venons de parler, est une attaque de délire aigu qui se termine par la folie chronique. L'un des caractères les plus tranchés est l'horreur des aliments. Le malade refuse obstinément de manger ; quelquefois il a horreur des liquides (*hydrophobie*), très souvent, de la lumière. Souvent encore, il refuse de prononcer un mot; la figure est d'abord rouge, animée, l'œil est hagard, la pupille dilatée. Cet état se tranforme le plus souvent en folie chronique, le malade retrouve l'appétit, la parole, la gaîté même si la folie qui succède au délire aigu est gaie.

Le délire aigu peut résulter d'une violente secousse morale, et peut se guérir, comme nous l'avons dit.

Traitement. — L'accès de délire aigu doit, dans beaucoup de cas où il s'accompagne de vive congestion à la tête, être traité par les saignées (3 ou 4 sangsues derrière les oreilles), puis les calmants, bromure de potassium (*Form.* 182 à 186), surtout les grands bains tièdes prolongés, les purgatifs, les vésicatoires à la nuque et aux mollets, ou à l'intérieur des cuisses. Il faut traiter les malades par la douceur et l'isolement.

Quant aux fous à l'état chronique, comme, à un moment donné et qu'on ne saurait prévoir, ils peuvent devenir dangereux, suicides, incendiaires, homicides, etc., il est toujours prudent, autant qu'on le peut, de les faire enfermer dans une maison de santé où ils seront surveillés. Leurs accès y seront traités par les calmants, les purgatifs répétés, les bains, mais le supplice inutile des douches sur la tête doit être irrévocablement supprimé.

Les malades devront toujours être traités avec douceur, et la meilleure manière de remédier à leur état, d'arriver à des améliorations, quelquefois à des guérisons plus ou moins complètes et définitives, est le travail manuel, particulièrement les travaux de la terre, jardinage, culture, etc.

CHAPITRE IV

LES HYDROPISIES

Les hydropisies sont caractérisées par l'épanchement d'un liquide aqueux, soit dans la cavité de ce que nous avons appelé des séreuses (voir les articles *Pleurésie*, *Péricardite*, etc.), soit dans l'épaisseur même de certaines parties, par exemple dans cette couche de tissu spongieux dite *tissu cellulaire*, qui se trouve sous la peau.

A l'état normal, il y a toujours une certaine quantité de sérosité sécrétée dans les cavités des séreuses, comme la plèvre, le péricarde, le péritoine, etc. Mais cette sérosité peut être extraordinairement augmentée, comme nous l'avons vu dans la pleurésie, et donner lieu à une véritable hydropisie. Dans le cas de pleurésie, de péricardite, de péritonite, ces épanchements sont la conséquence de l'inflammation même de la plèvre, du péricarde, du péritoine, ce sont des symptômes mêmes de ces maladies, aussi les appelle-t-on des *hydropisies symptomatiques*, et nous en avons parlé avec assez de détails pour n'y plus revenir. Nous n'avons à nous occuper ici que des *hydropisies essentielles*, c'est-à-dire qui ne sont pas le symptôme ou la conséquence d'une inflammation primitive. D'ailleurs, la sérosité accumulée dans les épanchements de nature inflammatoire n'a pas exactement la composition chimique de celle des hydropisies dites essentielles : elle se distingue par la présence d'une grande quantité d'une substance appelée *fibrine*, laquelle a une tendance à se coaguler en fibres ou en membranes (*fausses membranes*), plus ou moins résistantes. La sérosité

des hydropisies essentielles et surtout riche en une substance appelée *albumine* et qui constitue le blanc d'œuf.

D'ailleurs, cette division, commode pour la description des maladies, n'est pas, dans la réalité, aussi absolue qu'on le suppose.
Ces hydropisies essentielles sont le plus souvent le résultat d'une
autre maladie, par exemple l'altération du sang, laquelle résulte
souvent elle-même d'une circulation entravée, de sorte que le
sang, circulant mal, se décompose dans certaines parties, et le
sérum du sang filtre à travers les vaisseaux pour se répandre dans
les tissus environnants.

Ces extravasations de sérosité dans l'épaisseur des tissus constituent ce qu'on appelle *œdème* ou *anasarque*.

Les accumulations de sérosité dans les cavités closes des membranes séreuses, par suite d'une exagération de la sécrétion ordinaire de ces membranes constituent les *hydropisies vraies*.

Mais, quel que soit le siège de ces hydropisies, le traitement
varie peu. C'est, en somme, la même maladie affectant des organes
différents. S'il y a une cause appréciable, il faut d'abord supprimer la cause ; puis, chercher à faire disparaître l'épanchement par
résorption à l'intérieur, et, si l'on ne peut pas, en lui donnant
issue à l'extérieur par une opération.

Nous allons passer en revue les différentes hydropisies.

Hydrothorax

C'est l'accumulation de sérosité dans les plèvres, comme dans
la pleurésie. Nous renverrons donc, pour le tableau des symptômes, à l'article *Pleurésie*. Mais la maladie n'est pas la même, parce
que l'épanchement peut se former sans qu'il y ait inflammation
de la membrane pleurale, ni fièvre, ni aucun des caractères spéciaux aux inflammations proprement dites. L'hydrothorax est le
plus souvent un phénomène ultime d'une maladie générale dans
laquelle il y a altération générale du sang et entrave considérable à la circulation.

Traitement. — C'est naturellement le traitement de la pleurésie : vésicatoires sur la poitrine, diurétiques et purgatifs répétés
pour faire résorber le liquide épanché, et enfin, l'opération de la

thoracentèse ou ponction de la plèvre, pour donner issue au liquide si la résorption ne se fait pas. On donnera au malade quelques toniques, notamment des vins de quinquina ou de colombo, vin de Bellini, vin de quinium, ou une potion cordiale. (*Form.* 221).

Hydropéricarde

C'est l'hydropisie du péricarde, membrane d'enveloppe du cœur. Les symptômes et le traitement sont les mêmes que ceux de la péricadite (voir *Péricardite*).

Ascite

L'ascite est la maladie qu'on appelle ordinairement *hydropisie*. — C'est l'accumulation, quelquefois énorme, de sérosité dans le péritoine, autour du paquet intestinal. Elle est facilement reconnaissable au gonflement progressif du ventre. Tout le monde a vu des hydropiques et a constaté que, sous l'influence du gonflement du ventre, de la compression des intestins par la masse de liquide, du refoulement en haut des poumons, refoulement qui produit l'élargissement de la poitrine par soulèvement des côtes, les malades éprouvent une oppression qui peut aller jusqu'à la suffocation, particulièrement après les repas. En palpant le ventre, on perçoit à travers la peau, surtout en la frappant de petits coups avec le doigt, la sensation de la fluctuation du liquide. Quand le ventre n'est pas encore trop tendu, on voit la masse liquide se déplacer quand on fait coucher le malade sur l'un ou l'autre côté, la sérosité tombant toujours du côté le plus bas. Si l'on percute le ventre sur l'épanchement on entend le son mat que rend un tonneau plein, et la partie qui donne le son mat change quand, en faisant coucher le malade successivement sur les deux côtés, on fait déplacer la masse liquide ; le côté bas rend le son mat, le côté élevé rend le son clair, alternativement. C'est par le déplacement de la masse liquide et de la matité, quand le malade change de position, qu'on distingue l'hydropisie de la grossesse, dans laquelle la masse ne se déplace pas ou fort peu et la matité ne change pas de position.

Plus tard, le ventre, se gonflant toujours, finit par prendre les proportions énormes d'un tonneau ; il sonne mat partout, sauf ordinairement autour du nombril dont la cicatrice est repoussée en dehors. La peau est tendue, luisante, parcourue de veines gonflées, et quelquefois elle-même infiltrée de sérosité, de sorte que l'ongle y peut creuser un sillon.

Le principal symptôme est la suffocation croissante. D'ailleurs, l'épanchement ne se fait pas toujours avec une grande rapidité, il peut augmenter et diminuer alternativement, parfois même disparaître tout à fait, surtout quand l'hydropisie n'est pas due à une altération du sang ou à un défaut de circulation, mais à une cause externe, accidentelle, un refroidissement, un coup, — ce qui peut arriver. Cette espèce d'ascite aiguë se guérit fort bien en faisant suer et pisser le malade.

Provenant d'une cause interne, l'ascite ne se guérit, pour ainsi dire, pas et il faut arriver tôt ou tard à faire la paracentèse ou ponction du ventre pour faire écouler le liquide au dehors. On retire ainsi plusieurs litres ou plusieurs seaux d'un liquide citrin ou roux, un peu mousseux. Il y a un soulagement immédiat, mais l'épanchement se reforme bientôt et avec d'autant plus de rapidité qu'on a fait la ponction plus souvent. L'opération de la ponction est insignifiante, et l'on connaît des hydropiques qui l'ont subie plus de cent fois.

Mais comme, en général, l'épanchement se reforme toujours, si la cause qui produit l'hydropisie n'est pas détruite, les fonctions du malade finissent par s'altérer profondément, tous les membres et les organes internes s'infiltrent, et la mort est la terminaison plus ou moins tardive mais ordinaire de l'ascite.

Traitement. — Comme nous l'avons dit déjà, il faut d'abord chercher la cause et s'efforcer de la détruire. Malheureusement, la cause est le plus souvent une altération du sang ou un vice de la circulation due à une maladie à peu près inguérissable. Quand la cause est accidentelle, refroidissement, par exemple, nous avons dit que l'ascite se guérit facilement avec les purgatifs au jalap, à la scammonée, à la gomme gutte (*Form.* 75 à 86) et les diurétiques à la scille, la digitale, etc. (*Form.* 50 à 59), le sirop de digitale (Labélonye).

Dans l'ascite ordinaire, c'est le même traitement qu'il faudra suivre, en y ajoutant les toniques, par exemple, le vin amer scillitique, dont on pourra donner jusqu'à 100 grammes par jour. Les sudorifiques pourront être utiles quelquefois, mais, tôt ou tard, il faut en venir à la ponction, que le médecin pratique ordinairement du côté gauche au milieu d'une ligne qui va du nombril à la pointe supérieure de l'os de la hanche.

Il est toujours utile de soutenir les forces du malade avec des toniques, dont le meilleur est le quinquina sous toutes formes, vin de quinquina, de quinium, de Bellini, etc.

Hydrocéphalie

On appelle ainsi un épanchement de sérosité dans les enveloppes du cerveau ou même dans le tissu propre de cet organe.

On peut considérer trois sortes d'hydrocéphalies : celle qui résulte d'une méningite (voir l'article *Méningite*) dont nous n'avons plus à nous occuper ici ; celle qui se produit, par accident, chez l'adulte, et le plus souvent chez l'adulte déjà hydropique, d'autre part ; c'est ce qu'on appelle encore *apoplexie séreuse ;* enfin, l'*hydrocéphalie congénitale*, hydropisie des méninges ou du cerveau qui se commence chez le fœtus, mais ne se développe quelquefois qu'un peu après la naissance.

Apoplexie séreuse ou hydrocéphalie aigue. — Chez les personnes affaiblies, âgées, ordinairement déjà malades et, le plus souvent, hydropiques, le cerveau ou ses enveloppes sont envahies par un épanchement séreux. Les facultés du malade s'obscurcissent, son intelligence s'engourdit, ses sens s'émoussent; il cède à un sommeil invincible et tombe dans l'anéantissement, sa respiration devient de plus en plus difficile, et il s'éteint ordinairement sans convulsions.

Mais, quand le malade n'est pas affaibli par une affection préexistante, que la congestion séreuse dépend d'une cause extérieure, un coup sur le crâne, l'exposition à une trop grande chaleur, l'état dit « suite de couches, » les symptômes, sous une médication énergique, peuvent se dissiper peu à peu, et le malade revenir à la santé. Quelquefois, ses facultés intellectuelles restent affaiblies.

Traitement. — Dans l'hydrocéphalie aiguë, accidentelle, on pourra appliquer quelques sangsues à l'anus, si le malade est jeune et fort, mais ce sont surtout les vésicatoires à la nuque ou même sur le crâne, après qu'on aura rasé les cheveux au rasoir, et les purgatifs énergiques avec l'aloès, le jalap, la scammonée (*Form.* 75 à 86) ou l'huile de ricin qui feront le fond du traitement, et le seul qu'on puisse employer avec les vieillards, les hydropiques et les malades épuisés.

HYDROCÉPHALIE CONGÉNITALE. — C'est une accumulation de sérosité qui se forme dans le crâne, chez le fœtus, mais qui ne se développe quelquefois qu'un peu après la naissance. Cet épanchement, souvent considérable, déforme les os de la tête, et tout le monde connaît le crâne énorme, avec une toute petite figure, des enfants hydrocéphales. On cite des cas où le tour de la tête d'un enfant a mesuré jusqu'à 1 mètre 50.

Le plus souvent la mort suit de très près la naissance, mais quelquefois l'encéphalie, qui n'était que commençante, fait des progrès plus ou moins considérables quand l'enfant a déjà un ou deux ans. Alors la parole et la marche deviennent difficiles, quelquefois sont abolies, et l'enfant est peu à peu envahi par la paralysie ou emporté par des convulsions. D'autres fois, au contraire, l'hydrocéphalie à un degré modéré, d'ailleurs, peut s'arrêter, et l'enfant atteint l'âge d'homme. C'est, en somme, un cas assez rare. Le plus ordinairement l'hydrocéphalie congénitale marche lentement, mais conduit à la mort, d'autant plus qu'elle s'accompagne très souvent d'autres vices de conformation.

Traitement. — Le traitement serait celui que nous avons indiqué plus haut, mais il échoue toujours ; difficile à appliquer, d'ailleurs, en raison du jeune âge des malades, il se montre inefficace contre une maladie qui s'accompagne, d'autre part, d'une malformation. On a essayé, dans certains cas ou cela paraissait être utile, de faire la ponction du crâne, et l'on a quelquefois réussi.

Hydrorachis

C'est l'hydropisie de la moelle épinière ou de ses enveloppes. Elle se produit chez l'adulte, comme complication d'une hydropisie générale ou conséquence d'une maladie grave. Elle se confond alors avec la myélite comme symptôme et comme traitement (voir l'article *Myélite*).

L'hydrorachis, comme l'hydrocéphalie, peut être congénitale et se trouve ordinairement localisée à la région dite « des reins » ou région lombaire. On l'appelle aussi *spina bifida*, épine bifide, parce qu'elle se manifeste par une tumeur située à l'extrémité inférieure de la colonne vertébrale et dans laquelle la moelle pénètre. Cette tumeur peut commencer par une tache rouge sous laquelle la peau se soulève peu à peu et forme une bosse plus ou moins molle et fluctuante. Ordinairement l'enfant atteint de ce vice de conformation meurt peu de temps après la naissance. Quelquefois cependant il résiste plus ou moins longtemps, mais, si la poche trop gonflée finit par se rompre, la mort devient imminente et presque inévitable.

Traitement. — On comprend combien le traitement doit être inefficace : il se borne à empêcher par tous les moyens possibles, notamment par la compression, la rupture de la poche, à l'aide d'un bandage spécial. Toutefois, on a obtenu quelques guérisons par des ponctions successives de la poche ou même par une opération, ablation de la tumeur, quand la communication entre le canal de la moelle et la cavité de la poche est étroite.

Œdème

L'*Œdème* est une infiltration séreuse non plus dans une cavité naturelle ou dans une poche fermée, mais diffuse dans la substance même d'un organe. L'un des cas les plus fréquents est l'œdème du tissu cellulaire sous-cutané. On l'appelle aussi *anasarque*, lorsqu'il est généralisé.

L'œdème peut se former en différentes parties du corps, et ces parties prennent un volume d'autant plus considérable que le tissu cellulaire situé sous la peau est plus lâche et plus spongieux, comme aux paupières, aux bourses, aux grandes lèvres. Cet œdème accidentel, qui résulte le plus souvent d'un refroidissement, se dissipe très rapidement sous l'influence de quelques purgatifs.

Mais il n'en est pas de même de l'œdème des extrémités, notamment des pieds, qui provient ordinairement d'un obstacle à la circulation, comme dans les maladies du cœur, du foie, etc. — Celui-ci, formé d'abord dans les parties déclives, monte peu à peu à mesure que la stase du sang devient plus grande, suivant d'ailleurs les phases de la maladie qui le cause, augmentant ou diminuant, disparaissant pour revenir. Dans ce cas, l'œdème n'est plus qu'un symptôme gênant d'une maladie généralement grave.

L'enflure en certaines parties peut devenir énorme. On voit, à la période ultime des maladies du cœur, les bourses former une boule grosse comme la tête, dans laquelle la verge rentre et disparaît complètement. — La peau des parties œdématiées est tendue, luisante, en général peu douloureuse, mais quelquefois le siège de démangeaisons très vives, sous l'influence de la tension. Parfois, il se forme des crevasses douloureuses, par lesquelles s'écoule la sérosité.

Traitement. — L'œdème accidentel, essentiel, comme on dit, résultant d'un refroidissement, d'une suppression de règles, etc., se guérit presque subitement avec un ou deux purgatifs, mais l'œdème symptomatique d'une maladie organique ne se guérit point, — à moins que la maladie organique ne soit guérie. — Il peut diminuer par moments sous l'influence du traitement, mais il reparaît toujours, et à chaque reprise il gagne du terrain, et si la maladie qui le produit est incurable, l'œdème persiste jusqu'au dernier moment. Dans tous les cas, il se présente comme une complication très fâcheuse et annonce souvent que la maladie atteint ses dernières phases.

Il faut traiter la maladie générale, et, quant à l'œdème, faire des frictions grasses sur la peau pour empêcher les crevasses, défendre au malade de se gratter, parce qu'il peut déchirer cette peau infiltrée et molle, cause possible d'érysipèle et de gangrène. On donnera des toniques et des amers, le quinquina, des purgatifs à la scammonée, au jalap, etc. (*Form.* 75 à 80), et enfin on pratiquera dans les parties très gonflées des piqûres avec une aiguille à coudre qu'on plongera d'un centimètre dans la peau. Ou fera très rapidement six ou sept piqûres dans les parties les plus enflées, le malade le sentira à peine, et la sérosité s'écoulera par les piqûres ; le malade peut parfois tremper un matelas avec la sérosité qui s'écoule de ces piqûres dans l'espace d'une nuit et il se trouve considérablement soulagé. Le même moyen peut servir indéfiniment, — aussi longtemps que durent l'œdème et le malade.

ŒDÈME DU POUMON. — L'œdème du poumon est, comme on le comprend, l'infiltration de sérosité dans le tissu même du poumon. C'est une apoplexie pulmonaire séreuse. La sérosité n'envahit le plus souvent que la base d'un poumon. Cet accident ne se produit guère que chez les hydropiques ou les vieillards affaiblis. Il peut se dissiper. On le reconnaît quand chez un hydropique, il survient de l'oppression, une toux sèche et pénible, un son mat dans le bas de poitrine d'un côté ou des deux côtés, quelques râles crépitants, sans fièvre ni aucun des autres caractères de la pneumonie. (Voir l'article *Pneumonie*).

Traitement. — Le traitement est celui des hydropisies en général, auquel on pourra joindre les vésicatoires sur le point ou l'on a reconnu la présence de l'infiltration pulmonaire.

Hydropisie de l'ovaire — Kystes de l'ovaire

L'ovaire peut être le siège du développement d'un kyste, c'est-à-dire d'une poche plus ou moins volumineuse, et assez pour figurer souvent une grosesse.

Cettre poche renferme de la sérosité, quelquefois, 5, 6, 10 litres et davantage, et dans ce cas, la maladie peut être guérie par la ponction du kyste, après quoi on fait une injection iodée dans la poche vidée, puis on fait ressortir l'injection et on ferme la petite plaie avec une rondelle de diachylon. Souvent le kyste est *multiloculaire*, c'est-à-dire qu'il a plusieurs loges qui ne communiquent point. C'est une complication. D'autres fois, la matière du kyste n'est pas liquide, et il faut alors une opération grave, surtout si le kyste est multiloculaire, pour en débarrasser la malade. Il s'agit parfois d'enlever ainsi des tumeurs grosses comme la tête d'un homme. Il faut pratiquer l'ovariotomie, opération grave mais qui, grâce aux méthodes actuelles, présente bien moins de dangers que jadis.

Mais, pour en revenir à l'hydropisie enkystée de l'ovaire, disons qu'on la distinguera de l'ascite parce qu'elle commence sur un côté du ventre, et qu'elle n'est pas mobile, ne se déplaçant pas quand le malade se couche sur un côté ou sur un autre.

Traitement. — Nous avons indiqué le traitement : ponction du kyste, (nous supposons un contenu liquide), injection iodée (*Form.* 381) et régime ordinaire de l'hydropisie. Médication purgative, laxative et diurétique. Toniques : vin de quinium, vin de Bellini ; vin de Chassaing, si les digestions sont difficiles.

Si l'hydropisie se reproduit avec une grande rapidité, il peut y avoir avantage à recourir à l'ovariotomie.

CHAPITRE V

MALADIES CONSTITUTIONNELLES

Nous désignerons sous le nom de *maladies constitutionnelles* des affections en général chroniques qui intéressent l'organisme tout entier et se manifestent ordinairement par un trouble plus ou moins complet de toutes les fonctions, tout en s'accompagnant souvent de lésions spéciales de certains organes.

Il n'est pas toujours facile de reconnaître la cause de ces maladies, qui tiennent souvent à ce qu'on appelle le *tempérament* de chacun, souvent peuvent être rapportées à l'hérédité, d'autres fois enfin à la contagion.

Chlorose

C'est une maladie particulière aux femmes et qui se déclare très souvent chez les jeunes filles au moment de la puberté. Elle résulte d'un appauvrissement du sang, c'est-à-dire d'une diminution, dans ce liquide, des globules rouges qui lui donnent non seulement sa couleur, mais ses propriétés revivifiantes sur les tissus et les organes.

Elle est caractérisée d'abord par un affaiblissement général, puis par la pâleur, la décoloration des muqueuses des lèvres, des paupières, etc., et souvent par une couleur jaune de cire que prend la peau. D'où le nom de *pâles couleurs*, que l'on donne aussi à cette maladie. Les règles se dérangent, diminuent et ne

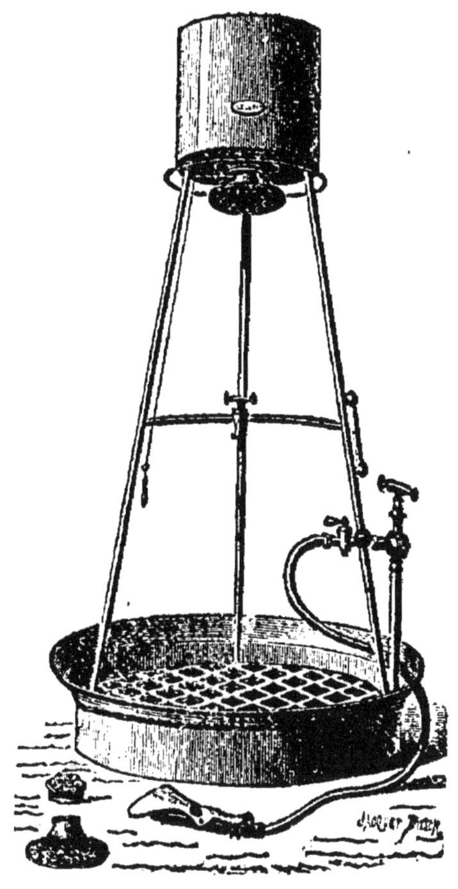

Fig. 16

*Appareil Walter-Lécuyer pour douches; 40 litres sous 3 atm.
de pression pour l'hydrothérapie chez soi.*

fournissent qu'un sang pâle, aqueux, ou bien augmentant, deviennent de véritables hémorrhagies. D'ailleurs, la chlorose se déclare très souvent chez des femmes dont les règles, trop fréquentes et trop longues, les épuisent, la réparation des pertes n'ayant pas le temps de se faire dans les intervalles.

En même temps, il y a des crampes d'estomac, des douleurs vagues, dans les reins, dans le ventre, quelquefois même de véritables névralgies dans la face ou dans les côtes. Il y a ordinairement des flueurs blanches plus ou moins abondantes, des palpitations, de l'essoufflement au moindre effort, des étourdissements, des vertiges, des bourdonnements d'oreilles, des bouffées de chaleur et des rougeurs subites qui montent à la face. Les digestions deviennent difficiles, l'appétit disparaît, une dyspepsie, souvent avec nausées, se déclare ; l'estomac est ordinairement gonflé et douloureux. En général, les malades n'aiment à manger que des crudités ou des acides : salades, vinaigre, cornichons, pommes vertes, etc. D'autres se plaisent à croquer du charbon, de la craie, de la cire à cacheter, etc. En même temps, les forces déclinent, l'énergie morale tombe, le caractère devient irritable, capricieux, mélancolique, la vue baisse. L'appauvrissement du sang va quelquefois si loin qu'il se forme un peu d'œdème en différents points, aux paupières, mais surtout aux chevilles, le soir, œdème qui, d'ailleurs, a le plus souvent disparu le lendemain matin. Souvent la chlorose se complique de symptômes nerveux, d'hystérie, par exemple; mais quelquefois aussi, quand elle n'est pas soignée elle donne accès à la phtisie, et la malade d'abord chlorotique meurt poitrinaire.

Quand on écoute le cœur des chlorotiques, on entend au premier temps un bruit de souffle doux, et dans les vaisseaux du cou, auscultés avec un petit instrument appelé *stéthoscope*, une sorte de ronflement de toupie d'Allemagne qu'on appelle « bruit de diable. »

La chlorose est toujours une maladie longue, très apte à récidiver, mais contre laquelle on possède heureusement une médication très efficace.

Traitement. — Le traitement de la chlorose est fort simple ; seulement, il faut qu'il soit judicieusement dirigé, longtemps et régulièrement suivi. La base de ce traitement est le fer, qui est un aliment du sang, indispensable à la formation des globules rouges et à la constitution de leur matière colorante. Malheureusement, toutes les préparations ferrugineuses ne réussissent pas avec toutes les malades, qui ne se les assimilent pas. Au fer, il faut ajouter un bon régime alimentaire, viandes rôties ou grillées, vin de Bordeaux, et des toniques. C'est le quinquina qu'on choisit ordinairement sous forme de vin de quinquina. Enfin, on pourra se servir avec beaucoup d'avantages des bains sulfureux, pour donner des forces, même des bains salés, 1/2 kilogr. de sel gris pour un grand bain; les bains de mer, l'hydrothérapie, la campagne, l'exercice gradué en bon air sont à recommander.

Tel est le programme général. Pour l'application, on devra choisir comme ferrugineux ceux qui ne constipent pas et ne noircissent pas les dents : par exemple, la solution de pyrophosphate de fer (de Léras ou de Robiquet), dont on prendra une petite cuillerée avant chaque repas. Dans le cas où la malade aurait une mauvaise poitrine ou des tendances au lymphatisme, à la scrofule, on aurait recours aux pilules d'iodure de fer (de Blancard, vraies), 2 ou 3 avant chaque repas. Les dragées de Gélis et Conté, les pilules de Vallet sont aussi très recommandables.

Enfin, un troisième médicament pourra être employé, ce sont les capsules de globules du sang (de Chapoteaut).

En dehors de ces médicaments et s'ils ne réussissent pas, il faudra avoir recours aux eaux minérales ferrugineuses ; c'est, d'ailleurs, à notre avis, l'une des meilleures manières d'administrer le fer. C'est à l'eau de Pougues St-Léger qu'il faut donner la préférence ; elle a, de plus, l'avantage de guérir la dyspepsie qui accompagne presque toujours la chlorose. On prendra l'eau minérale aux repas, avec le vin ; environ deux verres à chaque repas ou une bouteille par jour.

A défaut d'eau de Pougues, on pourra prendre de l'eau d'Auteuil-Quicherat qui n'agira pas sur la dyspepsie, mais qui ne coûte pas beaucoup plus cher que l'eau de seltz ; — ou bien l'eau de Bussang.

S'il y a dégoût pour les aliments, on pourra commencer par administrer tous les jours une cuillerée de conserve de peptone

(Chapoteaut) dans une tasse de bouillon, du vin de peptone après le déjeûner et le dîner. Si les digestions sont très difficiles, on donnera après le repas une capsule de pepsine (Chapoteaut); un petit verre de vin de Chassaing.

Quant aux toniques, nous recommandons de ne point faire usage des teintures alcooliques de quinquina que l'on ajoute au vin pour faire du vin de quinquina instantané, — mais, autant qu'on le pourra, de vin de quinquina préparé d'avance par la macération de l'écorce de quinquina dans un vin généreux (1). On pourra en prendre un verre à madère après ou avant chaque repas. Nous recommandons spécialement le vin de Bellini (quinquina et colombo) et le vin de quinium de Labarraque.

S'il y a constipation, ce qui est fréquent, on donnera de temps en temps quelques petites prises de rhubarbe (*Form.* 82).

Contre les flueurs blanches, on fera prendre des injections avec 4 à 8 grammes de sulfate de zinc par litre d'eau.

Enfin, nous rappelons les bains, l'hydrothérapie, la mer, le changement d'air, la campagne, l'exercice, la nourriture fortifiante et les distractions comme les meilleures bases du traitement.

Anémie

Est-il utile de parler de *l'anémie* que l'on confond avec la chlorose sous le nom de *chloro-anémie* ? C'est un état d'affaiblissement par appauvrissement ou manque de sang (*Anhémie*). Cet état morbide se présente chez l'homme comme chez la femme, mais n'a pas le même retentissement sur tout l'organisme que la chlorose chez la femme, et s'accompagne très rarement de la couleur jaune de la peau caractéristique de la chlorose vraie. L'anémie provient d'une convalescence prolongée, du manque d'exercice, de nourriture insuffisante, d'habitation malsaine, sans air ni lumière, etc.

nent. — C'est le même traitement que pour la chlorose. Il faut d'abord rétablir des conditions hygiéniques satisfaisantes, une bonne nourriture, des toniques comme le vin de Bellini, et

(1) On peut le préparer soi-même avec 30 grammes d'écorce de bon quinquina sur lesquels on ajoute un petit verre de forte eau-de-vie, et, le lendemain, 1 litre de vin. Laisser macérer huit jours. Tirer au clair.

même quelques stimulants, comme l'hydrothérapie, les bains froids, les bains d'eau salée ou mieux encore les bains de mer. (Voir *Chlorose*).

Leucémie, Leucocythémie ou Leucocythose

La *leucémie* ou *leucocythémie* est une maladie plus grave parce qu'elle s'accompagne très souvent de lésions du foie et de la rate. Elle est encore due à un appauvrissement du sang, ou à un changement dans la composition du sang, qui est moins dense et contient des globules blancs en nombre considérable (1). Les symptômes sont les mêmes que dans la chlorose : affaiblissement, teinte terreuse de la peau, étourdissements, bourdonnements d'oreille, éblouissements, douleurs vagues dans les membres, palpitations, essoufflements, dyspepsie, etc. Mais, de plus, en percutant le flanc droit au-dessous des côtes, on constate, par le son mat que l'on obtient sur une région très étendue, que le foie est grossi, hypertrophié ; en opérant de même sur le flanc gauche quand le malade a levé le bras et mis la main sur la tête, pour tendre les parois du tronc, on constate une large matité qui indique une hypertrophie de la rate. On observe aussi un gonflement avec induration des ganglions lymphatiques de diverses régions, au cou, à l'aine, par exemple.

La maladie faisant des progrès, il se déclare une fièvre par accès, et, plus tard, une fièvre continue consomptive ; l'affaiblissement augmente, et le plus souvent le malade finit par une maladie ou *cirrhose* du foie. (Voir l'article *Cirrhose*).

Traitement. — Le traitement est le même que dans le chlorose, (voir *Chlorose*) mais il faut insister sur les préparations de quinquina, vin de Bellini, et s'il y a fièvre intermittente ou remittente, employer le sulfate de quinine des trois cachets, environ 60 centigrammes à 1 gramme par jour. Malheureusement ce trai-

(1) On sait qu'il y a dans le sang des globules blancs et des globules rouges, microscopiques. A l'état normal, il y a environ 335 à 350 globules rouges pour 1 globule blanc. Dans la leucémie, il n'y a plus que 20, 19, 12 et même encore moins de globules rouges pour un globule blanc. On connaît un cas dans lequel il y avait autant de globules blancs que de rouges, 1 pour 1.

tement, très rationnel, est loin d'avoir le même succès que contre la chlorose, et la mort est trop souvent la terminaison de cette maladie de langueur.

Mélanémie, Mélanhémie

C'est une singulière maladie, rare, d'ailleurs, et qui a pour caractère la formation dans le sang d'une matière noire ou brune, appelée *pigment*, qui se dépose dans les divers organes, foie, rate, cerveau, poumons, etc., et aussi dans la peau, à laquelle elle donne une couleur d'un gris sale terreux ou d'un jaune brun plus ou moins foncé.

Suivant que le dépôt du pigment se fait dans tel ou tel organe et qu'il altère plus au moins la constitution de celui-ci, les symptômes sont différents et la maladie est plus ou moins grave. Les formes les plus dangereuses de la mélanhémie sont les formes cérébrales, où il y a dépôt de pigment dans le cerveau. Le malade éprouve des maux de tête, des vertiges, perd la mémoire et dans les cas les plus graves, tombe dans le délire, les convulsions, le coma, et meurt.

Quand le dépôt se fait dans le foie, les symptômes sont ceux d'une maladie de foie, et le traitement est, par exemple, celui de la cirrhose (voir *Cirrhose*). ·

Quand le dépôt se fait dans la rate, et c'est le cas le moins rare, il se produit des fièvres intermittentes, souvent pernicieuses (voir *Fièvres intermittentes*), et le traitement est basé sur l'emploi du sulfate de quinine des trois cachets ou du bromhydrate de quinine.

Quelquefois le dépôt se fait dans les reins, et il s'en suit une *néphrite*. (Voir l'article *Néphrite*).

Maladie bronzée ou maladie d'Addison

C'est une maladie, rare aussi, dans laquelle la peau, particulièrement dans les parties où elle plus fine, à la face, au cou, à la poitrine, prend une coloration brune ou bronzée, quelquefois assez forte pour qu'on puisse prendre le malade pour un mulâtre.

Les muqueuses à l'intérieur de la bouche, aux paupières sont brunâtres et le blanc de l'œil est bleu.

Mais, à ces symptômes particuliers s'ajoutent plus ou moins longtemps après, et quelquefois plusieurs années, un affaiblissement général extrême, une anémie complète avec amaigrissement, débilité, perte d'appétit, dyspepsie, souvent des vomissements. La maladie, qui est ordinairement très longue, subit des alternatives de mieux et de plus mal et se termine ordinairement par la mort dans un état d'exténuation complet. Cette affection, qu'on appelle aussi *peau bronzée*, est encore mal connue; on l'attribue quelquefois à une altération de deux petits organes placés audessus des reins (rognons) et qu'on appelle *capsules surrénales*.

Traitement. — Le traitement ne répond guère qu'aux symptômes d'anémie. C'est ainsi qu'on recommande les toniques, la bonne nourriture et l'hygiène. Quant aux accidents provenant de la dyspepsie, on les traitera comme dans les affections de l'estomac, la gastralgie, par exemple, par la pepsine Chapoteaut, l'eau de Pougues, le sous-nitrate de bismuth associé à la magnésie sous forme de pilules de Paterson.

Scorbut

Le scorbut est une maladie rare, en France, et dont la gravité est, dans tous les cas, bien diminuée. Elle résulte de l'encombrement, du manque d'air et de nourriture fraîche ; elle se manifeste chez les prisonniers, dans les armées mal nourries et mal campées, dans les équipages de navire, etc.

Le scorbut commence toujours par de la faiblesse, de la pâleur, tous les symptômes de la chlorose (voir *Chlorose*), mais avec une teinte jaune toute spéciale de la peau. Le malade est abattu, triste, peut à peine marcher, éprouve des palpitations, des étouffements et bientôt s'aperçoit que ses gencives se gonflent, deviennent livides, se ramollissent, saignent, exhalent une odeur fétide. En même temps, il survient de la bouffissure, la peau s'épaissit devient dure presque comme du bois et se marbre de taches sanguines, bleues, jaunes, vertes, semblables à celles que laisse un coup ; il survient même des hémorrhagies, des ulcérations. Puis, viennent des douleurs dans les os, les articulations se gonflent, de l'œdème se déclare aux extrémités, les dents s'ébranlent et tombent, les os des mâchoires se carient, les membres se rétractent ; la fièvre de consomption avec une diarrhée sanguinolente se déclare ; le malade éprouve une difficulté de plus en plus grande à respirer, son cœur n'a, pour ainsi dire, plus la force de battre, et la mort arrive dans une syncope ou par asphyxie, quand une pleurésie ou une pneumonie intercurrente ne vient pas encore la hâter.

Mais, sous l'influence d'un traitement convenable, le scorbut, quand il n'est pas arrivé à la dernière limite, guérit très bien.

Traitement. — La première chose à faire est de placer le malade dans les bonnes conditions hygiéniques dont l'absence a produit la maladie. C'est-à-dire qu'il faut le soustraire au froid humide, lui donner de l'air pur, une nourriture réparatrice composée de viande et de légumes frais ; certaines plantes dites antiscorbutiques sont, en effet, très favorables : le cresson, le raifort, le cochléaria, etc. Le jus de citron est un excellent moyen de guérir les gencives ; les bains sulfureux et les toniques comme les vins de quinquina, de quinium, de colombo et de quinquina (vin de Bellini), suffisent toujours pour ramener la santé, quand le malade est soustrait aux causes du scorbut. On pourra, comme adjuvant, donner de l'eau de Pougues, aux repas ; elle agira à la fois comme digestif et comme tonique, grâce au fer qu'elle contient. Le sirop d'écorces d'oranges amères (de Laroze) agira aussi comme un excellent antiscorbutique, tonique et cordial.

Goutte

La *goutte* est une maladie constitutionnelle, le plus souvent héréditaire, s'accompagnant d'un grand nombre de manifestations morbides, excessivement variées, et qui constituent ce qu'on appelle la *diathèse goutteuse.*

La goutte qu'on appelle *régulière* se manifeste surtout par des douleurs articulaires extrêmement vives qui se produisent ordinairement aux articulations des pieds, (notamment au gros orteil), des mains, et plus rarement aux grandes articulations. Il y a rougeur, gonflement, même de l'œdème, douleur déchirante ou brûlante, avec frisson et fièvre. Cet accès dure vingt-quatre heures ou quelques jours, et disparaît à la suite d'une transpiration abondante. L'attaque de goutte se porte ordinairement sur un seul pied, passe de l'un à l'autre ou s'en prend aux deux pieds.

Pendant l'accès, il y a peu d'appétit, exacerbation de la douleur, le soir; l'urine est rare, quelquefois mêlée d'un peu de sang, laisse un abondant dépôt de matière sableuse (acide urique, oxalate de chaux, etc).

Les accès, d'abord courts et éloignés, ont de la tendance à se rapprocher et à devenir plus longs. Ils se présentent surtout aux changements de saison, puis aux changements de temps. — Dans l'intervalle, il y a des palpitations, des douleurs névralgiques, de la dyspepsie, mais, en somme, la santé n'est pas mauvaise.

Cet état peut être considéré comme la goutte aiguë, mais elle peut affecter une forme chronique, avec des attaques plus traînardes, des rémissions moins franches entre les attaques, des douleurs diverses névralgiques ou rhumatoïdes, des crampes, des éruptions et des démangeaisons à la peau, qui établissent un rapport évident entre le vice dartreux et le vice goutteux ou arthritique. — Pendant que tous ces phénomènes se succèdent ou s'ajoutent, la douleur s'abat sur les diverses articulations avec des alternatives plus ou moins rapides et des paroxysmes plus ou moins aigus.

En même temps, il se produit, dans les jointures affectées, des concrétions pierreuses, calcaires, *tophacées,* comme on dit, formées surtout d'urates et de phosphates de chaux. Ces concrétions amènent la déformation des articulations dans lesquelles elles se fixent, produisent même des ankyloses, c'est-à-dire, l'immobilisation des articulations par soudure des os. Les concrétions peuvent aussi percer la peau et donner naissance à des ulcères par lesquel s'écoule une sanie mêlée de matière tophacées. Dans cet état, les malades complètement perclus, ankylosés, privés de mouvement, les membres déformés, les jointures ulcérées, mènent une existence misérable jusqu'à ce que la mort vienne les délivrer.

Les concrétions peuvent se former, non seulement dans les ar·
ticulations, mais en d'autres points où existent des cartilages, aux
oreilles, dans les ailes du nez. La formation de ces dépôts calcaires, avec quelques douleurs passagères aux changements de
temps, constitue toute la maladie, qui est ainsi très supportable.
Il arrive souvent que l'on entend craquer les articulations quand
on les fait mouvoir.

Mais, d'autres fois, la goutte est irrégulière. Au lieu de se
porter sur les articulations, elle frappe les organes internes et
devient la cause de beaucoup de maladies diverses, des névralgies, des entéralgies, des entérites, des catarrhes bronchiques ou
intestinaux, l'asthme. Très souvent aussi, il se forme des concrétions dans le tissu des reins, et il en résulte une *néphrite* (voir
l'article *Néphrite*) et des douleurs ou coliques néphrétiques. Ces
concrétions peuvent arriver jusque dans la vessie, où elles forment
de la *gravelle urique* ou *calcaire*, qui est rejetée avec les urines,
ou des *calculs urinaires*, ou *pierres*, qu'on doit extraire par une
opération. Ou bien, les concrétions se forment dans le foie, donnant
naissance à des douleurs vives, *coliques hépatiques* (voir cet article). Cette disposition de l'économie à former des concrétions est
appelée *lithiase* par les médecins.

Enfin, la goutte peut se porter sur le cœur, qui est un muscle,
et qui, atteint ainsi dans sa substance, devient incapable de continuer ses mouvements, s'arrête, et le malade meurt subitement.
C'est ainsi que l'on dit souvent que la goutte est remontée au
cœur.

Ajoutons que les manifestations goutteuses se bornent quelque·
fois à la peau, et la diathèse goutteuse ou arthritique se transforme pour ainsi dire en diathèse dartreuse ou herpétique. Ainsi,
les états qu'on appelle *arthritisme* et *herpétisme* doivent être
considérés comme homologues, et cela est fort important à savoir
pour le traitement de beaucoup de *maladies de la peau*.

La goutte affecte plus particulièrement les hommes que les
femmes et les personnes qui ont une nourriture riche et succulente
sans exercice suffisant. On disait autrefois que c'est la maladie
des gens riches, — ce qui n'est pas toujours vrai.

Traitement. — Le traitement de la forme aiguë articulaire,

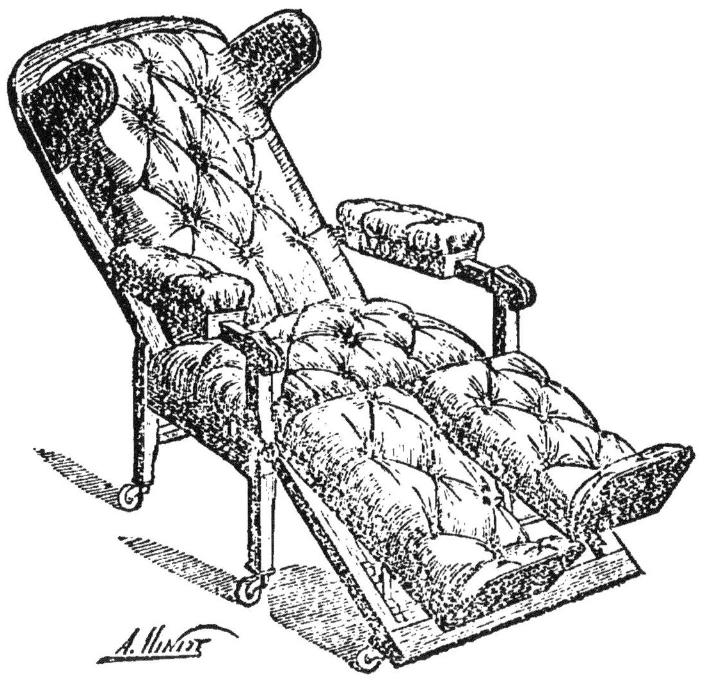

Fig. 17.

Fauteuil pour les goutteux, rhumatisants, etc. Le dossier est articulé et peut s'élever ou s'abaisser à volonté (Dupont, à Paris).

franche, consiste surtout en précautions à prendre contre le froid et l'humidité ; en général, il faut instituer un régime sévère, défendre les alcools, les légumes et les fruits acides, une alimentation trop animalisée et trop succulente. Au moment des accès, on peut faire faire des frictions sur les articulations malades avec des liniments calmants ou légèrement révulsifs (*Form.* 19 à 22, 200, 201). Il faudra pousser aux urines et à la transpiration, par exemple à l'aide du colchique (*Form.* 50 à 56) et du gaïac (*Form.* 69).

Pour la goutte chronique, il faut suivre les mêmes indications, mais, de plus, tâcher d'éviter les concrétions, la lithiase, au moyen des alcalins, pris régulièrement et, pour ainsi dire, constamment, les eaux de Vichy, de Pougues ou de Royat (St-Mart) aux repas. Les préparations de lithine seront très utiles, par exemple le benzoate et le salicylate de lithine, qu'on peut prendre à la dose de 50 à 75 centigrammes par jour sous forme de granules de L. Frère, sur lesquels les doses sont imprimées. Les sels de lithine effervescents de Le Perdriel sont aussi très recommandés. Ces préparations sont, pour ainsi dire, spéciales contre la goutte tophacée et la diathèse goutteuse en général. Les pilules anti-goutteuses de H. Fournier au salicylate de soude (de 5 à 10 par jour) peuvent aussi être efficaces.

Il faudra, de plus, à moins qu'il n'y ait, en même temps, entérite, entretenir la liberté du ventre avec des laxatifs doux, par exemple, la rhubarbe granulée de Mentel, une demi-cuillerée à café tous les jours ou tous les deux jours avant le principal repas.

Quant à la goutte anormale, celle qui ne se porte pas sur les articulations, mais affecte divers organes internes, il faudra traiter d'abord les symptômes qui se produisent, la néphrite ou inflammation des reins, les coliques hépatiques, les névralgies, les éruptions à la peau, suivant le traitement indiqué par ces diverses affections (voir les articles spéciaux) ; mais on doit se rappeler qu'il y a une diathèse goutteuse toujours menaçante et qu'il ne faut jamais négliger. On instituera donc une réforme alimentaire conforme à ce que nous avons dit plus haut, l'usage des laxatifs, des alcalins, par les eaux minérales alcalines ci-dessus désignées et par les granules de salicylate de soude ou de lithine, de benzoate de lithine, etc.

Que si la goutte *remonte* au cœur, il faudra se hâter d'employer les révulsifs les plus actifs, sinapismes et surtout vésicatoires sur la région du cœur, et les purgatifs drastiques à l'aloès ou la coloquinte de H. Fournier (*Form.* 78, 82).

Les goutteux feront toujours prudemment d'aller aussi souvent que possible faire une saison à Vichy, à Pougues ou à Royat, où ils useront des eaux alcalines à l'intérieur et à l'extérieur sous forme de bains.

Rhumatisme noueux

Le rhumatisme noueux est une maladie constitutionnelle qui présente avec la goutte certaines ressemblances, mais s'en distingue par des caractères bien tranchés. Il affecte surtout les femmes, particulièrement au moment de l'établissement des règles et davantage encore à l'âge critique. Il sévit surtout sur les classes pauvres, sur les femmes fatiguées par le travail corporel, les grossesses, les logements froids et humides, la nourriture insuffisante, la misère.

Si la goutte frappe surtout aux pieds, le rhumatisme noueux attaque surtout les mains et les bras. Il se révèle par les mêmes douleurs : gonflement, œdèmes des articulations des doigts et du poignet, mais sans rougeur ; il a des accès plus ou moins violents, longs et rapprochés, entre lesquels les symptômes peuvent disparaître, mais pour revenir et amener peu à peu des déformations des jointures et des membres tout à fait caractéristiques. Les différentes articulations des doigts, par exemple, finissent par s'ankyloser et s'immobiliser les unes sur les autres en zig-zag. Ou bien les doigts deviennent noueux aux jointures et forment comme des chapelets à trois grains. Le pouce et le petit doigt sont moins souvent affectés. Mais le rhumatisme noueux peut prendre aussi les pieds, les genoux et toutes les articulations, même celles des vertèbres de la colonne vertébrale, et le malade est réduit à une immobilité complète.

Le gonflement et la soudure des articulations ne sont pas dus, comme dans la goutte, à des concrétions calcaires qui se forment entre les os ajointés dans l'articulation, mais aux os eux-mêmes, dont les extrémités articulaires se gonflent, végètent, pour ainsi

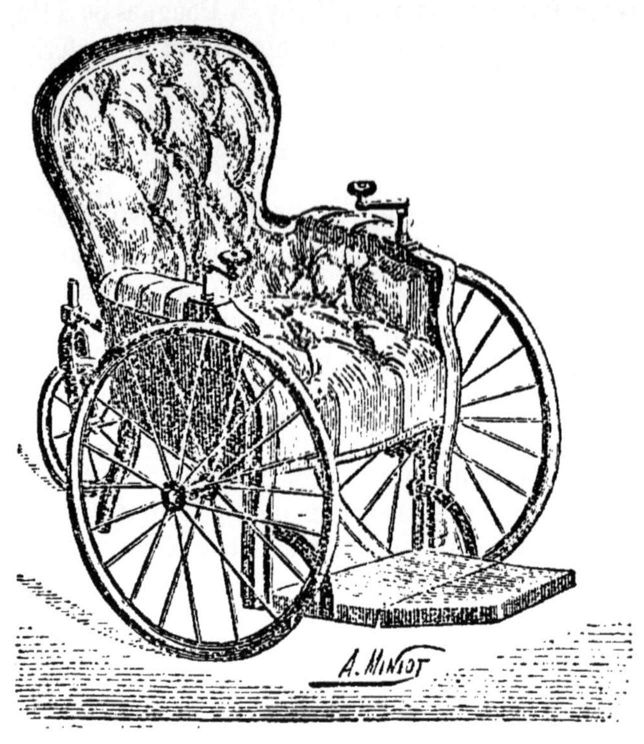

Fig. 18

*Fauteuil à roues que les malades peuvent mener eux-mêmes,
pour goutteux, rhumatisants, etc. (M. Dupont).*

dire, formant des excroissances saillantes. La goutte n'attaque le plus souvent qu'un membre à la fois ; le rhumatisme noueux attaque presque toujours les deux membres, symétriquement. D'autres fois, cependant, il se fixe à une seule articulation : la hanche, ou l'épaule, par exemple, ce qui arrive assez souvent chez les vieillards.

Lorsque le rhumatisme noueux ne s'attaque que modérément aux petites articulations, à celle des doigts, par exemple, s'accompagnant à certaine époques d'accès modérément douloureux, il peut durer pendant bien des années sans compromettre autrement la santé du malade. Mais s'il s'étend, se généralise, déforme complètement les grandes articulations, empêche les mouvements, il est rare qu'il ne s'accompagne pas de phénomènes intercurrents plus ou moins graves, névralgies, surtout la sciatique, inflammations internes, maladies du cœur, etc. A ce degré c'est une maladie très grave et qui finit par emporter le patient, soit par elle-même, soit par une des complications que nous venons de signaler.

Traitement. — D'une manière générale, c'est le traitement de la goutte, mais il faut y joindre la bonne nourriture, le logement sain, les toniques et particulièrement les amers : vin de quinquina et de colombo (de Bellini), 2 à 3 verres à Madère par jour. Les granules au salicylate de soude ou de lithine, au benzoate de lithine (granules de L. Frère), de 50 à 60 centigrammes par jour, ou les granules effervescents de Le Perdriel, seront toujours utiles, ainsi que les purgatifs doux répétés (rhubarbe Mentel) et les diurétiques.

Cependant, à côté de ces médicaments, on pourra user de l'arsénic, notamment à l'état d'arséniate de fer, 5 à 6 milligrammes par jour, en granules de L. Frère qui portent la dose imprimée, (ce qui empêche toute erreur).

On a aussi, dans certains cas, obtenu des résultats satisfaisants avec la teinture d'iode, 4 à 5 gouttes par jour, et jusqu'à 3 ou 4 grammes (dans une tisane quelconque ou dans du vin) suivant que l'estomac du malade les supporte.

Quant aux eaux minérales, on se sert davantage, tant à l'intérieur qu'à l'extérieur, en bains, d'eaux sulfureuses que d'eaux seulement alcalines. Telles sont les eaux de St-Honoré, de Luchon, de Néris, etc. Mais les personnes peu fortunées peuvent remplacer ces eaux par le sulfure de calcium dit Sulfureux Pouillet, qui mis dans l'eau ordinaire, suivant des quantités convenables, réalise à très bon marché une eau sulfureuse très efficace (*Form*. 233 à 235).

Enfin, on a aussi employé les bains de sable chaud et les bains dans certaines boues chaudes, comme les «boues de Dax».

Au commencement de la maladie, les bains de vapeur, les douches, l'hydrothérapie peuvent rendre de grand services. Quant aux applications locales sur les articulations malades, ce sont les badigeonnages faits de temps en temps avec un pinceau trempé dans la teinture d'iode qui produisent encore le meilleur effet.

Diabète

Le *diabète* est une cachexie manifestée surtout par la présence d'un certain sucre, identique au sucre d'amidon ou de fécule, le *glucose*, dans les urines.

On reconnaît la présence du sucre dans les urines, d'abord à la saveur sucrée de celle-ci et à l'aide de divers moyens, dont les deux plus simples, parfaitement suffisants d'ailleurs, sont les suivants :

On prend un tube en verre, fermé par un bout, dit *tube à essai*, on verse au fond la valeur d'une cuillerée de l'urine à analyser, et l'on ajoute un peu d'une solution de potasse caustique ; puis, on chauffe le liquide, jusqu'à l'ébullition, sur une lampe à alcool. Si l'urine renferme du glucose, le liquide devient brun par l'ébullition. Au lieu de potasse caustique, on peut employer des solutions cuivreuses dites liqueur de Barreswill, liqueur de Fehling, etc. Si l'urine renferme du glucose, la liqueur d'abord bleue, puis verte, se trouble complètement et devient rouge par suite de dépôt de cuivre métallique. Enfin, il existe des instruments d'optique, dits *saccharimètres*, qui permettent de mesurer d'un seul coup d'œil la quantité de glucose qui existe dans un liquide donné, l'urine, par exemple.

Si le glucose est éliminé par les urines, c'est qu'il existe dans le sang, et c'est cette altération du sang par le sucre qui constitue la diathèse diabétique. A l'état normal, les aliments féculents et amylacés que nous mangeons se transforment en glucose dans notre estomac ; d'autre part, nous avons un organe, le foie qui fabrique du glucose. Mais tout ce glucose est, à l'état normal, détruit, brûlé par l'oxygène de l'air que nous respirons et transformé en acide carbonique et en eau. Ces derniers sont rejetés par la respiration ou dissous dans le sang.

Dans le diabète, le glucose du foie, celui des aliments ne sont plus détruits ni brûlés ; ils restent dans le sang d'où les reins les séparent pour les rejeter continuellement par les urines.

La respiration ne s'opère donc plus d'une manièr᷄ ᷄male et le sang altéré dans sa composition ne remplit plu᷄ ᷄u rôle de liquide nourricier et excitateur. Il y a donc dép᷄ ᷄ssement de l'économie tout entière.

On ne s'aperçoit pas, en général, des débuts du diabète. Les premiers symptômes qu'on remarque ordinairement sont l'acidité de la bouche, la rareté de la salive qui est épaisse et mousseuse, la sécheresse de la gorge. En même temps, on éprouve des renvois, un peu de mal de tête, du malaise général, et la soif s'allume, soif impérieuse, que 5 à 6 litres de liquide ne suffisent pas toujours à satisfaire. L'appétit est souvent exagéré aussi. La quantité des urines rendues dans les 24 heures devient considérable, surtout pendant la nuit, et dépasse souvent celle des liquides des boissons. On boit énormément, et on pisse plus qu'on ne boit. Mais il n'en est pas toujours ainsi. L'urine, d'ailleurs, qui remplit toujours plusieurs litres, est pâle, claire, sucrée, laisse sur les vêtements noirs une tache blanche, poisseuse. Il faut s'assurer que ce liquide est sucré, car on ne doit pas confondre le diabète sucré avec la simple POLYURIE, maladie ordinairement passagère, qui se produit dans certaines névroses et se traduit par une grande quantité d'urines incolores, mais non sucrées.

Les diabétiques sont sensibles au froid ; du reste, la combustion intérieure du sucre se faisant incomplètement, leur température est abaissée. La sueur est rare, ordinairement sucrée. Il y a souvent, chez la femme, de vives démangeaisons à la vulve ;

chez les hommes, perte de tout désir vénérien, et bientôt impuissance absolue. Il y a des douleurs, des frissons dans la région des reins et de la vessie, et tous les symptômes du début s'aggravent, la bouche est sèche, aigre et fétide, la langue blanche, épaisse ; l'estomac est douloureux ; il y a souvent des vomissements, gastralgie, affaiblissement général et trouble de la vue.

Jusque-là, le malade se soutient, il y a des alternatives de mieux et de plus mal, grâce au traitement, et le malade ne dépérit pas ou peu. Dans cet état, on voit des diabétiques tenir tête pendant de longues années, sans amaigrissement sensible, sans fièvre, sans affaiblissement. Et souvent, ils meurent d'une autre maladie tout à fait étrangère au diabète.

Nous devons toutefois faire remarquer ici en passant que toutes les maladies sont beaucoup plus graves chez les diabétiques que chez les autres personnes ; les traumatismes, c'est-à-dire les violences, les blessures, les coupures ne se cicatrisent qu'avec la plus grande difficulté, et les chirurgiens s'abstiennent de toute opération un peu sérieuse sur les diabétiques, qui succomberaient là où d'autres seraient sauvés.

D'ailleurs, la maladie reste assez rarement à cet état supportable dont nous venons de parler ; l'affaiblissement augmente et la maigreur devient de plus en plus grande, la fièvre hectique ou fièvre de consomption s'allume : le malade tousse, ses poumons s'altèrent, il devient poitrinaire. Souvent les reins s'altèrent aussi, et il résulte une *néphrite* albumineuse (Voir *Néphrite*), complication assez grave. Le diabétique tombe dans le marasme le plus complet et meurt presque toujours poitrinaire.

Durant le cours de leur maladie, les diabétiques sont sujets à diverses complications, toujours malignes chez eux : abcès, clous, anthrax, érysipèles, pneumonies, gangrène des extrémités ou du poumon, etc.

Le diabète est, en somme, une maladie chronique fort grave, mais dont on cite des cas de guérison, et que l'on doit espérer de pouvoir guérir un jour, en le prenant avant la phase de consomption et de phtisie. Les hommes y sont plus sujets que les femmes ; beaucoup sont depuis longtemps diabétiques sans le savoir, et d'autres ont un diabète intermittent qui disparaît entièrement pendant plus ou moins longtemps, mais, en général, finit par revenir d'une manière sérieuse.

Traitement. — Le traitement du diabète repose tout entier sur la nécessité où l'on est d'empêcher le malade de fabriquer du sucre. C'est-à-dire qu'il faut le priver de tout aliment féculent et sucré ; le pain, les légumes secs, les fruits seront donc rigoureusement proscrits et remplacés autant que possible par un régime animalisé : viande, poisson, œufs, volaille, aliments gras.

— Le pain de farine sera remplacé par le pain de gluten et les biscottes de gluten, et le sucre par la glycérine. Il est entendu, d'ailleurs, que le régime sera d'autant plus sévère que la maladie sera plus sérieuse et la quantité de sucre plus grande dans les urines (1).

À ce régime, il faut ajouter la saturation des acides de l'économie. Toutes les sécrétions sont acides dans le diabète et cette acidité générale contribue sans doute à activer la fabrication du glucose, qui se produit, comme on le sait, par l'action des acides sur les matières féculentes. On fera donc un emploi continu des eaux alcalines de Vichy, ou de Pougues, et l'on ira, si possible, faire tous les ans une saison dans une de ces stations thermales.

L'exercice au grand air est d'ailleurs fort à recommander, mais le malade évitera les refroidissements avec le plus grand soin et portera de la flanelle sur la peau ; il pourra essayer des bains de mer et de l'hydrothérapie. Il devra avoir largement recours aux toniques et aux reconstituants : il boira de bon vin (1 litre par jour), du café ou du thé sans sucre, du vin de quinquina, vin de quinium, de quinquina et de colombo, vin de Bellini ; la glycérine remplacera avantageusement le sucre, et si le dépérissement commence, on donnera l'huile de foie de morue (de Berthé ou de *L'olivier*) et l'on traitera les divers symptômes tout en maintenant le régime, car à cette période, le moindre écart peut être fatal. Depuis quelque temps, on emploie beaucoup les sels de lithine, salicylates ou bromhydrates, granules L. Frère ou sels effervescents de Le Perdriel, au traitement du diabète.

(1) M. Laporte, à Paris, fabrique d'excellents pains de gluten, des biscottes, des pâtes diverses, du chocolat, à l'usage des diabétiques.

Enfin, nous devons signaler un traitement nouveau, qui, malheureusement, ne réussit pas toujours, mais réussit souvent, surtout au commencement de la maladie. C'est le traitement par le bromure de potassium ; on emploiera avec avantage le sirop de Laroze aux écorces d'oranges amères et au bromure, ou le sirop de Falières. En même temps, on prescrira le régime alcalin et on défendra les féculents.

Les diabétiques doivent faire examiner assez fréquemment leurs urines, afin que le médecin soit toujours renseigné aussi exactement que possible sur leur état.

Tuberculose

La tuberculose est une diathèse caractérisée par la formation dans divers organes de productions morbides d'une structure anatomique que nous ne pouvons étudier ici, et que l'on nomme *tubercules*.

Ces tubercules peuvent se produire dans les membranes du cerveau et donner naissance à une *méningite* spéciale dont nous avons déjà parlé, la méningite tuberculeuse, rapidement mortelle ; ils se produisent dans la membrane d'attache de l'intestin ou *mésentère* et déterminent une tuberculose ou *phtisie mésentérique* qui, chez l'enfant, est ce qu'on appelle ordinairement le *carreau* ; ils se produisent dans les cartilages des articulations et donnent naissance à des *arthrites tuberculeuses*, même dans la peau, où ils forment la maladie appelée *lupus* ; mais c'est surtout dans les poumons que les tubercules se produisent le plus souvent, et ils y deviennent la cause de la *phtisie pulmonaire*, la plus terrible et la plus commune des diathèses, les phtisiques ou poitrinaires étant malheureusement voués le plus souvent à une mort prématurée.

Enfin, il arrive que la tuberculose est généralisée, c'est-à-dire que les tubercules se forment presque dans tous les organes à la fois et jusque dans les testicules et dans la substance cérébrale.

Nous n'avons rien à ajouter à propos de la méningite tuberculeuse, à ce que nous avons dit à l'article *Méningite*, et nous traiterons seulement ici de la phtisie pulmonaire et de la phtisie mésentérique.

Nous dirons seulement que depuis quelques années on attribue la formation des tubercules à un parasite microscopique, infiniment petit cryptogame en forme de bâtonnet ou *bacille*, qui pénètrerait dans les organes tantôt avec l'air inspiré, tantôt avec les aliments.

Pꜰᴛʜ̲ɪꜱɪᴇ ᴘᴜʟᴍᴏɴᴀɪʀᴇ. — Cette redoutable maladie constitutionnelle commence le plus souvent d'une manière insidieuse et sans qu'on s'aperçoive de son invasion. Mais c'est surtout au moment de la puberté, et elle se prolonge jusque vers l'âge de 23 à 25 ans. Elle débute aussi après une grossesse, chez les femmes affaiblies, ou bien succède peu à peu à une chloro-anémie, sans qu'on puisse bien exactement fixer le moment ou la tuberculisation a débuté. Elle affecte les hommes comme les femmes, et elle est plus commune dans la première moitié de la vie, mais on la trouve aussi chez les vieillards.

Les phénomènes commencent toujours par une petite toux sèche, assez peu fatigante, ordinairement, mais persistante, que l'on s'habitue même souvent à considérer comme un tic. Mais il y a en même temps essoufflement, l'amaigrissement se fait souvent déjà remarquer, et il y a des sueurs abondantes la nuit. Fréquemment, viennent des crachements de sang plus ou moins abondants, mais ils peuvent manquer, ou se manifester à toute autre période de la maladie. La toux devient plus grasse et fournit des crachats mousseux ; elle se produit surtout le soir ou la nuit. Souvent, il y a des douleurs dans la poitrine, notamment entre les deux épaules.

A ce moment, si l'on percute la poitrine du malade, on trouve qu'en certains points le son n'est pas aussi clair qu'à l'ordinaire, et que, par exemple, il est plus sombre à un certain endroit qu'à l'endroit correspondant de l'autre côté. C'est le plus souvent sous l'une des clavicules, et plutôt sous la clavicule gauche, surtout chez les femmes, que le son mat se produit ; parfois, sous les deux clavicules à la fois. Les points mats peuvent être situés ailleurs que sous les clavicules, mais c'est la région où on les trouve le plus souvent. A ces mêmes points, le paroi de la poitrine a perdu de son élasticité sous le doigt qui la frappe. Si l'on ausculte, on entend que le bruit inspiratoire est affaibli, ou bien plus rude et plus prolongé dans l'expiration. On constate mieux ces nuances en comparant les bruits des deux côtés. Quand le malade parle, les parois de la poitrine vibrent moins qu'à l'état normal.

La maladie avançant, les crachats deviennent plus opaques, arrondis, collants ; il peut survenir des crachements de sang (*hémoptysies*) plus ou moins abondants : à l'auscultation, on entend alors un râle crépitant (voir *Pneumonie*) et des craquements dans les poumons, craquements d'abord secs, puis plus humides. Chez les femmes, les règles se dérangent et se suppriment, l'amaigrissement prend des proportions inquiétantes, la peau se décolore et prend une teinte plombée, sauf sur les pommettes, qui restent, en général, plus ou moins rouges. La voix s'enroue, l'oppression devient par moments très grande, en même temps que la toux devient plus fréquente, et l'expectoration plus abondante, verdâtre et gluante.

Le son rendu par la poitrine aux points précédemment indiqués est encore plus mat et la matité s'est étendue, on y entend des râles, des craquements et des souffles. C'est le signe que la maladie entre dans ce qu'on appelle la deuxième période. C'est-à-dire que les granulations tuberculeuses qui se sont multipliées dans le poumon, d'abord grosses comme des grains de millet, se sont fusionnées en certains points et ont formé des masses indurées plus ou moins grosses. Et ces masses indurées commencent à se ramollir au centre, détruisant ainsi sur place la substance pulmonaire, laquelle tombe en un détritus plus ou moins purulent qui est expulsé par les crachats. A la place des masses indurées formées par la multiplication et la fusion des tubercules, il se forme des cavités ou *cavernes*, et le poumon se détruit ainsi peu à peu pendant que le malade en crache les débris.

La seconde période date de ce ramollissement des tubercules et du commencement de la formation des cavernes. On en est averti à la percussion par une sorte de sonorité qui revient en des points précédemment mats, par suite de l'excavation, par un bruit de pot fêlé, les craquements humides que l'on entend et même les gargouillements aux points où l'air barbote dans la matière ramollie des excavations. Tous ces symptômes, on le comprend, sont progressifs, mais en même temps les caractères extérieurs s'accentuent. La fièvre apparaît d'abord le soir, puis elle s'établit presque continuelle, puis tout à fait continuelle, une fièvre de consomption, dite fièvre *hectique* ; l'appétit se perd, la toux augmente et entraîne souvent des vomissements, la soif est vive, la langue rouge et sèche, les crachats sont grisâtres, ronds comme une pièce de monnaie (*nummulaires*): la diarrhée se déclare, la voix s'éraille ou s'éteint tout à fait, l'amaigrissement devient de plus en plus grand, la faiblesse est extrême, bien que quelquefois une surexcitation nerveuse soutienne le malade et le laisse debout et presque actif jusqu'aux derniers jours.

La désorganisation du poumon augmentant toujours, le malade crache du pus; le dépérissement fait des progrès rapides, la maigreur est celle d'un squelette ; dans certains cas, la toux est incessante, horrible : on croit, à chaque instant, que le pauvre agonisant, qui ne tient à la vie que par un souffle, va mourir dans une quinte ou dans une syncope, et cependant il résiste, jusqu'à ce qu'un jour il soit tout à coup pris de faiblesse et meure au moment où il faisait les plus riants projets pour le temps où il serait guéri.

Telle est la marche de la phtisie pulmonaire commune. C'est, comme on le voit, une maladie chronique longue et qui peut durer plusieurs années. Elle peut, d'ailleurs, avoir des moments d'arrêt plus ou moins longs : on croit le malade guéri, puis une rechute se fait, toujours plus grave que la précédente ; à chacune le mal a fait un progrès. Quelquefois, il y a des temps d'arrêt qui paraissent indéfinis, sans que les lésions pulmonaires fassent des progrès sensibles.

D'autres fois, il y a des améliorations que le médecin doit chercher par tous les moyens possibles à rendre persistantes ; enfin, il y a des guérisons.

Nous venons de décrire la phtisie pulmonaire commune, chronique, dont la durée est de plusieurs années ; mais, quelquefois, la maladie prend un caractère tout à fait aigu et les phénomènes se succèdent avec une rapidité telle que le malade est enlevé dans l'espace de quelques semaines, parfois, un mois. C'est ce qu'on appelle ordinairement *phtisie galopante*. Cela peut provenir de ce que réellement les accidents se sont précipités avec une extrême rapidité, ou de ce que les tubercules existaient déjà à l'état *latent* et qu'ils ont pris, sous une influence intercurrente comme un refroidissement ou une autre maladie, souvent peu grave par elle-même, un développement subit et effroyablement rapide.

Ajoutons que la phtisie pulmonaire n'est pas toujours réellement pulmonaire, c'est-à-dire que les tubercules se développent non pas dans le tissu même du poumon, mais dans les ganglions bronchiques, c'est-à-dire des petites glandes situées autour de la trachée et des bronches, les principales voies aériennes. Il faut bien dire que, le plus souvent, la TUBERCULISATION GANGLIONNAIRE est accompagnée, en même temps, de tuberculisation pulmonaire et que les symptômes se confondent. Quelquefois, cependant, la tuberculisation des ganglions bronchiques existe seule et, dans ce cas, le principal symptôme est l'oppression constante résultant de la pression qu'exercent ces ganglions, considérablement gonflés, sur le canal aérien dont ils diminuent le diamètre. En même temps, il peut y avoir congestion à la tête, en raison de la compression qu'exercent ces mêmes ganglions gonflés sur les grosses veines des appareils pulmonaires et circulatoires ; par la même raison, il y a des crachements de sang, de la congestion pulmonaire, et parfois la maladie se termine par une hémoptysie foudroyante, vomissement de sang et apoplexie pulmonaire.

La phtisie ganglionnaire ou bronchique est plus ou moins grave et dure plus ou moins longtemps, suivant les ganglions qui sont envahis par les tubercules et dont la pression s'exerce sur des bronches ou des veines dont l'importance est plus ou moins grande dans le mécanisme de la respiration et de la circulation. Cette forme est remarquable par l'oppression, l'altération de la voix, le toux par paroxysmes et les gros râles bruyants que l'on entend en haut, en avant et au milieu de la poitrine, c'est-à-dire à la bifurcation des grosses bronches. Cette phtisie n'est pas rare chez l'enfant, surtout chez l'enfant scrofuleux (voir *Scrofule*), tandis que la phtisie pulmonaire vraie est, au contraire, très peu fréquente avant l'âge de la puberté.

Nous devons encore signaler ce qu'on appelle la PHTISIE LARYNGÉE, laquelle existe aussi, ordinairement, en même temps que la phtisie pulmonaire vraie. C'est une ulcération de nature

tuberculeuse du larynx. Aussi l'appelle-t-on souvent *phtisie ulcéreuse*. Nous pensons qu'elle provient de l'inoculation de la matière
tuberculeuse des crachats à la muqueuse du larynx. L'ulcération
peut être reconnue à l'aide d'un instrument qu'on appelle *laryn-
goscope* et qui permet d'examiner le larynx. Elle se reconnaît,
d'ailleurs, à la douleur que le malade éprouve dans l'arrière-gorge
et à l'extinction complète de la voix.

Nous avons parlé, plus haut, d'inoculation. En effet la matière
tuberculeuse, les débris de poumons tuberculeux, les crachats
des poitrinaires, sont inoculables. C'est-à-dire que, si l'on en
introduit des parcelles sous la peau d'un animal, par exemple,
d'un cochon d'Inde ou d'un lapin, on rend les animaux tuberculeux. On a démontré qu'en faisant manger des matières tuberculeuses aux animaux, à des vaches, on les rend tuberculeuses. Il y
a donc lieu de penser que la tuberculose peut aussi être trans-
missible de l'homme à l'homme. On dit souvent que la femme
dont le mari est poitrinaire devient elle même poitrinaire, et de
même l'homme dont la femme est poitrinaire. Cela n'est pas certain, mais il est incontestable que cela arrive. On accuse les
phtisiques d'avoir des besoins vénériens très exigeants. Cela n'est
pas toujours vrai, non plus, bien que cela le soit souvent ; dans
tous les cas, ce n'est pas tant dans les rapports conjugaux qu'il
faut, croyons nous, chercher les raisons de la contagion, quand
elle se produit, que dans la seule cohabitation de l'individu sain
avec l'individu malade. Les crachats, si abondants, des poitrinaires sont, à notre avis, des moyens de contagion bien autrement dangereux. Et si, réellement, le cryptogame microscopique,
le *bacille*, dont a signalé récemment la présence dans les matières tuberculeuses, est réellement la cause de la phtisie, les crachats qui en renferment toujours de grandes quantités doivent être
l'élément de contagion le plus fréquent. L'air expiré par les phtisiques emporte aussi des bacilles. Il importe donc, pour les
personnes qui soignent des poitrinaires, de renouveler autant
que possible l'air dans la chambre des malades, de ne pas respirer leur haleine, de ne pas manger au même morceau, ni boire
dans le même verre qu'eux, et, enfin, de détruire tous les crachats, en versant dans le vase où est reçue l'expectoration un

liquide antiseptique énergique, comme l'acide phénique fort ou la liqueur de Labarraque pure, quand on nettoie ce vase et qu'on en jette le contenu (*Form. ANTISEPTIQUES*).

Nous avons dit que la phtisie pulmonaire est surtout une maladie d'adultes. Elle sévit surtout de 18 à 30 ans chez la femme et de 18 à 40 ans chez l'homme ; on la constate, cependant, à tous les âges et même chez les vieillards, chez qui elle revêt souvent l'apparence d'une pneumonie chronique ou *pneumonie caséeuse*. Elle est héréditaire et familiale, c'est-à-dire qu'elle se transmet souvent des parents aux enfants, et règne sur les membres d'une même famille. Ce qui ne veut pas dire que les enfants de poitrinaires seront certainement poitrinaires, bien loin de là ; mais cela arrive malheureusement trop souvent, et, dans tous les cas, il y a, chez les enfants, une prédisposition qu'il faut toujours surveiller, combattre, et que l'on peut vaincre, quand elle existe, en s'y prenant à temps.

Ajoutons enfin, que l'exercice de certains métiers, dans lesquels l'homme est exposé à respirer de l'air toujours chargé de poussières, prédispose à la phtisie pulmonaire, surtout ceux que l'hérédité y prépare déjà : telles sont les professions de plâtrier, tondeur de laines, drapier, chapelier, meunier, charbonnier, etc.

Cette maladie est une des plus terrible de celles qui affligent l'humanité ; heureusement encore que le plus souvent, ceux qui en sont atteints ne se rendent pas compte de la gravité de leur état et, jusqu'au dernier moment, espèrent une guérison prochaine.

Traitement. — Nous commençons par dire que la phtisie pulmonaire se guérit. L'auteur de ce livre, qui a fait des maladies de poitrine une étude spéciale, depuis vingt ans, affirme que l'on peut guérir assez aisément les phtisiques au premier degré, plus difficilement, il est vrai, les phtisiques du second degré, mais les guérir ou du moins les maintenir dans un état d'amélioration relative prolongeable très longtemps, si les lésions matérielles des poumons ne sont pas trop profondes et trop étendues.

Ainsi donc que les poitrinaires ne se désolent pas, qu'ils se rassurent et suivent avec attention le traitement prescrit.

Ce traitement, il est vrai, est très délicat à instituer, car il dépend beaucoup du tempérament particulier de chaque malade, des dispositions de son estomac, de ses forces de résistance à la maladie et même aux médicaments. Le médecin, après s'être assuré de l'état du patient, du degré auquel le mal est parvenu, devra avoir soin, surtout s'il reste un doute dans son esprit, de faire examiner une parcelle d'expectoration par un micrographe exercé, afin de savoir s'il y a des bacilles.

Si le mal est tout à fait à son début, si, par exemple, il n'y a pas de bacilles dans les crachats, si le malade est encore sur la limite de l'anémie ou de la chlorose et de la phtisie, c'est aux toniques reconstituants qu'il faut surtout s'adresser. On donnera le pyrophosphate de fer de Robiquet ou de Leras, à prendre par cuillerées avant les repas ou l'iodure de fer de Blancard, le quinium Labarraque ou le vin de Bellini au quinquina et colombo, deux ou trois verres à madère dans la journée ; enfin, le matin à jeun, on fera prendre deux grandes cuillerées d'huile de foie de morue de Berthé ou des capsules de morrhuol, de 2 à 4 avant chaque repas. S'il y a déjà une toux fatigante, on donnera des préparations pectorales, pâte de Regnauld, goudron Guyot sous forme de boisson ou de capsules ; s'il y a manque de sommeil, une cuillerée de sirop de chloral, ou du sirop de bromure de potassium (*Form.* 184, 186). S'il y a manque d'appétit, un peu de sirop d'écorce d'orange amère (*Form.* 255).

Tel est le traitement que nous instituons pour les malades dans lesquels nous reconnaissons quelque prédisposition venant de lymphatisme, de scrofule ou d'hérédité. Chez d'autres où la maladie ne paraît pas procéder d'une sorte de diathèse préexistante, et surtout s'il y a commencement d'amaigrissement, c'est, tout de suite le régime des peptones qu'il faut instituer : on donnera, tous les matins, deux cuillerées à café de conserve de peptone Chapoteaut dans une tasse de bouillon ou de tel autre liquide au goût du malade, et un verre à madère de vin de peptone Chapoteaut après le repas. Les toniques amers et digestifs seront toujours utiles. On calmera la toux par les moyens ordinaires.

Dans cette première période, il est indispensable d'ausculter souvent, de faire des badigeonnages avec la teinture d'iode sur les points où se révèle de la congestion pulmonaire, d'y appliquer divers révulsifs, frictions avec quelques gouttes d'huile de croton, vésicatoires volants. Sur les points de côté qui se promènent dans la poitrine, on posera des sinaspismes pendant 10 à 15 minutes. Le malade portera de la flanelle sur la peau et évitera toute occasion de refroidissement. Néanmoins, l'air et l'exercice lui sont indispensables.

Plus tard, la maladie étant plus avancée, les tubercules ramollis, — on a, par exemple, trouvé des bacilles dans les crachats, — il faut augmenter autant que possible la force de résistance, on force la dose de peptones, deux fois par jour, si l'on peut ; on conserve le vin de quinquina, on insiste sur le goudron et l'on administre la créosote dans du vin ou un sirop (*Form.* 314, 319) une ou deux cuillerées tous les matins ; on surveille la marche des lésions, employant les vésicatoires, les frictions irritantes ou les pointes de feu pour faire des révulsions à l'extérieur. S'il y a des sueurs nocturnes fatigantes, on donnera le soir un granule de sulfate d'atropine de L. Frère à 1 milligramme. Contre la toux, on emploiera les substances pectorales, les antispasmodiques, le valérianate de caféine (granules Frère à 1 centigramme), les balsamiques, le goudron, les expectorants, les calmants et les narcotiques, etc. On aura soin que les nuits soient bonnes, les digestions faciles et que la diarrhée ne s'établisse pas.

Par une observation, pour ainsi dire, journalière des symptômes et des besoins du malade, on luttera ainsi pied à pied avec la maladie, l'alimentation et la créosote formant la base du traitement.

Si, malgré tous les efforts du médecin, le dépérissement fait des progrès, on forcera l'alimentation par les peptones et, s'il le faut, par les poudres de viandes Rousseau, dont on fera prendre de 10 à 60 grammes par jour dans du bouillon ou dans tel véhicule que le malade préférera, en se rappelant que la peptone est de la viande toute digérée, et que la poudre de viande est de la viande séchée, beaucoup plus nourrissante que le même poids de viande fraîche, mais qui n'est pas digérée.

Enfin, dans les cas avancés, surtout si le malade ne veut pas manger, s'il vomit ce qu'il prend, il faudra avoir recours sans hésiter à l'alimentation forcée à l'aide d'un appareil spécial, sorte de tube ou de sonde, à l'aide duquel on fait parvenir directement dans l'estomac des quantités graduées de matières alimentaires, particulièrement des peptones, du lait et des œufs.

Telles sont les bases générales du traitement ; ajoutons que celui-ci devra toujours être constitué et suivi par un médecin expérimenté, qui puisse, chaque fois qu'il en est besoin, apporter les variantes et les modifications utiles.

Dans les cas de complications, soit qu'il y ait tuberculisation bronchique, soit qu'on ait constaté une phtisie laryngée, il ne faudra jamais se départir du traitement général, auquel on ajoutera surtout les révulsifs, les antispasmodiques, comme les perles d'éther de Clertan, etc. Pour les ulcérations du larynx on emploiera les eaux sulfureuses, l'eau de St-Honoré, ou bien le sulfureux Pouillet. (On pourra couper l'eau sulfureuse avec moitié ou deux tiers de lait.) Les préparations au chlorate de potasse, pastilles ou sirop de Dethan, selon le goût du malade, seront aussi fort utiles.

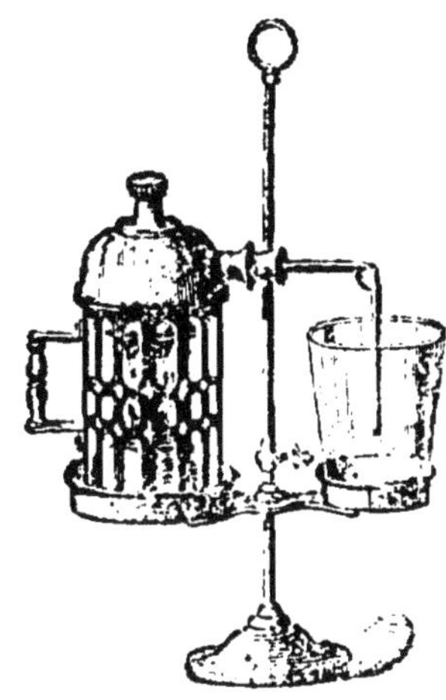

Fig. 19

Grand pulvérisateur de M. Walter-Lécuyer pour inhalations et vaporisations.

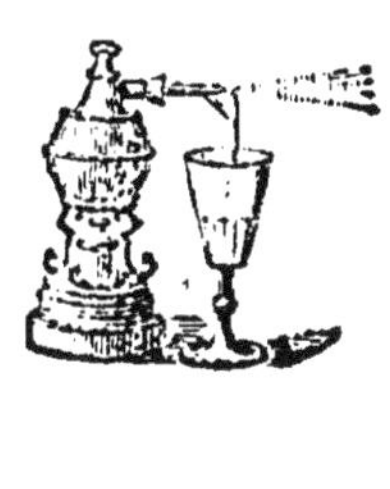

Fig. 20

Petit pulvérisateur pour inhalation et vaporisation (Walter-Lécuyer).

Contre les ulcérations laryngées, on obtiendra de bons résultats des inhalations d'eau phéniquée au centième, pulvérisée, ou d'eau sulfureuse ; ou bien des badigeonnages faits au fond de la gorge avec une solution de cocaïne (*Form.* 37).

Enfin, n'oublions pas de recommander, dans tous les cas, le séjour, surtout pendant l'hiver, sous les climats doux et sans variations, les plages marines chaudes et abritées, comme Menton, Nice, Cannes, etc., les stations de la région pyrénéenne où l'on pourra profiter en même temps de l'influence, si souvent heureuse, de l'atmosphère et des eaux sulfureuses.

Certains malades, particulièrement ceux chez qui la phtisie s'accompagne du vice scrofuleux, tirent un réel bénéfice de l'iode et des iodures.

Nous leur recommanderons dans ce cas les granules de L. Frère à l'iodure de fer (*Form.* 247) et le sirop d'iodure de potassium à l'écorce d'oranges amères (*Form.* 302, 304). L'arsenic peut réussir aussi, mais surtout aux phtisiques de constitution arthritique ou dartreuse. On le donnera surtout sous forme de granules d'arséniate de soude, d'arséniate de fer, d'arséniate de quinine ou de caféine à 1 milligramme (*Form.* 305 à 311) ou de granules d'acide arsénieux dits granules de Dioscorides (*Form.* 306) (1).

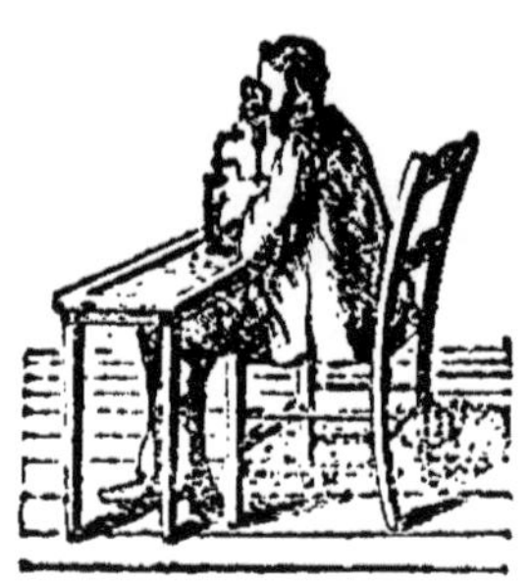

Fig. 21

Appareil pour inhalations.

Phtisie mésentérique, — *Carreau.* **—** Cette tuberculose provient de la même cause que la phtisie ganglionnaire dont nous avons parlé déjà, seulement ce sont les ganglions du mésentère

(1) L'auteur répondra à toutes les demandes de consultations qui lui seront adressées. Écrire à M. le Dr J. Pelletan, 176, Boul. St-Germain, Paris.

qui se tuberculisent. Le mésentère est une membrane qui s'insère tout du long des intestins et, de l'autre côté, à la paroi postérieure de la cavité abdominale, pour soutenir tout le paquet intestinal.

On considère la phtisie mésentérique ou *carreau* comme une maladie propre à l'enfance. Il est certain, cependant, que l'on trouve des tubercules dans le mésentère chez des adultes qui ne sont point morts poitrinaires. Rien n'est plus commun, d'autre part, que ces tubercules intestinaux chez ceux qui ont des tubercules dans le poumon.

Le carreau ne paraît pas aussi grave chez l'enfant que la phtisie pulmonaire chez l'adulte. Il se lie presque toujours à la diathèse scrofuleuse, aussi bien que la phtisie des ganglions bronchiques.

Cette maladie, chez l'enfant, est caractérisée par l'enflure du ventre, qui devient dur et douloureux, et présente comme des bosselures et des nodosités sensibles à la main. L'enfant maigrit pendant que son ventre grossit, les membres s'infiltrent, la fièvre hectique le prend et il meurt. La maladie peut subir un temps d'arrêt et se retrouver plus tard avec accompagnement de phtisie pulmonaire ou bronchique.

Traitement. — On guérit les enfants atteints du carreau, mais il ne faut pas attendre trop longtemps. On doit appliquer de larges cataplasmes sur le ventre, donner de petits lavements avec de l'eau de guimauve battue de deux cuillerées d'huile d'olives, et l'on emploie les dépuratifs, sirop de chicorée, pour les tout petits et, aussitôt que possible, le sirop de raifort iodé (*Form.* 303) par petites cuillerées. Grands soins de propreté, et beaucoup d'air.

Scrofule

La scrofule est une maladie constitutionnelle qui paraît être l'exagération d'un certain tempérament mou et lymphatique et se révèle par un très grand nombre de manifestations.

C'est une maladie à très longue période ; elle commence dès l'enfance ou à l'établissement de la puberté. Les enfants sont, en général, pâles, à chair molle, à peau fine ; ils sont sujets à des éruptions sur la figure et sur la tête, à la *gourme*, à des engelures persistantes, à des suintements par les oreilles, à des coryzas qui peuvent devenir chroniques ; le nez se gonfle, et comme il est toujours plein, l'enfant va constamment la bouche ouverte, pour respirer, ce qui lui donne l'air niais. Il y a des inflammations des paupières, ou même des yeux, avec *orgelets* ou *compères Loriot*. Les ganglions lymphatiques situés sous les angles des mâchoires, à la nuque, sont souvent engorgés, durs et gros; ils peuvent même se tuméfier et former des abcès froids qui s'ouvrent au dehors, se ferment difficilement et constituent ce qu'on appelle les *écrouelles*, en laissant au cou des cicatrices indélébiles qui sont caractéristiques de la scrofule.

Du reste, les scrofuleux ont une grande tendance à la suppuration ; il se forme fréquemment chez eux des abcès à marche très lente, sans réaction inflammatoire et qu'on appelle *abcès froids* ; bien plus, ils sont sujets à la carie des os des mains et des pieds et au *spina ventosa*, altération de la moelle osseuse.

Certaines affections sont, pour ainsi dire, caractéristiques : le *coryza* chronique ou *ozène* qui s'accompagne souvent de carie des os du nez avec aplatissement de cet organe ; les engorgements ganglionnaires, l'ophthalmie, les dartres et diverses maladies de la peau et du cuir chevelu plus ou moins tenaces. Enfin, dans les cas poussés à l'extrême, il se produit des tumeurs dans certains organes, dans les articulations (*tumeurs blanches*, *arthrite scrofuleuse*), dans les testicules, dans le cerveau, dans les poumons ; il survient des œdèmes des membres, des hydropisies des séreuses, des tâches et des suffusions sanguines, des épanchements divers. Des ulcères interminables s'ouvrent en jetant un pus fétide, et, surtout à l'âge critique, apparaissent des maladies plus ou moins graves, notamment les tubercules et le cancer, qui terminent souvent l'existence du scrofuleux.

Ajoutons que les choses ne vont pas toujours aussi loin ; les manifestations scrofuleuses se limitent à certaines organes, et sous l'influence d'un régime convenable, cette affection peut se borner à de simples inconvénients et à une tendance manifeste à la suppuration ainsi qu'aux engorgements ganglionnaires. D'ailleurs, les scrofuleux ont ordinairement le teint assez frais, les yeux brillants ; ils sont plutôt un peu gras et même bouffis, et ont, plus tard, de la tendance à l'engraissement. Les articulations sont gonflées, prédisposées aux *hydarthroses* ou hydropisies articulaires ; les femmes, et même les petites filles, ont de la tendance aux fleurs blanches et au catarrhe utérin.

C'est ordinairement après le travail de la première dentition que la scrofule se manifeste chez les enfants. Cette diathèse, qui est héréditaire, provient souvent de la mauvaise santé des parents qui, non scrofuleux eux-mêmes, peuvent être débiles, tuberculeux ou, surtout, syphilitiques. Les mauvaises conditions hygiéniques, comme logement, nourriture, exercice, propreté, aident au développement de la maladie.

La scrofule n'est pas contagieuse.

Traitement. — On comprend, d'après ce que nous venons de dire, toute l'importance qu'a, dans le traitement de la scrofule, l'établissement d'un bon régime et de conditions hygiéniques générales aussi satisfaisantes que possible. — Comme médicaments, on emploiera les amers, les antiscorbutiques, l'iode et les iodures.

C'est-à-dire que, pour les enfants, on donnera le sirop de raifort iodé (*Form.* 303) qui se présente comme antiscorbutique et dépuratif, le sirop d'écorces d'oranges amères et d'iodure de potassium (*Form.* 302, 304), qui est en même temps un amer et convient parfaitement pour les adultes. Les tisanes de houblon, de gentiane, de douce-amère, de pensée sauvage, de saponaire, de feuilles de noyer, le cresson, le cochléaria, le raifort, etc., seront des subtances utiles ; mais aucune médication ne réussira complètement si l'on ne place les malades en bon air, à la campagne, — et c'est ce qu'il ne faut jamais manquer de faire pour les enfants, — sous un bon climat, avec des bains, de l'exercice, une nourriture saine et substantielle, les bains de mer et de rivière, l'hydrothérapie, etc. Il faudra, néanmoins, s'assurer que la constitution des malades permet l'emploi de ces derniers moyens, et, dans le cas contraire, le séjour dans une station d'eaux minérales sulfureuses pourrait être préférable à celui d'une plage marine.

Quant aux accidents particuliers, on les soignera d'abord par

le traitement général, interne, qui s'adresse à la constitution tout
entière, puis par les topiques spéciaux. C'est ainsi que les engorgements ganglionnaires pourront être traités d'abord par les médicaments dits résolutifs et fondants, pommades iodurées, mercurielles, etc. (*Form.* 349 à 354), avec lesquelles on fera des
embrocations ou frictions douces. On pourra aussi faire des badigeonnages avec du collodium iodoformé ; les laxatifs ou purgatifs, comme la poudre purgative de Rogé, les capsules de
médecine noire, la rhubarbe granulée, faciliteront la résolution de
ces engorgements. S'ils abcèdent, on les traitera d'abord par les
cataplasmes, puis on pansera avec du cérat simple ou du cérat
saturné sur des plumasseaux de charpie, en nettoyant la plaie
avec de l'eau phéniquée au 1/20 lancée avec le pulvérisateur.

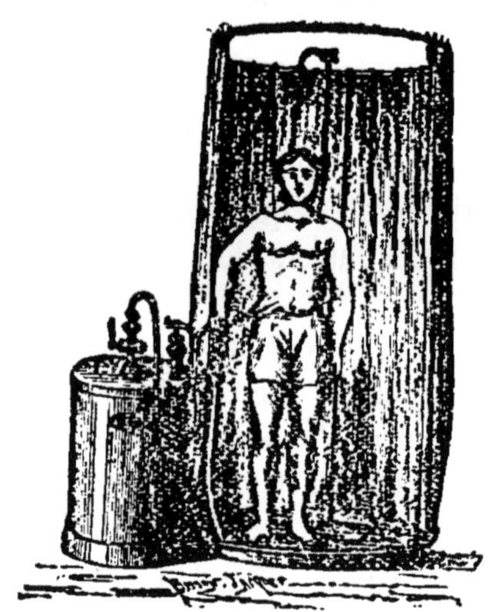

Fig. 22

*Seau pour douches mobiles contenant 20 litres d'eau sous
3 atmosphères de pression (Walter Lécuyer).*

Les ulcères froids seront pansés de même ou bien avec l'eau
oxygénée à 6 volumes, qu'on pourra couper avec plus ou moins
d'eau ordinaire, si le contact en est douloureux. On emploiera

aussi, au besoin, les pansements avec la poudre de charbon Belloc et la poudre de quinquina mêlées à parties égales. Enfin, l'iodoforme en poudre ou mélangé au cérat rendra des services quand le malade pourra supporter son odeur (*Form.* 362).

Les différentes tendances de la diathèse scrofuleuse devront être surveillées pour le traitement, de même que les différentes origines que l'on peut attribuer à la diathèse : tuberculose, syphilis, etc. Dans la chléro-anémie compliquée de scrofule, et réciproquement, comme dans la scrofule à tendance tuberculeuse, l'iodure de fer sous forme de sirop aux écorces d'oranges amères, (*Form.* 238, 239), ou bien sous forme de granules Frère, de pilules de Blancard, sera particulièrement utile, et l'huile de foie de morue de Berthé, le morrhuol, ne devront pas être négligés. On se souvient, en effet, que la phtisie bronchique, aussi bien par la phtisie mésentérique, ne sont que des engorgements glanglionnaires, c'est-à-dire des manifestations scrofuleuses, envahies plus tard par les tubercules. C'est pourquoi nous conseillons, lorsqu'on peut avoir à craindre, pour cause d'hérédité par exemple, quelque invasion de ce genre, d'employer le vin créosoté (*Form.* 314, 318, 319), en commençant par de très petites quantités à la fois.

Dans tous les cas, le traitement des malades en proie à cette diathèse compliquée d'anémie, de tuberculose, peut-être de syphilis congénitale et de scrofule, doit être attentivement suivi par le médecin.

Ajoutons encore qu'une bonne précaution à prendre chez les enfants lymphatiques et gourmeux, sujets aux maux d'yeux, aux écoulements par les oreilles, aux coryzas, consiste à leur appliquer un vésicatoire à demeure sur le bras. C'est une médication trop négligée de nos jours, et à tort, parce qu'elle est très efficace et des plus faciles à mettre en œuvre, avec la plus grande propreté, grâce au vésicatoire d'Albespeyres ou de Le Perdrel et au pansement avec le papier épispastique qui remplace avec économie et avantages les pommades, toujours puantes, dont on se servait autrefois.

Rachitisme

Le rachitisme, maladie constitutionnelle de l'enfance, paraît avoir les mêmes origines que la scrofule, c'est-à-dire que des parents en proie à une diathèse peuvent produire des enfants rachitiques comme des enfants scrofuleux, comme aussi des enfants à la fois rachitiques et scrofuleux.

Tout le rachitisme provient du manque de consistance des os. Ceux-ci, tout en se gonflant aux extrémités articulaires, genoux, poignets, se déforment sur leur longueur. Les os des jambes, ne pouvant supporter le poids du corps, s'incurvent en dehors, la colonne vertébrale se courbe en avant ou en arrière, les côtes se déforment, les os du crâne se gonflent et la tête devient volumineuse, l'une ou l'autre épaule se développe outre mesure, etc. La croissance s'arrête, et l'on dit souvent que l'enfant est « noué. »

Pendant ce temps, le ventre est devenu très gros ; les poumons gênés dans une poitrine déformée ne peuvent souvent fonctionner qu'avec peine, et la respiration est sifflante ou soufflante. Il peut résulter de ces déformations des maladies organiques, affections du cœur, des poumons, etc. Néanmoins, les rachitiques, malgré leur apparence mièvre, sont très rarement tuberculeux.

Les déformations des os ne vont pas toujours jusqu'au point extrême que nous venons de décrire ; souvent elles s'arrêtent, par exemple, à la courbure des jambes, qui peut se guérir plus ou moins, mais qui souvent reste toute la vie. Un traitement rationnel peut, d'ailleurs, réparer en majeure partie la déformation en rendant à la croissance une activité convenable ainsi qu'aux os une solidité suffisante.

Traitement. — Comme pour toutes les diathèses dont nous avons parlé précédemment et qui se développent dès l'enfance, le traitement hygiénique est aussi indispensable que le traitement médical. Il faudra aux rachitiques de l'air, de la campagne, du soleil, des bains de mer, un exercice raisonné, de la gymnastique.

Comme traitement médical, le plus important de tous consiste à restituer aux os le phosphate de chaux qui leur manque, et le meilleur moyen est de leur faire prendre du lacto-phosphate de chaux par petites ou par grandes cuillerées suivant l'âge. On redressera ainsi les membres à des bébés qui avaient des jambes en cerceau, et la croissance reprendra son activité. C'est là le médicament spécifique (*Form.* 253, 254).

Ensuite, on aura recours à l'huile de foie de morue (Berthé), au morrhuol, pour les enfants un peu plus grands. Le sirop de raifort iodé (*Form.* 303) pourra être utile s'il y a tendance aux engorgements ganglionnaires, à l'enchiffrènement chronique, aux gourmes, enfin, aux diverses manifestations scrofuleuses que nous avons décrites chez l'enfant.

Syphilis. — Vérole

La *syphilis* ou *vérole* est une maladie constitutionnelle qui résulte nécessairement d'une contagion. Elle peut se transmettre des parents aux enfants sous une forme particulière qu'on appelle *syphilis congéniale* ou *héréditaire*.

Nous ne pouvons entrer ici dans de bien longs développements sur cette maladie, si redoutable par ses repercussions sur toute l'économie des personnes qui en sont affectées et jusque sur leur descendance ; il faudrait pour cela un volume entier, nous nous bornerons à la traiter au point de vue le plus pratique, c'est-à-dire à en décrire les symptômes, en dehors de toute théorie, et à en indiquer les remèdes.

La syphilis dite *constitutionnelle*, c'est-à-dire non congéniale et non reçue par héritage, résulte toujours d'une contagion, c'est-à-dire de l'inoculation d'un virus particulier, dans lequel on s'efforce aujourd'hui de trouver un *microbe*, c'est-à-dire un organisme microscopique et parasitaire, comparable au *bacille* auquel, avons-nous dit, on attribue le développement de la tuberculose.

C'est ordinairement, comme on le comprend, le coït et les actes qui peuvent le précéder ou le suivre qui sont l'origine et fournissent l'occasion de la contagion.

A partir du moment de la contagion, de quelques jours à une semaine, les premiers symptômes se manifestent, et depuis ce moment se développent avec une régularité inéluctables. On a réparti ces symptômes en trois classes : les *accidents primaires*, les *accidents secondaires* et les *accidents tertiaires*. On y ajoute maintenant des *accidents quaternaires* ou *consécutifs*.

1° *Accidents primaires*. — L'accident primaire ou primitif, c'est le *chancre*. Du troisième au huitième jour, rarement plus tard, après le coït, il se forme, en un certain point des organes génitaux, une rougeur avec démangeaison plus ou moins vive, puis un petit bouton purulent ou un petit abcès. L'un et l'autre s'ouvrent, et il en résulte une ulcération arrondie plus ou moins étendue, dont les bords sont taillés net, à pic, comme à l'emporte-pièce dans la peau, et dont le fond est grisâtre, entouré d'une bordure rouge-violacée. C'est là le *chancre infectant ;* la matière purulente qui s'en écoule est le virus même de la vérole, et c'est ce virus qui, inoculé à une autre personne, lui donnera la vérole.

Parfois, l'ulcération chancreuse s'établit sur une érosion, une petite déchirure qui s'est formée souvent pendant le coït même, à la muqueuse de l'organe.

Le chancre est la porte d'entrée de la vérole. Au bout de quelque temps, de huit jours à un mois, il se forme autour du chancre une base épaissie, indurée, comme cartonnée ou parcheminée, nettement circonscrite ; c'est la vérole confirmée et entrée dans la constitution du malade. Puis le chancre se cicatrise, et la cicatrice, irrégulière et déprimée, reste très souvent parcheminée, ce qui permet de reconnaître, après de longues années, l'existence d'un chancre que le malade a eu autrefois et auquel il peut n'avoir fait aucune attention.

On comprend que le chancre, chez l'homme, comme chez la femme, peut exister sur toute la surface des organes génitaux; mais comme il est contagieux par contact, il peut se présenter en d'autres points du corps, aux lèvres, à la langue, au nez, aux doigts ; néanmoins, chez l'homme, c'est surtout au prépuce, au frein, qu'on le constate le plus souvent et, chez la femme, à la vulve.

Il peut exister dans l'urèthre ou canal urinaire, donnant lieu à un écoulement virulent roussâtre. Il n'est pas toujours facile alors de le reconnaître ; cependant on reconnaît, en palpant l'organe, l'induration intérieure.

Les chancres peuvent être groupés en nombre, et alors déterminer un gonflement inflammatoire de la verge ou du prépuce, de telle sorte que ce dernier ne peut plus découvrir le gland (c'est ce qu'on appelle *phimosis*), ou ne peut plus le recouvrir (c'est le *paraphimosis*). Chez la femme, les mêmes causes produisent une inflammation du vagin avec un écoulement qui, mêlé de pus chancreux, est inoculable.

Le pus qui s'écoule d'un chancre peut s'inoculer au malade lui-même et former, dans des points où la peau est fine ou éraillée, aux bourses, sur le fourreau de la verge, sur les grandes lèvres, des chancres nouveaux par auto-inoculation.

Les chancres aux organes génitaux s'accompagnent le plus souvent d'engorgement des ganglions du pli de l'aine. Il se forme ainsi des tumeurs que peuvent devenir grosses comme un œuf, forment souvent un abcès qui s'ouvre au dehors ; c'est un *bubon*. Si le chancre n'est pas placé aux organe génitaux, ce sont les ganglions lymphatiques les plus voisins qui s'engorgent et forment bubon, ou *adénite*. Quand un bubon suppure et s'ouvre, l'ulcération prend quelquefois l'aspect d'un chancre, bords taillés à pic, rongés, etc. Le pus paraît, dans ce cas, être virulent. Le plus souvent, le bubon ne forme qu'un abcès ordinaire dont le pus n'est pas inoculable.

On signale encore parmi les accidents primitifs qui peuvent accompagner le chancre, lequel est le seul accident nécessaire, les *végétations* de forme très diverses, crêtes de coq, choux-fleurs et excroissance charnues de nature épidermique, qui poussent en différents points, dans le sillon du prépuce, à la vulve, à l'anus, etc.

2° *Accidents secondaires.* — Les accidents secondaires se produisent sur la peau. Au bout d'un certain temps, de un à six mois, mais, parfois, une ou plusieurs années, les accidents primitifs pouvant avoir complètement disparu, on voit apparaître, sur la peau, des *syphilides*. Ce sont, par exemple, des *plaques muqueuses* qui naissent dans le voisinage des organes génitaux, à la marge de l'anus, entre les orteils, dans la gorge, sur les amygdales. Ce sont des élevures aplaties, arrondies, rosées, rouge-cuivre, ou blanchâtres, suivant le point où elles siègent, couvertes d'une pellicule qui laisse transsuder un liquide séro-purulent. Ce sont les *plaques muqueuses*. Elles sont très fréquentes à l'anus, où le frottement peut les rendre saignantes, déchirées, avec des bords taillés à pic. Elle sont alors très douloureuses; on les appelle *rhagades*. Dans la gorge, elles forment des élevures blanches semblables à des cautérisations par la pierre infernale. Elles éraillent la voix d'une manière à peu près caractéristique, surtout quand elles s'étendent dans le pharynx; car, elles envahissent souvent les voies aériennes, où elles forment des ulcérations plus ou moins profondes, s'étendant aux cordes vocales, au voile du palais, aux fosses nasales. Et tous ces organes peuvent être détruits peu à peu; l'ulcération gagne alors les os, qui se carient. Et c'est ainsi que l'on voit des malades perdre les os du palais, des fosses nasales, du nez et même des joues (os malaires).

Les plaques muqueuses ne sont ordinairement pas contagieuses, ou du moins si le contact de la sérosité qu'elles secrètent peut déterminer des accidents à la peau, il donne rarement la syphilis.

Les plaques muqueuses et les ulcérations plus ou moins graves qui peuvent les suivre ne sont pas les seuls accidents secondaires de la vérole : il se produit toute une série d'éruptions ou syphilides, qui sont d'abord la *roséole*, l'un des premiers symptômes de la syphilis constitutionnelle, caractérisée par des taches sur la peau, d'abord rosées, puis d'un rouge de cuivre, puis brunâtres. Souvent, ces taches font saillie et constituent les *plaques* ou *papules* cuivrées. Toutes les maladies de la peau peuvent d'ailleurs se produire : l'*acné* ou *couperose* formée de plaques rouges à la face, l'*ecthyma* qui détermine des boutons suppurants, l'*impétigo* avec ses croûtes, le *lupus* qui forme des ulcères, le *psoriasis* formant des plaques épaisses, souvent sur le front, etc. (Voir le chapitre des *Maladies de la peau*). Les maladies de la peau d'origine syphilitique ont toutefois un cachet particulier : la couleur rouge cuivre des papules et des pustules, la forme en cercle ou en demi-cercle des groupes de papules ou de pustules (lesquelles peuvent aussi, cependant, être éparses et disséminées), la tendance à la formation d'ulcères à bords taillés à pic avec fond grisâtre, suppuration fétide, cicatrices déprimées, indélébiles.

En même temps, l'*eczéma* ou le *pityriasis* s'emparent du cuir chevelu, les cheveux tombent, la matrice des ongles est rongée par l'*onyxis*, et des végétations souvent énormes, en choux fleurs, en crêtes de coq, en poireaux, etc., poussent en diverses parties du corps. Enfin, une maladie des yeux très douloureuse peut se déclarer, c'est l'*iritis syphilitique*.

On comprend que la constitution est alors très altérée, on constate, d'ailleurs, à ce moment, des engorgements ganglionnaires, le plus souvent indolores, persistants, en différentes parties du corps, notamment à la nuque, aux angles des mâchoires, aux aines, etc.

Aux engorgements ganglionnaires, on peut joindre l'engorgement avec induration, transformation fibreuse et souvent atrophie du testicule: *Sarcocèle syphilitique*.

3° *Accidents tertiaires*. — Ceux-ci se produisent sur les os et sur le périoste, membrane qui entoure les os ; il s'y forme des excroissances appelées *exostoses* ou *périostoses*, et que l'on constate le plus souvent sur la crête de l'os de la jambe, ou tibia, qui est presque toujours douloureux en un point situé à son tiers supérieur. En même temps, le malade est tourmenté, surtout la nuit, par des douleurs qui semblent lui couper les os : *douleurs ostéocopes*.

Enfin, un autre symptôme consiste en des tumeurs plus ou moins dures qui se forment sous la peau en différentes parties du corps, *tumeurs gommeuses* ou *gommes*, qui finissent par se ramollir, s'ouvrir, former des ulcérations à pic, avec rejet d'une sanie infecte.

4° *Accidents quaternaires*. — On désigne souvent ainsi des accidents qui se produisent dans les organes internes, où ils donnent naissance à des maladies nouvelles, souvent mortelles, comme la phtisie pulmonaire, la cirrhose du foie, le ramollissement du cerveau, la néphrite albumineuse, des paralysies, etc. Il se forme des gommes dans le poumon, le foie, le cerveau, le rein, et ce sont ces productions hétérogènes, dans l'épaisseur des parenchymes, qui en déterminent la destruction. On doit signaler encore la dégénération des tissus en une substance ressemblant à de l'amidon, *dégénérescence amyloïde*, ou en matière grasse, *dégénéres-*

cence graisseuse. Ni l'une ni l'autre de ces dernières dégénérescences n'est caractéristique de la vérole.

Le syphilitique à ce dernier degré est dans un état lamentable et repoussant, couvert de plaies suppurantes et infectes, sans dents, sans cheveux, sans voix, la peau terreuse et puante ; il s'éteint miné par la fièvre hectique, laissant des enfants qui, s'ils ont été conçus depuis son infection, seront syphilisés, scrofuleux, tuberculeux ou idiots.

Heureusement que, de nos jours, la syphylis atteint rarement ce degré extrême auquel elle arrivait souvent aux siècles derniers. Rappelons que l'on donne l'Amérique comme le berceau de cette maladie ; elle aurait été importée dans l'ancien monde après la découverte du nouveau continent par les Européens. Toutefois, il paraît certain que la syphilis n'était pas inconnue des anciens, notamment des Juifs.

La vérole ou syphilis est la seule maladie dite *vénérienne* ; les autres affections qui ont les organes génitaux pour siège, ne sont pas des maladies vénériennes et ne ressemblent à la vérole, ni par leurs symptômes, ni par leur développement, ni par leurs conséquences. Le chancre infectant est l'unique porte d'entrée de la vérole constitutionnelle.

Le chancre infectant dont nous avons tracé les caractères et l'évolution ne s'indure pas toujours. Quelquefois, au lieu de se cicatriser, il s'étale, s'agrandissant toujours, rongeant d'un côté pendant qu'il s'arrête de l'autre ; ses bords sont décollés ; il donne un pus inoculable. C'est ce qu'on appelle le CHANCRE PHAGÉDÉNIQUE ou rongeur. Il peut durer pendant des années, prendre un accroissement épouvantable, produire une fièvre de consomption et la mort. Des ulcérations symptomatiques peuvent se produire en d'autres points, aux gencives, par exemple, ainsi que des éruptions vésiculeuses eczémateuses sur la peau.

Lorsqu'on a guéri cet horrible ulcère, la maladie paraît épuisée sur place et le malade semble délivré de la vérole constitutionnelle et de son cortège d'accidents secondaires, tertiaires, etc. La plupart du temps, au moins, il est guéri.

Quant à la SYPHILIS HÉRÉDITAIRE, celle que les enfants reçoivent en héritage de leurs parents, elle est constituée presque uniquement par les accidents secondaires. L'accident, par excellence, le chancre, manque nécessairement. La vérole peut être congénitale, c'est-à-dire apparaître en même temps que la naissance ; le plus souvent, elle se manifeste du premier au troisième mois, par des éruptions, papules, vésicules, par de l'enchifrènement, du coryza, des saignements de nez, de la roséole, des plaques muqueuses à l'anus, à la vulve, des pustules croûteuses, le plus souvent au menton et aux sourcils, puis, par tout le corps, des ulcérations dans la bouche, dans le nez, dans les plis de la peau, à la plante des pieds et à la paume des mains, des fissures éclatées autour de la bouche et de l'anus, etc.

L'enfant ne peut plus téter, il devient maigre, terreux, bistré, et peut mourir dans la cachexie et l'épuisement.

La transmission de la vérole des parents aux enfants paraît plus souvent provenir du père que de la mère. Du côté de la mère, la transmission est plus à craindre quand l'infection a eu lieu au commencement de la grossesse. Il n'est pas nécessaire qu'il y ait encore des accidents primitifs. Les parents infectés de vérole constitutionnelle et porteurs d'accidents secondaires peuvent produire des enfants syphilitiques. Mais, suivant leur état actuel, leur constitution et aussi en raison de conditions particulières qui sont encore mal connues, ils peuvent ne pas produire des syphilitiques, mais des enfants malsains, comme on dit, et surtout scrofuleux.

La vérole peut se transmettre par le vaccin. Ainsi, le vaccin pris sur un enfant syphilitique pourra communiquer à un autre enfant ou à un adulte une vérole secondaire. Une nourrice syphilitique, par la peau fine du mamelon, souvent crevassée et ulcérée, pourra communiquer une vérole secondaire au nourrisson, — peut-être même par le lait. Et réciproquement, l'enfant syphilitique pourra, par les plaques muqueuses et les ulcérations de sa bouche communiquer une vérole secondaire à sa nourrice.

D'après tout ce que nous venons de dire, les caractères de la vérole constitutionnelle sont bien définis ; le chancre infectant est, le plus souvent, facile à reconnaître et, quand il s'indure, devient tout à fait caractéristique. Mais, au commencement, on peut quelquefois le confondre avec une autre ulcération qu'on appelle ordinairement *chancre mou*, qui peut se transmettre aussi, mais n'a pas les caractères physiques du chancre syphilitique et ne donne pas la vérole. (Voir *Maladies des organes génito-urinaires*).

Traitement. — Le traitement de la syphilis est très nettement tranché et repose sur deux médicaments fondamentaux.

Il faut d'abord traiter le chancre, et si possible, s'il n'est pas encore induré, le cautériser profondément pour détruire le virus syphilitique sur place avant qu'il ait infecté l'économie. Ceci ne peut se faire qu'au début, quand la petite ulcération a pris son caractère de forme et d'aspect. Il ne faut pas hésiter alors à appliquer sur le chancre le caustique au charbon (*Form.* 415), en ayant soin de recouvrir le chancre tout entier avec la pâte, et de préserver les parties avoisinantes. On laisse agir environ un quart d'heure, jusqu'à ce que la pâte soit durcie. L'opération est assez douloureuse, mais elle est sûre, et il vaut mieux avoir recours à ce moyen énergique qu'à des procédés qui ne sont guère moins douloureux, mais beaucoup moins certains, tels que ceux fournis par le perchlorure de fer (*Form.* 422 à 425).

Si l'on n'a pu cautériser le chancre à temps, ou seulement d'une manière insuffisante, il faut traiter les accidents primitifs, et contre ceux-ci il y a un spécifique : c'est le mercure. Le traitement mercuriel doit être méthodique et prudent, moyennant quoi, il est à peu près infaillible et dénué de la plupart des inconvénients qu'on lui reprochait quand on l'appliquait sans précautions. Le meilleur procédé consiste à employer le protoïodure de mercure (1) sous la simple forme de granule L. Frère, à 1 centigramme, ou bien le protoïodure de mercure opiacé, suivant la formule de Ricord, que l'on donne aussi en granules de L. Frère. Le premier se prend à la dose de 1 à 5 centigrammes par jour, quelquefois 10, rarement davantage, ainsi que le protoïodure opiacé. Le médecin traitant indiquera les cas où le médicament peut ou doit être donné à ces fortes doses de 15 centigrammes.

En général, la médication mercurielle doit être appliquée à

____

(1) Dans les ordonnances et chez les pharmaciens on désigne souvent le mercure sous le nom d'*hydrargyre*.

petites doses, mais d'une manière régulière, sans interruption, pendant quinze jours, trois semaines ou un mois, suivant la tolérance des individus, avec un repos plus ou moins long, puis reprise jusqu'à cessation des accidents. C'est ainsi qu'on évite les inconvénients de l'absorption du mercure, inconvénients dont le plus grave est une stomatite, inflammation de la muqueuse buccale et des gencives, avec ébranlement des dents, production abondante de salive et fétidité horrible de l'haleine. En employant le protoiodure de mercure (ou d'hydrargyre) à faible dose, comme nous le conseillons, on peut continuer le traitement sans crainte de stomatite mercurielle, et si, par hasard, on s'aperçoit qu'il se produit de la salivation, on suspend pendant quelques jours l'usage du médicament, en le remplaçant par des pastilles de Dethan au chlorate de potasse (sel de Berthollet), dont il mâchera de 5 à 10 par jour. Nous conseillons même aux malades qui sont obligés de suivre avec exactitude le traitement mercuriel de croquer tous les jours quelques pastilles de Dethan, comme moyen préventif de la stomatite. De cette manière, ils pourront suivre le traitement pendant un temps suffisant, sans jamais l'interrompre tout à fait, ce qui est une des meilleures conditions pour arriver vite et sûrement à la guérison.

Il y a, on doit le supposer, un très grand nombre de préparations mercurielles employées contre les accidents primitifs et secondaires de la syphilis, nous avons cité celui que nous croyons le meilleur, nous signalerons cependant encore le biiodure de mercure, qu'il faut prendre à beaucoup plus petites doses, de 1 à 5 ou 6 milligrammes par jour, sous forme de granules L. Frère (à 1 milligramme chacun).

Cependant, il est des malades qui ne peuvent supporter le traitement mercuriel ou qui y sont réfractaires. Il y en a beaucoup moins qu'on le croit, et le plus grand nombre de ceux qui prétendent ne pouvoir le suivre obéissent tout simplement à un vieux préjugé. En leur faisant suivre, sans qu'ils le sachent, le traitement que nous avons indiqué ci-dessus, avec les précautions qu'il comporte, ils le supporteront pour la plupart très bien et guériront. Mais, enfin, il est certain que de rares individus ne tirent aucun profit de ce traitement, souverain pour tous les autres.

On aura alors le choix entre l'or, le platine et le chrôme pour remplacer le mercure, qu'ils ne remplacent, d'ailleurs, que rarement d'une manière efficace.

L'or s'emploie sous forme de chlorure double d'or et de sodium qu'on donne en pilules ou en sirop, et à très petites doses (*Form.* 327, 328).

Nous avouons avoir peu de foi dans cette médication et encore moins dans celle qui a le platine pour base. On emploie ce métal à l'état de chlorure de platine ou de chlorure de platine et de sodium, en potion ou en pilules (*Form.* 368 à 370).

Quant au chrôme, son action paraît plus certaine, mais à ce qu'il nous semble, c'est surtout à fin des accidents primitifs et quand les symptômes secondaires se manifestent, que son emploi est le plus efficace. On l'administre ordinairement sous forme de bichromate de potasse, en pilules, à la dose de 2 centigrammes par jour, en augmentant de 1 centigramme par jour jusqu'à 5 ou 6 centigrammes (*Form.* 372).

Enfin, il est un traitement que nous devons signaler dans lequel on n'emploie aucun de ces médicaments, mais le gaïac, sous forme de tisanes, d'élixir, etc. — On ne peut nier que cette médication n'ait rendu des services, surtout contre les syphilides, néanmoins nous y avons beaucoup moins de confiance que dans le traitement, bien dirigé, par le mercure. Le gaïac est un médicament sudorifique (*Form.* 69 à 72).

Pour les accidents concomitants, les végétations, par exemple, le meilleur moyen de les faire disparaître rapidement consiste à les toucher avec un tube de verre trempé dans la solution d'acide chromique (*Form.* 424), ou bien de bichlorure de mercure (*Form.* 426). L'acide phénique concentré les détruit aussi fort bien. Dans beaucoup de cas, on peut les couper et cautériser la place avec une des solutions ci-dessus.

Quand aux bubons, suivant leur tendance et leur état inflammatoire, on tentera de les faire avorter, ou, au contraire, on facilitera leur ouverture. On fera des frictions avec une pommade résolutive, l'onguent mercuriel (*Form.* 350), la teinture d'iode additionnée de 20 fois son volume d'eau, l'emplâtre de Vigo, les compresses d'eau blanche, les cataplasmes de fécule, etc., — ou bien les émollients, cataplasmes de graine de lin, bains, — au besoin l'ouverture avec le bistouri, — et l'on pansera avec le cérat simple, la pommade au calomel (*Form.* 364), etc., en faisant des lavages antiseptiques avec de l'eau phéniquée, de la liqueur de Labarraque ou autre solution désinfectante.

Pour les accidents secondaires, on doit faire intervenir un second médicament, l'iodure de potassium. Mais, en général, il ne suffit pas et il est encore bon de l'associer aux mercuriaux, particulièrement quand il existe des ulcérations, rhagades, etc., et la meilleure préparation est, à notre avis, celle qu'on appelle sirop de Gibert (*Form.* 375). Si le mercure n'est plus jugé utile, qu'il n'y ait plus de manifestations secondaires ou seulement quelques plaques muqueuses ou syphilides discrètes, on pourra prendre d'abord la solution simple d'iodure de potassium (*Form.* 300) dans une tasse de tisane de saponaire sucrée avec une cuillerée de sirop de salsepareille, tous les matins, pour arriver au sirop à l'écorce d'oranges amères et à l'iodure de potassium de Laroze ou de Falières (*Form.* 302, 304), qui peut être continué fort longtemps sans inconvénient. En effet, l'iodure de potassium, qu'il faut souvent prendre à la dose de plusieurs grammes par jour, produit parfois un enrouement et un enchifrènement avec coryza assez gênants pour qu'on soit obligé de suspendre le traitement pendant huit à dix jours. On le reprend ensuite pendant une quinzaine, pour le suspendre encore, et ainsi de suite.

Quant aux accidents à la peau, plusieurs comme les roséoles, taches cuivrées, érythèmes, etc., disparaissent sous l'influence du seul traitement interne, d'autres s'accompagnant d'ulcérations ou de croûtes plus ou moins tenaces, exigent, en outre, un traitement local. Quelquefois, les pansements avec le vin aromatique sur des tampons de charpie suffiront, mais trop souvent, il faudra avoir recours à des topiques plus énergiques, par exemple, les solutions de tartrate ferrico-potassique (*Form.* 419), de bichlorure de mercure, de perchlorure de fer (*Form.* 422, 427, 428), d'acide chromique (*Form.* 424, 425), de cérat au calomel (*Form.* 364, 430), ou au cyanure de mercure (*Form.* 431) dont l'emploi doit être surveillé; le nitrate acide d'argent (*Form.* 429) pourra être aussi employé. Les antiseptiques, liqueur de Labarraque, acide phénique, ne seront pas négligés.

On a obtenu aussi de très bons résultats de la cautérisation, avec l'acide phénique pur, des ulcérations profondes de la gorge et du larynx.

Rappelons qu'il faudra toujours continuer le traitement interne, à l'iodure de potassium ou aux iodures de potassium et de mercure associés.

Quant aux accidents tertiaires, c'est l'iodure de potassium qui est le médicament spécifique. Il faudra souvent élever les doses, et le sirop de Laroze en facilite le moyen. Il pourra arriver que l'on voie de temps à autre réapparaître quelques accidents du côté de la peau ; nous ne saurions trop recommander, dans ce cas, de revenir, par exemple, une ou deux fois par an, au sirop de Gibert que l'on prendrait pendant un mois ou deux, notamment au printemps.

Pour les maladies quaternaires, il faudra leur appliquer le traitement de la maladie elle-même, en y ajoutant comme base constante de la médication l'iodure de potassium, le sirop de Laroze ou de Falières, par exemple, en raison de la constitution syphilitique du malade.

Le chancre phagédénique a une évolution qui constitue, pour ainsi dire, une vérole complète; sa cicatrisation est souvent très longue et très difficile à obtenir. On aura recours au vin aromatique et aux autres topiques plus ou moins caustiques que nous avons cités plus haut. Il sera le plus souvent utile, surtout s'il y a cachexie, de faire prendre au malade des toniques, vin de Bellini, sirop d'écorce d'oranges amères avec ou sans iodure de fer ou de l'iodure de fer de Blancard.

Enfin, pour la syphilis héréditaire chez l'enfant, on peut faire suivre à la nourrice le traitement que nous avons indiqué, elle transmettra la médication au nourrisson avec son lait ; ou bien traiter l'enfant lui-même avec de petites cuillerées de sirop d'iodure de potassium ou de *très petites* quantités de sirop de Gibert. On donnera de grands bains, et s'il y a des accidents à la peau un peu profonds, on pourra ajouter dans l'eau du bain quelques centigrammes de bichlorure de mercure.

Tel est, aussi brièvement résumé que possible, le tableau général et complet du traitement de la syphilis. Des milliers de remèdes

ont été employés, mais ceux que nous avons indiqués plus haut
sont ceux qui se recommandent le plus par la facilité de leur emploi et la certitude de leurs effets. Rappelons que lorsqu'on aura
affaire à un malade présentant des symptômes pouvant rentrer
dans le programme que nous avons tracé des accidents syphilitiques, il faudra toujours l'interroger avec grand soin au sujet des
maladies vénériennes qu'il peut avoir contractées il y a plus ou
moins longtemps. Beaucoup le cachent, d'autres l'ignorent, car
l'accident primitif, le chancre, souvent très petit, peu douloureux,
vite cicatrisé, peut avoir passé inaperçu. — On doit, dans le cas
de doute, vérifier, et très fréquemment on trouvera quelque part,
sur le prépuce ou le gland, sur les grandes ou les petites lèvres,
une cicatrice parcheminée qui révélera un ancien chancre induré.
Alors tous les symptômes s'expliqueront, et le traitement sera tout
indiqué.

Cancer

La diathèse ou cachexie cancéreuse est caractérisée par le développement dans l'organisme du malade d'un produit morbide,
très divers dans sa forme, dans sa texture, dans sa consistance,
dans son siège, et qu'on appelle particulièrement le « *cancer.* »
Cette production morbide de nouvelle formation (ou *néoplasme*)
présente une grande tendance à l'extension, à la récidive sur
place quand on l'enlève, et à la généralisation dans toute l'économie.

En même temps, outre les désordres locaux, produits par le
cancer, il se produit une cachexie générale particulière.

Le cancer est souvent héréditaire. Des cancéreux peuvent naî-
tre aussi de parents scrofuleux, tuberculeux, etc., mais les enfants
de cancéreux ne sont pas toujours cancéreux eux-mêmes, bien
loin de là. Toutefois, ils feront toujours sagement de prendre certaines précautions.

Le cancer se présente ordinairement sous forme d'une tumeur
qui se développe peu à peu dans divers organes ou sur la peau ;
d'abord peu douloureuse, elle devient au contraire extrêmement
douloureuse avec le temps. Elle grossit, s'étend toujours, d'abord
lentement, puis plus rapidement. Primitivement dure, elle se ra-

mollit, tombe en une espèce de putrilage infect qui se répand, par la circulation, dans tout l'organisme ; si le cancer est sous la peau, il l'atteint bientôt, l'infiltre, et il se forme un ulcère incicatrisable, s'étendant toujours, laissant couler une sanie fétide. Peu à peu, les ganglions voisins s'engorgent, deviennent cancéreux eux-mêmes, et de ceux-ci l'infection cancéreuse se transmet aux autres.

A cet état d'envahissement ganglionnaire, le malade dont la peau a pris une teinte jaune-paille caractéristique est en proie à une anémie toujours croissante, à des fièvres irrégulières, à des œdèmes ou des hydropisies partielles. Suivant le point affecté par le cancer, les douleurs sont plus ou moins vives, mais elles le sont toujours, et la mort arrive par l'épuisement général des forces ou à la suite de quelque complication.

Telle est la marche ordinaire de la cachexie cancéreuse qui est une maladie chronique pouvant durer plusieurs années, mais qui, dans certains cas, peut revêtir une marche plus rapide et se terminer en quelques mois. C'est principalement une maladie de ce qu'on appelle l'*âge critique*.

Nous ne pouvons pas insister ici sur la composition anatomique et histologique du produit cancéreux qu'on nomme d'une manière générale *carcinome*. Ce produit est ordinairement si ce n'est toujours formé par un développement exagéré d'éléments anatomiques qui existent à l'état normal dans le corps humain, en particulier par ce qu'on appelle le tissu conjonctif.

Il se produit ainsi des *tumeurs* dont les unes sont fibreuses et dures (*squirrhe*), d'autres molles et présentant l'aspect d'une « cervelle » (*encéphaloïde*), d'autres gélatineuses (*colloïde*), d'autres encore, squirrheuses ou encéphaloïdes, sont teintes par une matière pigmentaire noire (*cancer mélanique*), etc. Telles sont les désignations qu'on donne aux différentes formes du cancer, suivant son aspect et sa consistance originaires, car toutes les tumeurs cancéreuses finissent toujours par se ramollir.

Quant à l'origine anatomique de ces tumeurs, on les désigne sous les noms d'*épithéliomes, enchondromes, ostéomes*, etc., dans le détail desquels il nous est impossible d'entrer.

Le cancer, en effet, est toujours une maladie chirurgicale, et,

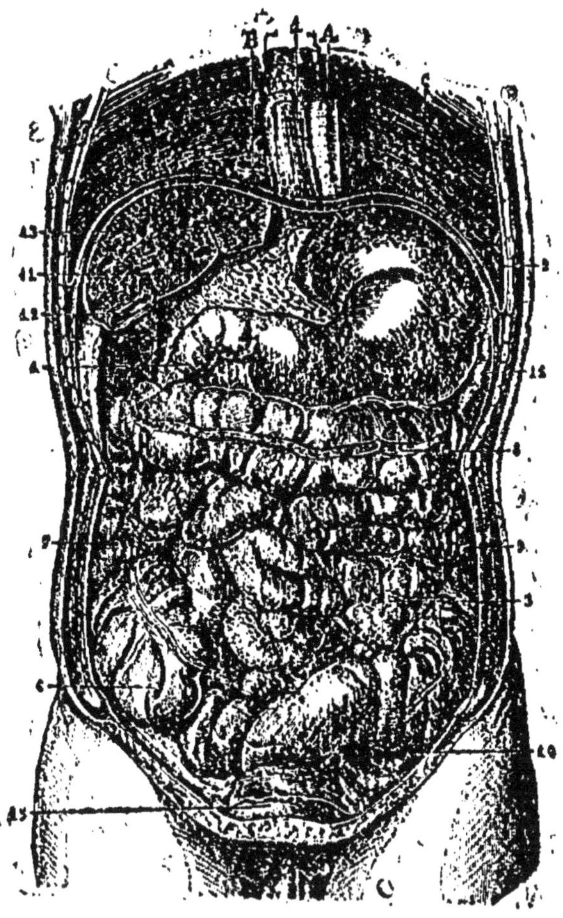

Fig. 23

7. Côlon ascendant. — 8. Côlon transverse. — 9. Côlon descendant. — 1. Œsophage. — 2. Estomac. — 3. Orifice pylorique de l'estomac. — 4. Duodénum. — 5. Intestin grêle. — 6. Cæcum. — 10. Rectum. — 11. Foie. — 12. Vésicule biliaire coupée. — 13. Veines sus-hépathiques adhérentes au tissu du foie. — 14. Rate. — 15. Vessie recouverte incomplètement par le péritoine. — A. Aorte. — B. Veine cave inférieure. — C. Diaphragme et les deux feuillets séreux qui recouvrent ses deux faces.

une fois qu'une tumeur est reconnue *cancer* d'une manière certaine, il n'y a qu'un seul moyen de guérison : une opération, l'ablation de la tumeur, si la chose est possible, — et encore, l'ablation doit-elle être faite avant la généralisation de la maladie. L'opération étant faite, même dans ces conditions, le cancer se reproduit trop souvent à la même place.

S'il s'agit d'un cancer interne, du foie, de l'estomac, par exemple, il n'y a pas d'opération à faire, et l'on ne peut que retarder l'issue fatale et calmer les douleurs.

Ajoutons que toutes les tumeurs ne sont pas des cancers : beaucoup sont *bénignes* et ne produisent aucun désordre grave, comme certaines *loupes* ou *lipomes*, quoique beaucoup puissent aussi, à un certain moment, devenir *malignes*, comme on dit, en prenant le caractère d'extension et de généralisation.

Les femmes sont plus sujettes au cancer que les hommes et particulièrement au cancer du sein et au cancer de la matrice. Chez l'homme, ce sont surtout les cancers des organes digestifs.

Le cancer peut affecter tous les organes, y compris le cerveau, la moelle, les os, la peau, etc. Il s'attaque le plus souvent aux organes qui travaillent le plus ou qui sont soumis à des congestions fréquentes, tels que l'utérus chez la femme, l'estomac et le foie chez les gros mangeurs, etc.

On comprend que nous ne pouvons décrire dans un article à part les manifestations de la même diathèse accompagnant l'évolution d'une production cancéreuse dans des organes différents. Nous indiquerons rapidement les principaux symptômes dans plusieurs de ces différents cas. Ainsi :

CANCER DE L'ESTOMAC. — C'est le plus commun chez l'homme. Son début est lent, inaperçu, mais bientôt il se révèle par des crampes d'estomac, de la gêne de la digestion, des éructations, des vomissements. L'appétit diminue, les douleurs d'estomac deviennent plus vives, lancinantes ou brûlantes, les digestions sont souvent arrêtées et les aliments vomis quelquefois deux jours après avoir été ingérés. Ces symptômes durent plus ou moins longtemps, le malade devient jaune, sa langue est blanchâtre ou rouge, sèche, fendillée ; il y a soif vive, régurgitations, vomissements de plus en plus fréquents, sanglants ou noirs comme du marc de café ou de la suie, diarrhée. Presque toujours, on sent dans le creux épigastrique une tumeur plus ou moins volumineuse ou une surface durcie. C'est l'estomac dont la paroi est envahie par le cancer. L'amaigrissement devient extrême, l'épuisement complet, les douleurs souvent intolérables ; — aucun aliment, sauf quelquefois un peu de lait, n'est toléré. — Des œdèmes, des hydropisies partielles, le marasme amènent la mort souvent hâtée par une péritonite résultant d'une perforation de l'intestin.

Cancer du foie. — La dégénérescence cancéreuse du foie se produit souvent dans le cours de la diathèse cancéreuse, par exemple, pendant le développement d'un cancer de l'estomac. Le plus souvent, en palpant le foie, on en sent une partie endurcie, bosselée ; c'est ordinairement une tumeur squirrheuse.

Le cancer du foie, quand il est primitif, débute aussi d'une manière sourde ; le malade sent un jour de la « pesanteur » dans le flanc droit ; plus tard, surviennent des douleurs lancinantes, s'irradiant dans tous les sens. Le malade maigrit, devient jaune, ses digestions se font difficilement, l'appétit se perd ; la respiration est gênée par l'augmentation de volume du foie. La peau prend une teinte de jaunisse, l'œdème envahit les membres inférieurs, le péritoine ; la diarrhée achève d'épuiser le malade qui meurt dans le marasme.

Cancer de l'intestin.—Le cancer peut s'établir dans tous les points de l'intestin. Il est fréquent au rectum d'où, par continuité, il gagne souvent les testicules. Les douleurs sont atroces ; le malade, dont le rectum peut être complètement obstrué par la masse cancéreuse développée dans l'épaisseur de sa paroi, ne peut plus rendre aucun excrément. Il est pris alors de vomissements de matières fécales.

Tous les symptômes sont les mêmes que dans les cas précédents, sauf que les douleurs ont leur siège principal au rectum, à l'anus, au périnée et dans le bas-ventre.

Quand la masse cancéreuse se forme dans la partie supérieure de l'intestin, elle ne tarde pas à former une tumeur que l'on sent à la palpation du ventre. Tous les symptômes de la diathèse cancéreuse se produisent jusqu'à la mort.

On cite encore le CANCER DE L'OESOPHAGE, par lequel il y a rétrécissement et obstruction de l'œsophage, difficulté ou impossibilité d'avaler. Les aliments s'arrêtent au-dessus du rétrécissement, forment poche et quelquefois on peut voir cette poche formant jabot sur le côté du cou comme chez un oiseau. Puis, il y a régurgitation. La nutrition ne devient possible qu'avec une sonde qui force le rétrécissement, jusqu'à ce que le sondage ne soit plus toléré et que le malade soit emporté par la cachexie.

Le CANCER DU POUMON simule une phtisie, mais à la percussion et à l'auscultation, on ne reconnaît pas les caractères que nous avons décrits. On constate l'existence d'un corps immobile en un certain point de la poitrine et dans lequel la respiration ne se fait pas, mais qui ne présente pas la succession de phénomènes qui constituent l'évolution tuberculeuse. De plus, il y a les douleurs et la cachexie ordinaires.

Le CANCER DU CERVEAU et le CANCER DE LA MOELLE se confondent comme symptômes avec l'*encéphalite* et la *myélite*, mais il s'y ajoute les caractères généraux de la cachexie cancéreuse.

Le CANCER DES OS se révèle par la végétation de l'os en un certain point, la formation d'une tumeur osseuse avec douleurs vives, lancinantes, ostéocopes, et, avec le temps, ulcération à la peau, nécrose de l'os, etc., et tout le cortège des symptômes d'infection cancéreuse. — Ajoutons que ce cancer est très souvent opérable, par l'amputation du membre, ou la résection du fragment d'os attaqué, à la condition, toujours, que l'opération soit faite avant l'infection générale de toute l'économie.

Le CANCER DE LA PEAU se présente sous forme d'une tumeur sous-cutanée, qui bientôt intéresse la peau qui la couvre. Celle-ci s'ulcère, et la marche de la maladie est la même que dans tous les cas précédents, mais la tumeur ayant entraîné la mortification des diverses couches de la peau, il se forme une ulcération incicatrisable, toujours rongeante, anfractueuse, à bords durs, épais, renversés en dehors, poussant souvent des bourgeons et des végétations fongueuses, et d'où s'écoule une sanie fétide.

C'est l'*ulcère cancéreux*.

Puis, les ganglions voisins s'engorgent, et la cachexie cancéreuse suit son cours.

Le **CANCER DU SEIN** est, chez la femme, l'un des plus fréquents et des plus douloureux. Il débute par une petite nodosité, une *glande* indurée, que la femme sent un jour dans un de ses seins, grosse comme un pois, une noisette,... indolore, d'ailleurs, et mobile sous la peau. Elle peut durer bien des années ainsi, et même ne jamais se développer davantage, disparaître même : c'est alors un petit engorgement ganglionnaire comme il s'en produit souvent pendant les règles, et dont il ne faut pas s'effrayer.

Mais, d'autres fois, après un temps d'arrêt plus ou moins long, la petite tumeur grossit, englobe les tissus du voisinage, s'attache à la peau, et devient le siège d'élancements plus ou moins vifs. Pendant ce temps, la peau, à cet endroit, devient rugueuse et grenue comme une peau d'orange, les douleurs s'avivent, les ganglions voisins s'engorgent, une ulcération se produit, qui s'étale et ronge, en rejetant une sérosité infecte. C'est l'ulcère cancéreux dont nous avons déjà parlé.

Après quoi la diathèse cancéreuse s'établissant, la malade est perdue.

Cependant, comme tous les cancers situés à l'extérieur, c'est-à-dire accessibles au bistouri du chirurgien, le cancer du sein peut être guéri par l'ablation du sein malade. Malheureusement, il arrive bien souvent que, quelques mois après l'opération, deux ans même, le cancer bourgeonne de nouveau au point où a eu lieu la première opération.

CANCER DE LA MATRICE. — Le cancer de la matrice peut se produire en différents points de l'*utérus* ou *matrice* et de ses annexes. Le cancer du *col* et celui du *corps* de l'utérus sont les plus fréquents. D'ailleurs, le cancer du col envahit tôt ou tard le corps même de l'organe. On peut comparer la matrice à une bouteille complètement revenue sur elle-même, à l'état de vacuité, dilatée au contraire pour contenir le fœtus, pendant la grossesse. Le goulot de cette espèce de bouteille, dirigé par en bas et que le fœtus doit franchir pendant l'accouchement, est le *col*. Il s'ouvre au fond du vagin par une ouverture à deux lèvres qu'on appelle le *museau de tanche*. Le tissu épais du col, et notamment les lèvres du museau de tanche par lequel s'écoulent des liquides utérins, sang des règles, mucosités catarrhales, etc., est fréquemment le siége d'ulcérations limitées qui n'ont rien de cancéreux et dont nous parlerons plus loin (voir *Maladies des organes génito-urinaires*. Il s'y produit aussi des tumeurs de différentes natures, tumeurs fibreuses, etc., qui peuvent être enlevées par le vagin, mais aussi des tumeurs qui intéressent l'épaisseur même du col, puis du corps de l'utérus, et dont on peut apprécier la grosseur et la dureté par la palpation du ventre.

C'est ainsi que se forment les horribles cancers de l'utérus, si douloureux, si fréquents et si rarement guérissables. L'ulcération se forme au col qu'elle ronge, et les liquides infectés qu'elle produit s'écoulent par le vagin. C'est aussi par le vagin que l'on peut atteindre la tumeur, l'enlever en partie ou en totalité, dans certains cas, et en choisissant bien le moment de l'opération. Il est possible ainsi de prolonger la vie de la malade de quinze à dix-huit mois, deux ans, car il est bien rare que la tumeur ne se reproduise, au même point, c'est le propre du cancer, et tôt ou tard la malade est emportée par la diathèse cancéreuse.

On cite, cependant, des cas où le néoplasme ne s'est pas reproduit après l'opération et où la malade a été guérie, ou bien, peut-être, est morte d'une autre maladie avant que le cancer ait reparu.

Nous n'insisterons pas davantage sur la description de toutes ces affections cancéreuses, qui ne diffèrent que par leur siége, et quant à ce qu'on appelle souvent *cancer de la lèvre* ou *chancre des fumeurs*, qui affecte, en effet, particulièrement les fumeurs, ce n'est pas réellement un cancer, car il ne procède pas d'une tumeur et s'établit sur une muqueuse ; c'est encore bien moins un chancre, c'est ce qu'on appelle un *cancroïde*.

Traitement. — Les tumeurs réellement cancéreuses ne sont guérissables que par l'opération, quand elles sont accessibles, quand celle-ci est faite en temps voulu, et quand la maladie ne récidive pas.

Actuellement, la guérison du cancer sans opération n'est pas possible. Les médecins ou les charlatans qui disent guérir le cancer par d'autres moyens peuvent guérir diverses maladies qu'ils disent ou croient être des cancers, mais qui n'en sont pas; les personnes qui disent ou croient avoir été guéries de cancer autrement que par l'opération, n'avaient pas réellement de cancer.

L'opération ne guérit même qu'assez rarement, et momentanément, car la récidive est très fréquente : beaucoup de femmes, il est vrai, ont été guéries définitivement, par l'ablation du col de la matrice, de maladies qui ont été déclarées cancers de l'utérus et qui n'en étaient point.

Il est très possible qu'on trouve un jour un remède contre cette terrible maladie, mais ce remède n'est pas encore trouvé.

Actuellement, tout le traitement se borne à employer des moyens préventifs pour les personnes qui, de filiation cancéreuse, peuvent avoir quelques raisons de redouter cette maladie ; l'opération bien faite et en temps utile quand le cancer est accessible ; les moyens palliatifs propres à calmer les douleurs et à prolonger l'existence ; enfin, les pansements, pour assainir et réprimer les ulcérations qui peuvent se produire.

Nous conseillons aux personnes qui peuvent se croire une prédisposition au cancer, surtout à celles qui sont herpétiques, sujettes aux maladies de peau, ou qui sont enfants d'herpétiques, d'entretenir avec soin les fonctions de la peau, par des lavages fréquents, des bains alcalins pour déboucher les pores de la peau, des bains sulfureux, pour activer la circulation extérieure, des frictions, avec une étoffe rude, une brosse ou un gant de crin ; puis l'exercice, l'air, l'habitation salubre, les bords de la mer. En même temps, la vie doit être sage : on évitera les excès de quelque nature que ce soit, la nourriture ne doit être ni trop abondante ni trop lourde ; on mâchera les aliments avec soin ; on évitera les engorgements des viscères, comme le foie, et l'eau de Pougues les préviendra ; on surveillera les engorgements glandulaires, et l'iodure de potassium, sous forme de sirop aux écorces d'oranges amères, de Laroze ou de Falières, en aura raison.— Et s'il y a des accidents du côté de la peau, eczéma, etc., on les soignera par le traitement local que nous indiquons (voir *Maladies de la peau*) et par le traitement général, pour lequel l'arsenic est surtout à recommander, particulièrement sous forme d'arséniate de soude en granules (1 milligramme avant chaque repas) (*Form.* 308). On peut aussi employer la liqueur de Fowler, cinq à six gouttes par jour (*Form.* 305).

Le cancer déclaré, le traitement s'inspirera de celui de la

gastrite ou de la gastralgie, de l'hépatite, de l'entérite, de la myélite, etc. Suivant le siége du cancer, quand il y aura lieu, le malade sera mis entre les mains d'un bon chirurgien, et, quand il n'y aura pas lieu on, tâchera de soutenir ses forces et son courage, on lui cachera la nature de son mal et on en calmera les douleurs.

Dans tous les cas, et particulièrement lorsque le cancer attaque les organes digestifs, l'un des meilleurs moyens de prolonger l'existence du malade, de soutenir ses forces et d'augmenter sa résistance à la cachexie consiste à lui faire prendre des peptones qui, aliments tout digérés, n'auront plus qu'à être absorbés. Il sera toujours facile ou au moins possible, même dans les cas de rétrécissement de l'œsophage, de faire parvenir dans l'estomac, au besoin avec le tube Faucher, la conserve de peptone de Chapoteaut délayée dans du lait, du bouillon ou du vin, en quantité variable, selon l'état du malade. Ce système d'alimentation peut être mis en œuvre avec tous les cancéreux quand les fonctions digestives commencent à s'altérer (*Form*. 260).

On pourra aussi utiliser dans ce cas les capsules de pepsine Chapoteaut et le vin de Chassaing, qui amèneront la digestion naturelle des aliments que le malade prend encore avec appétit, mais qu'il digère avec difficulté (*Form*. 209, 220).

On donne aussi l'iodure de potassium (*Form*. 300, 302, 304), pour empêcher ou retarder les engorgements glandulaires.

Les calmants, les narcotiques, les antispasmodiques joueront, comme on le pense, un grand rôle, quand il s'agira de calmer les douleurs, de procurer le sommeil, et nous ne pouvons que renvoyer à la longue liste de ces médicaments, cités dans le FORMULAIRE (voir à la fin du volume).

Beaucoup de tumeurs cancéreuses, qui jadis n'étaient pas opérables, le sont aujourd'hui grâce aux progrès immenses de la chirurgie. C'est ainsi qu'on opère maintenant, et avec certain succès, les cancers de l'utérus, de l'ovaire, de la vessie, du rein, de la rate, de l'intestin et même de l'estomac. Les malades sont chloroformés et n'éprouvent pas la douleur de l'opération, les plaies, pansées par la méthode antiseptique et à l'aide de méthodes perfectionnées, cicatrisent facilement. Les malades n'ont donc plus à redouter comme autrefois les opérations et doivent, au contraire, s'y soumettre alors qu'il en est encore temps.

On se sert souvent de caustiques pour détruire les tumeurs cancéreuses, ou même pour détruire la surface des ulcères cancéreux, et en modifier la nature. Ces caustiques sont la pâte au chlorure de zinc (*Form*. 411), la pâte de Canquoin (*Form*. 412), le caustique sulfo-safrané (voir *Caustiques*, au FORMULAIRE) (*Form*. 416) et plusieurs autres, puis du fer rouge, de cautères électriques, etc.

On peut souvent retarder le développement des tumeurs et des néoplasmes cancéreux, par des résolutifs, à la ciguë ou à la belladone (*Form*. 357, 358), par des révulsifs ou exutoires comme des vésicatoires ou des cautères entretenus le plus longtemps possible dans le voisinage de la partie affectée (*Form*. 400, 403).

Quant aux ulcérations, elles seront pansées avec le plus grand soin et entretenues dans le plus grand état de propreté. On les lotionnera avec des désinfectants, liqueur de Labarraque, eau oxygénée diversement concentrée suivant les cas, eau phéniquée etc., et l'on fera des pulvérisations de ces liquides à la surface des plaies. Il sera souvent utile de les cautériser d'une manière plus ou moins profonde avec diverses solutions, le chlorure de zinc (*Form*. 410), le nitrate ou le nitrate acide d'argent (*Form*. 429), l'acide phénique pur, le phénate de zinc (*Form*. 420), etc.

Enfin, les lotions antiseptiques et calmantes seront employées sur les ulcères très douloureux, ainsi que les pommades adoucissantes, par exemple les lotions à la camomille (*Form*. 9), la teinture de Cheston (*Form*. 11) l'acide prussique médicinal (*Form*. 12), la pommade de laurier cerise (*Form*. 10) et beaucoup d'autres (voir *Calmants* au FORMULAIRE).

Dans le cas de cancer de l'utérus, c'est surtout sous forme d'injections par le vagin que les pansements se feront, particulièrement avec les solutions antiseptiques. Les caustiques devront être portés, au contact des parties affectées, par le médecin. Ces caustiques seront surtout le fer rouge, particulièrement dans les cas qui s'accompagnent d'hémorrhagies, et l'acide chromique con•

centré porté, à travers un spéculum, sur un tampon d'ouate exprimé. On fait de simples attouchements, puis une injection à grande eau.

Très régulièrement, on fera des injections vaginales antiseptiques, particulièrement thymo-phéniquées (*Form.* 502). Après chacune de ces injections on placera à demeure un tampon d'ouate imbibé d'une solution de chloral au trentième, qu'on renouvellera deux fois par jour.

A propos de cette terrible affection, nous ne saurions trop recommander aux femmes qui souffrent de cette région de ne pas hésiter à se faire examiner, sans perdre de temps ; elles pourront souvent ainsi éviter pour l'avenir des maladies mortelles ou des opérations graves.

Diathèse purulente

Plusieurs pathologistes font de la *diathèse purulente* une maladie spéciale, nous consacrerons donc à cette cachexie un article particulier, bien que pour nous la diathèse ou *infection purulente* ne soit qu'une phase, souvent la phase dernière, de diverses autres maladies.

La diathèse purulente est caractérisée par la tendance de l'organisme à fabriquer du pus. De là, la formation d'abcès multiples, plus ou moins étendus et nombreux dans les divers tissus ; on dirait que le pus circule avec le sang, et cela est presque vrai dans certains cas.

Cet état purulent n'est, comme nous le disions, que la suite d'une autre affection ; l'une des causes les plus fréquentes, par exemple, est un vaste traumatisme, une vaste plaie résultant d'un accident, d'une grande opération chirurgicale comme une amputation, un accouchement qui laisse une vaste plaie dans l'utérus : aussi l'état puerpéral est-il l'une des causes les plus fréquentes de l'infection purulente. Un abcès étendu dans le parenchyme d'un organe interne ou même une de ces vastes collections purulentes qui se forment dans le tissu cellulaire, un phlegmon, peuvent donner lieu à une résorption purulente capable d'amener la mort. Quant à la diathèse purulente spontanée, se produisant d'emblée chez les individus affaiblis par les privations, la misère, etc., elle est beaucoup plus rare.

Dans tous les cas, les symptômes de l'infection purulente sont à peu près les mêmes et ne diffèrent que par la rapidité de leur évolution. L'absorption du pus s'annonce toujours par des frissons, un malaise, des douleurs vagues, errantes, de la faiblesse, une fièvre plus ou moins vive, hectique ou consomptive. La figure est altérée, le corps amaigri, le teint jaune et cachectique, la langue sèche et la soif ardente. La peau est chaude et présente parfois des éruptions diverses de boutons ou de taches rosées. Il se forme des abcès en différents points du corps. Puis, le ventre se ballonne, la sueur devient visqueuse et froide, le malade tombe dans la stupeur ou le délire et meurt.

La fièvre pururente, très grave chez les femmes en couches, chez les malades qui ont subi une grande opération, chez ceux qui portent une vaste collection purulente, peut très bien guérir si elle est prise à temps.

C'est encore une diathèse purulente avec inflammation et suppuration des ganglions, ce qu'on appelle *adénite*, que provoque la piqûre faite avec un instrument de dissection, dite *piqûre anatomique*, malheureusement assez fréquente chez les étudiants en médecine.

Traitement. — Le traitement le plus efficace de la fièvre ou diathèse purulente est celui que l'on réalise par les antiseptiques et les toniques. Pour nous, nous n'hésitons pas à employer dès le début le sirop de phénate d'ammoniaque, de 2 à 4 cuillerées par jour ; au besoin, à faire des injections sous-cutanées avec l'eau phéniquée au centième, ainsi que nous l'avons décrit en traitant de la fièvre typhoïde ; puis, on donne le quinquina, sous forme de décoction, de vin de Bellini ou de quinium de Labarraque) ; on peut encore donner quelques cuillerées par jour d'une potion alcoolique au quinquina (*Form.* 221). On veillera à ce que la constipation ne s'établisse pas, non plus que la diarrhée, par des laxatifs, poudre purgative de Rogé, etc., ou par des lavements astringents. Les collections purulentes seront vidées, pansées et désinfectées avec des lotions et des pulvérisations d'eau phé-

niquée ou contenant du chlorure de soude (liqueur de Labarraque).

On nourrira peu à peu et on mettra le malade dans les meilleures conditions d'aération, de propreté et d'hygiène générale
que l'on pourra. Il est souvent utile de soutenir la convalescence
par le fer, le quinquina, les eaux de Pougues, l'hydrothérapie.
(Voir *Chlorose* et *Anémie*).

Morve et Farcin

Nous devons ra   r de la fièvre purulente ces deux horribles maladies, la   le *farcin*, qui ne sont pas naturelles à
l'homme, mais qui   sont communiquées par le cheval et, en
général, les animaux de cette famille, les Solipèdes, qu'ils peuvent d'ailleurs faire passer à l'homme et aussi rendre à d'autres
Solipèdes.

La morve et le farcin sont donc des maladies essentiellement
contagieuses, comme la rage, et que l'homme contracte toujours
primitivement de l'animal, — le plus souvent du cheval, — comme
la rage, le plus souvent du chien.

Il n'y a, du reste, pas lieu de faire une étude bien spécialisée de
chacune de ces maladies, car elles se compliquent ordinairement
l'une l'autre, les symptômes de l'une accompagnant presque toujours ceux de l'autre : la morve est généralement accompagnée
de farcin. L'une et l'autre sont, du reste, produites par le même
virus.

Nous n'avons pas à décrire ces deux affections chez le cheval,
nous renverrons le lecteur, pour cette étude particulière, aux ouvrages de médecine-vétérinaire et notamment à l'excellent *Vétérinaire des Campagnes* (1). Nous avons seulement ici à nous occuper de ces affections chez l'homme, où, d'ailleurs, elles ne diffèrent guère de ce qu'elles sont chez le cheval, l'âne, etc.

Le *farcin* est une inflammation générale des vaisseaux et des
ganglions lymphatiques, avec formation d'abcès multiples, d'œdèmes, éruption de pustules et de tumeurs qui se gangrènent, et

---

. (1) *Le Vétérinaire des Campagnes*, par G. Percheron, 1 vol. in-8° avec gravures
et planches coloriées, publié à Orange (Vaucluse), par M. C. Martin, éditeur.

infection purulente générale de l'économie. Dans la forme aiguë, les phénomènes peuvent se borner à l'inflammation des vaisseaux et ganglions lymphatiques, ce qu'on appelle *l'angioleucite farcineuse*, et guérir. Mais, dans cette même forme aiguë, produite ordinairement par l'inoculation de matières farcineuses ou morveuses provenant du cheval, dans une plaie, coupure ou piqûre de la peau de l'homme affecté, les symptômes peuvent être complets et amener la mort par infection purulente avec fièvre, délire, langue noire, et beaucoup des caractères généraux de la fièvre typhoïde. Il est rare, dans ce cas, que le malade résiste plus de trois semaines.

Mais il y a une forme chronique, qui ne diffère guère de la précédente que par une très grande lenteur dans son évolution, car elle peut durer plusieurs mois comme plusieurs années ; toutefois, les symptômes sont les mêmes, se succédant les uns aux autres, pendant qu'il se produit un dépérissement général et le plus souvent irréparable de toute l'économie du malade. Les tumeurs et les abcès se forment en différentes parties, se résorbent ou s'ouvrent spontanément, donnant lieu à des ulcères qui ne cicatrisent pas ; la peau devient jaune et sèche, les yeux mornes ; il se déclare souvent une fièvre intermittente, et, à la fin, une fièvre de consomption qui revient tous les soirs. Le malade peut cependant guérir, mais cette terminaison est malheureusement rare. Le plus souvent, il meurt dans le délire de la fièvre purulente, ou bien la maladie se complique de morve aiguë ou chronique, ce qui est une cause de mort de plus.

La *morve* est particulièrement caractérisée par des ulcérations dans les fosses nasales, ulcérations qui peuvent gagner l'arrière-bouche et le larynx, avec douleurs articulaires et musculaires, et cachexie générale. Mais, il se joint toujours à ces symptômes spéciaux, les éruptions de pustules croûteuses, les tumeurs fluctuantes, violacées, donnant lieu à des ulcères qui sont des caractères du farcin.

La morve est plus rare que le farcin, et surtout la morve chronique, car cette affreuse maladie affecte aussi la forme aiguë et la forme chronique. La forme aiguë se présente souvent comme terminaison du farcin chronique ou de la morve chronique.

Elle débute par un malaise général, la perte de l'appétit et des forces, des frissons, de la diarrhée, des nausées, des vomissements, de la fièvre, en un mot tous les symptômes généraux que nous avons décrits en parlant des fièvres et particulièrement de la fièvre typhoïde ou de la diathèse purulente. En même temps, le malade éprouve des douleurs dans les membres presque aussi vives que dans le rhumatisme articulaire. Mais, bientôt le nez s'enchifrène ; le malade renifle, mouche du sang ou une sérosité puriforme qui parfois coule comme un véritable jetage. Alors le nez, les paupières, le front (dans la forme aiguë) enflent, envahis par un œdème jaunâtre ou livide, la face devient énorme, comme dans la petite vérole, mais sans les pustules caractéristiques de cette dernière maladie. Toutefois, dans la forme chronique, cette tuméfaction de la face ne se produit point, ou se produit seulement quand la morve passe de l'état chronique à l'état aigu qui amènera la mort.

Les fosses nasales sont alors le siège d'ulcérations qui peuvent percer la cloison, détruire la voûte palatine, envahir le pharynx, le larynx et même la trachée-artère ; la voix s'éraille alors et s'éteint. Puis, tous les symptômes de la cachexie farcineuse, les tumeurs fluctuantes, les engorgements glandulaires, les œdèmes des membres, les ulcérations, etc., se succèdent, mais avec beaucoup de lenteur dans la morve chronique qui est une maladie excessivement longue, souvent même avec des rémissions plus ou moins prolongées. Néanmoins, la guérison est extrêmement rare. La maladie finit souvent par la morve aiguë.

La morve est plus dangereuse que le farcin, et l'affection est plus grave encore lorsque les deux maladies se combinent. Il y a des dépôts purulents dans le foie, dans le poumon, dans la rate qui est toujours très tuméfiée, dans les testicules et jusque dans le cerveau. Mais, nous rappelons que les ulcérations des fosses nasales et des voies aériennes sont caractéristiques de la morve, tandis que les abcès multiples sont propres au farcin.

Tous les liquides farcineux ou morveux, la sérosité des abcès, des ulcérations, du jetage, sont inoculables et peuvent communiquer l'une et l'autre maladie. La cohabitation avec des animaux morveux ou farcineux suffit souvent pour communiquer à l'homme

la morve et le farcin sans inoculation directe, et par contagion ;
mais la contagion n'est ici, on le comprend, qu'une inoculation
méconnue, mais continuelle et discrète. C'est ordinairement la
forme chronique qui résulte de ce mode de contagion, et c'est, en
général, une forme plus grave que celle qui provient d'une inoculation brutale par piqûre, écorchure, morsure, etc., dont il ne
résulte que des accidents locaux moins redoutables.

Traitement. — Quand il y a inoculation, il faut agir vite, et
comme pour la rage : débrider la plaie, faire saigner, laver sous
un courant d'eau ; cautériser au chlorure de zinc (*Form.* 410,
411), beurre d'antimoine (*Form.* 412) ou fer rouge. Après quoi,
on aura recours à l'acide phénique à l'intérieur, sous forme de
phénate d'ammoniaque, par cuillerées ou en solution, par injection
sous-cutanées. (Voir art. *Fièvre typhoïde*).

C'est aussi ce traitement qu'il faut appliquer dans toutes les
formes de farcin et de morve. Plusieurs médecins ont employé
aussi l'iodure de potassium (*Form.* 300 à 304). Dans tous les cas,
il faut ouvrir les abcès de bonne heure, désinfecter les foyers avec
l'eau phéniquée, la liqueur de Labarraque, la teinture d'iode, le
vin aromatique, etc. Les ulcérations nasales ont été traitées par
les injections, dans le nez, d'eau créosotée (*Form.* 501) et par la
solution de bichlorure de mercure (*Form.* 426, 427).

Enfin, on emploiera les toniques et tous les médicaments antiseptiques, notamment l'iode et l'acide phénique, que l'on croira
pouvoir opposer à la diathèse purulente.

On sauve, nous l'avons dit, peu de malades, pas plus chez les
hommes que chez les animaux. Il est donc toujours bon de rappeler aux personnes qui vivent avec les chevaux les graves dangers
qu'ils courent en soignant des chevaux morveux ou farcineux, et
aux propriétaires les responsabilités qu'ils encourent en ne faisant
pas isoler ou abattre à temps les chevaux malades qui peuvent se
trouver dans leurs écuries.

CHAPITRE VI

MALADIES ORGANIQUES

Cette division des *maladies organiques* ne paraît pas, au premier abord, bien justifiée, car celles-ci arrivent presque toutes à produire un état cachectique qui pourrait les faire classer comme maladies constitutionnelles. Ce serait à tort, cependant. Les maladies organiques sont caractérisées par la déformation ou l'altération dans leur substance d'organes internes plus ou moins essentiels à la vie. On comprend que la fonction dévolue à l'organe altéré ne s'accomplit plus comme à l'état normal et que toute l'économie peut en être troublée de manière à amener un état de dépérissement général, de cachexie ou de diathèse d'autant plus grave que la fonction altérée est plus importante. On comprend, par exemple, que, si le cœur est déformé de manière à ne plus pouvoir régir la circulation comme à l'état ordinaire, comme tous les organes ont besoin pour fonctionner régulièrement que la circulation du sang se fasse en eux d'une manière régulière aussi, ils vont tous être troublés dans leur action ; de ce désordre unique et particulier, la déformation du cœur, va donc résulter un trouble général de toute l'harmonie organique, un dépérissement plus ou moins rapide et grave. Si l'on pouvait rendre au cœur sa forme normale, tous les désordres cesseraient, tous les autres organes reprendraient l'intégralité de leurs fonctions, et la santé reviendrait.

Rien, ici, ne rappelle cette altération du sang qui crée les vices scrofuleux, tuberculeux, cancéreux, le virus syphilitique, etc., sous l'influence desquels il se forme ou peut se former partout des engorgements · ganglionnaires, des tubercules, des noyaux cancéreux, des ulcérations ou des abcès multiples, vices qui peuvent même se transmettre des parents aux enfants pendant plusieurs générations.

Ce n'est pas à dire pour cela que certaines maladies organiques ne puissent aussi se transmettre par hérédité. Mais la transmission n'a plus le même caractère. Un père transmet à son fils un cœur trop gros ou tendant à grossir, comme il lui transmet sa taille grande ou petite, la couleur brune ou bleue de ses yeux, la forme large ou longue de ses mains, son intelligence, la tendance de son esprit à faire de la poésie, des sciences, de la peinture, ou du commerce,

C'est un accident organique qui peut même se fixer de génération en génération, comme l'absence de cornes chez certaines races bovines, la patte à cinq doigts chez certaines poules, les oreilles dressées ou tombantes chez certains chiens.

D'ailleurs, si plusieurs de ces affections ne peuvent être atteintes par la médication et, au bout d'une évolution plus ou moins longue, amènent presque forcément le malade à une désorganisation générale de l'économie, à une maladie quasi-constitutionnelle, d'autres s'attaquent à des organes dont la fonction a moins de retentissement sur l'ensemble de l'organisme, ne produisent pas de désordres graves et généraux, ou bien peuvent être guéries d'une manière définitive.

Ceci dit, nous allons décrire successivement les diverses maladies que nous faisons rentrer dans cette division.

Maladies du cœur

Il est très difficile de comprendre en quoi consistent les maladies du cœur si l'on n'a pas une idée générale sur la structure de cet organe, le plus important de notre corps.

Le cœur est situé dans la poitrine, dans le thorax, du côté gauche, se dirigeant de haut en bas et de gauche à droite. Il est à peu près gros comme le poing, de forme un peu conique, la base placée derrière l'intervalle des cartilages de la 2ᵉ et de la 3ᵉ côte gauches, et sa pointe derrière l'intervalle de la 4ᵉ et de la 5ᵉ côte, presque au milieu mais à gauche du sternum, os plat, qui forme le devant de la poitrine. Il est composé de deux parties, soudées ensemble, l'une à gauche, le cœur gauche, l'autre à droite, le cœur droit. Chacune de ces deux parties se compose elle-même de deux cavités superposées : la cavité supérieure s'appelle oreillette, et la cavité inférieure ventricule. Il y a donc une oreillette droite et une oreillette gauche, un ventricule droit et un ventricule gauche. Le cœur droit et le cœur gauche ne communiquent pas ensemble chez l'adulte, mais chaque ventricule communique avec l'oreillette qui lui est superposée par un orifice muni d'une valvule, sorte de soupape comparable à celles de nos pompes, et qui s'abaisse de haut en bas, mais se ferme de bas en haut. La valvule qui ferme l'orifice auriculo-ventriculaire droit s'appelle valvule *tricuspide;* celle qui ferme l'orifice auriculo-ventriculaire gauche s'appelle valvule *mitrale.*

Les ventricules sont formés par une paroi musculaire très forte et très épaisse, renforcée encore à l'intérieur par des colonnes charnues et tendineuses, en rapport avec le travail considérable qu'accomplit cet organe courageux, dont le mouvement commence avec la première ébauche de la vie individuelle, chez le fœtus, pour ne plus jamais s'arrêter qu'au moment de la mort, car c'est son arrêt même qui est la mort. Les oreillettes ont, au contraire, des parois beaucoup plus minces et plus molles, car leur travail est moins considérable que celui des ventricules. Leur rôle consiste à envoyer le sang qu'elles contiennent dans les ventricules, sang que ceux-ci lancent à leur tour dans les poumons et dans toutes les parties du corps.

C'est, en effet, le cœur droit qui est chargé d'envoyer le sang veineux aux poumons pour qu'il y subisse l'action de l'air et se transforme en sang artériel. L'oreillette droite reçoit deux grosses veines, les *veines caves,* qui lui apportent le sang veineux de tout le corps. Elle le chasse, en se contractant, dans le ventricule droit, à travers l'orifice tricuspide, et ce ventricule l'envoie à son tour au poumon par un gros vaisseau, l'*artère pulmonaire,* qui s'ouvre à la partie supérieure de ce ventricule. Dans le poumon, le sang veineux soumis à l'action de l'air devient artériel, passe du rouge sombre au rouge rutilant, et, ramassé par les ramifications des vei-

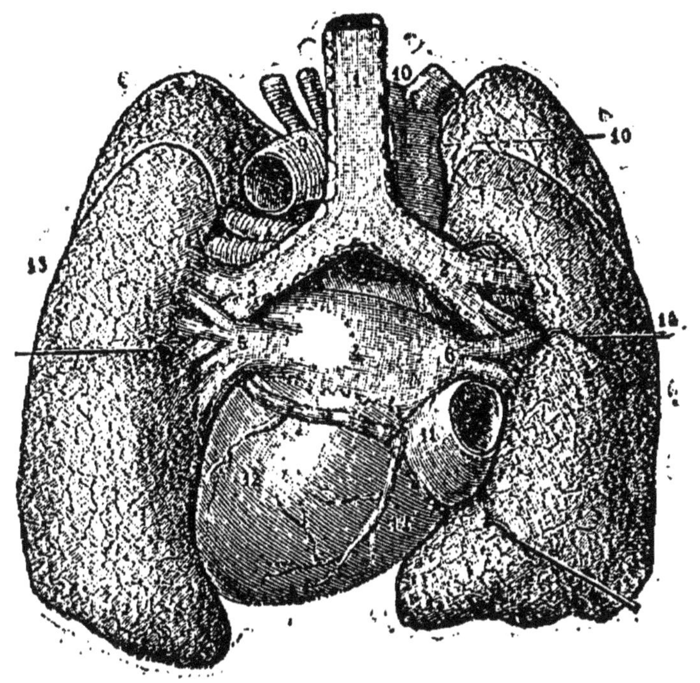

Fig. 24

Le cœur et les poumons (vus par derrière)

1. Face postérieure de la trachée artère qui se divise en bronche droite (2) et bronche gauche (3), lesquelles se ramifient et s'enfoncent dans les poumons (13, 14). — 4 Oreillette gauche recevant les veines pulmonaires (5, 6). — 7. Branche gauche de l'artère pulmonaire. — 8. Branche droite de l'artère pulmonaire. — 9. Aorte. — 10, 10'. Veine cave supérieure. — 11. Veine cave inférieure. — 12. Ventricule gauche et (12') ventricule droit du cœur.

nes pulmonaires, est amené par celles-ci dans l'oreillette gauche. Cette dernière, en se contractant, pousse le sang artériel qu'elle vient de recevoir dans le ventricule gauche qui, se contractant à son tour, lance ce sang dans une grosse artère, l'*aorte*, avec laquelle il communique, et qui le distribue dans tout le corps, où il redevient veineux au contact des tissus. Les veines le ramènent alors à l'oreillette droite, par les veines caves, et le cycle recommence.

Les deux oreillettes se contractent en même temps pendant que les deux ventricules se dilatent (*diastole*), et les deux ventricules se contractent ensemble (*systole*) pendant que les deux oreillettes se dilatent. Les orifices des artères pulmonaires et aorte dans les ventricules droit et gauche sont garnis de soupapes appelées valvules *sigmoïdes* qui permettent au sang lancé par ces ventricules de passer dans les artères, mais l'empêchent de revenir des artères dans le cœur.

Les mouvements du cœur se composent de deux temps accompagnés de deux bruits produits, le premier, par le choc du sang lancé dans les ventricules par les oreillettes, c'est le plus sourd et le plus long ; le second, plus court et plus clair, par le choc du sang arrivant dans les oreillettes. L'un et l'autre sont renforcés par le bruit de la contraction énergique des ventricules, le claquement des valvules et le choc du cœur contre la poitrine, choc que l'on voit souvent au dehors, un peu à gauche du sternum, vers la 5ᵉ ou 6ᵉ côte.

Ces courtes notions sur la structure, les mouvements et les fonctions du cœur suffiront pour faire comprendre les symptômes de ses maladies organiques. Nous allons les exposer successivement.

Hypertrophie du cœur

C'est la plus fréquente des maladies du cœur. Elle consiste dans une augmentation de volume plus ou moins considérable et quelquefois énorme du cœur. Elle débute inaperçue ; peu à peu, elle donne lieu à de l'essoufflement, des palpitations plus ou moins gênantes, de l'oppression, quelques douleurs vagues dans la région cardiaque, des réveils en sursauts. Ces mêmes symptômes vont toujours en augmentant, deviennent de plus en plus graves, s'accompagnent de véritables suffocations de diverses congestions aux poumons ou au cerveau ; la douleur cardiaque se fait souvent sentir jusque dans le dos et dans l'épaule. Puis, surviennent des vertiges, souvent de la toux et des crachements de sang, symptômes de congestion cérébrale ou pulmonaire. Les battements du cœur sont souvent désordonnés, on ne peut plus distinguer les temps; la face est pâle, anxieuse. Enfin, la circulation étant de plus en plus entravée, les urines deviennent rares, des œdèmes se forment, les extrémités enflent, et l'œdème monte de plus en plus, se dissipe, puis revient plusieurs fois, jusqu'à ce qu'il ne disparaisse plus, et le malade meurt dans un accès de suffocation.

Ces symptômes sont communs à toutes les maladies organiques du cœur, variant seulement par leur intensité relative. Mais l'hypertrophie peut revêtir certaines formes ou s'accompagner de lésions matérielles importantes à connaître et qui se révèlent précisément par les symptômes.

Dans l'hypertrophie, le cœur ayant grossi, on peut évaluer, par la percussion de la poitrine, sa grosseur très approximative. On peut même mesurer s'il s'est accru proportionnellement dans tous les sens ou par un seul ventricule. On le reconnaîtra en percutant le devant de la poitrine et en recherchant si la matité qu'il produit dépasse les limites que nous avons signalées du 2e au 4e espace intercostal sur une longueur d'environ 9 à 10 centimètres et une largeur de 6 à 7. On doit se rappeler que la partie gauche du cœur est plus ou moins recouverte par le poumon. On vérifiera, d'ailleurs, s'il n'y a pas d'épanchement dans le péricarde. (Voir *Péricardite*). De plus, l'augmentation de volume du cœur détermine une voussure de la paroi antérieure gauche de la poitrine, voussure appréciable à l'œil ou à la main, ainsi qu'un élargissement du 4e espace intercostal dans lequel on voit, au dehors, au dessous et en dedans du mamelon, battre la pointe du cœur. La main, appliquée sur la région précordiale, perçoit l'impulsion plus ou moins forte de l'organe hypertrophié. Quant aux bruits du cœur et à la nature du pouls, ils donnent connaissance d'autres lésions cardiaques concomitantes, plus ou moins graves, par exemple, le rétrécissement des orifices valvulaires ou au contraire diminution des valvules qui deviennent insuffisantes pour fermer complètement les orifices. Ces lésions valvulaires sont dues à des transformations fibreuse, cartilagineuse ou même osseuse du tissu de la valvule ou à des végétations qui se forment à sa surface. Il y a souvent, en même temps, rétrécissement d'un orifice et insuffisance de la valvule. Voici les principaux cas et leurs symptômes.

RÉTRÉCISSEMENT DES ORIFICES AURICULO-VENTRICULAIRES OU INSUFFISANCE DES VALVULES TRICUSPIDE ET MITRALE. — En auscultant le cœur, on entend un bruit de souffle, de râpe ou de scie qui précède le premier bruit et l'accompagne tout entier. C'est le frottement du sang passant des oreillettes aux ventricules à travers un orifice altéré. Le maximum du bruit de souffle est à gauche pour l'orifice mitral, à droite pour l'orifice tricuspide.

Dans les lésions de l'orifice gauche, mitral, la circulation générale artérielle est gênée, le pouls est petit, souvent intermittent, irrégulier et faible.

Dans les lésions de l'orifice droit, tricuspide, c'est la circulation veineuse qui est modifiée, et les veines jugulaires, au cou, présentent quelquefois un pouls comme des artères.

La main appliquée sur la région précordiale perçoit, pendant les mouvements du cœur, un frémissement dû sans doute à la vibration produite par le sang à son passage dans les orifices rétrécis. On l'appelle *frémissement cataire*, parce qu'on perçoit une sensation à peu près semblable en mettant la main sur le dos d'un chat qui fait ron-ron.

RÉTRÉCISSEMENTS AORTIQUE ET PULMONAIRE. — Ce sont les orifices de l'aorte dans le ventricule gauche, des artères pulmonaires dans le ventricule droit qui sont rétrécis. On entend un bruit de souffle plus ou moins rude, juste avec le premier temps. Le maximum est au niveau de la base du cœur. Il y a souvent frémissement vibratoire. Le pouls ne change pas toujours beaucoup, mais il devient petit et irrégulier quand le rétrécissement aortique est très marqué.

INSUFFISANCE AORTIQUE. — Ce sont les valvules sigmoïdes de l'aorte qui ne ferment plus ; toute la circulation artérielle reçoit,

pour ainsi dire, la poussée vigoureuse de la contraction ventricu-
laire. La pression du sang augmente dans les artères, le pouls
est large, vibrant, bondissant. Il y a un intervalle notable entre
le battement du cœur et le battement de l'artère au poignet.

On entend un bruit de souffle au second temps, ayant son
maximum à la base du cœur et se prolongeant le long de l'aorte.

On comprend maintenant les diverses nuances de symptômes
qu'offrent les différentes circonstances qui accompagnent l'hypertrophie du cœur. L'hypertrophie, en effet, est rarement
simple, elle est presque toujours accompagnée de lésions valvulaires qui en augmentent la gravité par les désordres fonctionnels
qu'elles produisent.

Cependant, l'hypertrophie peut se porter sur un seul côté:
sur le ventricule gauche, elle fournit un pouls plein et bondissant
avec une forte pression dans les artères, c'est alors qu'il y a des
congestions au cerveau, rupture de vaisseaux, hémorrhagies,
apoplexies, etc. Par suite de rétrécissement mitral ou tricuspide,
il peut se former des caillots dans le cœur dont les mouvements
sont ainsi gravement entravés.

L'hypertrophie droite apporte surtout des désordres et des
congestions dans les poumons, congestion, vomissement de sang
pulmonaire.

Il est rare que l'hypertrophie soit bornée d'un seul côté; alors
les symptômes s'ajoutent.

Elle peut, d'ailleurs, avoir différentes formes avec ou sans lésion
valvulaire:

1° *Hypertrophie excentrique;* le cœur grossit par épaississement
des parois en dehors, les cavités restant les mêmes ou s'agrandissant.

2° *Hypertrophie concentrique;* le cœur ne grossit pas ou peu
en dehors, mais ses parois épaississent en dedans en diminuant
les cavités.

Dilatation du cœur, Anévrisme du cœur

C'est un cas particulier, si l'on veut, de l'hypertrophie avec
augmentation des cavités, mais amincissement des parois. Les

symptômes de cette altération trophique du cœur ne se distinguent pas bien nettement de ceux de l'hypertrophie avec épaisissement, sauf que l'impulsion cardiaque est plus faible et les battements du cœur moins intenses.

Les parois du cœur peuvent s'amincir en certains points d'une manière considérable et arriver même jusqu'à se rompre, par exemple sous l'influence d'un effort du cœur pour lutter contre un rétrécissement valvulaire, ou par suite d'un obstacle momentané à la circulation; — ce qui amène une mort certaine.

Dégénérescence graisseuse du cœur

Il s'agit ici d'une altération du tissu du cœur. La substance musculaire qui le compose s'infiltre de graisse, ou se transforme en matière graisseuse ou cireuse, sous l'influence d'une constitution particulière comme la disposition à l'obésité, certaines maladies infectieuses, un régime spécial, l'usage de certaines substances (éther, chloroforme, arsénic, phosphore etc.). Le cœur, perdant sa fibre musculaire, perd peu à peu la faculté de se contracter, il y a *asystolie*. Les caractères de gêne de la circulation, d'étouffements, d'œdème, sont les mêmes que dans les cas précédents, puisque l'organe central de la circulation fonctionne mal, mais il n'y a ni lésions valvulaires, ni dilatation. C'est précisément l'absence de ces caractères coïncidant avec la présence de tous les troubles fonctionnels des maladies organiques du cœur qui sert à établir le diagnostic.

Atrophie du cœur

Nous ne citons que pour mémoire cette maladie dans laquelle le cœur se rapetisse, ses cavités diminuent, ses parois s'amincissent, et deviennent flasques ou s'endurcissent. Cet état n'est jamais que la conséquence d'un affaiblissement général, d'une altération de la substance des fibres cardiaques ou d'un manque de nutrition de l'organe.

Traitement. — Le traitement des maladies du cœur est extrêmement délicat et même difficile, car dans la même maladie générale, — hypertrophie, — il peut varier beaucoup suivant les circonstances particulières qui accompagnent cette maladie. Beaucoup de personnes s'imaginent que la digitale est une panacée qui s'applique indistinctement à toutes les maladies organiques du cœur. — C'est une erreur très grave, très répandue et contre laquelle on ne saurait trop réagir.

Or, s'il n'est pas possible de *guérir* une maladie organique du cœur, il est certain qu'il est possible dans le plus grand nombre des cas de prolonger assez la vie des malades pour qu'elle n'en paraisse que peu abrégée. Un traitement qui, prenant un homme malade à 30 ou 32 ans d'une hypertrophie de cœur, conduit cet homme à ne mourir de sa maladie que vers 65 ou 68 ans, n'est certainement par un traitement inefficace, mais il est, comme nous le disions, très délicat à établir.

Il faut toujours chercher à déterminer avec beaucoup de soin les lésions organiques existantes. Ces lésions peuvent entraîner deux ordres de phénomènes morbides, les uns résultant d'un excès de pression dans les vaisseaux, les autres d'une entrave à l'impulsion sanguine : il est évident que, dans le premier cas, on pourra avoir recours aux sédatifs pour diminuer la tension du sang, calmer les mouvements violents du cœur, et empêcher les palpitations ; la digitale pourra donc être ordonnée dans ce cas, soit en potions et, par exemple, sous la forme d'extrait hydro-alcoolique et telle qu'elle existe dans le sirop et les granules de digitale de Labelonye (*Form.* 58, 59) ou bien sous celle de granules de digitaline L. Frère (*Form.* 56). La digitale et la digitaline s'emploient surtout dans l'insuffisance mitrale. Le sirop de bromure de potassium (*Form.* 182-186) calmera aussi les palpitations trop violentes et permettra le sommeil. Dans quelques cas, d'hypertrophie simple avec pléthore manifeste, on pourra même faire quelques saignées générales, au bras. Ce moyen est bon, mais il ne faut pas en abuser. L'iodure de potassium (*Form.* 302, 304) réussit aussi quelquefois, pendant un temps, du moins comme altérant et dénutritif, et retarde le grossissement du cœur.

Dans tous les cas, au contraire, où la circulation est ralentie, empêchée, il faudra plutôt donner des toniques, et des diurétiques pour remédier à la stase du sang, aux œdèmes et aux épanchements séreux : le sirop d'écorces d'oranges amères, les vins de quinium de Bellini, les préparations de colchique (*Form.* 54, 55), de scille (*Form.* 51, 53), etc. La digitale sera employée comme diurétique, dans les cas où il n'y aura pas de phénomènes d'anémie, pâleur, vertiges, refroidissement, comme cela arrive dans l'insuffisance aortique, alors que le sang retombe de l'aorte dans le cœur, faute de valvules sigmoïdes suffisantes (*Form.* 52, 56, 58, 59).

Dans les cas d'hypertrophie concentrique, alors que les cavités du cœur sont diminuées, l'organe bat plus vite pour envoyer dans un temps donné assez de sang aux poumons et aux tissus. Si l'on voulait diminuer le nombre des battements, on produirait l'étouffement, la cyanose, etc. Il faudra donc employer les calmants pour rendre les battements du cœur moins gênants et moins douloureux, le bromure de potassium, par exemple, mais non la digitale qui ralentirait le cœur.

On emploiera, d'ailleurs, tous les moyens que les circonstances fourniront pour calmer les accidents et pour retarder la marche de l'affection organique, même des vésicatoires répétés sur la région du cœur, même des cautères entretenus le plus longtemps possible.

Contre l'anasarque, l'œdème des extrémités qui apparaissent à la fin de la maladie, beaucoup plus tôt dans le rétrécissement aortique et les lésions des orifices auriculo-ventriculaires, plus tard dans l'insuffisance aortique, on emploiera la médication que nous avons indiquée en parlant des hydropisies, c'est-à-dire les laxatifs : rhubarbe granulée (*Form.* 82), grains de coloquinte (*Form.* 78), scammonée, jalap (*Form.* 79-81), poudre laxative Rogé (*Form.* 77), pilules Cocardas (*Form.* 92), etc.

Avant tout, il faudra établir pour les malades un régime doux et facile, une vie calme, le repos, l'absence de tout effort, de toute émotion vive, — pas de colères, ni de frayeurs, ni de surprises, — le bon air, et des soins attentifs pour les accidents intercurrents qui pourront se produire.

Les personnes prédisposées aux maladies de cœur, soit par hérédité, soit par suite de diverses affections qui favorisent le développement de celles-ci, l'endocardite rhumatismale passée à

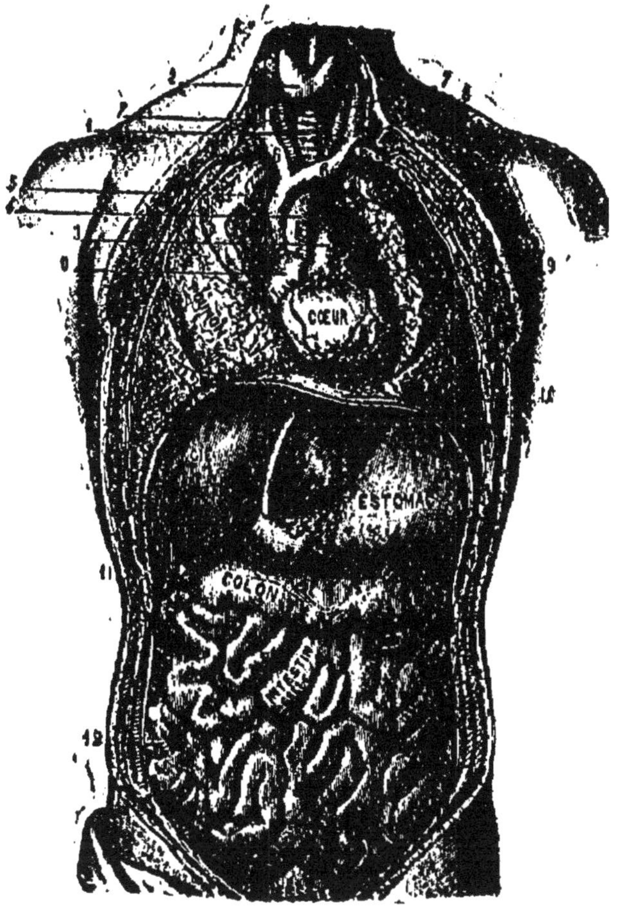

Fig. 25

Position des organes internes

1. Trachée artère. — 2. Corps thyroïde. — 3. Artère pulmonaire. — 4. Artère aorte. — 5. Veine cave supérieure. — 6, 6. Tronc veineux branchio-céphalique. — 7, 7. Artères carotides primitives et jugulaires. — 8. Veine sous-clavière. — 9, 9. Oreillettes du cœur. — 10. Muscle diaphragme. — 11. Vésicule biliaire. — 12. Colon ascendant. — (Les noms des autres organes sont écrits sur la figure même).

l'état chronique, l'asthme, des efforts ou des fatigues habituelles, etc., ces personnes, disons-nous, devront n'user que modérément du café, du tabac (surtout si elles éprouvent de l'oppression après avoir fumé), s'abstenir de vivre dans un local où l'on travaille la céruse ou les sels de plomb, etc.

Depuis que cet article a été écrit, des essais ont été faits pour remplacer la digitale et la digitaline dans les maladies du cœur. On a employé dernièrement la caféine, et antérieurement on s'était servi de l'extrait du muguet (*Convallaria maialis*).

La caféine employée comme diurétique n'agit pas toujours, dans les affections du cœur, avec une fidélité extrême, mais elle réussit parfois et pourra donc être employée, particulièrement et, à notre avis, seulement, quand la digitale ou la digitaline sont contrairement indiquées, ainsi qu'elles le sont souvent, comme nous l'avons dit ci-dessus (*Form.* 62).

Quant au *Convallaria*, on l'emploie sous forme de sirop et de pilules d'extrait; il agit positivement comme diurétique, à la dose d'une à trois cuillerées de sirop par jour. On cite de bons effets dans l'insuffisance ou le rétrécissement mitral. Mais, il nous paraît surtout réussir dans les palpitations nerveuses et dans les affections cardiaques sans lésions valvulaires, ou dans les cas de battements de cœur désordonnés (*Arythmie*). (*Form.* 60, 61).

Palpitations nerveuses

Nous plaçons, à la suite des maladies organiques du cœur, une maladie qui serait mieux classée sans doute dans les névroses, mais qui ressemble tellement aux premières, par certains symptômes, que le malade au moins, sinon le médecin, peut se faire illusion ; — seulement, il n'y a ni hypertrophie, ni lésions valvulaires, ce qui permet de reconnaître tout de suite le peu de gravité de la maladie.

Néanmoins, il y a des palpitations souvent très douloureuses, en tous cas très gênantes, surtout la nuit ; le malade entend son cœur battre dans sa poitrine comme la machine d'un bateau à vapeur. Cet état l'irrite, et plus il l'irrite, plus les palpitations sont gênantes.

Par moment, un des battements manque, c'est comme un arrêt momentané du cœur qui se traduit au pouls par le manque d'une pulsation : une intermittence. En même temps, le malade éprouve la sensation d'une chute subite, comme s'il tombait dans un trou..., et le cœur repart avec un battement violent qui envoie un flot de sang à la tête, qui se congestionne. Et le malade craint d'être frappé d'apoplexie.

C'est un état excessivement pénible; les nuits sont particulièrement redoutées. Néanmoins, l'état général, l'appétit, etc., se maintiennent satisfaisants.

Traitement. — Il n'y a pas d'affection organique, c'est un état nerveux contre lequel réussissent les antispasmodiques, le bromure de potassium aux oranges amères, une cuillerée le soir en se couchant. L'aconitine, en granules de 1/2 milligramme, une ou deux par jour (*Form.* 17), la digitaline (*Form.* 18), et enfin, les pilules de *Convalleria matalis* de Langlebert, 2 à 6 par jour (*Form.* Antispasmodiques).

Nous recommandons aussi le changement d'air, la campagne, les voyages, le bord de la mer, etc.

Les femmes chlorotiques et les hommes anémiques sont sujets à cette affection. On constate alors un souffle doux à l'un des bruits du cœur, même un tintement à son métallique, tenant non à une lésion valvulaire, mais à la faible densité du sang.

Les perles d'éther de Clertan sont un très bon médicament pour calmer les palpitations nerveuses et d'autant plus commodes qu'on peut les prendre à toutes les heures du jour et de la nuit.

Maladies organiques des vaisseaux

Anévrismes de l'aorte

Les anévrismes, — sans entrer ici dans la distinction des éléments anatomiques qui les constituent et qui ne sont vérifiables qu'à l'autopsie, — sont des dilatations, sous forme de poche ou de sac, que peuvent subir les artères en différents points de leur parcours.

La plus grosse artère du corps et la plus importante, puisque c'est elle qui, par ses ramifications, forme toutes les autres, est l'aorte. Aussi les *anévrismes de l'aorte* sont les plus importants à étudier.

Nous devons dire dès maintenant que ces maladies appartiennent essentiellement au domaine chirurgical et que le médecin est à peu près désarmé devant elles. Encore, dans le cas d'anévrisme de l'aorte, le chirurgien reste-t-il presque toujours aussi impuissant que le médecin.

L'aorte naît, comme nous l'avons dit précédemment (voir *Maladies du cœur*), du ventricule gauche du cœur ; de là, elle monte jusqu'au niveau de la clavicule, redescend, en formant une courbe qu'on appelle *crosse* de l'aorte, vient se loger à gauche de la colonne vertébrale le long de laquelle elle descend jusque dans la région des reins, où elle se divise pour fournir deux grosses artères aux membres inférieurs, — et perd son nom. Elle passe ainsi derrière le paquet intestinal et, dans son parcours dans l'abdomen, elle prend le nom d'*aorte abdominale* (Fig. 24, 26).

On peut dire que les anévrismes de l'aorte sont des maladies très graves et à peu près inguérissables. Ceux de l'aorte supérieure sont encore plus graves que ceux de l'aorte abdominale.

En effet, l'anévrisme forme, sur le parcours de l'artère, une tumeur qui peut devenir énorme et qui refoule tous les organes avec lesquels elle se trouve en contact, comprimant la trachée-artère, les artères et les veines pulmonaires et empêchant ainsi la respiration ; comprimant les veines caves et troublant la circulation ; comprimant l'œsophage et empêchant la déglutition ; refoulant le poumon, repoussant même les os qu'elle rencontre et, par une singulière puissance d'absorption, les usant, pour ainsi dire, pour venir souvent faire, à travers les côtes, saillie au dehors sous forme d'une bosse plus ou moins volumineuse, sur la poitrine ou dans le dos.

La percussion sur le parcours, bien connu, de l'aorte permet d'apprécier cette dilatation presque à son origine, et les phénomènes d'oppression, de respiration sifflante, de gêne à la déglutition, de douleur en haut de la poitrine, sont encore des indices certains de la maladie. Il s'y joint de la pâleur, de la bouffissure de la face, et l'on remarque que l'un des yeux a la pupille plus grande que l'autre.

Quand on ausculte la partie de la poitrine correspondante à la tumeur, on y entend un ou deux battements comme ceux du cœur, clairs ou sourds et râpeux. Souvent, on peut les entendre en arrière, le long de la colonne vertébrale.

Enfin, peu à peu la tumeur se fait jour et apparaît à l'extérieur sous forme d'une bosse dans laquelle on sent des pulsations sem-blables à celles du cœur et que l'on peut même distinguer à l'œil.

Mais, bien souvent, le malade est mort avant que la tumeur en soit arrivée à ce degré : il est mort dans une syncope, ou par as-phyxie, ou par rupture de l'anévrisme dont les parois vont toujours en s'amincissant à mesure qu'il grossit. Et cette rupture peut se faire dans la trachée, dans l'artère pulmonaire, dans la plèvre, dans l'œsophage, dans le péricarde ou dans tout autre organe que la tumeur a peu à peu entamé. Il en résulte une hémorrhagie interne et une mort presque subite. Les dernières phases de la maladie peuvent être accompagnées d'anasarque ou d'œdème des extrémités.

Les anévrismes de l'aorte abdominale sont un peu moins dan-gereux, peut-être, parce que la tumeur peut plus facilement pren-dre son développement au milieu des viscères mous qui la recou-vrent. Néanmoins, la terminaison, si elle est plus tardive, est la même.

Hâtons-nous d'ajouter que si c'est là le tableau entier de l'évo-lution des anévrismes de l'aorte, fort heureusement cette évolu-tion ne se fait pas toujours entière, et l'anévrisme peut demeurer à un état stationnaire qui constitue toujours, il est vrai, une me-nace, mais reste à l'état d'incommodité plus ou moins grave ; d'ailleurs, les évènements dépendent beaucoup de la position de la tumeur, de sa grosseur et des complications qui peuvent se présenter.

L'une des complications les plus fréquentes de l'anévrisme de l'aorte est l'hypertrophie du cœur.

Traitement. — Le traitement des anévrismes de l'aorte ne peut guère être que palliatif. Il consiste ordinairement en saignées générales pour combattre la pléthore ou même pour amener un état quasi-exsangue qui favorise la formation des caillots dans le sac anévrismal. Ces caillots fibrineux se concrètent, s'organisent, consolident la paroi amincie de l'artère et, en se résorbant petit à petit, la laissent à peu près restaurée.

Dans quelques cas, on a pu obtenir la formation des caillots dans le sac et une amélioration considérable en plongeant dans la tumeur des aiguilles en communication avec un appareil électrique (*électropuncture*). Le courant en traversant la tumeur sanguine en détermine la coagulation, et la masse coagulée se résorbe peu à peu.

Il arrive parfois que la coagulation s'opère spontanément d'une manière plus ou moins complète. Mais, le plus souvent, on ne peut que combattre les symptômes généraux en conseillant le repos, une vie calme et sobre, loin des émotions et de tout ce qui peut exciter la circulation.

Anévrismes divers

Les anévrismes peuvent se produire sur d'autres artères que l'aorte, par exemple sur l'artère *poplitée*, dans le creux du jarret ; sur l'artère *axillaire*, dans le creux de l'aisselle ; sur l'artère *humérale*, au bras, etc.

Tous ces anévrismes constituent des tumeurs molles dépressibles sous le doigt et dans lesquelles on perçoit le battement d'un pouls semblable à celui du poignet. Si l'on comprime l'artère au-dessus de l'anévrisme, le battement cesse ou diminue. A l'auscultation, on perçoit un bruissement intérieur. Le malade ressent des picotements, des douleurs profondes ; l'œdème du membre peut se produire, même des paralysies et quelquefois la gangrène.

Traitement. — Le traitement des anévrismes est tout chirurgical. Il consiste en la ligature de l'artère au-dessus de la tumeur, ou bien dans l'injection d'un liquide coagulant, comme une solution de perchlorure de fer, dans la tumeur même. On a obtenu aussi la coagulation et la résolution de certains anévrismes par l'électricité, en plongeant dans la tumeur des aiguilles en com. munication avec les pôles d'un appareil électrique.

Quelquefois aussi, on a pu guérir des anévrismes par la compression permanente de l'artère au-dessus de la tumeur.

Varices

Les *varices* sont des tumeurs ou des nodosités formées sur les veines, le plus souvent aux jambes. Les veines se gonflent, forment des cordons noueux, saillants, compressibles, non pulsatiles, et qui diminuent par la position horizontale.

A un degré plus avancé, les téguments se colorent en brunâtre, se soudent avec les veines, le membre se gonfle d'œdème, la peau s'ulcère, la veine se rompt au dehors en donnant lieu à une hémorrhagie et à un ulcère variqueux.

Il se produit quelquefois des varices sur les grandes lèvres, chez la femme, et dans le testicule, chez l'homme. (Voir *Varicocèle*).

Les varices aux jambes sont communes chez les femmes enceintes. Elles guérissent spontanément après les couches.

Traitement. — Le meilleur traitement des varices aux jambes consiste dans le repos horizontal, l'absence du travail debout ou des marches. De plus, il faut établir une compression ménagée sur les varices à l'aide de bandages, et le plus avantageux de tous est le *bas élastique* de Le Perdriel.

Les opérations, injections de perchlorure de fer dans les veines sont peu efficaces.

Les ulcères variqueux, qui sont très tenaces et difficiles à guérir, doivent être pansés avec de l'eau contenant quelques gouttes de perchlorure de fer, de l'eau phéniquée au 10° ou au 20° avec pulvérisation. On peut encore employer de même l'eau oxygénée à 3 volumes, plus ou moins étendue d'eau ordinaire, en pansements et en pulvérisations. Enfin, l'un des meilleurs moyens consiste à faire des pansements avec une poudre très fine contenant deux parties de poudre de quinquina pour une partie de poudre de charbon.

Maladies organiques du foie

Cirrhose

La *cirrhose* est une dégénérescence du foie caractérisée par un développement exagéré, une hypertrophie du tissu, dit « tissu conjonctif », qui forme la charpente de cet organe. Il en résulte d'abord une augmentation assez sensible du volume du foie, et surtout un écrasement des vaisseaux sanguins qui le nourrissent et des éléments (*cellules hépatiques*) dont le fonctionnement constitue le rôle tout entier, et si important, que joue cette glande dans l'économie. Puis, tous ces éléments détruits se résolvent en une espèce de putrilage gluant, et il en résulte une rétraction notable de tout l'organe, une diminution de volume, une atrophie.

D'après cela, on juge, combien est grave cette maladie qui, comme on peut le comprendre, est incurable et mortelle, et qui débute d'une manière tellement sourde que ses commencements passent toujours inaperçus.

La cirrhose du foie est une maladie qui ne se manifeste que dans la seconde moitié de la vie, de 40 à 50 ans. Elle frappe, dit on, surtout les personnes à idées tristes, surmenées par des fatigues physiques ou morales, mal nourries ou bien qui abusent de la nourriture végétale. Cela ne nous paraît pas certain. Mais ce qui nous semble bien plus fréquent, c'est son apparition chez ceux qui se livrent à des excès alcooliques et surtout qui sont syphilisés. Nous l'avons presque toujours trouvée au nombre de ces maladies formant ce que nous avons appelé la période quaternaire de la syphilis (voir l'article *Syphilis*). Ajoutons que les accidents secondaires ou tertiaires peuvent avoir depuis longtemps disparu.

Les débuts de la maladie sont, nous l'avons dit, très obscurs. Lorsqu'une douleur sourde commence à se faire sentir dans le flanc droit, dans la région du foie, la cirrhose a déjà fait des progrès assez sensibles pour qu'à la percussion on trouve le volume de l'organe augmenté. Le foie déborde au dessous des dernières côtes et donne un son mat assez étendu ; et en même temps il se produit de fréquents saignements de nez. C'est un symptôme secondaire qui manque rarement et qui suffit pour attirer l'attention du médecin sur l'état du foie. De plus, la peau est jaune, terreuse, surtout à la face et au cou, où elle peut prendre une nuance cuivrée. Les urines sont épaisses, fortement colorées en jaune-orange foncé. Les digestions se font sans trop de peine, et il s'établit une alternative de diarrhée et de constipation finissant souvent par une diarrhée opiniâtre.

C'est alors, si déjà ils n'ont apparu, que se manifestent des symptômes d'hydropisie, soit de l'ascite, d'abord, c'est-à-dire hydropisie du péritoine avec gonflement du ventre ; soit de l'œdème des extrémités, œdème qui monte très rapidement.

Quand il n'y a pas de complication de maladie du cœur ou de maladie des reins, l'hydropisie commence par le ventre. Quand existe l'une des complications dont nous parlons, — et elle existe presque toujours à un moment donné, — c'est l'œdème des jambes qui apparaît le premier.

En effet, il y a presque toujours maladie du cœur concomitante, ou cette maladie des reins que nous décrirons plus loin sous le nom de *néphrite albumineuse*. Nous savons comment on reconnaît la première, quant à la seconde, on la reconnaît toujours à la présence de l'albumine (blanc d'œuf) dans les urines. En chauffant à l'ébullition un peu d'urine dans un petit tube, sur une lampe à alcool, l'albumine se coagule comme le blanc d'un œuf dur, et l'urine devient blanche, laiteuse. On obtient le même effet, sans chauffer l'urine, en y jetant un peu d'acide nitrique qui coagule de même l'albumine (voir *Néphrite*).

L'hydropisie, qu'elle commence par les pieds ou par le ventre, augmente plus ou moins rapidement, et le malade meurt dans l'épuisement et la cachexie des hydropiques, ou bien est emporté par une des complications du côté du cœur, des reins, — ou même du poumon.

La cirrhose du foie a une marche plus ou moins rapide ; elle est aiguë ou chronique et peut durer, si, par hasard, elle n'a pas de complication, un ou deux ans, à l'état chronique.

Traitement. — Il n'y a pas de traitement qui puisse guérir la cirrhose du foie. Peut-être pourrait-on la prévenir ou la retarder si l'on était prévenu à temps, ce qui est très rare. Ce serait alors l'iodure de potassium (sirop de Laroze) qu'il faudrait employer et qui combattrait dans tous les cas le vice syphilitique possible (*Form.* 302, 304). Les vésicatoires sur la région du foie, même les cautères, pourront retarder la marche de la dégénérescence. Les eaux de Pougues, les perles de sulfate de quinine des Trois Cachets (*Form.* 258, 259) pourront, pendant un temps au moins, avoir une certaine efficacité au début. Mais l'hydropisie ayant apparu, il n'y a plus à suivre que le traitement que nous avons indiqué pour ces maladies, ponctions du péritoine, piqûres à l'aiguille dans les membres œdématiés, purgatifs à la coloquinte, scammonée, jalap, etc., (*Form.* 70-82) diurétiques, etc. Nous ne pouvons que renvoyer à ce que nous avons dit au chapitre des HYDROPISIES.

On devra toujours s'assurer dès le début, et pendant tout le temps de la maladie, de l'état du cœur et des reins (par l'examen des urines). Suivant que l'on constatera telle ou telle lésion au cœur, on agira comme nous l'avons indiqué plus haut (voir *Maladies du cœur*) contre cette grave complication. S'il y a des symptômes de néphrite, on les traitera comme nous le recommandons plus loin (voir *Néphrite albumineuse*) — en luttant toujours contre l'hydropisie, en soutenant le malade, s'il est nécessaire, par quelques toniques; un peu de vin de quinium de Labarraque ou de Bellini, du sirop d'écorces d'oranges amères (*Form.* 250-253), etc. Malheureusement, la maladie finit toujours par avoir le dessus.

Ictère. — Jaunisse. — Ictère grave

L'*Ictère simple*, c'est la *jaunisse :* une maladie qui n'en est pas une, mais qui se présente, ainsi que nous l'avons vu, comme symptôme dans un grand nombre de maladies du foie. L'ictère simple n'est pas une maladie organique proprement dite, mais elle ne peut se rapprocher que de l'ictère grave qui en est une. La jaunisse ordinaire est caractérisée par le passage de la bile dans le sang, bien que le foie ne soit pas altéré; l'ictère grave est produit par le passage de la bile dans le sang, avec empoisonnement et dégénérescence atrophique du foie.

JAUNISSE. — La jaunisse est produite (quand il n'y a pas de maladie du foie préexistante) par une chute sur le côté droit, une peur, une colère, un excès, un refroidissement ou au contraire, l'exposition à une chaleur trop vive.

Les yeux deviennent jaunes, la membrane interne des paupières, les tempes, puis le front, la figure tout entière, la poitrine, le corps, etc. Les urines sont d'un jaune rouge, brun ou verdâtre ; un linge blanc qu'on y laisse tremper se teint en jaune-brun. La peau est sèche et rude. Les selles sont grises. Le lait des nourrices est jaune et peut donner la jaunisse aux nourrissons. Le pus des abcès est jaune. La langue est jaune et sale ; l'appétit faible ; il peut même se produire quelques nausées. Les forces diminuent. Puis, au bout d'une huitaine de jours, tous les symptômes diminuent, mais la peau conserve sa teinte deux ou trois semaines, surtout le blanc des yeux qui reprend en dernier sa couleur ordinaire.

Traitement. — Le traitement est à peu près nul : quelques purgatifs légers, comme la poudre laxative de Rogé, l'eau de Seidlitz, la rhubarbe granulée (*Form.* 82), des tisanes rafraîchissantes. On a l'habitude de faire boire aux malades du bouillon de carotte, sans doute parce qu'il est jaune. Ce n'est pas une raison suffisante, mais il est rafraîchissant, ce qui est une raison meilleure. Des diurétiques, tisanes de queues de cerises, de chiendent, etc., enfin, tous les moyens pour faire évacuer la bile extravasée dans le sang sont utiles. Avec cela, du repos et pas de refroidissements. La jaunisse guérit toujours ainsi, et ne rend, pour ainsi dire, pas malade.

ICTÈRE GRAVE. — Celui-ci, comme son nom l'indique, est très grave. Il débute avec un cortège de symptômes qui rappellent la fièvre typhoïde ou la fièvre jaune, aussi l'appelle-t-on quelquefois *ictère typhoïde* et *fièvre jaune nostras* ou *ictère hémorrhagique* parce qu'il s'accompagne d'hémorrhagies par le nez, dans l'intestin, l'estomac et même les bronches.

Il y a les mêmes symptômes précurseurs que dans la fièvre typhoïde : lassitude, perte d'appétit, nausées, vomissements bilieux et une insomnie invincible. Puis, la jaunisse apparaît, souvent très intense, mais parfois aussi moins marquée que dans les cas simples.

Les hémorrhagies commencent alors, à la peau (voir *Purpura*), par les muqueuses de la bouche ou du nez dans l'estomac, ce qui cause des vomissements de sang frais ou altéré et noir, dans l'intestin, ce qui produit des diarrhées sanglantes.

En même temps, surviennent des phénomènes ataxiques, du délire, des convulsions, de l'agitation furieuse, du coma... La langue est noire, les dents et les gencives encroûtées d'un dépôt fuligineux ; ce sont tous les symptômes, enfin, d'un état typhoïde grave, — cependant, la température est ordinairement plutôt abaissée qu'élevée, le pouls presque toujours ralenti, mais jamais, ou très rarement accéléré, ce qui est un caractère immédiatement et facilement reconnaissable.

De plus, il y a des douleurs dans les membres, des crampes, de l'oppression, — bien qu'on ne constate aucun désordre dans l'appareil respiratoire ; mais presque toujours en percutant la région du foie, on trouve que celui-ci a diminué de volume. Il est douloureux à la pression. La rate est le plus souvent gonflée.

Au bout de huit à quinze jours, rarement quatre semaines, la mort arrive au milieu du délire ou du coma, comme dans la fièvre typhoïde.

Cet ictère, ainsi qu'on le voit, est bien, comme son nom l'indique, une maladie très grave, le plus souvent mortelle et, de plus, elle n'est pas très bien connue dans ses causes. Elle paraît être épidémique, dans certains cas, et jouer un peu le rôle de sa grande sœur, la fièvre jaune, avec laquelle elle a évidemment des points de ressemblance. Elle est peu commune, toutefois, mais plus commune chez les femmes, surtout chez les femmes enceintes. Il arrive quelquefois qu'une inflammation intercurrente, l'engorgement de la glande parotide, située à l'angle de la mâchoire sous l'oreille, phénomène aggravant dans la fièvre typhoïde, forme, au contraire, une dérivation tout à fait heureuse dans l'ictère grave.

Traitement. — Le traitement est très incertain, comme cela doit être dans une maladie dont on ne connaît pas bien exactement la cause ; ce qu'il y a de mieux à faire est de soigner chacun des symptômes qui se présentent. — Nous croyons utile d'adminisrer tous les jours de deux à quatre cuillerées de phénate d'ammoniaque (*Form.* 507), du quinquina, comme tonique, sous forme de vin de quinium ou de Bellini, par cuillerées, surtout s'il y a des hémorrhagies internes. On donnera des lavements astringents, au ratanhia ou au tannin, par exemple, s'il y a des selles sanglantes, et des antispasmodiques, capsules d'éther anisique (*Form.* 191), valérianate de caféine (*Form.* 190) dans les attaques convulsives ; quelques purgatifs par petites fractions, de la limonade tartrique, etc. En somme, la plupart du temps, le traitement se rapproche beaucoup de celui de la fièvre typhoïde considérée comme fièvre putride, et abstraction faite de la question de surélévation de température, surélévation qui ne se produit pas dans l'ictère grave où le symptôme dominant nous paraît être l'hémorrhagie dans l'estomac ou dans l'intestin.

Coliques hépatiques. — Calculs biliaires

Les coliques hépatiques sont des douleurs excessivement vives, revenant par accès plus ou moins longs, dans le flanc droit et s'irradiant dans le sein, l'épaule, le dos, etc. Le malade, plié en deux, a la figure altérée, les yeux renfoncés, le pouls petit et fréquent, serré. Puis, il est pris de vomissements; il y a un peu de jaunisse passagère ; les urines sont jaunes et épaisses, et une constipation opiniâtre règne pendant toute la durée de l'accès qui peut se prolonger pendant quelques heures ou deux à trois jours.

Les coliques hépatiques sont produites par des concrétions de la bile, dures comme des cailloux, qui se forment dans la vésicule du fiel, ou vésicule biliaire, concrétions que l'on nomme *calculs biliaires* ou *cholélithes.*

Ces calculs, qui peuvent être gros comme des grains de millet ou de blé, atteignent quelquefois le volume d'un œuf. Ils sont d'un jaune brun plus ou moins foncé, lisses ou rugueux et plus ou moins durs. Leur présence dans les canalicules du foie, et particulièrement quand ils s'engagent dans le conduit qui déverse la bile dans l'intestin est la cause de la colique hépatique et de ses vives douleurs. Poussés dans l'intestin, avec un flux de bile, ils sont rejetés par les selles. Dans quelques cas, l'expulsion ne se faisant pas par l'intestin, ils déterminent un abcès de la vésicule biliaire, abcès qui vient s'ouvrir au dehors au dessous des fausses côtes droites. Ils peuvent ainsi produire des péritonites, des inflammations du foie ou hépatites, etc. On a vu des malades en rejeter par la bouche.

Très souvent aussi, ils passent inaperçus et ne causent ni lésions ni douleurs. Cependant, leur formation est ordinairement accompagnée de douleurs sourdes, au dessous des fausses côtes droites, dans la région de la vésicule qui est sensible au toucher.

Les coliques hépatiques sont plus fréquentes chez les femmes que chez les hommes, chez les vieillards que chez les jeunes gens. On a attribué la formation des calculs, à une nourriture trop farineuse, à l'abus des acides, des spiritueux, au sommeil habituel après les repas, etc. Mais cela ne nous paraît pas certain. Cette maladie nous semble surtout propre aux personnes dites de tempérament bilieux, c'est-à-dire qui produisent plus de bile qu'elles n'en consomment par le travail de la digestion intestinale.

Traitement. — Pour guérir les coliques hépatiques, il y a deux choses à faire : faire cesser l'accès, et chercher à en prévenir le retour.

Pour guérir l'accès, il faut tâcher de calmer la douleur, essayer de dilater les conduits biliaires pour faciliter l'expulsion des calculs qui y sont engagés, s'efforcer de dissoudre ces mêmes calculs. — Pour cela, on commencera par mettre le malade dans un bain chaud et prolongé ; puis, on pourra faire des fomentations douces sur la région du foie avec de l'huile chaude dans laquelle on fera dissoudre 1 gramme d'extrait de belladone ; on appliquera de larges cataplasmes de graine de lin, longtemps entretenus et renouvelés ; on réitérera les bains chauds ; on donnera une potion calmante, des perles d'éther, (*Form.* 4, 160) et on administrera une purgation, 45 grammes d'huile de ricin, qu'on pourra renfermer, si l'huile cause du dégoût ou des nausées dans les capsules vides de Le Huby.

Quant au traitement destiné à empêcher la formation des calculs ou à les dissoudre peu à peu de manière à éviter les accès de douleurs hépatiques, il consiste surtout dans un régime à suivre :

pas trop de viandes, pas de légumes acides, des eaux minérales alcalines de Pougues ou de Vichy, peu de vin pur, pas de café ni de liqueurs, un exercice modéré ; il faut tenir le ventre libre en prenant tous les deux ou trois jours, suivant besoin, de la rhubarbe granulée ou bien une ou deux pilules cholagogues de Cocardas ou autres (*Form.* 82, 92, 94). Enfin, on recommande de prendre régulièrement avant le principal repas une cuillerée à café du remède de Durando (*Form.* 93), remède qu'on remplace, d'ailleurs, avantageusement en avalant deux perles d'éther et une perle d'essence de térébenthine de Clertan.

Kystes du foie

Nous ne citerons les *kystes* du foie que pour mémoire, car ce sont des maladies qui n'ont d'autre traitement que l'opération. Ce sont des poches qui se forment dans le foie et qui se remplissent de sérosité. Ces kystes sont quelquefois déterminés par des coups, des chutes ; quelquefois aussi, par le développement de parasites internes qu'on appelle *Hydatides, Echinocoques*. (Voir *Parasites*).

Le plus souvent les kystes simples du foie restent stationnaires, causant une douleur sourde dans le côté droit, un gonflement et l'apparition d'une tumeur molle et fluctuante. La vie n'en paraît pas abrégée. Mais la poche du kyste peut aussi s'enflammer, s'abcéder, donner lieu à une péritonite mortelle si l'abcès s'ouvre dans le péritoine.

Traitement. — Comme nous le disions, le traitement consiste à vider le kyste, ce qu'on ne doit faire que quand il devient dangereux par son volume et qu'il est accessible. On pratique la ponction avec un trocart : si le liquide s'écoule facilement, on a sans doute affaire à un kyste simple, séreux. Mais si l'écoulement s'arrête, c'est probablement un kyste hydatique, un débris de l'hydatide ayant bouché la canule. On se sert avec avantage de l'appareil aspirateur de Dieulafoy

On peut faire dans le sac vidé du kyste des injections d'eau iodée afin d'en modifier les parois et d'empêcher la reproduction du liquide.

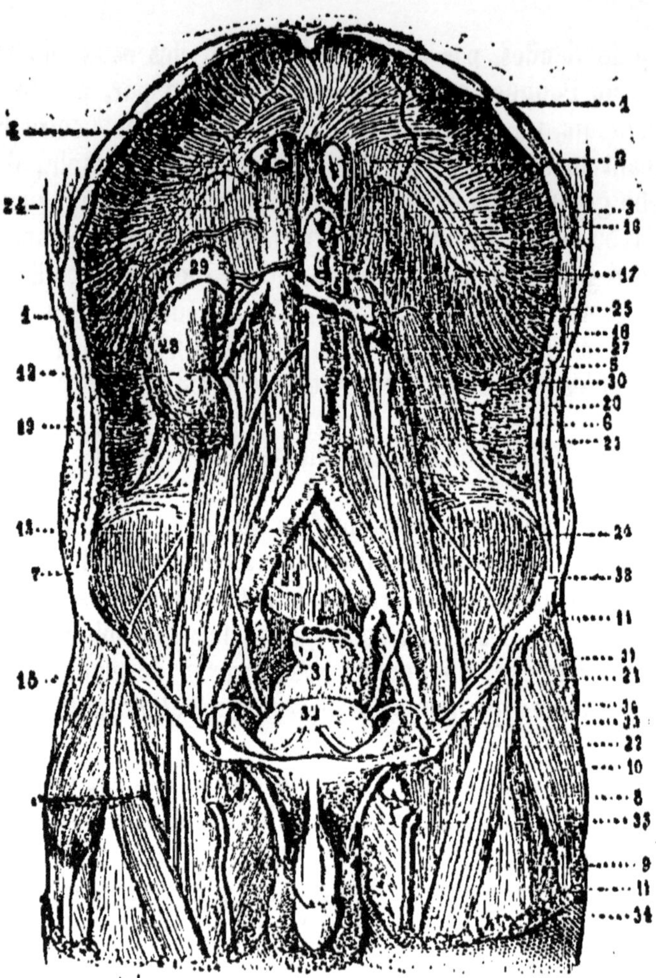

Fig. 26

Organes profonds de l'abdomen

24. Veine cave inférieure. — 4. Trou par lequel passe la veine cave inférieure. — 1. Diaphragme vu par sa face inférieure. — 2. Œsophage. — 3. Ouverture aortique du diaphragme. — 5. Muscle carré des lombes. — 6. Muscle transverse de l'abdomen. — 7. Portion iliaque du muscle psoas iliaque. — 8. Muscle pectiné. — 9. Muscle couturier. — 10. Muscle tenseur du *fascia lata*. — 11. Muscle triceps fémoral. — 12. Aorte. — 13. Artère iliaque primitive droite. — 14 Artère iliaque interne ou hypogastrique. — 15. Artère iliaque externe. — 16. Tronc cœliaque. — 17. Artère mésentérique supérieure. — 18. Artère rénale — 27. — Artère spermatique. — 20. Artère mésentérique inférieure. — 21. Artère circonflexe iliaque. — 22. Artère épigastrique. — 23. Artère et veine sacrée moyenne. — 24. Veine rénale — 25. Veine iliaque primitive du côté gauche. — 26. Veine spermatique. — 28. Rein. — 29. Capsule surrénale. — 19. Uretère. — 31. Rectum. — 32. Vessie. — 33. Canal déférent. — 34. Veine saphène interne. — 35. Ligament suspenseur de la verge. — 33. Arcade crurale. — 37. Nerf crural placé entre les deux portions du muscle psoas iliaque.

Maladies organiques des reins

Néphrite

Les reins sont deux glandes qu'on appelle rognons chez les animaux, et qui ont, comme on le sait, pour fonction de sécréter l'urine, c'est-à-dire de séparer du sang, qui les traverse, les matériaux de l'urine. Ces matériaux, urée, acide urique, etc., sont les produits de l'usure de nos tissus et de nos organes. Si la substance des reins est altérée de manière à ce que ceux-ci fonctionnent mal ou ne fonctionnent plus les éléments de l'urine ne sont plus séparés du sang, ils restent dans la circulation générale et agissent comme un poison sur l'économie. C'est ce qu'on appelle *urémie*. L'urémie est, comme on le voit, un symptôme final des maladies organiques des reins.

On peut considérer trois sortes de néphrites : les deux premières, *néphrite aiguë* et *néphrite chronique*, sont simplement l'inflammation d'un rein ou des deux reins, et nous aurions pu les décrire dans le chapitre des INFLAMMATIONS, si nous n'avions tenu, pour la facilité de l'exposé, et pour la plus grande commodité du lecteur, à réunir dans un même paragraphe les maladies des reins. La troisième est une maladie organique spéciale, la *néphrite albumineuse*, *albuminurie* ou maladie de Bright.

NÉPHRITE AIGUE. — La néphrite aiguë résulte le plus souvent d'un coup sur la région lombaire; souvent elle est de nature rhumatismale ou bien provient d'une rétention de l'urine dans le rein par suite d'une paralysie (paraplégie). Elle se produit aussi d'une manière passagère comme conséquence de l'absorption du principe actif des cantharides (*cantharidine*) que l'on prend quelquefois, toujours imprudemment, comme excitant vénérien, ou à la suite de l'application de vésicatoires cantharidés.

Elle débute toujours par des frissons plus ou moins intenses, avec douleur souvent très vive dans la région des reins d'un seul côté ou des deux côtés à la fois, douleur qui peut s'étendre jusqu'à la vessie. Il y a de la soif, de l'agitation ; des nausées, même des vomissements ; la langue est chargée, et si la maladie est un peu intense, une fièvre plus ou moins vive se déclare et l'état général inflammatoire augmentant, les frissons devenant de plus en plus violents, le délire même peut apparaître, et ces derniers symptômes indiquent la formation d'un abcès dans le rein ou dans les organes annexes du rein.

L'inflammation suppurée du rein prend le nom de *pyélite* ou *pyélo-néphrite*. Elle peut résulter aussi de la présence d'un *calcul urinaire* ou *pierre* dans le rein.

Les urines sont, en général, rares ; souvent le malade ne peut les rendre que difficilement et avec de vives douleurs. Elles peuvent être colorées en rouge ou en brun, par le sang qu'elles contiennent ; elles peuvent aussi contenir de l'albumine et du pus. Dans ce cas, elles forment un magma blanc plus ou moins épais, dû à l'albumine coagulée, quand on y ajoute un peu d'acide nitrique ou qu'on les chauffe dans un petit tube jusqu'à près de l'ébullition. (Voir *Hydropisies*). Au lieu d'être acides, comme elles le sont ordinairement à l'état frais, et de rougir le papier bleu de tournesol, elles sont neutres ou même alcalines, et alors bleuissent le papier de tournesol préalablement rougi. Ordinairement elles sont troubles et déposent beaucoup de sédiments au fond du vase.

Quelquefois, cependant, malgré tous les symptômes bien caractérisés d'une néphrite même intense, l'urine devient normale à un certain moment. C'est, alors, qu'il n'y a qu'un rein malade et qu'il ne communique plus avec la vessie ; l'urine épanchée provient seulement du rein non affecté.

Si l'on peut faire l'examen au microscope des sédiments de l'urine altérée, on y trouve des cristaux de phosphates, des globules du sang et des globules de pus.

Il est bien entendu qu'on ne trouve du pus que quand la néphrite est suppurée. Dans ce cas, on peut même, au dehors, percevoir, au toucher, dans la région du rein malade une tumeur plus ou moins volumineuse formée par la collection purulente ou par l'urine retenue dans l'organe.

Le plus souvent, et quand un traitement convenable est mis

en œuvre, la maladie ne va pas aussi loin ; la résolution s'opère peu à peu, la fièvre cesse et le malade guérit.

Dans le cas d'abcès du rein, l'inflammation peut aussi se transmettre aux organes avoisinants, l'infection urémique et purulente peut alors amener une fièvre de consomption, fièvre hectique, qui emporte le malade.

Enfin, le rein affecté peut subir une sorte de dégénérescence ou d'induration, et si l'autre rein fonctionne bien, la santé peut se rétablir.

Ou bien la maladie passe à l'état chronique.

Néphrite chronique. — La néphrite chronique succède souvent à la néphrite aiguë ou la prolonge. D'autres fois, elle débute d'emblée, sans symptômes bien violents, en s'accompagnant surtout d'une douleur sourde dans la région lombaire, douleur à laquelle le malade s'habitue. Ses urines sont troubles et déposent un abondant sédiment ; elles sont alcalines. La faiblesse, surtout dans les jambes, peut être très grande. Il n'y a, ordinairement, pas de fièvre, mais amaigrissement et dépérissement général. S'il y a suppuration, et si le pus se forme dans un point qui puisse communiquer avec la vessie, on trouvera du pus et de l'albumine dans les urines. Par moments, on constate des poussées aiguës ; il peut se former une tumeur appréciable dans la région lombaire. Si un seul des deux reins est affecté, il peut se faire que la pyélite se résolve, que l'organe s'atrophie ou s'indure, mais l'autre rein fonctionnant bien, l'urine reprend ses caractères normaux, et un état de santé, en général délicat, peut se rétablir. Sinon, la fièvre de consomption prend les malades qui dépérissent et succombent soit à la fièvre elle-même, soit à une complication.

Ajoutons que dans le cas de suppuration, la tumeur formée par le pus peut s'ouvrir à l'intérieur dans divers organes, notamment dans le péritoine, et causer la mort, — ou bien à l'extérieur par l'établissement de ce qu'on appelle une fistule rénale.

Traitement. — Dans la néphrite aiguë, surtout si l'examen des urines a fait constater la présence du sang ou du pus, s'il y a de vives douleurs lombaires, avec fièvre, haleine d'odeur urineuse, nausées, il convient d'appliquer quelques sangsues sur la région des reins ou des ventouses scarifiées. On donnera des purgatifs doux ou des lavements laxatifs, des tisanes émollientes, mauve, potions gommeuses. On veillera à ce qu'il n'y ait pas de rétention d'urine, et si le malade n'urine pas, on le sondera régulièrement. On fera prendre des grands bains, prolongés, pas trop chauds ; on appliquera des cataplasmes sur la région lombaire, et au besoin un ou deux vésicatoires. Si la fièvre est violente, on nourrira peu tant qu'elle ne tombera pas.

Le traitement de la néphrite chronique est à peu près le même, sauf qu'il faudra soutenir les forces du malade par des toniques, du fer, par exemple, les dragées de lactate de fer (*Form.* 244), un bon régime, le lait ; les grands bains prolongés, et des vésicatoires ou même des cautères que l'on entretiendra le plus long-temps possible à la région des reins.

S'il y a une tumeur fluctuante à l'extérieur, le chirurgien l'ouvrira, de peur d'une perforation intérieure.

Néphrite albumineuse, — Albuminurie, — Maladie de Bright

La *néphrite albumineuse* est ordinairement une maladie chronique, et si l'altération qu'éprouvent les urines n'attire pas l'attention du malade, l'albuminurie peut rester longtemps inaperçue.

Cette altération consiste dans la présence dans l'urine d'une notable quantité d'albumine qui donne un coagulum blanc quand on la chauffe, et des flocons d'albumine solidifiée quand on y ajoute de l'acide nitrique. De plus, au microscope, on reconnaît dans les sédiments de l'urine la présence de cylindres composés des cellules épithéliales des tubes qui entrent dans la construction anatomique du rein, dits *cylindres hyalins* et autres. Ce caractère indique la décomposition du rein. — De plus, l'urine est pâle, peu acide ou même alcaline, elle mousse quand on l'agite, en raison de l'albumine qu'elle contient.

Puis, les forces diminuent, les digestions se font moins bien, la face devient bouffie ; il se forme des bourrelets d'œdème aux paupières, autour du nez, puis en différentes parties du corps, surtout dans celles où le tissu cellulaire sous-cutané est peu serré. D'ailleurs, l'œdème change facilement de place. Enfin, il s'immobilise dans les membres inférieurs. Le malade devient hydropique. — Nous avons dit, d'ailleurs, que chez beaucoup d'hydropiques on trouve de l'albumine dans les urines.

La région des reins est rarement douloureuse. Mais la maladie n'en est pas moins grave. Elle peut avoir des accalmies plus ou moins longues et complètes, mais il est rare qu'elle ne reparaisse pas avec un cortège de symptômes de plus en plus graves, hydropisies diverses, pleurésies, œdème du poumon, nausées, vomissements, phénomènes nerveux, comme des convulsions, du coma, etc., et autres accidents qu'on attribue à la présence des matériaux de l'urine dans le sang (*Urémie*).

La néphrite albumineuse a quelquefois une forme aiguë, dans laquelle les symptômes que nous venons de décrire au lieu de s'échelonner pendant plusieurs années, comme cela arrive dans la forme ordinaire et chronique, se condensent en trois ou quatre semaines. Dans cette forme qui ressemble beaucoup à la néphrite aiguë simple, il y a fièvre, chaleur, douleurs lombaires, comme dans cette dernière, mais, de plus, œdèmes, hydropisies, inflammations aiguës ou suraiguës de diverses séreuses ou du poumon, l'urine contient d'abord du sang, puis seulement de l'albumine.

La néphrite albumineuse dans sa forme aiguë peut guérir ; elle peut aussi, et c'est le plus souvent, passer à l'état chronique.

L'albuminurie chronique est une maladie fort grave, qui peut durer plusieurs années, comme nous le disions, qui semble guérir, mais revient, — plusieurs fois, — et, en somme, guérit rarement d'une manière définitive.

Ajoutons, cependant, que l'albumine peut se présenter dans les urines d'une manière passagère et peu dangereuse, par exemple, pendant la fièvre scarlatine, et dans la convalescence de cette maladie ; pendant la grossesse, dans l'empoisonnement par le plomb, etc.

On voit, d'après ce que nous avons dit, que cette maladie si grave peut longtemps passer inaperçue, parce qu'elle ne s'accompagne d'aucune douleur locale, dans ses premières phases. Aussi, devons-nous signaler parmi les symptômes facilement appréciables, l'œdème de la face, qui doit immédiatement appeler l'attention sur la nature des urines. L'examen de ces liquides, la manière dont ils se comportent sous l'influence de la chaleur et de l'acide nitrique suffisent pour établir un dianostic certain.

Traitement. — Le traitement de la néphrite albumineuse dans sa forme aiguë, d'ailleurs assez rare, est celui de la néphrite aiguë simple. Quant à celui de la maladie de Bright, proprement dite, néphrite albumineuse chronique, il est généralement et malheureusement peu efficace. Voici celui qui nous paraît le plus rationnel.

Bonne alimentation, substantielle et saine : si l'estomac est un peu rebelle, on se servira de la poudre de peptone Chapoteaut, une cuillerée à soupe au commencement de chaque repas dans un peu de vin, de bouillon ou de lait, suivant le goût du malade. Beaucoup de lait. De temps à autre, un purgatif drastique, c'est-à-dire à l'aloès, la scammonée, le jalap (*Form.* 75-83) ou l'huile de ricin, 45 grammes ; — tisane faite avec 50 grammes de racine de raifort sur lesquels on jette un litre d'eau bouillante, et on laisse infuser trois heures; — quinquina, sous forme de vin de Bellini ou de quinium Labarraque, deux à trois verres à madère par jour, café.

Puis, quand l'hydropisie se déclare, il faut avoir recours au traitement général des hydropisies, purgatifs, diurétiques, toniques (Voir HYDROPISIES, *OEdème, Ascite,* etc.). Enfin, on recommande, dans l'hydropisie consécutive à la néphrite albumineuse, une potion diurétique à la teinture de cantharides (*Form.* 57) dans laquelle on peut augmenter successivement la dose de cette dernière teinture de 8 gouttes à 30 gouttes dans les 24 heures, à condition d'y faire entrer 18 à 20 gouttes de laudanum. L'emploi de ce médicament doit toujours être surveillé de près par le médecin traitant.

Le malade devra toujours habiter un logement très sain, très sec et très aéré, et, tant qu'il le pourra, se livrer à un exercice modéré.

Coliques néphrétiques, calculs urinaires, pierre

(Voir MALADIES DES ORGANES GÉNITO-URINAIRES).

CHAPITRE VII

MALADIES PESTILENTIELLES

Nous désignerons sous ce nom des maladies qui ne règnent jamais qu'à l'état d'épidémie. Quelques-unes se sont, jusqu'à présent, bornées à certains climats chauds, comme la *fièvre jaune* ; d'autres, d'origine exotique, sont venues à plusieurs reprises faire irruption dans nos pays, comme la *peste* et le *choléra* ; d'autres, enfin, peuvent sévir partout, comme le *typhus*, lorsque viennent à se produire les conditions qui lui donnent naissance.

Toutes ces maladies sont extrêmement graves et constituent de véritables fléaux pour l'humanité.

Typhus

Le *typhus, fièvre des camps, typhus-fever* des Anglais est une maladie épidémique, qui prend naissance au milieu des grandes agglomérations d'hommes, comme dans les camps, les prisons, les hôpitaux.

Elle débute par un état de malaise général, avec perte d'appétit, mal de tête, insomnie, douleurs dans les membres, frissons, vertiges, faiblesse, courbatures, stupeur de la physionomie, etc., — en un mot, des symptômes qui ressemblent beaucoup à ceux de la *fièvre typhoïde* ; c'est même de la similitude des symptômes initiaux qu'est venu le nom de *fièvre typhoïde*.

Cet état général s'accompagne de nausées, de vomissements, de fièvre, surtout le soir, avec chaleur vive à la peau, soif vive, constipation ; au bout de 4 ou 5 jours, on voit sur le ventre, la poitrine, le dos, une grande quantité de petites taches rouges qui disparaissent peu à peu (5 à 6 jours). Puis, les symptômes augmentent toujours de gravité, le malade tombe dans une sorte d'assoupissement, la parole est embarrassée, la langue sèche, noire, encroûtée ; l'intelligence s'obscurcit, la diarrhée arrive, fétide ; des mouvements convulsifs, des soubresauts se produisent dans les membres. Souvent, les glandes parotides, situées derrière l'angle de la mâchoire inférieure, sous l'oreille, se tuméfient ; il peut arriver qu'elles s'abcèdent, suppurent et même se gangrènent. Le plus souvent, il se manifeste aussi de la toux. Sur la peau, aux taches rouges succèdent des petites vésicules transparentes (*sudamina*), des plaques violacées, des pétéchies. Le malade tombe dans le coma, sa voix est éteinte, il ne peut plus avaler ; des convulsions et du délire se produisent ; souvent des hémorrhagies intestinales ; — et, enfin, la mort. La maladie peut ainsi durer une quinzaine de jours, mais elle peut tuer le malade en beaucoup moins de temps, même deux ou trois jours.

Il arrive aussi, sous l'influence d'un traitement convenable, que les phénomènes deviennent moins intenses, le malade reprend possession de lui-même, la langue se débarrasse, la stupeur disparaît, et peu à peu la santé revient.

Cette maladie paraît surtout produite par l'encombrement dans des locaux malsains, des fatigues, la mauvaise nourriture, le découragement et la peur. Aussi, est-ce une des plus terribles épidémies qui puissent frapper les armées en campagnes. Elle semble appartenir à l'Europe.

Traitement. — La première chose à faire consiste à désinfecter les locaux envahis, à isoler les malades, à les préserver du voisinage des autres malades et du contact des hommes sains. Après quoi, le traitement le plus efficace consiste en celui que nous avons décrit pour la fièvre typhoïde. (Voir l'art. *Fièvre typhoïde*). Nous pensons que c'est surtout au traitement par le sulfate de quinine, avec adjonction de vésicatoires aux mollets, qu'il faut avoir recours, ou bien à l'acide phénique, en injections sous-cutanées, et en prises a l'intérieur, sous forme de phénate d'ammoniaque. (Voir *Fièvre typhoïde*, ·*Variole*, *Fièvre intermittente*).

Suette miliaire

La *suette miliaire* n'est dangereuse qu'à l'état épidémique. On la voit souvent se produire par cas isolés, et, le plus généralement alors, elle se présente comme une fièvre éruptive sans gravité.

Elle est, en effet, caractérisée par deux symptômes dominants : des sueurs abondantes et continuelles et une éruption de petites vésicules transparentes, grosses comme des grains de millet, éruption qui commence ordinairement par le cou et se répand sur tout le corps; — comme dans d'autres fièvres éruptives, — la scarlatine, par exemple, l'éruption peut manquer. La maladie n'est plus caractérisée, dans ce cas, que par les sueurs et les symptômes généraux.

Ces symptômes ressemblent beaucoup à ceux des fièvres éruptives que nous avons étudiées antérieurement. Il y a malaise général, perte d'appétit, mal de tête, courbature, douleurs dans les membres (surtout dans les genoux et les poignets), nausées, vertiges, sensation de resserrement à l'estomac et surtout sueurs continuelles d'une abondance extraordinaire, suivies, vers le 3e ou 4e jour, de l'éruption miliaire dont nous avons parlé. La langue est blanche, chargée, l'haleine aigre et fétide. La fièvre n'est pas très considérable. Si la maladie doit rester bénigne, les symptômes s'arrêtent là, et, au bout d'une huitaine de jours, les vésicules sèchent, les sueurs s'arrêtent et la santé revient rapidement.

Mais, dans la suette grave, les symptômes deviennent de plus en plus inquiétants, l'éruption s'étend, pénètre dans la bouche où elle détermine des aphthes et des fausses membranes ; surtout, il se produit des palpitations, un resserrement de la poitrine et une oppression des plus pénibles ; il survient des paralysies de certains membres, la suppression des urines, des hémorrhagies par la bouche, le nez ou le rectum, des convulsions, le délire, le coma et la mort.

La suette épidémique peut emporter le malade en deux jours. — Guérie, elle laisse souvent, pendant la convalescence, des inflammations plus ou moins vives de l'estomac ou de la vessie, etc.

Il y a eu en France, particulièrement en Normandie et en Picar-
die, plusieurs épidémies très meurtrières de suette miliaire.

Traitement. — La suette non épidémique et, comme on dit,
sporadique, bénigne, se guérit sans grand traitement : un vomiti
au début (*Form.* 10-12), le repos au lit, des tisanes rafraîchissantes, la diète et la désinfection du local à l'aide de pulvérisations
d'eau phéniquée, de liqueur de Labarraque, d'aseptol, de rési-
nol, etc.

Dans les cas graves, la médication phéniquée nous paraît surtout indiquée, telle que nous l'avons indiquée à l'article *Variole*,
par exemple. Les vésicatoires aux jambes et au creux de l'estomac avec le papier d'Albespeyres ou le taffetas Le Perdriel seront
aussi fort utiles.

Mais c'est surtout dans les cas épidémiques qu'il faudra isoler
les malades et désinfecter avec soin l'atmosphère qui les entoure.
Des lotions rapides avec une éponge imbibée d'eau fraîche, un
peu vinaigrée ou phéniquée, abaisseront la température du corps
et diminueront les sueurs.

Il faudra, en raison des complications pénibles du côté du canal
digestif, ne permettre l'alimentation qu'avec une extrême prudence, même pendant la convalescence, ainsi qu'on le fait après
la fièvre typhoïde.

Fièvre jaune. — (Vomito negro)

La *fièvre jaune*, *typhus amaril* ou *vomito negro*, est une maladie épidémique originaire de l'Amérique centrale, d'où elle a
été quelquefois importée par les navires dans quelques-uns de
nos ports de mer, où elle ne s'est pas propagée.

Elle est caractérisée surtout par des vomissements de matières
noirâtres et par la teinte jaune, ictérique, de la peau (voir *Ictère,
Ictère grave*, etc.)

La fièvre jaune débute brusquement : violent mal de tête,
malaise général, oppression, toux, agitation, abattement, frissons,
puis chaleur intense, douleur au creux de l'estomac, douleurs dans
les membres, les reins, vomissements muqueux, puis bilieux. La
peau est d'abord rouge et chaude, les yeux larmoyants, doulou-

reux, injectés, le regard brillant, la physionomie hébétée, la soif vive, la langue blanche au milieu, rouge sur les bords et à la pointe. Puis le pouls, qui était fort et fréquent, tombe quelquefois très bas (40 pulsations par minute), les vomissements se multiplient, la peau devient jaune d'abord au cou, puis sur le front et sur les membres; les yeux aussi deviennent jaunes. Les vomissements sont de plus en plus fréquents et les matières vomies de plus en plus foncées, les selles sont liquides; la respiration est gênée, courte, la parole difficile, la gorge sèche et brûlante. Il se produit des hémorrhagies par le nez, la bouche, les yeux, même par la peau; il se forme des taches sur la peau, des abcès; la langue devient noire, sèche, fendillée, les vomissements et les selles laissent déposer une matière noire comme de la suie; le corps se refroidit, le visage devient livide et verdâtre, les urines, jaunes ou même noires, sont souvent supprimées; les douleurs dans les membres sont très vives, les bras se rétractent, les traits se décomposent, le pouls disparaît, le hoquet s'établit avec le délire ou le coma, et le malade meurt. Dans ces conditions, tous les symptômes durent de quatre à huit jours.

Quand la guérison doit se produire, les vomissements commencent par s'éloigner, deviennent de moins en moins foncés, le pouls se soutient, des sueurs abondantes se produisent avec des selles bilieuses, les douleurs musculaires s'éteignent, et le malade revient à la santé; mais tant que les nausées et les douleurs dans les membres n'ont pas absolument cessé, il faut craindre les rechutes, qui sont graves.

La fièvre jaune est le plus redoutable fléau de l'Amérique centrale, où elle existe pour ainsi dire toujours, sinon à l'état épidémique, au moins à l'état de cas isolé, état sporadique sous lequel elle est moins meurtrière, mais constitue toujours une maladie des plus graves. Elle s'attaque de préférence aux étrangers non encore acclimatés dans les pays chauds, bien qu'elle n'épargne les habitants originaires de ces pays que d'une manière tout à fait relative.

On pense aujourd'hui que la fièvre jaune peut être produite par un parasite microscopique, un *microbe*, dont l'existence, toutefois, n'a pas encore été démontrée d'une manière certaine.

Traitement. — Les divers traitements employés contre cette terrible maladie ne réussissent qu'en proportion de la bénignité de l'épidémie. Dans les épidémies violentes, ou dans la période violente des épidimies, les divers traitements réussissent aussi peu, mais autant, les uns que les autres.

C'est ainsi qu'on a préconisé les saignées au début ; puis, l'huile de ricin, par cuillerée à café toutes les heures, les préparations d'opium et les vésicatoires sur l'estomac pour arrêter les vomissements. Enfin, le sulfate de quinine, 1 gramme à 1 gram. 50 par jour.

Pour nous, nous pensons que le traitement phéniqué, tel que nous l'avons indiqué dans la *fièvre typhoïde* ou la *variole*, est le plus logique de tous.

Il est bien entendu, d'ailleurs, que l'isolement des malades et la désinfection aussi complète que possible des locaux, des linges et des déjections doivent constituer des mesures de nécessité. L'acide phénique, la liqueur de Labarraque, le sulfate de cuivre, etc. (voir les *Désinfectants* au FORMULAIRE) ne doivent pas être ménagés, aussi bien dans l'intérêt du malade que dans celui de ceux qui l'entourent.

Peste

La peste est une maladie des climats orientaux, qui a fait de nombreuses incursions en Europe, et même en France. Elle sévit toujours sous forme épidémique ou endémique, et l'on ne connaît guère les causes qui l'engendrent. Elle est très grave ; cependant, comme la fièvre jaune, le choléra, elle n'est pas toujours mortelle.

La maladie commence ordinairement le soir, par des frissons, un mal de tête violent, de l'enrouement ; en même temps l'œil devient fixe, hagard, les traits se contractent, la figure prend une expression de stupeur et d'abattement. Aux frissons succèdent des vertiges, de la divagation ou du délire ; le pouls devient lent, et faible, la face livide. Puis, des douleurs se font sentir dans les aînes, et, bientôt, il s'y forme des tumeurs dures, arrondies, rouges, douloureuses, avec gonflement des vaisseaux lymphatiques environnants. Ces tumeurs ou *bubons* se développent aussi sur les ganglions de l'aisselle, à l'angle des mâchoires, devenant quelquefois énormes, puis s'abcédant. Bientôt, apparaissent sur la peau, à la face, sur le dos, au cou, des taches ou *pétéchies*, d'abord rouges, puis se couvrant de vésicules, puis brunâtres et tombant en gangrène. C'est ce qu'on appelle le *charbon* de la peste. Pendant ce temps, les symptômes généraux deviennent de plus en plus graves, la langue devient noire et sèche, le pouls disparaît, la vue s'obscurcit, la voix, déjà enrouée, s'éteint, les traits se décomposent, le corps se refroidit, les bubons se résorbent et reviennent, les vomissements, la diarrhée fétide, le hoquet commencent, et la mort arrive, soit dans l'anéantissement, soit dans le délire et les convulsions, ordinairement dans les quatre premiers jours.

Au début des épidémies, la terminaison peut être bien plus rapide, et sans que la maladie ait parcouru toutes les phases que nous venons de décrire. Elle peut, au contraire, dans d'autres cas, durer bien plus longtemps, et c'est parmi ces cas que l'on peut espérer de voir des guérisons.

Quand la maladie doit se terminer heureusement, les bubons ne se résorbent pas ou se résorbent lentement après une suppuration ordinaire ; la langue ne noircit pas et redevient humide ; les taches charbonneuses se dessèchent, forment des eschares qui se détachent régulièrement comme celles qu'auraient produites des brûlures ; le pouls remonte, et les fonctions se rétablissent. Mais la convalescence est très longue, et l'on doit craindre des rechutes.

La peste, non plus que la fièvre jaune, ne récidive guère. Cependant, au début des épidémies, les personnes qui ont déjà été frappées par une épidémie antérieure, peuvent éprouver une seconde atteinte, mais toujours bénigne. — C'est, d'ailleurs, une maladie qui, pas plus que la fièvre jaune, ne paraît se propager par le contact même de l'individu malade à l'individu sain.

Traitement. — Le traitement de cette affreuse maladie est encore bien incertain. Cependant, on commence ordinairement par employer les vomitifs. En même temps, on pratique des frictions sur le corps avec de l'huile camphrée, des lotions avec de l'eau vinaigrée ou phéniquée, on ouvre les bubons qui s'abcèdent aussitôt qu'ils deviennent fluctuants. On applique des cataplasmes sur les plaques charbonneuses, ou bien on les cautérise au fer rouge pour les empêcher de s'étendre. On les panse ensuite avec l'eau de Labarraque ou l'eau phéniquée. Nous pensons que l'usage à l'intérieur du phénate d'ammoniaque, et les injections sous-cutanées d'une solution d'acide phénique, comme nous l'avons indidiqué (voir *Fièvre typhoïde*), seraient utiles.

Dans tous les cas, les malades doivent, autant que possible, être isolés pour empêcher la formation de foyers infectieux; les locaux, les linges, les ustensiles doivent être désinfectés avec le plus grand soin.

Choléra

Le choléra, est une maladie, originaire des bords du Gange, et qui paraît nous être transmise par les navires qui viennent de l'Inde dans nos ports du midi. De là elle se transporte par sauts brusques, en raison de la rapidité des communications, en des points quelquefois très éloignés du lieu primitif d'importation.

Le choléra est caractérisé par un flux intestinal, très abondant, accompagné de vomissements et de crampes, par un refroidissement de tout le corps (*algidité*) avec état asphyxique et bleuissement de la face, ainsi que des extrémités (*cyanose*).

L'intoxication cholérique peut se traduire, chez les différents individus, par des symptômes d'une physionomie et surtout d'une gravité extraordinairement variables. Elle peut se borner, quant à ses effets, à une simple diarrhée, avec selles aqueuses, colorées, sans vomissements : c'est la *diarrhée cholérique* : quand les selles deviennent plus nombreuses et presque décolorées, que des vomissements surviennent et qu'il existe une tendance à l'algidité, on est convenu d'appeler ces cas du nom de *cholérine*.

Le choléra confirmé, *choléra algide*, *choléra axphyxique*, marque une étape de plus dans la gravité de la maladie ; il s'accompagne toujours d'algidité, et ne peut guérir sans réaction. L'invasion est subite, le plus souvent nocturne, presque toujours précédée, pendant quelques jours, d'une diarrhée dite *prémoni-toire*.

Ainsi, c'est d'abord la diarrhée ; les selles, encore colorées et fécales au début, deviennent liquides, abondantes, facilement rendues, décolorées, sans aucune odeur fécale, grisâtres, blanchâtres ou blanc verdâtres, contenant en suspension des flocons semblables à du riz cuit, (*selles riziformes*). A ce moment, ou quelques heures après, arrivent des vomissements, d'abord alimentaires, bientôt formés, d'un liquide grisâtre, floconneux, analogue à celui des selles. Simultanément apparaissent les crampes très douloureuses des mollets, des muscles, du thorax, du diaphragme. En même temps, le malade se refroidit, la peau devient humide, visqueuse, flasque, les yeux s'excavent, le nez se pince, le visage s'altère, les lèvres, les mains, les pieds, les oreilles deviennent bleus ; la voix s'éteint ; le choc du cœur s'affaiblit, le pouls disparaît, la sécrétion urinaire se tarit. Pendant que la peau se refroidit, le malade est tourmenté par une sensation terrible de chaleur intérieure et par une soif inextinguible ; l'agitation est extrême, l'oppression intense, avec sensation d'angoisse précordiale ; le malade se tourne et se retourne incessamment sur son lit. Bientôt les selles deviennent moins fréquentes et moins abondantes, les vomissements cessent, l'indifférence d'un calme apparent succède à l'angoisse et à l'oppression, et le malade s'éteint.

Dans le choléra algide, la mort a lieu généralement dans les 24 ou 36 heures ; mais, il est des cas, surtout, au début des épidémies où, quand il s'agit d'individus débilités, la mort survient au bout de quelques heures ; les sujets sont véritablement foudroyés, quelquefois même sans avoir présenté ni diarrhée, ni vomissements (cas foudroyants).

Ainsi se passent les choses quand l'individu succombe dans la période algide ; s'il doit guérir ou simplement survivre pendant quelques jours, il entre dans la période dite de *réaction*. Le froid périphérique diminue, la peau se ranime et se gonfle ; la cyanose, l'anxiété se dissipent ; le pouls, la voix reviennent; la respiration redevient régulière et facile ; la première urine, toujours albumineuse, apparaît ; les selles se colorent à nouveau, une sueur chaude s'établit, le sommeil s'installe, le malade est sauvé. C'est là la réaction, complète, normale, si l'on peut ainsi s'exprimer, et qui aboutit à la convalescence. Elle ne s'accompagne pas de fièvre, ou d'une fièvre à peine marquée.

Dans des cas, trop nombreux malheureusement, cette réaction est *incomplète* ; le malade se réchauffe momentanément et mal, la cyanose et l'algidité reprennent le dessus, et il succombe ainsi, soit dans l'algidité, soit par le passage de la réaction à l'*état typhoïde*.

On désigne sous ce nom un état de réaction dans lequel la fièvre s'allume, plus ou moins intense, avec adynamie, délire, somnolence, convulsions, selles sanglantes, fétides, hémorrhagiques, broncho-pneumonie, abcès multiples, etc.

Cet état typhoïde n'a plus rien à voir, à proprement parler, avec le processus cholérique vrai ; il est le résultat des lésions dyssentériques, ulcéreuses, des suppurations et des complications de résorption de toute nature que le choléra entraîne à sa suite.

Le choléra est-il contagieux ? — Beaucoup de faits tendent à prouver que le choléra ne se transmet pas par le contact proprement dit. Une expérience célèbre du docteur Bochefontaine a même démontré que l'on peut avaler les matières des déjections de cholérique, sans être atteint par la maladie. Nous mêmes, avons goûté de l'urine et de la salive de cholérique, nous avons couché toute une nuit, dans les draps, où venait de mourir un cholérique, et nous ne nous en sommes pas porté plus mal.

Il est certain, cependant, que le choléra sévit dans certains foyers, dans certains quartiers, dans certaines maisons, dans certains locaux, où il semble bien, se communiquer directement des malades aux personnes qui les entourent. Est-ce parce que ces personnes habitant le même local sont soumises aux mêmes conditions générales, aux mêmes influences malsaines ? — C'est possible. Ou bien, y a-t-il eu communication directe par le malade lui-même ou ses déjections ? C'est possible encore.

Il nous paraît téméraire aujourd'hui de chercher à décider d'une manière absolue si le choléra est contagieux ou s'il ne l'est pas. Il est certain, dans tous les cas, qu'il faut éviter les foyers dans lesquels il a éclaté, et les désinfecter, par les procédés les plus efficaces.

On suppose que le choléra est produit par un organisme microscopique, un *microbe* qui se développerait dans la couche superficielle de l'intestin, microbe découvert par M. Koch et qu'on appelle, en raison de sa forme courbe, *Bacille-virgule*, ou *Kommabacille*. — Cependant, le bacille n'a pu être trouvé dans les cas foudroyants, mais seulement quand la maladie a duré. Il ne serait donc pas, à notre avis, la cause de la maladie mais un effet, et il faudrait même que celle-ci durât un certain temps pour que le parasite puisse se former.

On parle souvent d'un *choléra sporadique* que l'on veut distinguer du *cholera épidémique*, ou *asiatique*, ou encore *choléra morbus*. Pour nous, c'est la même maladie, se présentant par cas isolés, ordinairement précurseurs de l'invasion du fléau sous forme épidémique. — Quant à ces cas de choléra qui se produisent presque tous les ans, en France, à Paris notamment, dans le cours de l'été, et que l'on désigne volontiers sous le nom de *choléra nostras*, ou encore *choléra sporadique*, cas qui peuvent être mortels, c'est évidemment un premier degré de la maladie, développé spontanément chez nous et correspondant au choléra tel qu'il se développe spontanément dans l'Inde, dans des conditions analogues de température et d'insalubrité.

Pour plusieurs médecins, en effet, le choléra naît sur place, aussi bien en France qu'en Égypte et dans l'Inde, quand certaines conditions d'infections viennent à se produire à la suite des hautes températures de l'été, ou sous l'influence d'autres phénomènes dits *telluriques*, c'est-à-dire provenant du sol, du climat, de la nature de la saison, phénomènes qui, en somme, sont obscurs et mal connus.

Il est certain qu'au moment de l'invasion, et même assez longtemps avant l'invasion d'une épidémie cholérique, les maladies intestinales deviennent plus nombreuses ; la plupart des affections ordinaires revêtent un caractère particulier et se compliquent plus ou moins d'inflammations diverses du tube digestif. — Il se produit, par exemple, presque toujours des diarrhées en grand nombre, diarrhées que l'on a appelées *prémonitoires* et qu'il faut avoir grand soin de guérir au plus vite, parce qu'elles peuvent très facilement évoluer en choléra. D'ailleurs, en temps d'épidémie, tous les dérangements gastro-intestinaux doivent être soignés sans retard, parce que tous peuvent se transformer rapidement en choléra. Il convient néanmoins de ne pas s'effrayer outre mesure d'une diarrhée, même assez intense, en temps de choléra ; ce n'est qu'un avertissement sérieux, mais précieux, car, si l'on y porte remède à temps, le choléra est évité. Pendant l'épidémie de 1849, l'enquête officielle faite en Angleterre, a démontré que, sur 130.000 cas de diarrhée prémonitoire, 250 seulement avaient évolué en choléra.

D'ailleurs, il faut éviter autant que l'on peut de s'effarer et de prendre peur. La peur agit d'une manière intense sur toutes les fonctions organiques, et l'on doit toujours se rappeler que, pour si terrible que soit cette maladie, elle est moins redoutable que la phtisie pulmonaire qui sévit partout et toujours, et décime dans de bien plus grandes proportions les populations du globe. La fièvre typhoïde elle-même, dont on ne s'effraie guère, tue peut-être plus d'hommes que le choléra. On évalue que la mortalité produite, en France, par le choléra est, en moyenne, de 2,72 pour 100 de la population.

Comme dans toutes les épidémies, les premiers cas sont les plus graves ; après quoi la maladie s'établit, prend son niveau, son caractère,— car chaque épidémie a, pour ainsi dire, son cachet spécial, — et les cas, plus nombreux, sont relativement moins graves. Puis, à la fin, se produisent des cas traînards aussi graves que les cas initiaux. — D'ailleurs, il faut remarquer que depuis l'invasion du choléra en France, en 1832, les épidémies ont toujours été en diminuant d'intensité. Ainsi, pour ne citer qu'un seul chiffre et une seule ville, alors que le choléra tuait à Paris, en 1832, 18,402 personnes sur une population de 945,618 âmes, en 1884, sur une population de plus de 2,200,000 âmes, il ne faisait qu'environ 1,200 victimes.

Il faut ajouter que si l'épidémie était en elle-même moins violente qu'en 1832 ou en 1849, les conditions de salubrité de la ville de Paris étaient considérablement meilleures, et, d'autre part, la population, familiarisée avec le fléau, par ses précédentes

invasions, n'était pas le moins du monde affolée, toutes circonstances éminemment favorables pour enlever à la maladie une
grande partie de sa funeste puissance.

Traitement. — Le traitement du choléra comprend plusieurs
chapitres, dont le premier, et le plus important sans doute, comprend les mesures à prendre par les gouvernements et les municipalités pour assainir les villes et pour désinfecter tous les lieux
dont les conditions hygiéniques laissent à désirer. Les habitations
insalubres, les rues malpropres, les égouts absents ou mal entretenus, les cours d'eaux infectés, etc., doivent être, de la part des
administrations locales, l'objet d'une sollicitude toute particulière
et de mesures d'assainissement aussi énergiques que rapides. Ce
n'est point ici le lieu d'enseigner aux municipalités ce qu'elles ont
à faire, nous devons seulement rappeler que s'il est bon de prendre ces sages mesures quand l'épidémie approche ou qu'elle sévit,
il est bien meilleur de les prendre d'avance, alors que la maladie
n'est pas aux portes de la ville et qu'on a temps d'agir avec le
calme de la sécurité et dans la plénitude de ses moyens. Or, il
faut avouer qu'on fait précisément le contraire.

Le second chapitre a rapport aux précautions préservatrices
que chacun doit prendre en temps d'épidémie, — et ceci s'applique sans modification essentielle au traitement préservatif de toutes les épidémies. C'est un point de la plus grande importance,
car, si les mesures hygiéniques générales dépendent de la pré-
voyance de ceux qui détiennent l'autorité, les précautions particulières dépendent de la sagesse de chacun denous.

On doit se rappeler d'abord que l'épidémie frappe de préférence les débiles. On peut être débile par l'âge, par des maladies
antérieures ou actuelles, par le manque d'acclimatement, par la
peur.

Par l'âge : les enfants et les vieillards, plus faibles que les
adultes, fournissent un contingent important à la mortalité par
le choléra, parce qu'ils sont plus faibles et moins résistants. Le
choléra revêt même, chez les enfants, une forme particulièrement
grave, qu'on appelle *choléra infantile*, et dans laquelle la diarrhée est le principal symptôme.

Par des maladies antérieures ou actuelles : les personnes affaiblies par des maladies chroniques des organes digestifs sont plus exposées que les autres. Cependant, les dyspeptiques, gastralgiques, etc., résistent fort bien, grâce à un régime sage. Les syphilitiques et surtout les alcooliques sont plus menacés. — Mais ce qu'il faut surtout redouter parmi les causes d'affaiblissement momentané, ce sont les indigestions. Il faudra donc éviter tout écart de régime, les « nopces et beuveries » exagérées, les excès de toutes sortes. Les fruits et les légumes de difficile digestion, surtout crus, les boissons glacées, les bains froids trop prolongés, les grandes fatigues, les refroidissements, etc., sont dangereux, et surtout l'abus des alcools.

En somme, il faut continuer ses habitudes, éviter les excès, s'astreindre à un régime sage, s'occuper de ses affaires comme en temps ordinaire, rassurer son esprit et ne pas s'effrayer.

Il sera utile de ne pas boire des eaux fort impures qui servent d'ordinaire à l'alimentation des villes, mais plutôt des eaux minérales *naturelles,* et particulièrement celles qui sont à la fois toniques et digestives, comme l'eau de Pougues.

Nous conseillons, d'ailleurs, d'une manière générale l'emploi des toniques et des stomachiques, comme le vin de quinium Labarraque, vin de Bellini au quina et colombo, vin de Chassaing à la pepsine et à la diartaso. — Certaines personnes ont l'habitude de prendre tous les jours à l'intérieur un peu d'acide phénique sous forme de quelques cuillerées de sirop phénique, glyro-phénique ou de phénate d'ammoniaque. Cette mesure n'est pas mauvaise, mais il faut rejeter tous les spécifiques et antiépidémiques que les charlatans ne manquent jamais de mettre en vente aux époques d'épidémie.

En même temps, il faut avoir soin d'assainir et d'aérer les habitations, d'empêcher les encombrements d'individus, d'éviter la stagnation des eaux d'égout, d'enlever les fumiers, les ordures, les vidanges, de désinfecter les latrines, etc.

Nous renvoyons pour le surplus à l'*instruction* publiée, pendant l'épidémie de 1884, par le *Comité consultatif d'hygiène de France,* instruction que nous publions plus loin.

Enfin, le troisième chapitre se rapporte au traitement du choléra confirmé. A ce sujet, on doit d'abord se pénétrer de cette idée qu'il n'y a pas de panacée ni de spécifique qui guérisse du choléra pas plus qu'il n'y en a qui en préserve. Peut-être, plus tard, trouvera-t-on un remède, quand on saura quelle est la véritable nature et la cause réelle de la maladie, mais pour le moment on l'ignore, et le meilleur traitement à suivre consiste à soigner les symptômes successifs :

Arrêter la diarrhée.

Réchauffer le malade.

Calmer les vomissements.

Rétablir la circulation.

Diriger la réaction.

On doit se rappeler que la diarrhée prémonitoire existe presque toujours, plus ou moins longue, pendant quelques heures ou quelques jours, — ordinairement de 24 à 48 heures. Il faut toujours arrêter immédiatement toute espèce de diarrhée, surtout si la matière des évacuations, jaune clair ou verdâtre, deviennent blanches, comme du petit lait ou de l'eau de riz. La meilleure médication consiste à prendre de l'opium : on verse 10 à 12 gouttes de laudanum de Sydenham dans un demi-verre d'eau ordinaire, d'eau de riz, sucrée ou non, additionnée, si l'on veut, d'un peu de sirop de coings, et on avale le mélange en trois fois, à 20 minutes d'intervalle. Les lavements avec deux cuillerées d'amidon en poudre et 8 à 12 gouttes de laudanum de Sydenham, dans 200 grammes d'eau tiède, pourront être répétés deux fois dans la journée ; le sous-nitrate ou le salicylate de bismuth, par prises de 50 centigrammes, plusieurs fois par jour. On pourra encore employer le tannin en lavements, et utiliser diverses potions astringentes indiquées au Formulaire.

S'il y a menace de refroidissement, on donnera à boire du thé punché, c'est-à-dire une infusion de thé avec une cuillerée à café de rhum dans chaque tasse. L'infusion de menthe poivrée sera utile aussi, s'il y a commencement de vomissements.

Enfin, la période algide étant déclarée, on placera le malade au lit, on l'enveloppera dans des couvertures de laine, en lui faisant boire les infusions chaudes ci-dessus, on le réchauffera avec des briques, des bouteilles d'eau chaude, des fers à repasser ; on fera des frictions énergiques sur les membres avec de l'alcool, de l'essence de térébenthine, de l'éther. On pourra faire une friction à l'essence de térébenthine le long de la colonne vertébrale ; après quoi on recouvrira cette partie d'une bande de flanelle, et l'on promènera par dessus un fer à repasser chaud. — On peut encore donner des bains de vapeur ou d'air chaud avec une lampe à alcool, dans le lit, sous les couvertures. On promène des sinapismes sur les membres, ou on frappe ceux-ci avec des orties.

Contre les accidents nerveux, on donnera une potion antispasmodique opiacée (*Form.* 172) ; contre les vomissements, la menthe poivrée, les boissons glacées, l'eau de seltz froide avec quelques cuillerées de vin de Bordeaux, on donne même du vin de Champagne frappé : on fait sucer au malade de petits morceaux de glace. On peut encore poser un vésicatoire sur le creux de l'estomac, et le panser avec 1 ou 2 centigrammes de chlorhydrate de morphine.

Quand la réaction se produit, il faut la surveiller, détourner les accidents cérébraux par des sinapismes et des révulsifs plus ou moins violents aux mollets, aux cuisses. Contre les phénomènes nerveux, on aura recours aux antispasmodiques, le sirop d'éther, l'atropine. (Voir *Antispasmodiques* au FORMULAIRE). Pendant la convalescence, qui est longue, on donnera les toniques, les vins de quinium, de Bellini, de Chassing, le sirop d'écorces d'oranges amères de Laroze, etc. ; on surveillera le régime, et, dans certains cas, on aura à instituer à peu près le traitement de la convalescence de la fièvre typhoïde.

D'ailleurs, ainsi que nous l'avons dit, la réaction cholérique prend tout à fait un caractère typhoïde résultant des lésions produites dans l'intestin, et c'est alors, tout à fait, une fièvre typhoïde qu'on a à soigner : il n'y a plus de choléra.

Nous ne saurions trop insister sur l'inutilité des médicaments spécifiques pendant la période algide ; la principale raison de cette inutilité, c'est que l'organisme n'absorbe plus du tout, et que les médicaments restent complètement inactifs, inertes, parce qu'ils ne sont pas absorbés. Les moyens d'action doivent être entièrement physiques ou physiologiques, comme le froid, la chaleur, les frictions. Dans le même ordre d'idées, on a essayé d'injecter, dans les veines, de l'eau contenant en dissolution des médicaments ou des sels, tels que le sel marin, que le cholérique perd en grande quantité dans ses déjections. On a obtenu ainsi des améliorations momentanées, mais la mort n'a été qu'un instant retardée.

Signalons cependant un traitement qui paraît avoir réussi entre les mains d'un médecin (Dr A. Drouet), qui a soigné les cholériques dans l'Inde. Ce traitement consiste à badigeonner, aussitôt que possible, le ventre du malade (après avoir rasé tous les poils) avec du collodion riciné. On répète deux ou trois fois le badigeonnage à 24 heures d'intervalle. Sous l'influence de cette pratique, la chaleur revient bientôt, dit-on, et la réaction s'établit. Nous n'avons pas vu appliquer ce traitement en France.

Comme complément aux indications que nous venons de donner, nous reproduisons ci-dessous l'*instruction du comité consultatif d'Hygiène en France.*

Instruction du Comité consultatif d'hygiène publique

HYGIÈNE INDIVIDUELLE

En temps du choléra, les règles hygiéniques recommandées habituellement devront être rigoureusement observées.

1° *Précautions à prendre à l'état de santé*

Même dans les grandes épidémies, les personnes atteintes ne sont qu'une très rare exception, et la maladie guérit souvent. Ceux qui ont peur résistent moins que les autres ; il faut donc s'efforcer de conserver le calme de l'esprit.

Les *fatigues.* — On évitera les fatigues exagérées, les excès de travail et de plaisir, les veilles prolongées, les bains froids et de longue durée, en un mot, toutes les causes d'épuisement.

Les *refroidissements.* — Le refroidissement du corps, surtout pendant le sommeil, par les fenêtres ouvertes, les vêtements trop légers le soir, après une journée très chaude, l'ingestion de grandes quantités d'eau froide, sont particulièrement dangereux en temps de choléra.

Des *eaux.* — L'usage d'une eau de mauvaise qualité est une des causes les plus communes du choléra. L'eau des puits, des rivières, des petits cours d'eau, est souvent souillée par des infiltrations du sol, des latrines, des égouts, par les résidus des fabriques. Quand on n'est pas sûr de la bonne qualité de l'eau servant aux boissons ou à la cuisine, il est prudent d'en faire bouillir chaque jour plusieurs litres pour la consommation du lendemain, l'ébullition donnant une sécurité complète. On peut encore faire infuser dans l'eau bouillante une petite quantité de thé, de houblon, de centaurée, de plantes amères ou aromatiques, et boire ces infusions mélangées au vin (1).

Les eaux minérales naturelles dites « eaux de table » et les les eaux artificielles (dites de seltz) (2) rendent dans ce cas de grands services.

Des *fruits*. — Il n'y a aucun inconvénient à faire usage des fruits bien mûrs et de bonne qualité; on doit toujours les peler, et mieux encore les manger cuits.

Des *légumes*. — Autant que possible, il faut les faire cuire.

Les *écarts de régime*. — On doit éviter tout écart de régime, toute indigestion, tout abus de liqueurs alcooliques et d'eau-de-vie.

Boissons glacées. — Les glaces et les boissons glacées prises rapidement, en pleine digestion, ou le corps étant en sueur, peuvent déterminer en tout temps des indispositions ayant quelque ressemblance avec le choléra : il faut donc en faire un usage très réservé en temps d'épidémie.

(1) Nous ne sommes pas du tout de l'avis des personnes qui recommandent de boire de l'eau bouillie. Celle-ci est indigeste, parce qu'elle ne renferme pas d'air; pour qu'elle redevienne potable, il faut la laisser au moins 24 heures à l'air, et elle a, dès lors, le temps de se saturer à nouveau de germes morbifiques. Nous préférons de beaucoup les eaux minérales naturelles et particulièrement, comme nous l'avons conseillé plusieurs fois, celles que tout le monde peut boire, à l'état de santé, telles que les eaux de Pougues.

(2) Nous n'avons pas recommandé les eaux de seltz, parce que ce sont des eaux artificielles préparées avec l'eau que le fabricant a à sa disposition, et qui, provenant des réservoirs des villes, n'est pas le moins du monde épurée par la manipulation et la charge en gaz carbonique. Les eaux de seltz ainsi préparées sont aussi impures après qu'avant la préparation. Il est donc absolument ridicule de la recommander quand on n'en connaît pas la provenance. Dans tous les cas, il vaut donc mieux, en raison de cette incertitude, faire usage des eaux minérales naturelles, de Pougues, par exemple, qui sont récoltées à la source même et avant toute contamination.

2° *Précautions à prendre en cas de maladie*

Le moindre trouble digestif peut être le prélude d'une attaque de choléra ; il ne faut jamais le négliger, et il est nécessaire d'appeler immédiatement le médecin ; une attaq·e peut être prévenue ou arrêtée par un traitement rapide.

Les gardes des infirmiers, ou de toute autre personne attachée au service des cholériques, ne dépasseront pas douze heures. Ils auront double ration de vin et, pendant la nuit, du café.

Transmission. — C'est le plus souvent par les matières des vomissements et les selles que le choléra se propage ; ces matiè· res ne sont pas beaucoup moins dangereuses dans les attaques les plus légères que dans les cas les plus graves. Il faut donc les désinfecter et les faire disparaître, le plus tôt possible, de la chambre des malades.

Désinfection. — Les désinfectants recommandés sont, en première ligne, le sulfate de cuivre et, à son défaut, le chlorure de chaux, et le chlorure de zinc. L'acide phénique et le sulfate de fer sont insuffisants (1).

Vases. — Il faut déposer par avance, au fond du vase destiné à recevoir les déjections, une petite quantité des solutions désinfectantes indiquées plus haut.

Linges. — Les linges de corps ou de literie souillés par les déjections, doivent être plongés, avant de sortir de la chambre, dans un baquet contenant de l'eau bouillante additionnée de liqueur bleue, de chlorure de chaux ou d'acide phénique.

Vêtements. — Ils seront soumis au même traitement que les linges s'ils sont susceptibles d'être lavés. Les tissus en laine seront désinfectés par la chaleur ou par le soufre.

Planchers. — Les taches ou les souillures sur les planchers, les tapis, devront être immédiatement lavées à l'aide d'un chiffon,

(1) Cette dernière assertion est inexacte. L'acide phénique et le sulfate de fer valent absolument autant que le sulfate de cuivre, et ils ont rendu les plus grands services pendant la dernière épidémie.

soit avec la solution bleue de couperose, soit avec un lait de chlorure de chaux (1 cuillerée pour 1 litre d'eau), soit, ajouterons-nous, avec de l'eau très bouillante ou de l'eau phéniquée. Le chiffon sera ensuite brûlé.

Literies. — Les désinfecter par les mêmes procédés : garnir les lits de feuilles de papier goudronné ; envoyer les matelas aux étuves publiques de désinfection (par chaleur humide de 120°), ou les exposer à des fumigations sulfureuses (combustion de 20 à 30 grammes de soufre par 1 mètre cube de local).

Cabinets. — Deux fois par jour, verser dans la cuvette 2 litres de liqueur bleue, ou 2 tasses de chlorure de chaux (ou une solution de sulfate de fer).

Tuyaux d'évier. — Verser chaque soir une tasse à café de liqueur bleue, ou de chlorure de zinc liquide (ou de sulfate de fer), dans les tuyaux d'évier, les plombs, les conduites des eaux ménagères.

Ordures ménagères. — Les garder dans une caisse bien fermée à couvercle. Répandre à leur surface un demi-verre de solution de couperose bleue, ou deux cuillerées de chlorure de chaux en poudre.

CHAPITRE VIII

MALADIES DES ORGANES GÉNITO-URINAIRES

Cystite

La *Cystite* est l'inflammation de la vessie. Nous aurions pu la décrire parmi les inflammations, mais nous avons pensé qu'il était préférable de réunir cette description à celle des autres maladies des organes urinaires.

La cystite peut être aiguë ou chronique. A l'état aigu, elle se manifeste par des douleurs dans le bas ventre, dans le périnée, avec des envies fréquentes d'uriner, douloureuses, amenant des urines rouges, sanguinolentes ou purulentes. — En même temps, il y a fièvre plus ou moins vive, frissons, langue blanche et sale, constipation, assoupissement. La peau est chaude et exhale quelquefois une odeur un peu urineuse.

La cystite du *col* de la vessie, c'est-à-dire de la partie qui confine à l'urèthre, s'accompagne toujours, chez l'homme, de l'inflammation de la *prostate*, petite glande placée dans cette région et dans la situation qu'occupe l'*utérus* chez la femme. Souvent même, il n'y a que *prostatite* seule.

La cystite peut être produite par un rétrécissement de l'urèthre: il y a alors rétention d'urines. Le malade, qui est tourmenté par le besoin d'uriner, ne peut pas se satisfaire ; il est en proie à des douleurs très vives, ténesme vésical. Dans le cas où il n'y a pas de rétrécissement uréthral, il peut se produire de l'incontinence d'urines.

Un des phénomènes des plus douloureux de la cystite, peut être l'hémorrhagie vésicale, l'*hématurie* ou pissement de sang. — L'hémorrhagie vient de la muqueuse de la vessie, et non pas du rein, (il n'y a pas de douleur du côté des reins), le sang est noirâtre, peu intimement mêlé avec l'urine, et le sérum forme une masse glaireuse ou visqueuse dans le vase. Quelquefois, l'hématurie n'est pas douloureuse.

La *cystite* chronique, porte aussi le nom de catarrhe vésical. Elle présente les mêmes symptômes que la cystite aiguë et peut résulter de rétrécissements de l'urèthre, de maladie de la prostate, de *calculs* vésicaux ou *pierres* ou de diverses productions morbides dans la vessie.

Les douleurs sont plus vives le soir ; il y a de la fièvre à ce moment ; quelquefois les accès sont nettement intermittents. — Les urines, à un moment donné, contiennent du pus, et forment des glaires transparentes qui se collent au fond du vase. Elles donnent un précipité blanc quand on y ajoute de l'acide nitrique et se troublent par la chaleur — Au bout de quelques heures, elles dégagent une odeur fétide, ammoniacale, et, peu après, des bulles de gaz.

La cystique chronique attaque le moral du malade et le porte à l'hypochondrie; l'appétit lui manque et, en même temps, les forces. Il est souvent frappé de paralysie.

La paralysie de la vessie est aussi une conséquence de la cystite chronique. Les besoins d'uriner diminuent de fréquence, et au bout d'un certain temps, le malade ne peut plus pisser, parce que la vessie ne se contracte plus. Il y a rétention d'urine à peu près complète.

Traitement. — Dans la cystite aiguë on posera 4 à 8 sangsues au périnée ; on appliquera de larges cataplasmes, renouvelés sur le bas ventre, on donnera des bains tièdes prolongés ; on fera des frictions sur le ventre, avec l'onguent mercuriel belladonné (*Form.* 352); on introduira dans l'anus des suppositoires faits avec du beurre de cacao et 4 milligrammes de chlorhydrate de morphine. — Boissons émollientes : eau de graines de lin, fleurs de guimauve, etc. — Purgatifs légers, eau de Seidlitz, etc.

Dans la cystite chronique on emploie les mêmes moyens en y ajoutant les balsamiques à l'intérieur, par exemple les capsules de goudron, (Guyot) les perles de Clertan à la térébenthine, et les

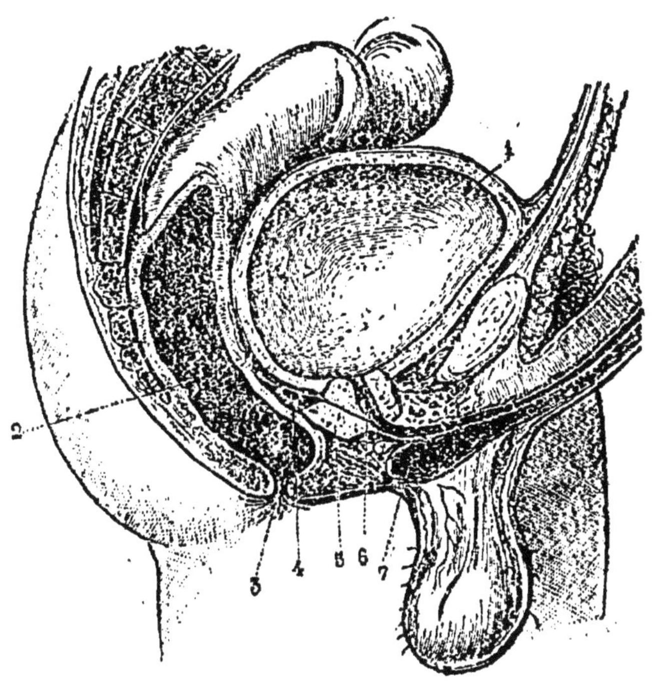

Fig. 27

Organes urinaires de l'homme (coupe de profil

1. Vessie. — 2. Rectum ouvert. — 3. Anus. — 4. Vésicule séminale. — 5. Prostate. — 6. Portion prostatique de l'urèthre. — 7. Bulbe de l'urèthre.

capsules Raquin, au copahivate de soude. Enfin, il faudra y joindre les injections d'eau tiède dans la vessie, pour calmer les envies d'uriner ; s'il y a catarrhe, on fera tous les deux jours, une injection iodée (*Form.* 382-383.)

Si l'urine continue à être purulente malgré les balsamiques, il faudra employer les injections antiseptiques ou altérantes, dans la vessie, avec l'acide phénique, à 1 pour 300 (*Form.* 513), le permanganate de potasse à 1 pour 100 (*Form.* 514), ou le nitrate d'argent à 1 pour 400 (*Form.* 384).

S'il y a en même temps rhumatisme ou goutte, ce qui est fréquent, on emploiera les eaux de Royat, de Pougues, de Contrexéville.

Enfin, dans le cas de rétention, par rétrécissement ou paralysie, il faudra sonder le malade matin et soir.

Ajoutons que le symptôme *hématurie* doit quelquefois être soigné spécialement. On emploie les lavements froids, les boissons astringentes, comme la limonade, des balsamiques (capsules de goudron, de copahivate de soude, perles d'essence de térébenthine, etc.). Enfin on pourra employer une potion à l'acide gallique, ou au perchlorure de fer (*Form.* 153-154) et particulièrement les dragées à l'ergotine de Bonjean.

Il arrive parfois que, par suite de l'application d'un vésicatoire, l'absorption de la cantharidine du vésicatoire détermine une cystite aiguë, quelquefois une hématurie. C'est toujours une maladie momentanée qu'on calme avec quelques cataplasmes sur le bas ventre, et quelques tisanes émollientes, eau de graine de lin, mauve, etc., lavements camphrés. On évite, d'ailleurs, cette indisposition légère, mais parfois douloureuse, en n'employant que les vésicatoires de Le Perdriel, ou d'Albespeyres.

Calculs vésicaux

On appelle *calcul vésical* ou *pierre de la vessie* un dépôt pierreux qui se forme dans la vessie. Quelquefois, ce dépôt pierreux ne s'agrège pas et reste à l'état de *sable* ou *gravelle* que le malade peut rendre et qui tombe au fond du vase. D'autres fois, au contraire, ces matières s'agrègent en une ou plusieurs concrétions plus ou moins dures, des calculs ou pierres, trop grosses pour passer par l'urèthre qu'elles obstruent par moments, produisant une difficulté ou une impossibilité de rendre l'urine, suivant la position qu'occupe la pierre sur le bas-fond de la vessie.

Nous ne pouvons insister ici sur la différence de composition chimique que présentent ces pierres dans les divers cas, les symptômes physiques étant toujours les mêmes.

Il y a souvent peu de douleurs ; cependant, par moments au moins, le malade ressent une douleur vague dans tous les organes génitaux, les testicules, la verge et surtout le gland, qui sont rétractés et diminués de volume. Les urines sont troubles, sédimenteuses, quelquefois fétides ou sanguinolentes, et tout à coup survient une rétention causée par la pierre qui obstrue l'ouverture de l'urèthre dans la vessie, accident qui cesse quand le calcul a changé de position.

Si le calcul n'est pas expulsé, il grossit d'une manière continue, une cystite chronique se déclare, et la cachexie urineuse emporterait le malade si le chirurgien n'intervenait à temps pour extraire la pierre.

Traitement. — Le malade doit s'abstenir de tout excès, alcoolique ou autre, se soumettre à un régime doux, boire des tisanes diurétiques, en abondance, l'eau étant un dissolvant de la plupart des calculs. Les eaux minérales alcalines surtout lui sont recommandées, Vichy, Pougues, Contrexéville, en boisson, bains, injections, et les sels de lithine effervescents de Le Perdriel.

Enfin, le chirurgien doit tôt ou tard intervenir si les calculs ne peuvent pas être expulsés par les voies naturelles. Il y a deux manières d'opérer : par la *lithotritie* et par la *taille*. Dans la lithotritie, l'opérateur introduit par l'urèthre un instrument destiné à rechercher le calcul dans la vessie, à le saisir et à le broyer. Dans la taille, le chirurgien pratique une ouverture dans la région du périnée et pénètre ainsi au fond de la vessie ; il introduit alors un instrument pour chercher le calcul, le saisir et le broyer ou l'amener au dehors par la plaie.

Prostatite

La *prostate* est, comme nous l'avons dit, une glande qui n'existe que chez l'homme, et qui correspond à l'utérus de la femme. Elle est située entre le rectum et la vessie. On apprécie son volume en introduisant l'index dans l'anus, et on sent la glande gonflée à travers la paroi de l'intestin, sous la pulpe du doigt. (*Fig.* 27.)

Les symptômes de la prostatite sont à peu près les mêmes que ceux de la cystite, car le gonflement inflammatoire de la prostate fait saillie dans la vessie et comprime l'urèthre. D'où, difficulté et douleurs pour émettre l'urine, fréquentes envies d'uriner, rétention, sensation douloureuse et pesante dans la région de l'anus et dans la verge. Écoulement muqueux ou purulent par l'urèthre. (*Prostatorrhée.*)

Cette maladie passe facilement à l'état chronique, elle amène alors de l'amaigrissement, de l'affaiblissement et du marasme.

La prostate peut être, d'ailleurs, le siège de diverses tumeurs, hypertrophies, abcès, qui nécessitent l'intervention du chirurgien et des opérations douloureuses.

Traitement. — Le traitement de la prostatite est à peu de chose près le même que celui de la cystite. On recommande les émollients, les bains, les purgatifs et les laxatifs, des suppositoires additionnés de camphre (2 grammes) ou d'extrait de belladone (de 0,02 à 0,05 centigrammes).

Blennorrhagie, — Uréthrite

La *blennorrhagie* ou *chaude-pisse* est une inflammation spécifique de l'urèthre, résultant le plus souvent d'une contagion après un coït douteux. On peut, en effet, contracter une blennorrhagie avec une femme malade elle-même de blennorrhagie, mais aussi avec une femme sale ou affectée de leucorrhée vulvite, etc., et même avec une femme parfaitement saine ou n'ayant qu'un peu de fluers blanches, mais que l'on voit pour la première fois. On peut contracter la chaude-pisse en pratiquant le coït étant ivre, et enfin, on peut contracter un écoulement ou, comme on dit, un *échauffement,* ou bien on fait reparaître un ancien écoulement depuis longtemps guéri, par des écarts de régime, des excès de boissons, par un régime débilitant (café au lait, bière, asperges, viandes blanches, bains tièdes) accompagné de fatigues, marches, équitation.

La blennorrhagie commence par une douleur assez vive au méat urinaire pendant l'émission de l'urine ; en même temps commence à se montrer un peu d'écoulement muqueux. Le jet de l'urine est aminci, le trajet de l'urèthre sous la verge est douloureux. C'est là l'état aigu, qui s'accompagne quelquefois de vives douleurs, surtout quand la verge étant gonflée, l'urèthre durci ne prête plus à la dilatation, et forme comme une corde qui recourbe la verge. C'est la *chaude-pisse cordée*.

Bientôt l'écoulement devient plus abondant, plus épais, formé de muco-pus d'un jaune verdâtre, tachant le linge. En même temps, les douleurs sont moins vives. C'est l'état chronique, qui peut durer très longtemps.

Il arrive parfois que l'écoulement se supprime tout à coup, et l'un des testicules se tuméfie, devient extrêmement douloureux, au point d'empêcher tout mouvement. L'inflammation de l'urèthre s'est transportée sur l'*épididyme*, la chaude-pisse est, comme on dit, tombée dans les bourses. C'est une *épididymite* ou *orchite*.

L'orchite guérie, la blennorrhagie reparaît.

La blennorrhagie est une maladie contagieuse, comme nous l'avons dit, mais elle n'est pas syphilitique, et ne fait pas partie de ce qu'on appelle les « maladies vénériennes. » Elle récidive avec la plus grande facilité, surtout au printemps et pendant les saisons humides, et au moindre excès dans le régime, surtout la boisson et le coït.

La femme a la blennorrhagie comme l'homme, mais elle la communique bien plus souvent qu'elle ne la reçoit. L'homme ne donne la chaude-pisse que quand il l'a ; la femme la donne sans l'avoir. De plus, l'homme ne peut se livrer au coït pendant la période aiguë, parce que les érections sont extrêmement douloureuses, et pendant la période chronique, la chaude-pisse de l'homme, moyennant quelques précautions de propreté, n'est guère contagieuse.

Chez la femme, l'uréthrite s'accompagne toujours de *vaginite*.

Chez l'homme, l'uréthrite qu'on laisse trop longtemps durer, est de plus en plus difficile à guérir : la muqueuse de l'urèthre prend, pour ainsi dire, l'habitude de sécréter du muco-pus, habitude qu'il est de plus en plus malaisé de lui faire perdre. De plus, elle se modifie, s'épaissit, et il en résulte souvent des rétrécissements de l'urèthre qui constituent une infirmité sérieuse, douloureuse, nécessitant parfois des opérations.

Traitement. — Il y a pour traiter la blennorrhagie un nombre considérable de médicaments et de formules dans le détail desquels nous ne pouvons entrer, nous allons indiquer seulement le traitement que nous considérons comme le meilleur, parce qu'il nous a donné le plus de succès.

Dès le début, à la première menace ou premier « pincement » qu'on sent au méat, un ou deux jours après un coït suspect, on peut employer l'injection abortive qui fait avorter la maladie; c'est une solution de nitrate d'argent assez concentrée (*Form.* 385). Elle est fort douloureuse. On la prend avec une petite seringue en verre, et on la garde dans l'urèthre pendant une minute.

Une fois la période aiguë déclarée, et pendant la période qu'en argot d'étudiant, on appelle celle des « lames de rasoir », la solution caustique abortive ne peut plus servir. Il faut avoir recours aux injections simplement astringentes, avec le sulfate de zinc (*Form.* 109, 123), de nitrate d'argent (*Form.* 108), le tannin (*Form.* 125), le perchlorure de fer (*Form.* 132), l'acide phénique, etc. On fera deux ou trois injections par jour dans le canal avec une petite seringue en verre, en ayant soin de porter un suspensoir (pour prévenir l'orchite concomitante), et on s'abstiendra de bière, de liqueurs, de vin blanc, etc. On ne boira du vin qu'en mangeant, et coupé d'eau.

Nous considérons comme peu utile de se remplir l'estomac d'une foule d'opiats et d'horribles préparations qui ont fait jusqu'ici plus de bien à ceux qui les vendent qu'à ceux qui les avalent. Les seuls médicaments à prendre à l'intérieur sont les capsules de Raquin au copahu, au cubèbe, et particulièrement au copahivate de soude (*Form.* 315).

Si la période aiguë est très douloureuse, on sera quelquefois obligé de poser une douzaine de sangsues au périnée et de prendre des bains. Pour calmer la douleur et empêcher les érections nocturnes, on prendra des pilules de camphre (*Form.* 7), mais seulement pendant cette période.

Quant l'écoulement est établi qu'il n'est plus douloureux, ce sont les injections au nitrate d'argent (*Form.* 108) qui en viennent le mieux à bout. — Il est absolument inexact qu'elles produisent des rétrécissements de l'urèthre.—Ce qui produit plutôt des rétrécissements, c'est la mauvaise habitude qu'on a encore trop souvent de laisser durer l'écoulement, avec des émollients, pendant des mois indéfinis, au lieu de l'arrêter aussitôt que possible.

Un bon traitement consiste encore à faire des injections de copahivate de soude, en prenant en même temps, si besoin est, des capsules de Raquin remplies de la même substance (*Form.* 316).

A la fin du traitement, il reste encore ce qu'on appelle la « goutte militaire ». C'est un peu d'écoulement qui se produit pendant la nuit et forme tous les matins une goutte muco-purulente, laquelle est rejetée avec la première émission d'urine. On peut souvent remédier à cette petite incommodité par des injections d'iodure de fer (*Form* 127).

Les récidives de l'écoulement sont très fréquentes, mais les retours à l'état aigu sont plus rares. On peut alors arrêter l'écoulement en deux ou trois jours au moyen des injections astringentes commencées dès le début, nitrate d'argent, acétate de plomb, sulfate de zinc, copahivate de soude (voir au FORMULAIRE). Il faut toujours continuer les injections plusieurs jours après que l'écoulement a cessé.

Rétrécissements de l'urèthre

Nous n'avons pas à décrire les rétrécissements de l'urèthre, leurs symptômes sont évidents : difficulté, douleur, quelquefois impossibilité d'émettre les urines, etc.

Les rétrécissements peuvent être une cause d'impuissance chez l'homme, en raison de la difficulté de sortie du sperme, lequel n'est plus *éjaculé*, mais s'écoule après que l'érection (douloureuse d'ailleurs) est passée.

Traitement. — On comprend qu'il n'y a pas de traitement médical pour les rétrécissements de l'urèthre. Il faut que le chirurgien opère la dilatation progressive du canal, en introduisant des *bougies* ou sondes de plus en plus grosses que l'on laisse en place pendant plusieurs heures, et cela jusqu'à ce qu'on ait ramené l'urèthre à un calibre suffisant. Si ce procédé ne réussit pas, il faut employer l'instrument tranchant et diviser le rétrécissement avec l'*uréthrotome*.

Posthite, Balanite et Balano-posthite

La *balanite* est l'inflammation du gland. Elle s'accompagne le plus souvent de *posthite*, c'est-à-dire d'inflammation du prépuce, et constitue ainsi une *balano-posthite*.

Le gland et le prépuce sont rouges, excoriés; le prépuce gonflé, quelquefois ulcéré. Il y a une sécrétion d'un muco-pus plus ou moins abondant, et, sinon douleur, au moins une vive sensibilité des parties affectées. Quelquefois le prépuce est tellement gonflé et épaissi, qu'il ne peut plus découvrir le gland : il y a *phimosis*. D'autres fois, le prépuce est gonflé en arrière et ne peut plus recouvrir le gland : il y a *paraphimosis*.

La balanite, balano-posthite, résulte soit d'un coït pratiqué avec trop de violence, soit du frottement d'un vêtement, pantalon de laine, chemise empesée, soit du manque de propreté.

Traitement. — Il suffit le plus souvent d'empêcher le contact entre le gland et le prépuce avec un petit morceau de toile fine ou de papier à cigarettes. Mais quelques lavages ou bains locaux dans un liquide astringent, eau vinaigrée, citronnée, ou mieux, dans une solution de sulfate de zinc, de nitrate d'argent (*Form.* 108, 109, etc.) ou d'eau blanche, (une cuillerée d'extrait de Saturne dans un verre d'eau), ont toujours raison de cette petite inflammation, qui récidive facilement, surtout chez les hommes dont le prépuce recouvre beaucoup le gland.

Phimosis et paraphimosis

Nous avons dit que le *phimosis* est un gonflement du prépuce qui l'empêche de revenir en arrière et de découvrir le gland; l'émission des urines au dehors peut ainsi être empêchée, et il se forme un dépôt d'urine dans la cavité du prépuce autour du gland.

Le *paraphimosis* présente le phénomène inverse, c'est-à-dire que le prépuce gonflé et induré, en arrière de la couronne du gland, ne peut plus recalotter et recouvrir le gland. Il peut être le siège d'un gonflement tel que l'urèthre est comprimé et que l'émission des urines est gênée ; le gland lui-même peut être tellement étranglé à sa base qu'il est frappé de gangrène et tombe.

Le phimosis est souvent le résultat d'une balano-posthite chez les hommes à prépuce très recouvrant ; le paraphimosis est fréquent à la suite de masturbation chez les hommes dont le prépuce a l'ouverture étroite.

Traitement. — S'il y a balano-posthite, le phimosis se guérit en même temps par les bains locaux astringents (voir *Balanite*). Sinon, il faut essayer, en introduisant un corps gras, du cérat, sous le prépuce, de le ramener en arrière. On pratique cette opération plusieurs fois par jour dans le but de dilater peu à peu l'ouverture préputiale.

Si cette manœuvre n'est pas possible, il faut se déterminer, soit à ouvrir le prépuce d'un coup de bistouri, soit à pratiquer la circoncision. Cette opération consiste à tirer le prépuce avec des pinces, en avant du gland, et à retrancher d'un coup de ciseau toute la partie qui dépasse le gland. Inutile de dire que cette opération doit être faite par le chirurgien.

Dans le paraphimosis, après avoir enduit le gland de cérat, on tâche de ramener d'une main le prépuce en avant pendant que de l'autre, on renfonce le gland en arrière.

Sinon, il faut fendre le prépuce d'un coup de bistouri.

Chancre mou

Le *chancre mou*, ou *chancre simple*, est une ulcération qui se forme sur le gland, le prépuce, les grandes ou les petites lèvres, les parois du vagin, à la suite, ordinairement, d'un coït malpropre. Les bords sont taillés à pic, non indurés, présentant de petites dentelures. Le fond est inégal, recouvert d'une pulpe grisâtre, mais la base est molle et jamais indurée, parcheminée, comme dans le chancre syphilitique. Le chancre mou peut présenter une tendance au phagédémisme (voir l'article *Syphilis*) ; il

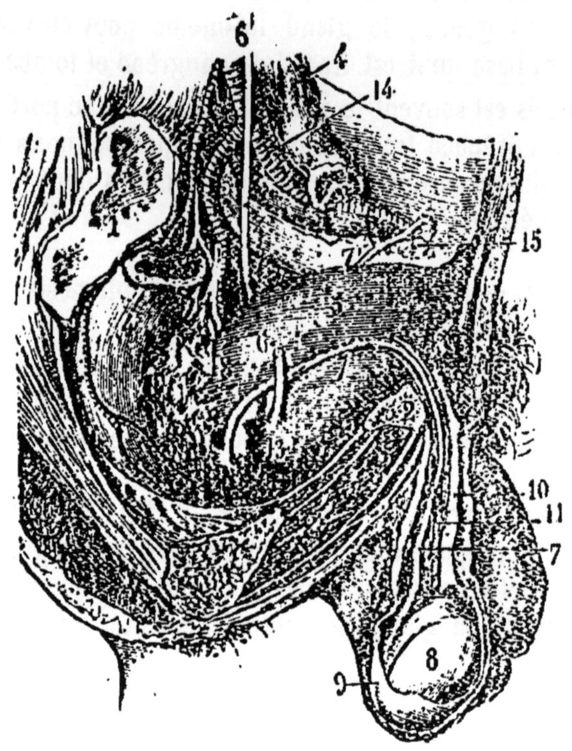

Fig. 28

Organes génitaux de l'homme (vue de profil)

1. Os iliaque coupé. — 2. Coupe de l'os pubis. — 3. Coupe de l'os ischion. — 4, 4'. rectum coupé. — 5. Vessie. — 6. Uretère droit coupé. — 6'. Uretère gauche descendant du rein. — 7, 7'. Canal déférent étendu depuis le testicule jusqu'à la vésicule séminale, 13. — 8. Testicule. — 9, 10. Gaine fibreuse du testicule et du cordon spermatique. — 11. Cordon spermatique. — 12. Plexus nerveux hypogastrique. — 13. Vésicule séminale. — 14. Artère iliaque primitive gauche. — 15. Veine iliaque primitive gauche.

peut aussi s'accompagner d'engorgement ganglionnaire de l'aine. Il laisse écouler un peu de pus et est peu douloureux.

Ce chancre n'a rien de commun avec le chancre vénérien ; il s'en distingue tout de suite par l'absence d'induration, et il n'infecte jamais l'individu. Une fois cicatrisé, la maladie est épuisée, et ne donne suite à aucun des accidents que nous avons décrits comme secondaires, tertiaires, etc.

Le pus qui s'en écoule est inoculable au malade lui-même et donne naissance par contact à de nouveaux chancres. Aussi, le le chancre mou est-il, en général, multiple.

Traitement. — On le guérit le plus souvent en le pansant plusieurs fois par jour avec de petits tampons de charpie, imbibés de vin aromatique, ou de tartrate ferrico-potassique (*Form.* 419), ou en le saupoudrant de calomel ou d'iodoforme. On peut aussi le cautériser dès le début avec le caustique au charbon (*Form.* 415).

Orchite. — Epididymite

On appelle *orchite* l'inflammation du testicule, mais cela peut être l'inflammation de la glande testiculaire elle-même, — et alors, il s'agit d'une *orchite vraie, parenchymateuse,* — ou bien d'un organe annexe de la glande, l'épididyme, — et dans ce cas, il s'agit d'une *épididymite.* — C'est le cas le plus fréquent.

L'une et l'autre inflammation peuvent provenir d'un coup, d'une fatigue, d'une marche exagérée, d'une traite à cheval, d'une blennorrhagie tombée dans les bourses (voir *Blennorrhagie*), ou, enfin, de la masturbation.

Le testicule est gonflé, douloureux, et quelquefois la douleur est tellement vive, que le malade est dans l'impossibilité de marcher. Il y a peu ou pas de fièvre.

Traitement. — Repos absolu ; cataplasmes renouvelés, onctions avec onguent mercuriel belladonné (*Form.* 352) ; au besoin, un vésicatoire Le Perdriel ou Albespeyres, ou bien compression avec un emplâtre de Vigo.

On devra mettre le malade à un régime doux, non échauffant, et administrer quelques purgatifs ou laxatifs, comme la rhubarbe granulée de Mentel, la poudre purgative de Rogé, etc.

Dans le plus grand nombre des cas, la maladie est guérie en huit ou dix jours.

Tumeurs du testicule

Ces tumeurs sont assez nombreuses. Nous ne parlerons plus ici du cancer du testicule, qui n'est pas rare, (voir l'article *Diathèse cancéreuse*), ou *Sarcocèle* ; mais il nous reste à dire un mot des *Varicocèles, Hématocèles, Hydrocèles*, dont le traitement, d'ailleurs, est du domaine de la chirurgie.

HÉMATOCÈLE. — On appelle ainsi une tumeur des bourses, plus ou moins volumineuse, qui renferme du sang, épanché ou infiltré, soit sous la peau, soit dans la membrane (tunique vaginale), qui enveloppe la glande testiculaire, soit dans le cordon spermatique et l'épididyme. Cette tumeur est plus ou moins volumineuse, plus ou moins dure, bosselée ou fluctuante ; la peau des bourses peut être colorée en rouge ou en violet par le sang infiltré, ou conserver sa coloration normale.

L'hématocèle résulte le plus souvent d'une violence extérieure, d'un coup ; mais quelquefois elle est spontanée. Elle s'accompagne d'une douleur sourde, lorsque c'est le cordon spermatique qui est attaqué, auquel cas, il y a une douleur très vive à la partie supérieure de la bourse malade et dans l'aine.

Traitement.— Application de compresses d'eau blanche (une cuillerée d'extrait de Saturne dans un verre d'eau), d'eau végéto-minérale (*Form.* 129), d'eau-de-vie camphrée. Repos au lit. Si ces moyens ne réussissent pas, il faut une opération chirurgicale pour vider la tumeur.

HYDROCÈLE. — C'est une hydropisie de la tunique vaginale qui entoure la glande testiculaire, ou bien un kyste plein de sérosité qui se forme sur le trajet du cordon. (Fig. 28.)

Elle se présente comme une tumeur, souvent très volumineuse, lisse, transparente, peu ou pas douloureuse, et dans laquelle on sent la présence d'un liquide.

Traitement. — Il n'y a pas d'autre traitement que la ponction pour évacuer le liquide de l'hydropisie, après quoi on pratique dans la cavité une injection iodée (*Form.* 382).

Varicocèle. — C'est une tumeur du cordon qui produit, quand on palpe celui-ci, la sensation d'un paquet de ficelles; elle diminue par le froid et le repos horizontal, augmente par la chaleur et la marche. Les bourses sont molles et relâchées, quelquefois excoriées. Elle occasionne peu de douleur, mais un sentiment assez pénible de pesanteur.

Traitement. — Il faut ordonner le repos, l'usage constant d'un suspensoir, — et avoir recours à l'intervention d'un chirurgien pour opérer la tumeur.

Spermatorrhée. — Pertes séminales

L'écoulement involontaire du sperme constitue la *spermatorrhée.* Ce phénomène peut se produire la nuit, à la suite de rêves érotiques, d'abord, puis seulement sous l'influence de la chaleur du lit et de la position couchée. Ce sont les *pollutions nocturnes.*

Ou bien les pertes séminales se produisent pendant la défécation, sans érection, chez les gens constipés, et pour ainsi dire par effet mécanique, par suite de la compression exercée par la masse dure excrémentielle sur la prostate et les vésicules séminales, et par suite des efforts d'expulsion.

Cette maladie peut être assez grave, parce qu'elle produit, au bout d'un certain temps, un grand affaiblissement, et, par exemple, chez les jeunes gens, empêche le développement normal de l'individu. L'amaigrissement peut devenir extrême, en même temps qu'il se produit un état de marasme, de tristesse, très accentué. L'estomac devient capricieux. Les digestions peuvent être irrégulières, bien que l'appétit soit souvent exagéré; il y a des crampes d'estomac, des coliques, des maux de reins, de l'oppression, de la toux sèche, des palpitations, etc. Les malades, en proie aux pertes séminales habituelles, ont l'érection difficile, souvent impossible, au moins lorsqu'il en est besoin.

Ou bien les pertes, chez les hommes forts, ne proviennent que d'une continence exagérée.

Traitement. — Si les pollutions proviennent d'un affaiblissement général, qu'elles se fassent, pour ainsi dire, passivement et
par simple écoulement, il faut leur opposer un régime tonique,
les pilules d'iodure de fer de Blancard, les pyrophosphates de
fer de Robiquet ou de Leras, le vin de Bellini, ou de quinium,
l'hydrothérapie, les bains de mer, des frictions irritantes sur les
reins, l'électricité, les dragées d'ergotine de Bonjean, le lupulin
(*Form.* 256), etc. En même temps, on devra combattre la constipation par un régime approprié, la rhubarbe granulée Mentel, la
poudre laxative de Rogé, etc... Par dessus tout, il faudra s'efforcer d'empêcher la masturbation.

Certains jeunes gens qui éprouvent des pollutions nocturnes,
pissent souvent au lit, pendant le sommeil. Les affusions froides,
les toniques et l'ergotine Bonjean, en potion ou en dragées, re-
médieront à cette infirmité, qui peut se prolonger à un âge où elle
attire aux soldats toutes sortes de mésaventures, et aux jeunes
mariées toutes espèces de déceptions.

Si les pertes séminales sont actives, dues à un excès de continence, on les guérira par moins de sagesse, et ce sera bientôt
fait.

Vaginite et Vulvite. — Gonorrhée. — Leucorrhée

La *vaginite* aiguë est l'inflammation de la muqueuse du vagin.
A l'état aigu, elle ne saurait mieux se comparer qu'à la balano-
posthite de l'homme. Il y a rougeur, cuisson, érosion, sécrétion
d'un mucus qui devient purulent, tache les linges en jaune verdâtre. Bornée à la vulve, la vaginite n'est qu'une *vulvite.*

La vulvite peut être *phlegmoneuse*, c'est-à-dire consister
presque entièrement en un abcès d'une des grandes lèvres;
elle peut être *folliculeuse*, c'est-à-dire consister dans l'inflammation avec tuméfaction des glandules ou follicules sébacés, ou
des bulbes des poils.

La vaginite et la vulvite aiguë, en cas de coït, peuvent être la
cause, chez l'homme, d'une balano-posthite et presque certainement d'une blennorrhagie.

La vaginite offre parfois une forme granuleuse ou même diphtéritique, plus ou moins comparable à certaines affections de la

gorge. Mais la forme la plus fréquente est la forme chronique, atone, indolore, produisant un écoulement plus clair que la vaginite aiguë, crémeux ou albumineux, empesant le linge, et constituant ce qu'on appelle *flueurs blanches*, *leucorrhée* et *gonorrhée*; cette maladie est fréquente chez les lymphatiques, chlorotiques, ou simplement chez les femmes des villes ou celles qui ont une existence trop sédentaire, qui vivent, comme les blanchiseuses-repasseuses, dans un milieu chaud et humide.

La *leucorrhée*, qui constitue une maladie souvent très rebelle, et qui, d'ailleurs, attaque surtout les femmes plus ou moins anémiques, occasionne des troubles de la digestion, des tiraillements d'estomac, des douleurs dans le ventre, de la faiblesse, etc.

Nous rapprocherons de la vaginite et de la vulvite, les ulcérations des grandes lèvres, qu'on appelle *esthiomènes*. Ces ulcérations sont aussi particulières aux femmes lymphatiques ou scrofuleuses. Les grandes lèvres sont rougeâtres ou bleuâtres, tuméfiées et comme squammeuses, ou bien couvertes de tubercules plats, violacés, mous, infiltrés, plus ou moins gros et nombreux.

Enfin, nous rapprocherons encore de la vulvite, ce qu'on appelle le PRURIT VULVAIRE, maladie fort pénible, et qui ne se manifeste que par une démangeaison intolérable à la vulve. C'est une névralgie des nerfs superficiels de cette partie. Il en résulte des excoriations par le grattage, des insomnies, de la masturbation, même de la nymphomanie.

Le VAGINISME, qu'il ne faut pas confondre avec le prurit vulvaire, est une sensibilité excessive et douloureuse de la vulve et du vagin avec constriction spasmodique de celui-ci, de manière à rendre le coït impossible. Cette maladie organique ne se guérit que par une opération qui consiste à diviser avec le bistouri le muscle ou sphincter qui resserre le vagin, et à dilater ensuite celui-ci avec un instrument, après avoir incisé l'hymen, s'il existe encore.

Traitement. — Le traitement de la vaginite et de la vulvite aiguë, qui, d'ailleurs, constituent en grande partie la blennorrhagie de la femme, est le même que celui de la blennorrhagie; c'est-à-dire qu'au commencement, la douleur étant très vive, on

fera des applications et des injections émollientes (eau de guimauve, farine de lin), puis des injections astringentes au sulfate
de zinc, nitrate d'argent, acétate de plomb, etc. (Voir *Blennorrhagie*).

Dans la forme granuleuse, c'est surtout le nitrate d'argent
(*Form.* 108) ou le tannin qu'on emploie, dans la forme diphtéritique, c'est d'abord la diphtérie qu'il faut guérir. (Voir *Angine
couenneuse, Laryngite diphtéritique,* etc.) ; puis, on fera dans le
vagin des injections d'eau phéniquée, de liqueur de Labarraque.
(Voir au FORMULAIRE, *Antiseptiques*).

Les vulvites inflammatoires, avec abcès, par exemple, se traitent par les cataplasmes et les émollients. L'abcès doit être ouvert
au bistouri, largement, sinon il récidive très souvent, quelques
mois, un an après. Dans la vulvite folliculeuse, on emploie
d'abord les émollients, puis les astringents légers, l'eau de son,
l'eau de roses, l'eau de sureau, etc., le sulfate de zinc (1 gramme
pour 100 grammes d'eau), l'eau blanche (*Form.* 349). Il faut
souvent ouvrir les follicules avec le bistouri et les cautériser
avec le crayon de nitrate d'argent.

La leucorrhée ordinaire se guérit par le traitement général de
la chlorose (voir *Anémie, Chlorose*), puis par des injections vaginales faites avec le sulfate de zinc (*Form.* 120), le tannin, la
décoction de feuilles de noyer qui agit comme astringent, par son
tannin, et comme désinfectant par son essence, l'eau blanche
(*Form.* 349), l'eau végéto-minérale (*Form.* 129) et les autres
préparations d'acétate de plomb, le nitrate d'argent (*Form.* 108),
le perchlorure de fer (*Form.* 132), l'acide phénique (*Form.* 126),
enfin toute la série des médicaments astringents. (Voir au FOR-
MULAIRE).

Ajoutons que l'ergotine Bonjean agit souvent avec une grande
efficacité pour arrêter les écoulements leucorrhéiques provenant
de la muqueuse vaginale, et mieux encore de l'utérus (*Form.* 223).
Enfin, on recommande les douches froides, locales, ascendantes.
C'est une infirmité tenace, et d'autant plus qu'elle dure depuis
plus longtemps.

Les esthiomènes ou ulcères des grandes lèvres, se traitent par
l'huile de foie de morue, à l'intérieur, les pilules de Blancard à

l'iodure de fer (*Form*. 238, 239), les sirops d'iodure de potassium et d'écorces d'oranges amères de Laroze et de Falières, et, en général, les toniques et les dépuratifs. (Voir *Scrofule*). Puis, on cautérise les ulcérations avec le crayon de nitrate d'argent ou le sulfure de carbone sur un tampon d'ouate, et on panse avec de la poudre de sous-nitrate de bismuth.

Contre le prurit vulvaire, on a essayé un grand nombre de médicaments qui, en général, ont produit peu d'effet, cautérisation de la vulve, avec le crayon de nitrate d'argent, lotions au chloroforme (*Form*. 174), au chloral (*Form*. 353), pommades camphrées, éthérées, teinture de benjoin, décoction de cerfeuil, de ciguë, de têtes de pavot, etc. Mais le seul remède qui paraisse certain contre cette affection consiste à badigeonner plusieurs fois les parties, jusqu'à cessation du prurit, avec une solution de cocaïne au centième (*Form*. 468).

Métrite

On appelle *Métrite* l'inflammation de la *matrice* ou *utérus*.

Le siège de l'inflammation peut varier : la métrite peut affecter la surface externe de l'organe, la surface interne, l'épaisseur même ou le parenchyme de l'utérus, ou, enfin, le col, c'est-à-dire l'extrémité allongée en *museau de tanche* qui vient s'ouvrir au fond du vagin (*Fig*. 30).

De plus, la métrite peut être aiguë ou chronique. La métrite chronique est une des maladies les plus communes chez les femmes des grandes villes.

Métrite aiguë. — Elle se révèle par des douleurs dans le bas-ventre, dans les flancs, dans les reins, douleurs augmentées par la toux, les secousses, la pression ; il y a ordinairement un écoulement leucorrhéique. — Fièvre peu intense, peau un peu sèche. Les règles sont difficiles, ou bien il y a hémorrhagie.

En pratiquant le toucher vaginal, le médecin reconnaît si l'utérus est déplacé : ordinairement abaissé, parce qu'il est gonflé et devenu plus lourd. En introduisant un spéculum, pour vérifier l'état du col utérin, il le trouve souvent d'un rouge plus foncé qu'à l'état normal.

La métrite aiguë résulte souvent de l'accouchement : elle

constitue alors ce qu'on appelle les *suites de couches*, et s'accompagne presque toujours de péritonite. (Voir *Péritonite*). Elle résulte aussi de lésions produites dans le but d'amener un avortement. Elle devient ainsi une *métro-péritonite*.

Les mêmes symptômes s'appliquent à la MÉTRITE CHRONIQUE. Quand elle est externe, l'état du museau de tanche en porte toujours la trace : l'organe est d'un rouge plus ou moins vif, surtout sur la lèvre postérieure. Plus tard, le col est hypertrophié, déformé, présentant à la surface des granulations, des ulcérations ou des végétations fongueuses. Il y a alors une leucorrhée muco-purulente, quelquefois sanguinolente, et sans odeur notable. Les règles peuvent se produire régulièrement, mais elles sont douloureuses.

Quand la métrite affecte la membrane interne de la matrice ou l'épaisseur de son tissu, les douleurs dans le bas-ventre sont ordinairement plus vives, s'irradiant dans les cuisses, dans l'anus ; elles sont quelquefois intermittentes et rappellent les douleurs expulsives de l'accouchement. Il y a aussi des douleurs de voisinage du côté de la vessie, dans l'intestin, avec constipations, digestions difficiles, étouffements, affaiblissement. — Leucorrhée purulente à odeur notable, très souvent fétide.

La métrite du col siège surtout dans le col de l'utérus qui est épaissi et ramolli, ou durci, et nous pouvons rattacher à cette maladie les ulcérations du col, les granulations, voire les productions fongueuses, molles, en crêtes de coq ou choux-fleurs, que l'on constate souvent en examinant la malade au spéculum. Enfin, l'écoulement caractéristique, dont nous avons parlé, et dont la matière ne se forme pas, comme dans la véritable leucorrhée ou vaginite chronique, sur la muqueuse du vagin, provient de l'utérus, et on le voit sortir, en glaires visqueuses, par l'ouverture du col dont il corrode la lèvre postérieure par son contact. C'est ce qu'on appelle le *catarrhe utérin*. — On constate des érosions, déchirures qui peuvent se produire sur le col et qu'on voit dans le champ du spéculum.

Quand le col utérin porte de ces altérations, le coït est ordinairement douloureux ; quand on introduit le doigt dans le vagin et qu'on arrive à toucher le col, la malade annonce une douleur qui lui « porte au cœur. »

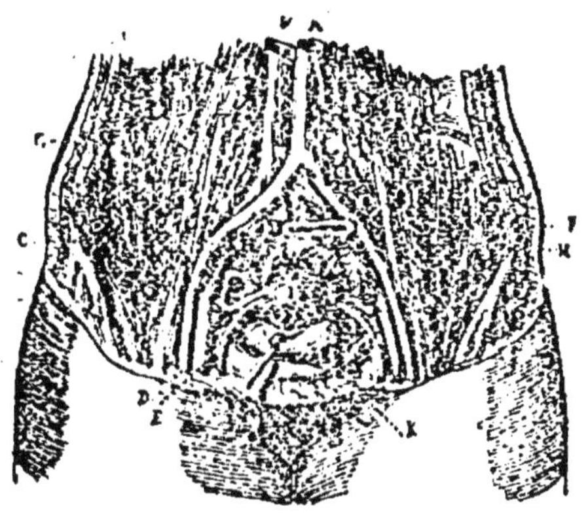

Fig. 29

Organes du bassin chez la femme vus par devant

A. Fin de l'aorte abdominale se bifurquant en artères iliaques primitives droite et gauche. — B. Veine cave inférieure. — C Artère iliaque interne droite, bifurcation de l'artère iliaque primitive, avec l'artère iliaque externe, D. — E. Veine iliaque externe droite. — F. Muscle iliaque gauche. — G. Muscle psoas droit. — H Intestin rectum coupé. — I. Utérus avec les deux trompes utérines relevées. — K. Vessie abaissée avec un crochet pour laisser voir l'utérus.

Traitement. — Le traitement de la métrite aiguë est celui de toutes les inflammations. Si le ventre est très douloureux, on peut poser une douzaine de sangsues. Après quoi, on appliquera de vastes cataplasmes renouvelés nuit et jour. On fera des embrocations sur le ventre avec l'onguent mercuriel belladoné deux ou trois fois par jour (*Form.* 352) ; on donnera des bains, des lavements émollients et des purgatifs doux, un ou deux verres d'eau de Seidlitz ou la poudre purgative de Rogé ; des injections tièdes à l'eau de guimauve, à l'eau de son, voire avec de l'eau phéniquée au centième ; des tisanes rafraîchissantes ; on nourrira très peu et on fera garder le lit. — Un vésicatoire hâtera très souvent la guérison. — Il faut toujours surveiller avec la plus grande attention s'il ne se révèle pas de symptômes de péritonite.

Dans la métrite chronique, il faut souvent employer les mêmes moyens aux moments d'exacerbation qui sont assez fréquents, surtout à l'époque des règles : quelques sangsues à l'anus ou en haut des cuisses, ou des sinapismes. Les vésicatoires sont fort utiles : on peut, en les pansant, le premier et le second jour, déposer sur la partie dénudée 1 ou 2 centigrammes de chlorhydrate de morphine en poudre. D'autres fois, les cataplasmes, la pommade mercurielle belladonée, les lavements, les purgatifs et les injections suffisent pour amener une grande amélioration. Les injections d'eau sulfureuse et les bains sulfureux, soit avec les eaux sulfureuses naturelles, soit avec le sulfureux Pouillet (*Form.* 234), sont très recommandés depuis quelque temps.

Enfin, il sera indispensable d'examiner l'état du col à l'aide du toucher et du spéculum. On pratiquera des cautérisations avec le crayon de nitrate d'argent ou le caustique Filhos (*Form.* 414) tous les huit jours ; on introduira des tampons d'ouate ou de charpie imbibés de glycérine pure ou additionnée d'iodure de potassium (*Form.* 469).

Dans le cas d'ulcérations profondes, de mauvais aspect, sur un col bosselé, avec fond grisâtre, sanieux, saignant facilement, ou présentant des végétations épithéliales dures (ulcérations cancéreuses), la cautérisation par le fer rouge sera en situation et même l'amputation du col.

Dans la métrite interne, encore, il sera quelquefois nécessaire de sonder l'intérieur de la cavité utérine pour en explorer le contenu et même de pratiquer des injections ou des lavages dans l'utérus avec des solutions désinfectantes ou de l'eau tiède.

Il y a, du reste, une quantité innombrable de médicaments qui ont été employés pour guérir la métrite, cicatriser les ulcérations et arrêter le CATARRHE UTÉRIN, qui est une maladie très tenace.

CATARRHE UTÉRIN. — Contre ce dernier, particulièrement, on a essayé tous les médicaments astringents sous forme d'injections (V. au *Form.*), même les caustiques, mais le traitement qui réussit le mieux est le suivant :

On se sert du crayon de caustique Filhos (*Form.* 414), on le taille en pointe et on l'introduit pendant quelques secondes dans le canal utérin. On renouvelle la cautérisation tous les 6 à 7 jours (3 fois dans l'intervalle intermenstruel), et, dans cet intervalle, on fait prendre à la malade des bains sulfureux, avec un tube à spéculum dans le vagin, pour permettre l'entrée du liquide ; elle se donnera aussi des injections, pendant le bain, avec l'eau du bain lui-même.

Le traitement dure deux, trois ou quatre mois. Le médecin aura soin de surveiller la cicatrisation de la muqueuse du col après la série des cautérisations et vérifiera que cette cautérisation n'entraîne pas occlusion. Il faudrait, au besoin, empêcher ce résultat en passant de temps en temps une petite sonde.

On peut encore, dans certaines métrites du col, insuffler avec un appareil particulier des poudres médicamenteuses, poudre d'amidon, quinquina, tannin, alun, ergotine Bonjean, acide picrique ou salicylique, etc.

Tumeurs de l'utérus

Dans l'intérieur de la matrice, il peut se développer un grand nombre de tumeurs, *fongosités*, *polypes*, *tumeurs fibreuses*, et les diverses productions qui constituent des cancers.

Les symptômes généraux produits par ces maladies sont naturellement ceux de la métrite, mais on peut constater l'existence des tumeurs par la palpation du ventre, par le toucher vaginal et rectal, par l'examen au spéculum et, enfin, par le sondage de la cavité utérine.

Traitement. — On comprend que le traitement de ces maladies est tout à fait chirurgical ; l'opération consiste à extraire avec des instruments, pinces, curettes, etc., les tumeurs que l'on peut atteindre, à amputer des fractions plus ou moins considérables de l'utérus.

On emploie ordinairement l'iode à l'intérieur, à l'aide des sirops de Falières ou de Laroze, et l'on fait à l'extérieur des frictions avec les pommades fondantes, par exemple, à l'iodure de plomb (*Form.* 354, etc.).

Sur toutes ces maladies des femmes, qui sont presque entièrement du domaine chirurgical, nous ne pouvons donner que très peu de détails, et sommes obligés de renvoyer le lecteur aux ouvrages de chirurgie spéciale.

Ovarite

Les *ovaires*, placés au-dessus de l'utérus, dans les côtés du bas-ventre, peuvent être aussi le siège d'une inflammation aiguë ou chronique. Les symptômes sont à peu près les mêmes que ceux de la métrite, seulement 'a douleur se fait ressentir dans l'un des flancs (région ovarienne), où l'on peut constater une tumeur plus ou moins volumineuse et douloureuse. La douleur augmente par la marche, la pression, les secousses. En pratiquant le toucher par le rectum, on sent l'ovaire tuméfié. — Il y a en même temps, à l'état aigu, du malaise, de la fièvre, des troubles digestifs et une constipation opiniâtre.

La maladie peut se terminer par résolution ou par suppuration. Quand l'ovaire s'abcède, le pus peut s'écouler par l'utérus et le vagin, ou bien en perforant le rectum ou la vessie, cas graves, ou encore le péritoine, cas mortel.

A l'état chronique, les symptômes sont les mêmes, mais moins vifs : pas de fièvre, mais état nerveux très marqué, chloro-anémie, règles difficiles et douloureuses, parfois exagérées, parfois supprimées. — Constipation, besoin d'uriner, douleur dans la région ovarienne, augmentant par la marche, s'irradiant dans la cuisse.

Au toucher vaginal, le col est sain, entr'ouvert, l'utérus lourd, au toucher rectal on sent la tumeur ovarienne.

L'ovarite peut naturellement se combiner avec la métrite et former une *métro-ovarite*.

Traitement. — L'ovarite aiguë se traite comme la métrite : sangsues, vastes cataplasmes, frictions mercurielles belladonées, bains, purgatifs, laxatifs, vésicatoires pansés avec le chlorhydrate de morphine. Potions calmantes diverses. — Sirop de chloral de Follet, s'il y a insomnie. Repos au lit. — Si l'ovarite a de la tendance à suppurer, on fera des injections d'eau de guimauve ou d'eau de graine de lin, un peu chaude, dans le vagin, pour tâcher d'amener de ce côté la perforation de l'abcès.

Pour l'ovarite chronique, c'e t encore le traitement de la métrite chronique : vésicatoires volants, frictions mercurielles belladonées, ou iodurées avec l'iodure de potassium ou l'iodure de plomb. — A l'intérieur, sirop d'iodure de potassium aux oranges amères de Larose ou Falières : eaux minérales de Pougues ; purgatifs, poudre de Rogé, rhubarbe granulée Mentel, eau de Seidlitz, etc. — Bains simples ou sulfureux, hydrothérapie.

Inflammation péri-utérine

Nous pouvons rapprocher de l'ovarite et de la métrite une inflammation des tissus qui entourent la matrice et les ovaires, ou des ligaments qui les réunissent. Le siège de ces inflammations peut varier, comme on le voit, mais le plus fréquent est le *ligament large*, qui est un ligament suspenseur de l'utérus, et dans un repli duquel se trouve chaque ovaire. L'abcès du ligament large est fréquent et fournit des symptômes qui ressemblent à ceux de l'ovarite aiguë, sauf que le point douloureux ne correspond pas exactement à un ovaire. On peut sentir à l'extérieur, la tumeur formée dans le ligament large, mais on l'apprécie mieux par le vagin, dont la température est très élevée. Le toucher rectal est douloureux. Il y a fièvre, constipation, difficulté pour uriner, face anxieuse.

Si l'abcès s'ouvre dans le péritoine, il y a péritonite et mort. Le plus souvent, il se vide par le vagin. Il peut s'ouvrir encore dans le rectum ou dans la vessie.

Traitement. — C'est le traitement de l'ovarite aiguë. Insister sur les cataplasmes, continuellement renouvelés, sur les purgatifs et les injections émollientes.

Kystes de l'ovaire

Pour les *kystes de l'ovaire* contenant de la sérosité, ce sont des hydropisies, et nous renverrons au chapitre des HYDROPISIES, article *Hydropisie de l'ovaire*.

Pour les kystes à contenu, sinon solide, du moins très épais, ne coulant pas par la canule du trocart, quand on a fait la ponction, les symptômes sont les mêmes. Peu de douleurs, mais seulement de la gêne dans la respiration, dans la digestion, dans la menstruation. Constipation constante ; œdème des membres inférieurs, troubles nerveux, dépérissement.

Traitement. — Toniques : vin de quinium, vin de Bellini, pyrophosphate de fer, iodure de fer de Blancart ; poudre de Patterson et vin de Chassaing, s'il y a des renvois, et que les digestions soient mauvaises, etc.

Le fond du traitement est la ponction, et, si le liquide se reforme très vite, si le contenu du kyste n'est pas liquide et surtout pour les kystes multiloculaires, il faut faire l'ovariotomie, opération qui consiste à faire l'amputation entière de l'ovaire malade (voir *Hydropisie de l'ovaire*).

Déviations ou déplacements de l'utérus

L'utérus à l'état normal est placé au fond du vagin, avec lequel, avons-nous dit, il communique par le col et le museau de tanche ; il est dressé à peu près verticalement dans le corps de la femme debout, et son axe continue à peu près l'axe du vagin, axe qui se recourbe un peu en avant. La matrice est soutenue dans cette position par des *ligaments*, qui la fixent aux parties voisines. Mais, soit par suite du poids exagéré d'une matrice malade, soit par suite du relâchement, de l'allongement ou de la faiblesse des ligaments, l'organe peut subir des déplacements plus ou moins considérables. Ce sont : la *chute* ou *prolapsus de l'utérus*, les *antéversion* et *antéflexion*, les *rétroversion* et *rétroflexion*, les *latéroversions*.

Dans la *chute* ou *prolapsus* de la matrice, celle-ci s'abaisse tout droit, descendant dans le vagin, dont la paroi se renverse comme un doigt de gant retourné. Le col peut arriver ainsi à la vulve, entre les lèvres, et même sortir de toute la longueur du vagin qui se retourne et pend entre les cuisses comme une verge terminée au bout par une ouverture transversale, qui est le museau de tanche.

Dans l'*antéversion*, l'utérus reste plus ou moins à sa hauteur dans le corps, mais sa partie supérieure, le fond, s'abat en avant et l'utérus se couche sur le haut de la vessie. Ainsi basculé en avant, il tourne en arrière l'ouverture du col. De sorte que, si le médecin, faisant coucher la femme sur le dos, introduit le doigt index (le dos de la main en dessous), il sentira l'ouverture du col sur la pulpe antérieure de son doigt, tandis que l'extrémité du doigt s'engagera au fond, dans un cul-de-sac fermé, le cul-de-sac *rétro-vaginal*. Par le toucher rectal on sent peu ou pas l'utérus qui est placé trop en avant.

Dans la *rétroversion*, c'est le contraire : l'utérus bascule en arrière sur le rectum, et l'ouverture du col regarde en avant ; de sorte que le médecin, dans les mêmes conditions que tout à l'heure, aura cette ouverture sur l'ongle de son doigt.

Dans l'*antéflexion*, comme dans la *rétroflex'on*, les choses ne vont pas si loin : le col reste dans l'axe du vagin, et le médecin le trouve juste au bout de son doigt. Mais le corps de l'utérus fléchit et s'incurve soit en avant, sur la vessie, soit en arrière sur le rectum.

Dans la rétroversion et la rétroflexion, on sentira le corps de l'utérus, tombé en arrière, en introduisant le doigt dans le rectum que le poids de l'utérus tend à obstruer.

Dans les *latéroversions*, l'utérus tombe de côté et se repose sur les ligaments de ce côté. Au toucher vaginal, on trouve l'ouverture du col à droite, et alors l'utérus est basculé à gauche, ou à gauche, et alors l'utérus est basculé à droite. Par le toucher rectal on peut vérifier le diagnostic.

Toutes ces déviations occasionnent des douleurs, des tiraillements dans le ventre et dans les reins. Il peut en résulter diverses névralgies, de la dyspepsie. Il y a presque toujours de la leucorrhée. Dans la rétroversion surtout, la constipation est opiniâtre, et dans les antéversion et antéflexion, le besoin d'uriner très fréquent.

Dans certain cas (le prolapsus, la rétroversion), la marche est p'nible, les jambes écartées, le bas-ventre pesant. Dans d'autres, comme l'antéversion ou les flexions, la stérilité est fréquente.

Les déviations de l'utérus sont souvent le résultat de maladies du col.

Traitement. — Comme on le pense, le traitement est surtout local. Comme traitement général, on ne peut guère employer que les toniques que nous avons cités, soigner la chloro-anémie, la leucorrhée et les accidents concomitants. On défendra la marche, la fatigue, la danse, l'équitation, les longues stations debout, etc.

Le traitement local consiste à s'efforcer par divers procédés, de replacer l'utérus dans sa position normale.

Cela peut se faire par l'introduction, dans le vagin, d'éponges préparées, de pessaires de diverses formes, et dont le plus connu est le pessaire en gimblette, (anneau de caoutchouc que l'on introduit dans le vagin), et qui soutiennent l'utérus. Le pessaire a réservoir d'air peut servir à redresser l'utérus tombé en rétroversion. On l'introduit vide dans le rectum, puis on le remplit d'air à l'aide d'une poire en caoutchouc. En se gonflant, il redresse l'utérus. Seulement, il est rare que la réduction persiste. Les pessaires présentent les formes les plus variées. On les retire le soir pour les mettre dans l'eau phéniquée et on les replace le lendemain.

Les *ceintures hypogastriques* exécutées par de bons bandagistes, sur les indications du médecin, sont fort utiles et maintiennent aussi bien que possible les organes en place.

Les déplacements utérins sont souvent très améliorés par l'usage de simples ceintures en tissu élastique, dites aussi *hypogastriques*, qui s'appliquent exactement sur le ventre et faites par des bandagistes expérimentés, non seulement maintiennent les organes en place, mais quelquefois même amènent des guérisons.

On peut pratiquer encore des opérations chirurgicales qui sont souvent couronnées d'un plein succès.

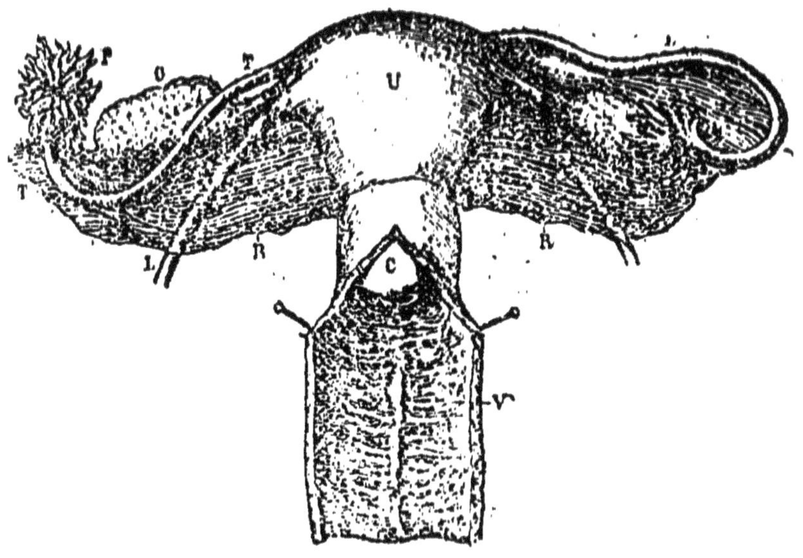

Fig. 30

Organes génitaux de la femme vus de face

V. Vagin fendu suivant sa longueur et étalé pour laisser voir le col de l'utérus,
C. avec le museau de tanche. — U. Utérus. — O, O. Ovaires droit et gauche. —
T, T. Trompes utérines. — P, P. Pavillons des trompes; le pavillon gauche est
appliqué sur l'ovaire du même côté pour recevoir les ovules qui s'en détachent et
les amener, par le canal de la trompe, dans l'utérus. — R, R. Ligaments larges.
— L, L. Ligaments ronds.

Aménorrhée

C'est la suppression des règles.

Il arrive parfois que des jeunes filles atteignent un âge tout à fait adulte sans jamais avoir eu de règles, ce qui occasionne divers accidents nerveux, des congestions, des vertiges, etc.

D'autres fois, les règles, qui viennent ordinairement plus ou moins régulièrement, sont en retard et ne s'annoncent pas. Cela peut tenir à une maladie constitutionnelle qui fait des progrès, une chloro-aménie intense, la phtisie, ou un état nerveux particulier hystérique.

Souvent encore, les règles qui ont apparu, se sont supprimées à la suite d'un refroidissement, d'une émotion, etc — Il y a alors des douleurs dans le ventre, de la congestion, des vertiges, des accidents nerveux divers ou des phénomènes *supplémentaires*, saignements de nez, crachements de sang, inflammations pulmonaires, maux de gorge, etc.

Enfin, les règles ne viennent pas, après avoir subi des irrégularités dans leur date et leur durée, parce que c'est « l'âge critique » la *ménopause*, période qui s'accompagne souvent d'accidents graves et ou l'on peut voir apparaître des maladies constitutionnelles incurables, telles que les cancers.

Traitement. — La première chose à faire est de rechercher la cause de l'aménorrhée. Chez la jeune fille qui n'a jamais été réglée, y a-t-il malformation, imperforation du vagin ou de l'utérus? Il faut le rechercher, et s'il y a imperforation, une opération remettra les choses à l'état normal. On électrisera alors la malade avec un appareil d'induction, à courant rapidement interrompu, dont le pôle positif sera placé sur les reins et le pôle négatif sur le bas-ventre, ou mieux, s'il n'y a pas obstacle, dans le vagin sur le col utérin lui-même.

Dans le cas où il n'y a pas de malformation, où l'aménorrhée ne provient que d'une sorte d'inertie des organes, ce procédé réussit presque toujours en quelques séances de 10 minutes chacune. On emploiera aussi les médicaments adjuvants que nous indiquons plus loin.

Est-ce par suite d'une maladie grave, d'une diathèse comme le chloro-aménie, ou la phtisie, que les règles sont supprimées : il faut, avant tout, soigner la maladie générale, et celle-ci guérie, si possible, les règles reviendront naturellement.

Chez la femme, les trois quarts du temps, l'aménorrhée n'est qu'une grossesse commençante. Il faut s'informer avec soin et ne pas toujours s'en rapporter à la malade, certaines femmes n'étant pas fâchées qu'on les fasse innocemment avorter.

L'aménorrhée bien réelle, constatée d'une manière sûre, sera traitée par les cataplasmes sur le bas-ventre, les sinapismes aux cuisses, — quelquefois même, si la femme est sanguine, — on posera une ou deux sangsues en haut de chaque cuisse, on donnera des purgatifs sérieux, comme l'huile de ricin, des pilules à l'aloès (*Form.* 75, 76, 79, 80, 91), à prendre de 2 à 4 le matin à jeun, à 1/4 d'heure de distance. On prescrira des lavements d'infusion d'armoise, d'absinthe, des fumigations, en mettant dans un vase une poignée de « sommités d'absinthe » sur lesquelles on jettera de l'eau chaude (non pas bouillante), et la malade s'accroupira, à nu, sur le vase pendant 5 minutes, deux fois par jour.

Comme emmenagogues, on fera boire des infusions chaudes, surtout dans l'aménorrhée par refroidissement : tilleul, absinthe, armoise, thé-tilleul, tilleul orangé, fleurs de sureau ; enfin, on peut avoir recours à la rue, la sabine, le safran, l'apiol (*Form.* 227 à 232).

On recommande aussi les bains chauds, les bains de pieds sinapisés, les ventouses sèches, etc.

Quand on reconnaît que l'aménorhée est le commencement de la ménopause, il n'y a pas à tâcher de ramener les règles, mais à chercher des dérivatifs ; ceux-ci se trouveront surtout dans les purgatifs, et principalement dans les laxatifs continués, tels que la rhubarbe granulée Mentel, prise tous les jours ou tous les deux jours, la poudre Rogé, ou d'autres préparations de ce genre qui ne fatiguent pas l'organisme. On recommandera en même temps l'exercice et une nourriture suffisante, mais pas trop substantielle.

— Eau de Pougues.

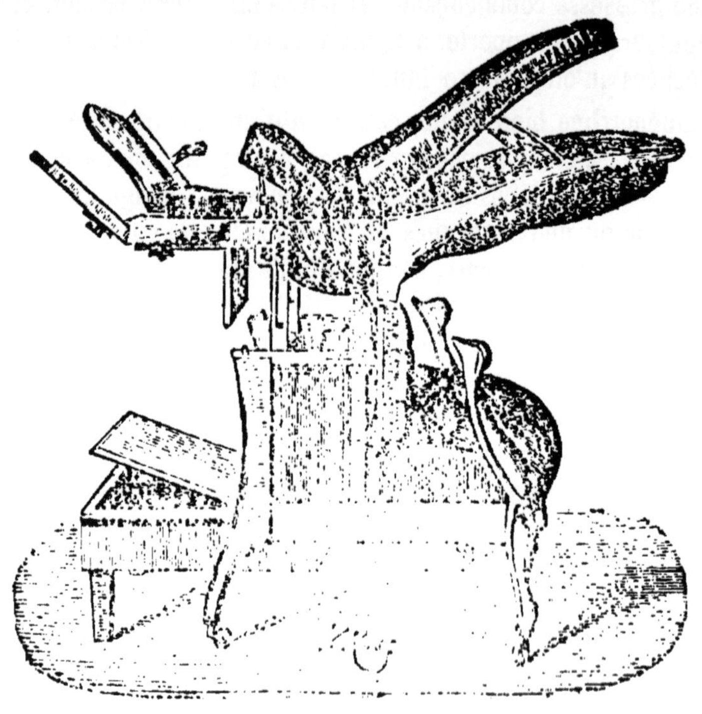

Fig. 31

*Fauteuil Dupont pour l'examen des organes génitaux
de la femme (ouvert)*

Dysménorrhée

C'est une affection caractérisée par la difficulté de l'écoulement des règles qui s'accompagnent de violentes coliques, et migraines, de congestions, de vomissements. Souvent, les règles viennent par caillots dont l'expulsion est difficile, et après le rejet de chaque caillot, les douleurs sont moins vives ; d'autres fois, il y a expulsion de membranes provenant d'exfoliation de la muqueuse utérine.

Traitement. — C'est en grande partie le traitement de l'aménorrhée : boissons chaudes, aromatiques, cataplasmes, bains alcalins ; mais, au lieu des emménagogues, on insistera plutôt sur les antispasmodiques, perles d'éther (Clertan), musc (*Form.* 178), castoreum (*Form.* 163, 165), camphre (*Form.* 167), assa fœtida (*Form.* 188), frictions au chloroforme, à l'éther, à la pommade de belladone, sur le ventre. On peut aussi faire des injections de vapeur de chloroforme dans le vagin à l'aide d'un appareil spécial.

Il est toujours bon d'examiner la malade, afin de rechercher si la dysménorrhée a une cause matérielle, telle qu'une déviation ou une tumeur utérine.

Métrorrhagie. — Hémorrhagie utérine

La *métrorrhagie* proprement dite est une exagération de l'écoulement menstruel qui dure plus longtemps qu'à l'ordinaire, et fournit beaucoup plus de sang qu'à l'état normal. Cet état produit un malaise général, des douleurs dans le ventre, les reins et les cuisses, de l'affaiblissement, de la décoloration de la peau, même du refroidissement, de l'horripilation, du vertige, des bourdonnements d'oreille, des syncopes.

L'hémorrhagie utérine, ce qu'on appelle souvent une *perte* (abstraction faite des hémorrhagies si graves qui peuvent survenir pendant l'accouchement), se produit en dehors des époques de règles, et ne représente pas des règles. C'est un écoulement sanguin qui se fait par l'utérus, comme il pourrait se faire par le nez. Il est souvent caractéristique de tumeurs utérines, de polypes, de fongosités, de granulations ou d'ulcérations du col, d'un cancer, etc. — Le médecin fera toujours prudemment de vérifier l'état des choses.

En dehors de cela, les symptômes de l'hémorrhagie utérine et de la métrorrhagie, proprement dite, sont les mêmes; ils sont seulement d'autant plus accentués que la perte est plus considérable, que le col est plus entrouvert et plus tuméfié.

Traitement. — A l'extérieur, on appliquera des compresses froides, vinaigrées ou non, sur le bas-ventre, la vulve, les cuisses, en tenant la malade au lit, horizontalement, le siège un peu élevé sur un coussin un peu dur. On ne la couvrira pas trop. On pourra poser des sinapismes sur les bras, faire prendre des bains de mains sinapisés; on fera des injections froides et astringentes avec sulfate de zinc (*Form.* 120), alun, extrait de Saturne (*Form.* 129), eau de Rabel (*Form.* 155), etc. (Voir au FORMU-LAIRE, *Astringents*).

Mais le médicament héroïque est l'ergotine Bonjean (*Form.* 223), dont on donnera de 4 à 8 dragées par jour, et même jusqu'à 12. On pourra utiliser aussi les préparations à l'acide gallique, même à l'alun (*Form.* 142), et on administrera en même temps quelques cuillerées par jour de sirop de digitale de Labélonye.

Enfin, lavements froids avec 8 gouttes de laudanum, et si l'écoulement ne s'arrête pas, tamponnement du vagin avec de la charpie ou de la ouate, qu'on peut imbiber d'une solution étendue de perchlorure de fer.

Dans l'intervalle des règles, on donnera des toniques, des ferrugineux, les globules du sang de Chapoteaut, le quinquina, vins de quinium, de Bellini, etc. — Tout le traitement de la chlorose. Hydrothérapie, bains de mer.

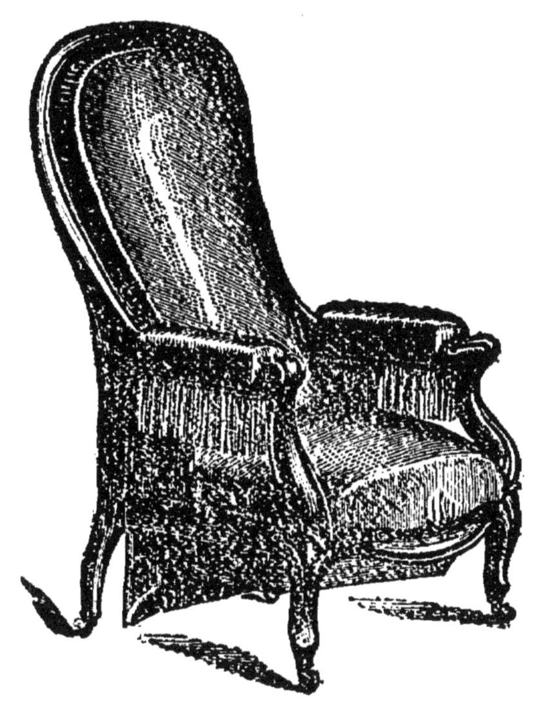

Fig. 32

*Fauteuil Dupont pour l'examen des organes génitaux
de la femme (fermé)*

CHAPITRE IX

MALADIES DE LA PEAU

Les maladies de la peau peuvent se rattacher à un grand nombre d'autres maladies : les unes peuvent être considérées comme des inflammations simples, les autres sont évidemment liées à certaines diathèses que nous avons décrites, la scrofule, la goutte, la syphilis. D'autres sont attribuées à ce qu'on appelle le vice dartreux ou *herpétisme*, lequel peut bien n'être qu'une transformation du vice goutteux ou *arthritisme*. Enfin, certaines sont de nature tuberculeuse.

Nous avons réuni, néanmoins, toutes ces maladies, si nombreuses et si diverses que leur étude complète constitue toute une partie spéciale de la science médicale et qu'elle remplit des volumes tout entiers ; nous les avons réunies ici, afin d'en présenter une analyse facile à comprendre et nous avons adopté une classification déjà un peu ancienne, mais qui permet de les distinguer plus aisément les unes des autres. Nous rappelons toutefois que les maladies de la peau consécutives à la syphilis ne sont, pour ainsi dire, que des symptômes de cette dernière affection et que nous n'avons plus à nous en occuper ici : toutes les maladies cutanées qui sont liées à la diathèse syphilitique devront être traitées d'abord comme syphilis, et quand la syphilis sera guérie, la maladie de la peau ne tardera pas à être guérie elle-même.

Les affections cutanées simples, non syphilitiques, sont en général, des maladies très rebelles, et, le plus souvent, tiennent, comme nous l'avons dit, à une prédisposition de l'individu, à un état constitionnel ou bien à une phase de développement, dentition, puberté, âge critique. On aura donc, presque toujours, à traiter, outre l'accident local, dartre, pustules, etc., et l'état généra·

du malade, à l'aide de médicaments dits dépuratifs ou altérants, et de purgatifs destinés à agir comme moyen de dérivation. En outre, ayant égard à l'état constitutionnel du malade, scrofuleux, goutteux, etc., on choisira pour dominer le traitement, le dépuratif le plus approprié à cet état spécial: iodure de potassium, sulfures, arsénic, etc. L'arsénic est celui qui paraît s'appliquer au plus grand nombre de cas. Malheureusement, il ne réussit pas toujours.

Certaines maladies de la peau, chez les vieillards, doivent être respectées. Le plus souvent, on ne peut pas les guérir; mais si on les guérit, il peut arriver qu'il se produise à l'intérieur une répercussion plus dangereuse que l'affection cutanée en question.

Nous diviserons, pour la plus grande commodité de nos lecteurs, les maladies de la peau en 6 classes, fondées sur la nature de l'éruption qui caractérise chacune de ces maladies. Les unes et les autres peuvent être aiguës, ou chroniques, et la plupart ont été subdivisées par les médecins spécialistes en une multitude de variétés dont le détail est impossible à analyser ici et, d'ailleurs, serait peu utile.

Exanthèmes

Les EXANTHÈMES sont des taches plus ou moins étendues, ordinairement rouges, qui se forment sur la peau, avec plus ou moins de rapidité. Ils peuvent former une élevure, une enflure, souvent même considérable, mais ils ne produisent pas ce qu'on appelle vulgairement des *boutons*.

Erythème.

L'*Erythème simple* forme des plaques rouges, non douloureuses, mais qui cuisent ou démangent d'une manière plus ou moins vive et gênante. La petite inflammation de l'épidémie qui résulte d'un *coup de soleil* sur le nez, le front, les bras nus, est un érythème; celle qui résulte sur les cuisses du frottement d'un pantalon étroit, celle qui se produit au cou par le frottement d'un col trop raide, la gerçure que produit le froid sec aux mains, aux lèvres, etc., sont des érythèmes simples.

L'inflammation qui s'établit dans les plis de la peau, chez les personnes grasses ou les petits enfants, est ce qu'on appelle *érythème intertrigo*; celle qui se forme aux fesses et aux jambes des enfants au maillot qui ne sont pas assez souvent changés de linge, est un érythème, et l'érythème du nouveau-né peut être grave, car il accompagne ou précède souvent une inflammation de l'intestin avec lequel il communique par l'anus.

Les plaques d'érythème peuvent avoir diverses formes, et on leur donne souvent certaines désignations spéciales pour désigner cette forme. Ces plaques peuvent n'être pas toujours planes, mais présenter des élevures légèrement saillantes : *érythème papuleux*. L'*érythème noueux* forme même des espèces de tumeurs rouges, violacées, sur les jambes et les bras ; celui-ci est douloureux et s'accompagne même de fièvre. Il paraît de nature rhumatismale.

Traitement. — L'érythème simple se guérit très rapidement par l'application d'un corps gras, notamment le cérat simple, et ensuite de poudre d'amidon. L'intertrigo des enfants et des grandes personnes se guérit avec les poudres de lycopode ou d'amidon. Pour l'érythème des fesses et de l'anus chez les nouveau-nés, on fera bien de faire quelques lotions à l'eau de guimauve, puis pansement aux corps gras, huile ou cérat, et ensuite poudre.

Un excellent médicament pour toutes les maladies de la peau qui ne tiennent pas à un vice constitutionnel trop invétéré est le glycérolé d'amidon et particulièrement celui qui se vend chez les bons parfumeurs sous le nom de *crème des fées* (de Sarah Félix). C'est un glycérolé d'amidon calcaire et parfumé, extrêmement bien préparé, qui guérit tous les petits accidents à la peau, tant redoutés des dames, et devrait remplacer tous les *cold-creams* et cosmétiques de toilette.

ENGELURES. — Les *engelures*, ces gonflements rouges, accompagnés de démangeaisons, surtout le soir, que produisent les premiers froids sur les doigts des pieds et des mains, quelquefois sur le nez et les oreilles, chez les enfants et les jeunes gens lymphatiques, sont rapportées à la classe des érythèmes. Elles se terminent souvent par des ulcérations parfois assez longues à guérir.

Traitement. — Les engelures peuvent être prévenues par les stimulants destinés à empêcher le ralentissement de la circulation du sang dans la peau: par exemple, par des frictions avec de l'eau-de-vie camphrée, de l'eau de Cologne, de l'alcool, du vin aromatique, de la neige. On opère ainsi au commencement de l'hiver. — Les mêmes liquides sont employés quand l'engelure est déclarée mais non ulcérée, ainsi que la *crème des fées*, la teinture de benjoin, etc. On recommande aussi un mélange à parties égales d'extrait de Saturne et d'eau-de-vie camphrée (*Form.* 202, 203). Quand l'engelure est ulcérée, il n'y a plus qu'à la panser avec de la pommade camphrée mêlée d'un peu d'extrait de Saturne, du cérat saturné, ou de la vaseline borique, qu'on étend sur un petit linge de toile. (*Form.* 361, 363, 367.)

On a essayé contre les engelures les badigeonnages au collodion iodoformé ; il a réussi dans quelques cas, mais dans d'autres il a produit des accidents graves.

Erysipèle

L'*Érysipèle* est un exanthème plus grave que les précédents, car il peut entraîner la mort en quelques jours ; il se produit sous une forme particulièrement sérieuse et souvent précurseur de la mort, dans les hôpitaux, autour des plaies des personnes qui ont subi une amputation. C'est ce qu'on appelle *érysipèle chirurgical*. Il paraît alors contagieux d'un malade à l'autre, et l'on a des raisons de penser qu'il est produit par un organisme microscopique parasitaire.

L'érysipèle est caractérisé par un gonflement de la peau, d'abord rouge, sèche, tendue, luisante, chaude et douloureuse ; puis, celle-ci devient livide et peut se recouvrir de petites vésicules saillantes ou même d'ampoules contenant un liquide jaunâtre, qui crèvent et forment des croûtes. Le tissu cellulaire sous-cutané s'infiltre, et à la face, autour des yeux par exemple, la bouffissure peut devenir extrême et défigurer complètement le malade.

Il y a ordinairement malaise général plus ou moins marqué, perte d'appétit, langue chargée, fièvre.

Cet état dure quatre ou cinq jours, huit jours et se dissipe; c'est l'*érysipèle fixe*.

On appelle érysipèle ambulant celui qui se propage de proche en proche ; il est plus grave.

Mais, au lieu que la peau se dégonfle, sèche et tombe par écailles pendant que l'état général se guérit, il peut arriver que le tissu cellulaire entre en suppuration; c'est ce qu'on appelle l'*érysipèle phlegmoneux*, qui peut même devenir *érysipèle gangreneux*, forme des plus graves si la peau et le tissu cellulaire tombent en gangrène.

L'érysipèle se développe souvent autour des plaies qui ont été irritées par le frottement d'un vêtement, ou pour une autre cause. C'est l'*érysipèle traumatique*. Mais un des sièges les plus habituels est la face, le nez, les paupières, les joues, le front, d'où il passe au cuir chevelu. Cet érysipèle de la face peut occasionner un gonflement énorme, et il peut être dangereux, soit parce qu'il s'étend par les lèvres à la muqueuse des voies respiratoires et digestives, soit qu'il s'accompagne de phénomènes cérébraux qui sont toujours très graves. D'ailleurs, il y a assez souvent du délire dans l'érysipèle de la face, surtout chez les alcooliques. Cette maladie s'accompagne toujours d'un violent mal de tête avec fièvre. Les ganglions du cou sont toujours engorgés. — L'érysipèle de la face apparaît aussi comme complication dernière chez certains malades moribonds (fièvre typhoïde, etc.).

L'érysipèle qui occupe le nombril chez les nouveaux-nés est très grave, parce qu'il se transmet aux vaisseaux ombilicaux et au péritoine. Celui des vieillards est non moins dangereux.

Il y a aussi des érysipèles périodiques accompagnant les règles chez certaines femmes. L'insolation produit aussi un érysipèle ordinairement passager, c'est le *coup de soleil.*

Traitement. — Quand l'érysipèle, surtout celui de la face, s'accompagne de beaucoup de fièvre et de mal de tête, d'un cortège de symptômes inflammatoires très violents, il peut être convenable de pratiquer une saignée ou de poser quelques sangsues à l'anus.

Dans tous les cas, il faut garantir le malade des courants d'air, le purger avec de l'eau de Seidlitz, de la poudre purgative. On peut même donner un vomitif, l'émétique (*Form.* 40). Pour les érysipèles qui entourent certaines blessures ou écorchures des membres, on fera prendre des bains locaux d'eau de guimauve, on appliquera des cataplasmes d'amidon. Pour l'érysipèle de la face, le meilleur système consiste à graisser la peau avec du cérat pour en rendre la tension moins douloureuse et la couvrir de poudre d'amidon. Les lotions d'eau de sureau sont moins utiles.

Si l'érysipèle a de la tendance à se propager, on peut l'arrêter en cernant la zone d'inflammation à l'aide d'une ligne de collodion élastique. Quelquefois, on est forcé de fixer l'inflammation par un badigeonnage avec une solution de nitrate d'argent ou la solution ferrugineuse de Velpeau (*Form.* 135, 136), ou par des vésicatoires appliqués sur les surfaces érysipélateuses elles-mêmes.

Roséole

C'est un exanthème très bénin, caractérisé par des taches roses éparses sur la peau, plates, non cuisantes : un peu de fièvre, quelquefois, et guérison rapide. La *Roséole* n'est pas contagieuse. Elle se produit souvent chez les enfants pendant la dentition.

Il y a aussi, nous l'avons dit, une roséole syphilitique, une roséole arthritique ou rhumatismale ; quelquefois, il s'en produit une pendant le choléra. On voit apparaître souvent aussi une roséole vaccinale, 9 à 10 jours après la vaccination.

L'usage du copahu et du bromure de potassium occasionnent aussi des taches de roséole.

Traitement. — Repos, tisanes adoucissantes, quelques sudorifiques, nourriture légère, bains tièdes, laxatifs.

Pour les roséoles symptomatiques d'une autre maladie constitutionnelle, c'est cette maladie qu'il faut soigner. Enfin, les roséoles du copahu et du bromure de potassium disparaissent quand on cesse l'usage de ces médicaments.

Urticaire. — Fièvre ortiée

L'*Urticaire* est caractérisée par de petites ampoules blanches, comme des piqûres d'ortie ou de puce, apparaissant et disparaissant rapidement, mais s'accompagnant d'une vive démangeaisons. Partout où l'on gratte, naît une ampoule. Il y a quelquefois de la fièvre, de l'agitation, même des nausées et des vomissements, — souvent des frissons, des douleurs contusives dans les membres, de la diarrhée, des suffocations. Ordinairement les symptômes sont tombés au bout de deux jours, quelquefois cinq ou six.

L'urticaire se produit souvent pendant le rhumatisme aigu. Elle peut résulter de certains aliments, notamment les coquillages, huîtres, moules ; des écrevisses ; de certains fruits, comme les fraises. Elle est souvent produite par une peur, une colère, une émotion. Elle n'est pas contagieuse, ni dangereuse. Mais elle récidive chez certains individus, quelquefois régulièrement.

Traitement. — Boissons adoucissantes et calmantes, amidon ou lotions d'eau de sureau sur les ampoules, bains, laxatifs.

Vésicules

Les VÉSICULES sont de très petites élevures pointues, — les plus petits de ce qu'on appelle des « boutons, » — pleines d'une liquide clair, qui soulèvent l'épiderme et se terminent ordinairement par résorption, ou formation de croûtes et dessication, — ou quelquefois ulcération.

Eczéma

C'est l'*Eczéma*, la plus commune de toutes les maladies de peau, qu'on appelle plus particulièrement *dartre*. Il est caractérisé par un grand nombre de petits boutons transparents, d'abord disséminés sur une certaine surface, puis groupés, produisant une inflammation et une rougeur de la peau, avec cuisson et démangeaison vive.

Puis, les vésicules sèchent et s'excorient ; il se fait une desquammation en pellicules (*dartre furfuracée*) ; mais, plus souvent, il se forme des croûtes qui se fendillent ; la peau, au-dessous, sèche, s'excorie, saigne ; il s'écoule un liquide jaunâtre qui tache le linge. La démangeaison est vive et même douloureuse. La maladie procède ordinairement par poussées qui durent une quinzaine de jours, se succédant ou se superposant. Elle est fréquente sur les mains, les bras, les jambes, aux parties génitales, aux paupières, au cuir chevelu. Les démangeaisons sont, surtout, vives le soir ; la chaleur du feu et du lit les augmentent.

Ce qu'on appelle la *gale des épiciers*, est un eczéma causé ou entretenu à un état suraigu par les poussières irritantes de l'épicerie ; le plâtre, la chaux, l'exposition au feu sont aussi des causes d'eczéma, mais c'est surtout le vice dartreux qui y prédispose. Nous pensons, contrairement à beaucoup de médecins, que l'eczéma, sans être très contagieux, se communique, néanmoins, à la longue, entre les personnes qui habitent ensemble, et particulièrement celles de la même famille, c'est-à-dire, selon toute probalité, de la même constitution.

Cette maladie est extrêmement difficile à guérir. Elle se produit souvent à l'âge critique, et doit être, en général, respectée chez les vieillards.

Traitement. — A aucune maladie peut-être, il n'a été appliqué autant de remèdes. Voici le traitement qui nous a le plus souvent réussi, au bout d'un temps plus ou moins long.

Aussitôt que l'on constate sur le corps la présence de ces petits boutons blancs à sérosité incolore, qui démangent le soir, il faut oindre la peau avec du glycérolé d'amidon (1), et bien souvent cette simple médication suffira pour détourner ce commencement de dartre. Sinon, on appliquera sur les parties affectées des cataplasmes d'empois d'amidon, maintenus, par exemple, toute la nuit. Si la peau a de la tendance à craquer, on la graissera avec de l'huile d'olive, ou mieux, un peu de vaseline borique (*Form.* 432). Des lavages journaliers à l'eau phéniquée (2) seront fort utiles. Enfin, si l'eczéma persiste, on prendra, tous les jours,

(1) Autant que possible de la *Crème des fées* de Sarah Félix.
(2) Avec de l'eau phéniquée au 1|10, ou bien avec une solution au 1|10 de glyco-phénique ou de sulfo-phénique de Déclat.

et graduellement, de 2 à 4 granules L. Frère à 1 milligramme d'arséniate de soude ou d'arséniate de fer, et, de temps à autre, un purgatif.

Dans les eczémas tout à fait rebelles, on a surtout conseillé l'huile de cade, les lotions alcalines ou sulfureuses, les préparations mercurielles, etc. ; puis, les tisanes amères, dépuratives (salsepareille, saponaire, daphné mézéréum, orme pyramidal, hydrocotyle, fumeterre, etc.). On comprend que nous ne pouvons donner ici la liste de tous ces médicaments, dont le plus grand nombre, d'ailleurs, n'ont aucune valeur. Nos lecteurs trouveront au FORMULAIRE, à l'article *Topiques divers*, celles de ces préparations qui méritent le plus de confiance.

Nous rappelons que dans le traitement de l'eczéma, comme dans celui de toutes les maladies chroniques de la peau, on doit toujours rechercher s'il n'y a pas chez le malade un vice scrofuleux, syphilique, ou autre, qui donnera la note dominante du traitement.

Herpès

Il y a plusieurs espèces d'*Herpès :*

HERPÈS LABIALIS. — L'*herpès labialis* est une maladie de la peau moins grave que l'eczéma. Il produit un petit groupe de vésicules serrées, sur une surface enflammée, cuisante et douloureuse, qui bientôt se dessèchent et forment une croûte qui tombe au bout de huit ou dix jours, laissant la peau mince et rouge au-dessous.

C'est le *bouton* qui se forme au coin des lèvres quand on a bu dans un verre sale, aux narines quand on s'est servi d'un mouchoir malpropre. Il se produit quelquefois au prépuce ou à la vulve. On le voit aussi se former spontanément, ordinairement aux lèvres, chez les personnes qui ont eu la fièvre (*bouton de fièvre*), chez les femmes qui vont avoir leurs règles.

Cet herpès simple, n'offre aucun danger, il se guérit tout seul, si l'on n'arrache pas la croûte au fur et à mesure qu'elle se forme. Le traitement consiste à calmer la cuisson, avec un corps gras, le cérat, la pommade de concombre, le cold-cream ou le glycéré d'amidon, dit *crème des fées*. On saupoudre ensuite avec un peu de poudre d'amidon ou de riz. — Si l'inflammation locale était très vive, on pourrait appliquer quelques petits cataplasmes de fécule ou d'empois cuit.

HERPÈS IRIS, HERPÈS CIRCINNÉ, HERPÈS TONSURANT. — Ces variétés d'herpès sont remarquables par leur forme circulaire ; ils sont de nature parasitaire. (Voir MALADIES PARASITAIRES, article *Teigne*).

HERPÈS ZOSTER OU ZONA. — Cet herpès est le plus souvent désigné sous le nom de *zona*, parce qu'il se développe ordinairement en ceinture sur le tronc, ou en demi-ceinture, sur un seul côté du tronc. Il est caractérisé par des groupes de vésicules plus ou moins grosses, qui s'enflamment et peuvent s'ulcérer ; mais cette éruption s'accompagne de douleurs extrêmement vives, brûlantes et lancinantes, et d'un état de malaise général assez intense : fièvre, mal de tête, nausées, perte d'appétit, etc. Cette maladie peut se prolonger pendant plusieurs semaines. Elle est souvent extrêmement douloureuse.

Traitement. — Suivant que l'éruption est plus ou moins abondante et douloureuse, qu'elle manifeste plus ou moins de tendance à l'ulcération, on peut adopter deux modes de traitement : ne pas toucher aux vésicules pour éviter l'ulcération, se borner à hâter la dessication avec la poudre d'amidon mêlée d'un quart d'oxyde de zinc, et traiter le malade par les purgatifs, les tisanes rafraîchissante, le repos et un régime léger.

Ou bien, appliquer sur l'éruption des cataplasmes de farine de lin ou de fécule, ou bien, mais alors dès l'apparition des vésicules, un emplâtre de Vigo, donner des grands bains de son ou d'amidon.

Enfin, on peut aussi ouvrir toutes les pustules avec la pointe d'une lancette et les toucher une à une avec un pinceau trempé dans l'acide phénique pur. Ce traitement est très douloureux, au moment de l'application, mais la douleur ne dure pas longtemps. On renouvelle cette cautérisation deux ou trois jours de suite. La durée de la maladie est ainsi abrégée.

Bulles

Les BULLES ne se distinguent des vésicules que parce qu'elles
sont plus grosses ; elles renferment un liquide séreux ou séro-purulent qui s'écoule en laissant des croûtes plus ou moins épaisses.

Pemphigus

Cette maladie consiste en des poussées de gros boutons qui se
forment très rapidement sur une surface préalablement enflammée, rouge, cuisante, et un peu saillante. Ces boutons se remplissent de sérosité et forment comme des ampoules de brûlure.
Au bout de quelques jours, les bulles se dessèchent et sont remplacées par des écailles rougeâtres.

Dans cette forme aiguë, simple, il y a ordinairement, au commencement, un petit mouvement de fièvre ; mais, il y a malheureusement une forme plus grave, chronique, d'une ténacité désespérante, les poussées se succèdent les unes aux autres, à des
intervalles plus ou moins longs, s'accompagnant d'ulcérations
extrêmement douloureuses, ulcérations qui peuvent même pénétrer dans la bouche, envahir les muqueuses et déterminer des
inflammations internes des plus graves.

Le *Pemphigus* se présente le plus souvent sur les membres, le
dos, la paume des mains, la figure. On le voit quelquefois chez
les enfants.

Traitement. — Le traitement du pemphigus est presque tout
interne, car on s'accorde à regarder cette maladie de la peau,
ainsi que beaucoup d'autres, d'ailleurs, comme une manifestation
extérieure d'un état général particulier. Ce sera donc les purgatifs, dans la forme légère, les dépuratifs dans la forme chronique,
c'est-à-dire les tisanes de saponaire, salsepareille, pensée sauvage, douce-amère, fumeterre, le sirop d'iodure de potassium
aux écorces d'oranges amères, etc. On insistera sur le régime
lacté, on évitera la constipation, avec la rhubarbe granulée, les
pilules de Cocardas, la poudre purgative de Rogé, etc. — D'autre part, les toniques peuvent être utiles, tels que le vin de Bellini, le quinium Labarraque, etc.

Quant au traitement externe, il est peu important, à cause des vives douleurs que cause le plus souvent tout contact avec les bulles: on se sert des corps gras, de l'amidon, des pommades calmantes (voir *Topiques divers*). On emploie aussi le topique des brûlures, liniment oléo-calcaire (*Form.* 443, 444). Enfin, le traitement phéniqué réussit souvent; il consiste à laver les plaies avec du glycophénique Déclat, d'abord étendu de 9 fois son volume d'eau et ensuite de plus en plus concentré. On fait en même temps prendre du sirop d'acide phénique à l'intérieur (Déclat) (*Form.* 441, 342).

Rupia

Le *Rupia* forme des bulles plates qui se remplissent d'un pus sanguinolent. Celles-ci naissent sur une surface rouge, enflammée; puis, elles se dessèchent et se couvrent de croûtes noires ou verdâtres, raboteuses, formées de couches stratifiées, épaisses, que l'on compare souvent à des coquilles d'huître, et qui laissent après leur chute des ulcérations plus ou moins étendues.

Le rupia se rencontre surtout chez les enfants affaiblis et chez les vieillards; souvent aussi chez les syphilitiques comme accident tertiaire.

Traitement. — On le traite par les toniques à l'intérieur, et à l'extérieur par les cataplasmes, notamment les cataplasmes de fécule, pour faire tomber les croûtes; après quoi on cautérise les ulcérations, soit légèrement, au crayon de nitrate d'argent, soit avec la solution de nitrate (*Form.* 421). On peut aussi employer le traitement phéniqué indiqué pour le pemphigus (voir *Pemphigus*) (*Form.* 441, 442).

Dans le cas de syphilis, il faudra administrer à l'intérieur le sirop d'iodure de potassium aux oranges amères (*Form.* 302, 304), ou le sirop de Gibert (*Form.* 375), deux à trois cuillerées par jour.

Pustules

Les PUSTULES sont de gros boutons ronds, entourés d'une surface rouge, se remplissant d'un liquide purulent, puis, en se desséchant, formant de larges croûtes qui laissent, après leur chute, une cicatrice ou une tache sur la peau. Les boutons de la petite vérole sont des pustules.

Impétigo

L'*Impétigo* est une maladie connue de tout le monde. C'est la GOURME. C'est surtout une maladie de l'enfance qui commence par des pustules enflammées, cuisantes, plus ou moins rapprochées, se ramollissant pour laisser échapper un liquide jaune verdâtre. Celui-ci forme des croûtes mélangées au sang fourni par les excoriations de la peau. Les croûtes elles-mêmes laissent suinter, souvent en grande quantité, un liquide jaunâtre, visqueux, qui tache et raidit le linge. Quand les croûtes sont tombées définitivement, il reste, par dessous, des cicatrices parfois ineffaçables, ou bien une tache sur la peau, tache qui disparaît avec le temps, mais qui reste longtemps visible, surtout sous l'influence du froid.

L'impétigo couvre de vastes surfaces sur la figure ou sur la tête des enfants ; il est plus rare sur le front et les membres. Sa durée, suivant son étendue, varie de quelques semaines à plusieurs mois.

Nous pensons qu'il est contagieux entre enfants, surtout s'ils sont de tempérament lymphatique.

Traitement. — Chez les enfants lymphatiques, on peut éviter la gourme, maladie fort répugnante, sans qu'il y ait pour eux, comme on le croit souvent, le moindre danger. L'un des meilleurs moyens consiste à leur faire prendre tous les matins une ou deux cuillerées de sirop de raifort iodé (*Form.* 301). Ce traitement interne devra être continué quand la gourme a apparu. Chez les adultes, on emploie plutôt le sirop d'iodure de potassium (*Form.* (302, 304). Les eaux minérales sulfureuses, le sulfureux Pouillet 234, 315), purs ou mêlés avec partie égale de lait, pourront aussi être utiles. Il en est de même de l'arséniate de soude (*Form.* 310, 311).

Quant au traitement local, il se borne à des lotions avec de l'eau de guimauve, et à des cataplasmes de graine de lin ou de fécule. On fera bien aussi, surtout pour la gourme de la tête, chez les enfants, où les poux viennent souvent pulluler, de faire, chaque jour, au moins un lavage avec de l'eau phéniquée au dixième.

Certains topiques liquides seront aussi utilement employés, surtout chez les adultes, par exemple, la liqueur de Biett à l'arséniate d'ammoniaque (*Form.* 452), les solutions de sulfate de fer de Velpeau (*Form.* 135), ou la liqueur phagédénique (*Form.* 427).

Ecthyma

Cette maladie est constituée par de gros boutons ayant l'aspect de petits *clous* ou *furoncles*, ordinairement dispersés, suppurant et laissant une petite cicatrice.

Ils se produisent surtout pendant les temps chauds, sur les épaules, le dos, le cou de certaines personnes, qui y paraissent, d'ailleurs, disposées et chez lesquelles ils se forment, pour ainsi dire, continuellement. C'est un état chronique, qui, du reste, devient rarement gênant.

Traitement. — C'est surtout un traitement dépuratif interne avec le sirop de raifort iodé, la tisane de saponaire, de fumeterre le sirop d'iodure de potassium aux oranges amères, les laxatifs répétés qu'il faudra employer (Voir *Pemphigus*, *Rupia*, *Impétigo*). Le traitement local se borne aux applications émollientes, cataplasmes de fécule, etc., et aux grands bains tièdes.

Acné

L'*Acné* résulte d'une inflammation particulière des petites glandules qui sécrètent la matière grasse de la peau, les *follicules sébacés*. Ce sont ces follicules sébacés, qui forment ces points noirs que l'on voit aux tempes, dans le pli des ailes du nez, sur le nez même et ailleurs, chez certaines personnes, et qu'on nomme *tannes*. Lorsqu'on les comprime, il en sort une petite masse allongée de matière grasse ou sébacée dans laquelle est très souvent logé un parasite qui n'est pas un ver, comme on le dit quelquefois, mais un animal de la famille des Acariens, famille à laquelle appartient le Sarcopte qui produit la gale. Le parasite des follicules sébacés s'appelle *Demodex folliculorum*.

ACNÉ DISSÉMINÉE, ACNÉ SÉBACÉE (*ACNE SEBACEA*). — C'est cette acné, formée aussi par l'inflammation des follicules sébacés, qui produit ces boutons rouges que l'on voit souvent au front de certains jeunes gens. Ce n'est pas, comme on le dit souvent, une affaire de trop de sagesse, mais tout simplement un symptôme de puberté, ou d'une disposition spéciale de ces grandules cutanées. Ces boutons finissent par suppurer ou s'indurer et il en résulte des croûtes formées de matière sébacée.

Acné rose, couperose (*acne rosacea*). — Tout le monde connaît le nez des buveurs, rouge, marbré de veinules dilatées, historié de petites pustules enflammées répandues sur une surface rugueuse et rouge. C'est la *couperose*. — C'est la même couperose encore qui décore les joues, le front, le nez de certaines femmes après l'âge critique. C'est encore elle, mais à un degré supérieur, qui forme les tubercules, bubelettes, bourgeons rouges, anfractueux et parcourus de veinules variqueuses, avec des pustules par ci par là, qui viennent illustrer le nez de certains ivrognes.

C'est une maladie chronique qui ne se guérit pas souvent.

Mentagre, sycosis. — C'est l'acné du menton ou de la lèvre supérieure. Elle est formée par des pustules pointues suintant un liquide formant des croûtes; puis, la peau se tumifie, produit des tubercules et des bourgeons mêlés de croûtes.

C'est une maladie très répugnante; les personnes qui en sont atteintes doivent se couper la barbe, et éviter de se raser, car le rasoir produit des ravages sur ces surfaces enflammées.

Il y a, du reste, une mentagre parasitaire, et qui se transmet facilement chez les coiffeurs et barbiers par les blaireaux, les rasoirs ou le linge. (Voir Maladies Parasitaires).

Acné molluscoïde. — Ce sont de petits tubercules qui se forment surtout à la face et sur le cou; ils ont l'aspect de verrues, mais ils sont percés à leur sommet d'un petit trou par lequel s'échappe, à la pression, de la matière sébacée plus ou moins liquide. Quelquefois, ces tumeurs sont pédicellées comme des champignons; d'autres fois, elles s'aplatissent, et le trou central forme dépression, ombilic, au centre. Elles peuvent s'ouvrir, devenir des ulcérations à fonds gris, qui démangent, et donnent, au moindre contact, du sang mêlé de pus et de matière sébacée. Il en résulte souvent, après chute des croûtes, une cicatrice indélébile comme celles de la petite vérole.

Traitement. — Le traitement de l'acné sébacée est surtout interne et se borne au régime rafraîchissant, aux laxatifs, même aux purgatifs un peu répétés, ou bien aux dépuratifs (voir *Pemphigus, Rupia, Impetigo,* etc.); poudre d'amidon, cataplasmes de fécule, pommade de concombres, glycérolé d'amidon (*Crème des Fées*), pommade antiherpétique (*Form.* 453).

Pour l'acné indurée, pustuleuse, aussi bien que pour la couperose, c'est surtout le glycérolé d'amidon que nous conseillons, ou, quand la maladie est trop invétérée, la pommade antidartreuse (*Form.* 454), ou l'un des nombreux topiques que nous indiquons au FORMULAIRE pour les maladies de la peau (*Topiques divers.*)

La couperose des femmes sera surtout très améliorée, guérie parfois, même, par le glycérolé d'amidon ou *crème des fées*; plus accentuée, cette affection est améliorée par les dissolutions très faibles de sublimé (*Form.* 456, 457). Quant à la couperose tuberculeuse et bourgeonnantes des ivrognes, elle est à peu près incurable, quand cela ne serait que parce qu'il faudrait que ceux-ci commençassent par renoncer à boire; or on sait que « qui a bu boira », et l'on connaît la valeur des serments d'ivrognes. — En outre d'un régime sévère et rafraîchissant, ce sont d'ailleurs les mêmes médicaments que ci-dessus qu'il faudrait employer.

La mentagre et l'acné molluscoïde se traitent de la même façon, sauf que cette dernière maladie est moins tenace, qu'elle se guérit quelquefois spontanément après l'ouverture et la cautérisation très légère des tumeurs. Quelques-unes, en raison de leur forme pédicellée peuvent parfois être enlevées avec de fins ciseaux.

On recommande pour les malades atteints de ces affections l'usage de l'eau de Salies de Béarn; nous avons, pour notre part, obtenu de bons résultats de l'eau de Pougues et de la Bourbole.

Enfin, le traitement phénique s'applique fort bien à l'acné en général, et surtout à l'acné pustuleuse. On *touche* légèrement chaque pustule avec un petit pinceau chargé d'un peu d'acide phénique *pur*. Il se forme une croûte blanche qui tombe bientôt et on renouvelle la cautérisation. Dans l'intervalle, on fait sur le visage des pulvérisations d'eau phéniquée.

L'acide phénique entre aussi avec avantage dans la composition de différentes lotions et cosmétiques contre la couperose. (*Form.* 459, 460 et autres).

Papules

Les Papules sont des ampoules sèches, dures, qui ne fournissent que peu de sérosité, se terminent par desquammation et s'accompagnent, en général, de démangeaisons intolérables ou même de vives douleurs.

Prurigo

Le *Prurigo* a des variétés nombreuses. Il est caractérisé par des papules naissant en divers points, aux organes génitaux, sur les épaules et la nuque, sur le côté extérieur des membres, peu saillantes, d'ailleurs, peu colorées, donnant lieu, non pas toujours, mais souvent, à des démangeaisons insupportables, surtout la nuit. Le malade se gratte avec fureur, écorche la peau, et les excoriations se recouvrent de petites croûtes brunes. Il peut en résulter une fièvre assez vive, et si le *prurit* (démangeaison), est vif, que la maladie se produise aux organes génitaux, ce qui est fréquent chez la femme (*prurit vulvaire*), il en résulte la masturbation, la nymphomanie, avec écoulement leucorrhéique, etc. Il s'y joint le plus souvent d'autres éruptions, telles que des clous ou furoncles, des pustules diverses provenant de l'irritation locale produite par la maladie elle-même et surtout par le grattage.

On a vu le prurigo pousser les malades au suicide. Il est plus fréquent chez les femmes à l'âge critique, chez les enfants et les vieillards. Il résulte souvent, chez ces derniers, d'une invasion de poux, très difficiles à détruire; c'est ce qu'on appelle la *maladie* ou *prurigo pédiculaire*. C'est un accident grave chez les vieillards.

Traitement. — Le prurigo léger se guérit assez rapidement avec des bains alcalins, amidonnés, s'il est général, avec des onctions de glycérolé d'amidon (*Crèmes des Fées*), s'il est local. Le prurigo pédiculaire, chez l'adulte ou l'enfant, se guérit en tuant les poux, soit avec quelques frictions à l'onguent mercuriel, au cérat soufré, à l'huile de cade, etc. (*Form.* 350, 435, 442, 446, 447, la vasaline borique (*Form.* 432), les pommades au calomel (*Form.* 261, 430, 433. Les préparations soufrées, mercurielles (calomel), plombiques (cérat saturné, 361), réussissent aussi dans le prurigo non parasitaire.

La plus rebelle de toutes ces affections est le prurit vulvaire ; on peut essayer tous les topiques que nous indiquons ci-dessus, bien qu'on ait souvent préconisé l'eau alumineuse (*Form.* 462) ; mais on vient de trouver un médicament qui paraît supérieur à tous, la cocaïne (*Form.* 403), qui, en solution dans l'eau, en quelques badigeonnages, avec un pinceau, détruit la démaugeaison et par conséquent le grattage, et permet ainsi la guérison des papules à l'aide de bains ou d'applications émollientes, et d'un traitement général rafraîchissant ou dépuratif (voir les articles *Eczéma, Pemphigus*, etc).

Lichen

Dans le *Lichen*, les papules sont le plus souvent rougeâtres, ou même, dans la forme grave, tout à fait rouges ; elles sont groupées, sur une surface enflammée, soit en cercles qui s'étendent, soit en bandes qui s'allongent. Dans la forme légère, les démangeaisons sont peu intenses, mais intolérables dans la forme grave. Les papules se détruisent en squammes ou pellicules comme celles du son (desquammation furfuracée) pendant plusieurs mois ou plusieurs années. Elles se forment surtout sur le cou, la face, le dessus des mains, le jarret. Elles apparaissent souvent chez l'enfant pendant le travail de la dentition.

Le lichen peut être un symptôme de scrofule ou de syphilis. Il est très douloureux dans les pays chauds.

Traitement. — Le traitement est le même que celui du prurigo et de la plupart des affections cutanées précédentes : interne et externe à la fois. Chez les scrofuleux et les syphilitiques, c'est la maladie constitutionnelle qu'il faut surtout traiter.

Contre le lichen rouge on recommande l'onguent d'Unna (*Form.* 451).

Squammes

Les maladies de la peau rangées dans cette famille sont caractérisées par la formation de Squammes qui varient en dimensions, formant des écailles, des lamelles et des pellicules.

Pityriasis

Tout le monde connaît ce qu'on appelle les *pellicules* de la tête, ou du cuir chevelu ; c'est le *Pityriasis* ou *Porrigo furfuracé*. Il se forme d'abord une inflammation de la peau, un érythème, qui se recouvre de ces pellicules, souvent très légères, mais naissant en abondance, pour ainsi dire partout où l'on gratte, et aussi longtemps qu'on gratte. Telle qu'elle existe ordinairement dans les cheveux, c'est une maladie assez malpropre, mais en somme fort bénigne. Malheureusement, elle n'est pas toujours aussi simple. Il peut se faire que la production pelliculaire soit tellement abondante que la base des cheveux soit emprisonnée dans une épaisse gangue de pellicules agglomérées qui détermine la formation de croûtes et la chute des cheveux. On voit souvent cette forme chez les enfants.

La pityriasis peut occuper d'autres régions : les cils, les lèvres, la paume des mains, la plante des pieds. La peau est toujours plus ou moins tuméfiée et rouge. Mais, de plus, il peut être généralisé, attaquant une étendue considérable de la peau, qui est enflammée, cuisante, rouge. Cela peut être alors une maladie grave, qui s'étend même à la surface de l'intestin, et peut occasionner même la mort.

Le *pityriasis* ou *porrigo décalvant* est une maladie parasitaire du cuir chevelu, qui amène la chute des cheveux par places, comme des tonsures. (Voir Maladies parasitaires).

Traitement. — Le pityriasis des enfants est presque toujours la suite de la malpropreté ; des lavages convenables avec une eau alcaline, savonneuse, ou émolliente (eau de guimauve), suffisent pour le guérir.

Les pellicules du pityriasis du cuir chevelu, chez l'adulte, sont excessivement difficiles à guérir. Cependant, elles sont, en général, plus abondantes sur les têtes mal soignées. Elles ont toujours pour effet de faire plus ou moins tomber les cheveux. Nous croyons utile, contre cette affection, de faire des lavages fréquents de la tête avec une eau légèrement alcalinée (4 grammes de carbonate de soude pour un verre d'eau), ou contenant de l'acide salicylique (*Form.* 464). En général, le pityriasis, plus ou moins étendu, sera combattu par les différents topiques antidartreux, que nous avons déjà cités. (*Form.* 378, 450, 453, 455, 465, etc).

Lèpre et Psoriasis

La *Lèpre* n'est plus la maladie dont il est tant question dans les anciens auteurs, maladie qui, du reste, n'était pas bien définie, car ce mot de *lèpre* servait certainement à désigner des affections diverses.

La lèpre, aujourd'hui, est une maladie assez rare, qu'on regarde comme due à un parasite microscopique, et qui est caractérisée par des plaques ou écailles rondes, sèches, brillantes, lisses, qui tombent pour être remplacées par de plus épaisses. Les écailles sont plus épaisses sur les bords qu'au centre, ce qui les fait paraître déprimées. C'est une maladie longue, mais qui n'est pas incurable.

Le *Psoriasis* ne diffère que parce que les écailles ne sont pas déprimées au centre et n'ont pas nécessairement la forme ronde ; elles sont plus adhérentes, disséminées ou rassemblées sur une vaste surface. Au bout d'un certain temps, la peau se durcit, s'épaissit, se fendille en se recouvrant, sur la surface malade, d'écailles superposées.

Le psoriasis est souvent héréditaire, il apparaît ordinairement au printemps et à l'automne, et se montre fréquemment comme manifestation syphilitique. C'est une maladie excessivement tenace, et qui, guérie une fois, reparaît presque toujours. Il se produit souvent à la paume des mains et à la plante des pieds.

Traitement. — Cette maladie exige un traitement interne et externe à la fois. Nous pensons que le meilleur traitement interne consiste dans l'emploi des préparations phéniquées et arsénicales.

On prendra d'abord 2 cuillerées par jour de sirop phénique
Déclat (une demi-heure avant le repas) pendant 15 jours, et une
cuillerée d'iodo-phénique (en mangeant) ; on augmente la dose
de sirop phénique jusqu'à 4 cuillerées par jour, mais non celle
d'iodo-phénique. Au bout de 15 autres jours, on remplace ces
deux préparations par le sulfo-phénique, de 2 à 6 cuillerées par
jour, progressivement, en deux ou trois fois, une demi-heure
avant le repas. — On peut remplacer ce dernier sirop, par le
phénate d'ammoniaque, surtout s'il y a de la fièvre. Enfin, pendant le troisième mois, on prend une cuillerée de phénate d'ammoniaque, matin et soir, et, en mangeant, une cuillerée à café,
matin et soir aussi, d'une solution d'arséniate de soude à 10 centigrammes d'arséniate pour 200 grammes d'eau, ou un granule
Frère à 1 milligramme d'arséniate de soude (*Form.* 310, 311).

Le traitement local consiste en pansements avec la pommade
de goudron (*Form.* 467), en cautérisations légères avec le glyco-
phénique, en applications de compresses trempées dans une solution légère de cette même substance, ou de pommade d'iodo-
chlorure mercureux (*Form.* 466), de calomel (*Form.* 379). Les
grands bains alcalins ou émollients, les bains de vapeur peuvent
aussi être utiles. En même temps, le malade suivra un régime
rafraîchissant, avec des purgatifs légers ou des laxatifs fréquents,
la poudre de Rogé, les pilules de Cocardas, etc. On recommande
aussi le régime lacté.

Icthyose

L'*Icthyose* est une maladie chronique des plus rebelles, souvent
héréditaire et constituée par des écailles, sèches, grisâtres, ru-
gueuses, recouvrant une surface plus ou moins étendue de la peau
comme des écailles de poisson.

Traitement. — On a employé contre cette maladie la médication usitée contre la lèpre et le psoriasis (voir ci-dessus), mais
sans grands succès, et les grands bains alcalins ou émollients,
avec l'arséniate de soude à l'intérieur, un granule à chaque repas,
sont encore ce qui réussit le mieux.

Tubercules

Les maladies à Tubercules de la peau sont caractérisées par des tumeurs bourgeonnantes dures, à marche lente, se terminant ordinairement par des ulcérations.

Lupus

Le *Lupus* est aujourd'hui considéré comme une manifestation cutanée de la *tuberculose* (voir *Diathèse tuberculeuse*), qui produit la phtisie ; on a, en effet, trouvé dans les ulcérations du lupus le parasite microscopique ou *bacille*, que l'on regarde comme spécifique de la tuberculose.

Le *lupus rongeant, dartre rongeant*, est une horrible maladie commençant par des tumeurs rouges qui se forment le plus souvent sur le nez, à l'ouverture des narines, sur la joue, etc., et qui, d'abord, dures et indolentes, s'ulcèrent et forment une plaie qui s'étend, en rongeant, sous la croûte qui la recouvre, dévore le nez jusqu'à l'os, et ne laisse à sa place qu'un trou triangulaire. Le mal peut s'étendre à l'intérieur, dans les fosses nasales, dans la bouche, car le lupus se développe parfois autour de la bouche, ou des yeux. C'est ordinairement une maladie à marche lente, mais à peu près rebelle à tous les traitements. Quelquefois, elle marche, au contraire, avec une effrayante rapidité : on l'appelle alors *lupus dévorant*.

Les cicatrices que laissent le lupus sont dures, blanches, irrégulières, couturées, bridées, comme celles des brûlures profondes.

On appelle *lupus non rongeant*, la même maladie formée de petites tumeurs isolées ou groupées sur la joue, le cou ou les membres, qui peuvent persister pendant des années, mais ne s'ulcèrent pas, s'étendant par les bords, et se déprimant au centre où ils donnent lieu à une désorganisation de la peau et, enfin, à une cicatrice pointillée, semblable à celle d'une brûlure. C'est une maladie de durée à peu près indéfinie; mais, quelque horrible qu'elle soit, elle atteint rarement la santé générale. Elle frappe plus particulièrement les femmes, de préférence, jeunes et scrofuleuses.

Traitement. — Le traitement est bien peu efficace : il a pour but de restreindre l'envahissement et, si possible, de remplacer l'ulcération spécifique du lupus, presque inguérissable, par une autre plus facilement traitable par les moyens thérapeutiques dont nous disposons. C'est pourquoi, dans cette maladie comme dans beaucoup d'autres caractérisées par des ulcérations de nature spéciale, on emploie des caustiques qui ont pour objet de détruire toute la partie malade, comme le ferait le feu, et d'obtenir à la place, quand l'escarre est tombée, une plaie ordinaire, comme une plaie de brûlure, qui se répare par les moyens simples. C'est ainsi qu'on fait des applications de la pâte arsenicale (*Form.* 417) et de la poudre de Dupuytren (*Form.* 418), qui sont des caustiques violents ; on enlève même avec le bistouri les parties affectées, quand cela est possible ; enfin, on va jusqu'à inoculer un érysipèle sur les surfaces malades ; l'érysipèle détruit ces parties, et au lieu d'un lupus, on n'a plus qu'à soigner un érysipèle. — On se sert aussi des pommades à l'iodure de mercure (*Form.* 376, 377), de l'huile de cade (*Form.* 435), et de beaucoup d'autres onguents que l'on trouvera au FORMULAIRE (voir *Topiques divers*).

Enfin, il y a lieu d'employer le traitement phéniqué, qui a parfois donné de bons résultats. On cautérise les ulcères avec l'acide phénique pur, on fait des pulvérisations d'eau phéniquée à 15 0/0 ; la nuit, on panse avec des compresses imbibées de cette même eau, et on fait prendre au malade du sirop phénique ou sulfophénique à la dose de 4 cuillerées par jour.

De plus, ajoutons qu'on a obtenu quelquefois de bons effets de l'huile de foie de morue prise à haute dose (morrhuol Chapoteaut), et de l'usage des eaux minérales de Salies de Béarn.

Cancroïde

C'est encore une horrible maladie qui ressemble beaucoup à un cancer, surtout par la cachexie qu'elle détermine, et à un lupus par son aspect général. Mais ce n'est ni l'un ni l'autre, parce qu'elle se développe sur une membrane muqueuse, qui n'est le siège primitif ni du cancer, ni du lupus.

C'est aux lèvres que se forme le *Cancroïde*, surtout à la lèvre inférieure et au point qui, chez les fumeurs, soutient d'ordinaire le tuyau de la pipe. Aussi l'appelle-t-on souvent *chancre* ou *cancer des fumeurs*. Il est assez rare chez la femme.

Il commence par une fissure à la lèvre, fissure enflammée qui ne se cicatrise pas, forme ulcère, et autour de laquelle poussent des tubercules que le malade écorche en se grattant, parce qu'il y a démangeaison. Ou bien, il pousse d'abord un groupe de boutons, de petites tumeurs ou de tubercules qui se recouvrent d'écailles dures et cornées, mais qui finissent toujours par s'ulcérer. En même temps, le tissu cellulaire sous-cutané s'épaissit, s'indure, gagne la joue et l'intérieur de la bouche. Le malade à la plus grande difficulté pour parler et pour manger ; la salive coule continuellement sur la plaie, qui s'envenime encore. La lèvre supérieure se prend par contact, et bientôt une partie du visage est rongée par un ulcère rouge ou violacé, sanieux, se développant sur une surface épaissie, tuméfiée, indurée. Les douleurs sont souvent très vives. Puis, les ganglions voisins s'engorgent, et peu à peu une cachexie véritablement d'aspect cancéreux se déclare, — et le malade meurt.

En traitant le mal dès le début, on peut obtenir la guérison, mais malheureusement, le plus souvent, la mort est la terminaison de cette affreuse maladie.

Traitement. — Au commencement, alors que la surface ulcérée est très petite, que le tissu sous-jacent n'est pas infiltré et induré, on peut employer tous les caustiques dont nous avons parlé à propos des *cancers* et des *lupus* (voir ces articles). Le traitement phéniqué est aussi bien indiqué. Mais le moyen le plus sûr nous paraît être une opération chirurgicale, enlevant les tissus malades, et au commencement de la maladie, alors que cette médication peut être encore considérée plutôt comme préventive que comme curative.

Eléphantiasis

Nous n'avons que peu de choses à dire de l'*Eléphantiasis*, nom sous lequel on désigne communément deux espèces de maladies très distinctes, l'une dite *éléphantiasis des Arabes*, qui est une diathèse lymphatique et glandulaire et ne se produit que dans quelques pays tropicaux, l'autre dite *éléphantiasis des Grecs*, qui est la lèpre du moyen âge et est elle-même une maladie très rare dans les climats tempérés.

Elle se manifeste par des taches bronzées sur la peau, qui devient insensible en ces points ; puis il se forme des tubercules et des bourgeons plus ou moins volumineux, notamment sur la face, le nez et les oreilles, bourgeons qui déforment le visage, épatent les traits, et rendent l'individu méconnaissable, la face devenant souvent aussi large que celle d'un lion (*léontiasis*). La maladie peut s'étendre dans la bouche et la gorge, éteindre la voix, amener des désordres intestinaux. En même temps, tous les sens s'émoussent, les nerfs sensitifs se détruisent à leur sortie de la moelle. Les végétations tuberculeuses s'ulcèrent, tous les symptômes généraux s'aggravent, et le malade meurt. C'est une maladie que l'on considère comme incurable. Prise dès le début, elle ne peut se guérir que par le changement de lieu, l'établissement de bonnes conditions hygiéniques et des toniques.

CHAPITRE X

MALADIES DES YEUX ET DES OREILLES

Maladies des yeux

Les maladies des yeux forment un ensemble très considérable d'affections, s'accompagnent le plus souvent d'altérations organiques et qui sont du domaine de chirurgiens spéciaux ; nous ne pouvons donc ici en parler que d'une manière tout à fait générale, en nous attachant surtout à celles qui relèvent un peu plus du traitement médical.

On étudie les yeux malades avec un instrument appelé *ophthalmoscope*, dont il existe un très grand nombre de modèles et qui ont tous pour but de projeter, avec un réflecteur, la lumière d'une lampe dans le fond de l'œil qu'on examine, ainsi éclairé, à l'aide d'une loupe convenable.

Le globe de l'œil est formé à l'extérieur par une membrane épaisse et dure, la *sclérotique*, de couleur blanche plus ou moins nacrée, doublée en dedans d'une autre membrane plus fine, la *choroïde*, qui est colorée en noir, comme l'intérieur d'une chambre noire d'optique. L'œil, on le sait, n'est qu'une chambre noire. C'est la choroïde du fond de l'œil qu'on voit par l'ouverture de la *pupille* et qui est toujours noire, excepté chez les individus albinos, comme les lapins blancs, chez lesquels le pigment noir manque et où le fond de l'œil n'est coloré, en rouge, que par le sang qui y circule. · En arrière, un gros nerf, le *nerf optique*, qui transmet au cerveau les sensations visuelles, traverse la sclérotique et la choroïde et vient s'ouvrir, s'étaler, à la surface interne de celle-ci, comme une toile, un rideau sensible sur lequel se forment les images. C'est la *rétine*. Le point de pénétration du nerf optique dans le fond de l'œil y forme, quand on l'examine avec l'ophthalmiscope, une tache d'un blanc rosé qu'on appelle la *papille*. En avant, le globe de l'œil est percé d'une ouverture ronde formée par une membrane contractile teinte de diverses nuances suivant les personnes, l'*iris*. Celle-ci est elle-même percée à son centre d'une ouverture ronde, qui devient plus petite, quand l'œil est frappé d'une lumière vive, plus large quand la lumière est faible ; c'est la *pupille*. En avant de l'iris et séparée de celle-ci, par un espace qu'on appelle la *chambre antérieure*, est une autre membrane transparente, bombée comme un verre de montre, la *cornée* à travers laquelle on voit l'iris, la pupille, et par l'ouverture de la pupille, le fond noir de l'œil.

Derrière l'ouverture de la pupille appuyé contre la face postérieure de l'iris, se trouve un corps transparent comme du cristal, ayant la forme d'une lentille ou d'une loupe, c'est le *cristallin* qui fonctionne en effet comme la lentille de verre d'une chambre noire ordinaire, dont l'iris constitue le diaphragme. Le cristallin est enchassé, comme serti, par son bord circulaire entre les deux feuillets d'une autre membrane qui double la choroïde dans la moitié antérieure du globe de l'œil et qu'on appelle l'*hyaloïde*. C'est dans l'angle formé entre les deux feuillets de l'hyaloïde sur le pourtour du cristallin, que sont logés les petits *muscles ciliaires* qui ont pour rôle de faire dilater et contracter la pupille. — Toute la partie du globe de l'œil située derrière le cristallin forme la *chambre postérieure* ; elle est remplie d'une humeur transparente et épaisse, l'*humeur vitrée*; la partie située en avant du cristallin, derrière la cornée, est la *chambre antérieure* remplie, elle aussi, d'un liquide transparent, l'*humeur aqueuse*.

Toute la partie postérieure du globe de l'œil est logée dans l'orbite, où différents muscles le font mouvoir dans tous les sens. Quand les muscles moteurs des deux yeux ne marchent pas parallèlement, il y a *strabisme :* l'individu louche. La partie antérieure du globe serait à découvert si les deux paupières ne venaient pas fermer l'orbite, et, par leur écartement, donner à la partie visible

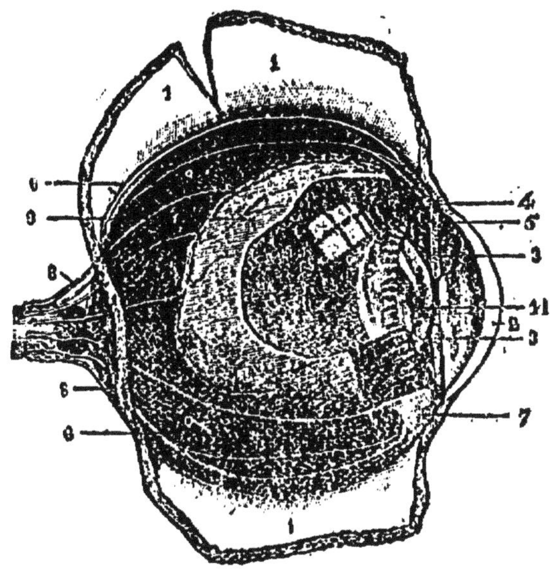

Fig. 33

Coupe de l'œil

1, Sclérotique coupée et dont les lambeaux sont écartés. — 2, Coupe de la cornée. — 3, 3. Coupe de l'iris comprenant au milieu l'ouverture de la pupille. — 4. Canal de Schlemm — 5. Procès ciliaires — 6, 6. Choroïde, avec les *vasa vorticosa* ou vaisseaux en tourbillon de la choroïde — 7 Muscle ciliaire. — 8, 8. Nerfs ciliaires. — 9. Rétine coupée, sur laquelle se forme l'image de la fenêtre, à travers l'humeur vitrée de la chambre postérieure, 10. — 11. Cristallin.

de l'œil sa forme dite en « amande ». Mais les paupières ne sont pas immédiatement en contact avec le globe oculaire : il y a une dernière membrane transparente étendue sur la face antérieure de l'œil, recouvrant la sclérotique (le blanc de l'œil), et la cornée, et se réfléchissant sur la face interne des deux paupières : c'est la *conjonctive*. Il y a donc la *conjonctive oculaire* sur l'œil et la *conjonctive palpébrale* sous les paupières.

Enfin, dans l'angle externe de l'orbite, il y a, de chaque côté une *glande*, dite *lacrymale*, qui a pour fonction de secréter les larmes ; celles-ci ont pour but de maintenir l'œil toujours humide, et de balayer ou laver continuellement sa surface pour la débarrasser des corps étrangers qui pourraient l'irriter. Pour cela, il y a à l'angle interne de l'ouverture des paupières, dans le coin du nez, un petit corps spongieux, la *caroncule lacrymale*, au-dessus et au-dessous duquel sont percés deux petits trous ou *points lacrymaux*, qui communiquent avec les *canaux lacrymaux*, lesquels débouchent dans un canal plus grand ou *sac lacrymal*, et celui-ci, enfin, s'ouvre dans la narine du même côté. Ainsi, les larmes émises dans l'angle externe de l'œil, balaient toute sa surface et vont s'écouler par la narine en entraînant les corps étrangers qui se déposent dans l'angle interne, sur la caroncule.

Telle est, aussi courte que possible, la description de l'œil, et grâce à cette connaissance générale, le lecteur pourra se rendre compte de la plupart des maladies qui affectent cet organe.

Blépharite

C'est l'inflammation du bord des paupières, où sont implantés les cils. Les bords sont rouges, épaissis, cuisants ; ils sécrètent une humeur qui colle les cils. Il peut s'y former de petites pustules et même des ulcérations. C'est la région des *orgelets* ou *compères loriot* (voir ces mots). Il y a un eczéma des paupières qu'il faut traiter comme l'eczéma ordinaire.

Traitement. — Lotions émollientes chaudes avec eau de guimauve, de mélilot, de plantain, petits cataplasmes de fécule de mie de pain et lait, etc. S'il y a des ulcérations, on les touche avec le crayon de nitrate d'argent, et on lave tout de suite après avec un peu d'eau salée.

Conjonctivite

C'est l'inflammation de la conjonctive, soit sur l'œil, *conjonctivite oculaire*, soit sous les paupières, *conjonctivite palpébrale*, soit sur l'œil et les paupières à la fois, *conjonctivite oculo-palpébrale*. C'est ce qu'on appelle ordinairement une *ophthalmie*.

On peut distinguer la *conjonctivite simple*, inflammatoire, la *conjonctivite catharrhale*, la conjonctivite *phlycténulaire*, la conjonctivite *granuleuse*, la conjonctivite *purulente* et la conjonctivite *blennorrhagique*.

La conjonctivite simple résulte souvent d'un courant d'air, d'une irritation de la conjonctive par un corps étranger. L'œil est injecté, rouge, les vaisseaux gonflés, il y a cuison, démangeaison, larmoiement. Quelquefois, quand l'inflammation est intense, l'impression de la lumière est douloureuse ; il y a, comme on dit, *photophobie*.

Traitement. — Le plus souvent, cette petite maladie cède à des collyres astringents, avec de l'eau de roses ou de l'eau de plantain et un peu de sulfate de zinc (*Form.* 122, 145) ou avec un peu de borax, (147, 148) ou de l'eau phéniquée à 12. pour 100.

Dans les cas d'inflammation vive, il faut souvent poser quelques sangsues derrière l'oreille, et avoir recours à un collyre plus énergique (*Form.* 146).

La conjonctivite catarrhale revêt une sorte de forme chronique, elle récidive volontiers, et elle peut même régner sous forme de petites épidémies saisonnières. Les symptômes sont les mêmes, mais la conjonctive est un peu gonflée, chagrinée ; il y a des picotements, quelques douleurs profondes, et comme il y a production de larmes qui s'écoulent par le nez avec le mucus inflammatoire, il se déclare souvent un peu de coryza de ce côté.

Traitement. — Même que ci-dessus, mais on peut chercher à modifier les surfaces enflammées, en les touchant avec un cristal de sulfate de cuivre ; on se servira de collyre au nitrate d'argent (*Form.* 146), au borax, au tannin (*Form.* 147, 148, 149), la pommade de Lyon (*Form.* 171), ou quelqu'autre au précipité rouge (*Form.* 472, 473, 474). Ces dernières sont surtout utiles dans la forme chronique.

On obtient aussi la résolution de conjonctivites catarrhales au début, en appliquant des compresses d'eau blanche sur l'œil fermé.

Dans la forme chronique ou récidivante, on donnera des purgatifs, des bains de pieds sinapisés, et, chez les scrofuleux, le sirop de Larozo à l'iodure de potassium, les pilules de Blancard, à l'iodure de fer, etc. — On posera des vésicatoires à la nuque, etc.

La Conjonctivite phlycténulaire ou pustuleuse qui se voit souvent chez les scrofuleux et les lymphatiques, est caractérisée par des *phlyctènes*, ampoules ou ulcérations sur la conjonctivite. Elle se complique parfois de kératites. Les symptômes sont les mêmes que ci-dessus ; il y a larmoiement, photophobie.

Traitement. — Si les ampoules ne sont pas ulcérées, on les touche avec un pinceau portant un peu de calomel à la vapeur. Si elles sont ulcérées, on applique sur l'œil de petits cataplasmes émollients ou des compresses (eau de guimauve, mélilot, etc.) ; on instille dans l'œil, trois fois par jour, une goutte de collyre au borax fort (*Form.* 147) ou atropiné (*Form.* 475). Contre la photophobie, on fera des frictions avec la pommade mercurielle belladonée, (*Form.* 352).

En même temps, vésicatoires, dépuratifs, toniques, vin de Bellini ou de quinium, iodure de fer de Blancard, sirop de raifort iodé Grimault, bonne nourriture et bonne hygiène.

La Conjonctivite granuleuse sévit plus particulièrement sur la conjonctive palpébrale, mais envahit aussi celle de l'œil, par en bas surtout. Elle est remarquable par la production de granulations pointues, dures ou molles et fongueuses, s'élevant sur la face interne de la paupière et causant la sensation d'un corps étranger. La paupière inférieure peut ainsi se gonfler considérablement, se retourner en faisant saillir au dehors la partie interne rouge et enflammée : il y a alors ce qu'on appelle *ectropion.* — Sur la conjonctive de l'œil, cette maladie s'accompagne souvent d'altération de la cornée.

La matière des granulations transportée, par les doigts ou un instrument, dans l'œil sain d'une autre personne, détermine une conjonctivite granuleuse; c'est donc une affection contagieuse. Elle dure à l'état chronique.

Traitement. — Cautériser les paupières renversées avec le nitrate d'argent fort (*Form.* 476) tous les deux jours au moins, puis laver avec de l'eau salée; ou bien toucher avec un crayon de sulfate de cuivre et laver à l'eau. — Scarification de la conjonctive tuméfiée. Épiler les cils, s'il y a blépharite, et toucher le bord avec le crayon de nitrate d'argent. — Insister sur le traitement général hygiénique et reconstituant, fer, quinquina, iodures. (Voir ci-dessus).

La Conjonctivite purulente se présente souvent chez le nouveau-né, surtout quand l'accouchée n'a pas été lavée avec des solutions antiseptiques au moment de l'accouchement. La conjonctive oculaire et palpébrale est très rouge, gonflée, l'œil se remplit de pus, les cils sont collés, les paupières très gonflées, œdématiées; suppuration abondante; il peut même se former des fausses membranes sur la conjonctive, *forme diphtéritique.* Il n'est pas rare que l'œil soit perdu; — contagieuse.

Chez les adultes, les phénomènes sont les mêmes, mais peut-être plus intenses encore; la paupière supérieure est énormément gonflée; il peut se produire un phlegmon.

Traitement. — Chez l'enfant, cautériser tout de suite après des injections d'eau fraîche dans les yeux, avec une solution de nitrate d'argent, contenant de 10 centigr. à 1 gr. de nitrate pour 10 gr. d'eau, suivant les cas, puis lavage à l'eau salée — 2 fois par jour; — toucher les conjonctives avec le crayon de nitrate d'argent mitigé de deux parties de nitrate de potasse. Douches ménagées avec une seringue et de l'eau de sureau, puis nettoyer constamment l'œil. Compresses tièdes; pommade de concombre entre les paupières pour empêcher le collage.

Chez l'adulte, le traitement est le même, mais on peut cautériser avec un collyre contenant au moins 0,50 cent. de nitrate pour 10 gr. d'eau. A la fin, on pratique des scarification de la conjonctive autour de la cornée, tous les deux ou trois jours. Compresses froides.

La Conjonctivite blennorrhagique se produit quand un malade affecté de blennorrhagie s'introduit dans l'œil un peu de la matière de l'écoulement. Elle ressemble tout à fait à la conjonctivite purulente, mais le pus prend l'aspect et la couleur jaune-verdâtre du pus blennorrhagique ; la peau des joues est rouge, irritée, excoriée ; la conjonctive des paupières, gonflée, sort par la fente palpébrale, rouge, granuleuse, sanieuse. — Douleurs intenses, photophobie, mal de tête, fièvre. — Très contagieuse et très grave.

Traitement. — Sangsues derrière l'oreille ; cautérisation avec le crayon de nitrate d'argent, mitigé ou non, ou la solution de de nitrate au maximum, injections fraîches, compresses, un peu d'huile au bord des paupières ou pommade au précipité rouge. (*Form.* 472, 473, etc.)

Onction sur le front, avec onguent mercuriel belladoné. — Purgatifs.

Avoir soin de préserver l'œil sain, au besoin en le recouvrant d'une feuille de baudruche collée au tour de l'orbite avec du collodion élastique.

Kératite

C'est l'inflammation de la cornée, qui est congestionnée, vascularisée, trouble, avec ou sans phlyctène, montrant des points, des plaques, des taches, etc., qui siègent sur la face antérieure de la cornée, dans son épaisseur ou sur la face postérieure, d'où l'inflammation peut se transmettre à l'iris et au cercle ciliaire. Il y a alors des douleurs profondes, de la photophobie. Il y a toujours, sur le blanc de l'œil, un cercle péricornéen plus ou moins rouge, congestionné et vascularisé. — A l'ophthalmoscope, les opacités de la cornée font des taches sombres sur le champ éclairé du fond de l'œil. — Les *kératites* passent souvent à l'état chronique.

Traitement. — Si la kératite est superficielle on la traite comme la conjonctivite catarrhale ou pustuleuse. Plus profonde, elle exige des sangsues à l'angle de l'œil, le collyre à l'atropine.

(*Form.* 475).   Les frictions mercurielles belladonées, les compresses émollientes tièdes renouvelées. — Purgatif tous les jours, vésicatoires à la nuque.

Contre l'état chronique, il faut insister sur les purgatifs, les vésicatoires Albespeyres ou Le Perdriel, entretenus, le régime dépuratif et tonique. (Voir ci-dessus.) — On obtient d'assez bons résultats dans la kératite profonde, chronique, du calomel ou du sulfate de quinine à doses réfractées. (0,02 centigrammes toutes les 3 heures), et de l'essence de térébenthine (2 grammes par jour) en perles Clertan mêlées dans du lait.

Néphéllon. — Albugo. — Leucome. — Tales de la Cornée.

Ces différentes affections sont de la même nature et sont des variétés de kératite, en ce sens, que le *Néphélion* représente une petite tache sur la cornée, l'*Albugo* une tache blanche plus ou moins épaisse, le *Leucome* une tache blanche plus intense et plus opaque, les *tales* des opacités complètes.

Traitement. — Se traitent avec divers collyres, pommades et poudres insufflées dans l'œil, au sublimé à l'iodure de potassium. (*Form.* 477-481.)

Pannus. — Staphylomes.

Les *Pannus* sont des voiles formés sur la cornée par le soulèvement de sa couche la plus externe (épithélium) ou par la transformation de celle-ci en une membrane épaisse et bourgeonnante ; ou enfin par une production spéciale adventice.

Les *Staphylômes* sont des productions de ce genre, tumeurs quelquefois grosses comme une prune, qui se forment sur la cornée, demi transparentes ou opaques.

Traitement. — Les pannus se traitent comme les kératites, par les collyres, le nitrate d'argent, l'atropine, les compresses chaudes (voir ci-dessus) et les scarifications de la cornée tous les 2 ou 3 jours.

Les staphylômes ne peuvent être traités que par une opération qui consiste à faire l'ablation de la tumeur.

Ptérygion.

C'est un épaississement vascularisé, non plus de la cornée, mais de la conjonctive, marchant de l'un des angles de l'œil vers la cornée qu'il envahit quelquefois. — Il y a peu ou pas de douleurs, et la vue n'est troublée que si la cornée est attaquée.

Traitement. — On ne guérit le *ptérygion* que par une opération qui consiste à disséquer l'épaississement et à l'enlever.

Iritis.

C'est une maladie de l'iris, très douloureuse, qui commence par une ponctuation de cette membrane, une diminution dans sa contractilité, une déformation de la pupille, avec injection péricornéenne, lueurs brillantes, troubles visuels, névralgies violentes, photophobie, larmoiement, fièvre. Il peut se former des abcès ou des épanchements sanguins dans l'iris, des dépôts à la surface, etc.

Il y a une variété, l'iritis syphilitique, dans laquelle le bord pupillaire est ordinairement d'un rouge cuivré ou violacé, avec épaississement floconneux de l'iris.

Traitement. — Sangsues à la tempe, collyre à l'atropine. (*Form.* 475). Fomentations tièdes, laudanisées, morphinées, injections sous-cutanées de morphine, calomel à doses réfractées (Voir ci-dessus *Kératite*). Vésicatoires, frictions mercurielles belladonées. — Opération : *iridectomie.*

Dans l'iritis syphilitique, il faudra traiter la maladie constitutionnelle par l'iodure de potassium, sirop de Laroze, sirop de Falières, le calomel, etc.

Cataractes.

Les *cataractes* sont des opacités qui se forment sur le cristallin, et qui obscurcissent tout de suite la vue. Les lumières paraissent entourées de rayons, le malade marche la tête baissée cherchant l'ombre.

Il y a un grand nombre de variétés de cataractes, mais le

traitement de cette affection ne peut se faire que par l'extraction du cristallin opacifié ou par son abaissement dans le bas fond de l'œil.

Amaurose. — Amblyopie. — Goutte sereine.

C'est l'affaiblissement ou la perte de la vue par altération du nerf optique ou de la rétine. Le cristallin est intact et le malade marche la tête levée cherchant la lumière.

Le médecin doit rechercher, avec l'ophthalmoscope, s'il y a des lésions internes de l'œil, et s'informer des antécédents du malade : apoplexie, diabète, syphilis, maladies du cerveau ou de la moelle, rhumatisme.

Traitement. — Dans le cas où il y aurait une maladie constitutionnelle, il faudrait traiter celle-ci ; quant à l'*amaurose*, on ne peut guère employer que les révulsifs, vésicatoires, cautères, séton à la nuque. Les amauroses récentes ont pu être améliorées, guéries, dans certains cas, par les frictions sur le front avec des solutions d'aconitine, de vératrine et de delphine se succédant alternativement pendant trois ou quatre jours. (Traitement Turnbull, *Form.* 482, 483, 484.)

Choroïdite séreuse ou Glaucome

C'est une affection de la choroïde, s'accompagnant de douleurs profondes dans l'orbite, de trouble dans la vue, avec auréole ou arc-en-ciel autour des flammes. Extrême dureté de l'œil, cornée trouble, pupille déformée, iris poussé en avant, coloration vert d'eau du fond de l'œil.

Traitement. — Opération : ponction de la chambre antérieure iridectomie.

Choroïdite atrophique

Cette maladie de la choroïde amène la déformation de l'œil et la perte de la vue.

Traitement. — Sangsues au coin de l'œil, purgatifs, calomel à doses réfractées. Traitement tonique, dépuratif et hygiénique (voir ci-dessus). Dans le cas de syphilis, traitement de cette dernière maladie, sirop de Gibert, etc.

Rétinite

C'est une affection de la *rétine* qui présente plusieurs formes ou plutôt se produit dans le cours de plusieurs maladies constitutionnelles, l'albuminurie, le diabète, la syphilis. La maladie se reconnaît, à l'ophthalmoscope, par des plaques blanches, des taches sanguines ou pigmentaires dans la rétine ; il y a affaiblissement de la vue centrale, souvent cécité complète pour les couleurs.

Dans l'*hémorrhagie rétinienne* qui est une apoplexie de la rétine, il y a trouble ou perte subite de la vue.

Dans le *décollement de la rétine*, la vue est altérée et les objets paraissent déformés, et l'examen à l'ophthalmoscope montre aisément la rétine tombée dans l'humeur vitrée et flottant comme une masse bosselée, plissée et tremblotante.

Traitement. — Vésicatoires à la nuque. Traitement de la maladie constitutionnelle. Sangsues à la tempe dans l'hémorrhagie rétinienne.

Tumeur et fistule lacrymales

La *tumeur lacrymale* est formée dans l'angle interne de l'œil par une exagération de la sécrétion des larmes ; elle augmente par le froid et le travail ; le liquide qu'elle contient est filant, puis un peu purulent. Il y a un peu de douleur ou de pesanteur dans l'œil ; puis, tension de la peau, inflammation de celle-ci et ulcération.

Traitement. — On commence par des fumigations émollientes avec les infusions de camomille, de sureau, de lavande ou de thé, un peu alcoolisées, dont on renifle les vapeurs ; on applique de petits cataplasmes. Après quoi il ne reste plus qu'à pratiquer des injections d'eau fraîche ou d'eau iodée dans les points lacrymaux, puis à passer des sondes dans les voies lacrymales. Enfin, l'opération, pour diviser les trajets fistuleux et vider les abcès s'il s'en est formé.

Rappelons qu'aujourd'hui toutes les opérations si délicates,

mais toujours courtes, que les chirurgiens ont à effectuer sur les
yeux, sont considérablement facilitées, pour l'opérateur comme
pour le patient, par la découverte de la cocaïne dont il suffit d'in-
tiller quelques gouttes dans l'œil pour rendre celui-ci complètement insensible pendant toute la duré de l'opération (*Form.* 431).

Maladies de l'oreille

Otite externe

Douleur au pavillon de l'oreille ; bourdonnements augmentant
aux pulsations du pouls ; bruit dans l'articulation de la mâchoire,
éternuements, baillements, sécheresse du nez ; puis, sécrétion de
pus par l'oreille.

Il y a une *otite chronique* ou *otorrhée* très fréquente chez les
enfants lymphatiques, avec écoulement continuel d'un pus vert,
quelquefois fétide, avec dureté de l'ouïe.

Traitement. — Dans l'otite aiguë, on posera quelques sangsues en avant de l'oreille ; on calmera les douleurs vives par des
injections sous-cutanées de 5 gouttes d'une solution de morphine
au centième, et on fera quelques injections chaudes d'eau de guimauve, ou d'huile de lis chaude dans l'oreille. — Puis, injections
d'eau blanche.

Dans l'otite chronique ou otorrhée, on commence par traiter la
diathèse, à l'aide des dépuratifs, sirop de raifort iodé de Grimault, d'iodure de potassium de Laroze ou de Fallières, etc.,
iodure de fer de Blancard ; on posera des vésicatoires volants derrière les oreilles avec la toile d'Albespeyres ou le taffetas de Le
Perdriel, et on fera quelques injections d'eau tiède dans l'oreille.
On peut injecter de l'eau blanche, faite avec quelques gouttes
d'extrait de Saturne dans un verre d'eau, en y ajoutant, si l'on
veut, un peu d'eau de laurier-cerise ; ou bien on injecte du sulfate
de zinc à 1 pour 100 d'eau, de l'alun à 2 pour 100, du sel de table
à 2 pour 100, du sulfate de cuivre à 4 pour 100 d'eau. Si l'écoulement est fétide, on ajoute 2 à 3 gr. d'acide phénique (*Form.* 485).

Une bonne pratique consiste à faire des irrigations prolongées, d'eau tiède, avec un irrigateur.

Otite moyenne

Sentiment d'empâtement, de lourdeur dans la région de l'oreille et de la mâchoire ; surdité légère, bourdonnements avec pulsations, douleur, surtout en se mouchant, en éternuant ou en mangeant ; étourdissements, vertiges.

La maladie peut passer à l'état chronique et amener la perforation du tympan et la carie des os.

Traitement. — Sangsues, ventouses, injections sous-cutanées, injections chaudes, émollientes. Insufflation d'air par la *trompe d'Eustache.*

Otite interne

C'est une maladie qui remonte ordinairement de la gorge par la trompe d'Eustache. Surdité, agitation, délire, douleur profonde très vive. Souvent perforation du *tympan* et sortie du pus par l'oreille externe.

Traitement. — Sangsues, cataplasmes, lavements, purgatifs, boissons chaudes, sinapismes aux mollets, révulsifs, dérivatifs. Pas d'injection dans l'oreille, mais inhalation, par la bouche, de vapeurs de baies de genèvrier sur lesquelles on verse de l'eau bouillante. — Injections émollientes ou bien avec de l'eau blanche, dans l'oreille, si le tympan est crevé.

Myringite

C'est l'inflammation du tympan lui-même ; violentes douleurs dans l'intérieur de l'oreille, bourdonnements avec pulsations, agitation, surdité partielle.

Traitement. — Comme pour l'otite externe,

Corps étrangers dans l'oreille.

On commence par faire dans l'oreille une injection d'huile qui a l'avantage, si le corps étranger est un insecte, de le tuer, si c'est un paquet de cérumen, de le délayer, et si c'est un corps solide, de lubréfier les parois du conduit auditif, et de rendre l'extraction plus possible.

Puis, on fait une injection d'eau tiède, et en faisant tenir au malade la tête penchée, le corps étranger, s'il est léger, insecte, tampon de coton, ne tarde pas à monter à la surface. Sinon, il faut se méfier des épingles recourbées, des fils d'archal pliés en anse, etc., qui ont souvent pour effet, d'enfoncer le corps étranger davantage plutôt que de le retirer. Ce qui vaut le mieux, c'est une fine pince d'acier à mors dentés et arrondis avec laquelle on saisit l'objet solidement, et on le ramène doucement. Il faut, pendant toutes les manœuvres, faire des injections douces avec de l'eau tiède.

CHAPITRE XI

MALADIES PARASITAIRES

Nous désignerons sous ce nom les maladies bien manifestement produites par des animaux ou par des plantes qui se développent dans nos organes. Nous faisons complètement abstraction dans ce chapitre des maladies qu'on suppose produites par des êtres infiniment petits, dit *microbes*, et qui ont été traitées ailleurs, telles que la tuberculose, le choléra, etc.

Nous séparerons les maladies parasitaires en deux classes, suivant qu'elles sont produites par des animaux ou des végétaux.

Parasites animaux

Gale

La *Gale* est une maladie de peau produite par un petit animalcule de la famille des Arachnides, qu'on appelait naguère *Acarus*, et qu'on nomme maintenant *Sarcopte* (*Sarcoptes scabiei*). Cet animalcule s'introduit dans la peau fine, entre les doigts, aux poignets, aux plis des articulations, autour des mamelons, et trace sous l'épiderme de petites galeries ou *sillons* longs de quelques millimètres, dans lesquels il chemine et dépose ses œufs. Ce travail produit de vives démangeaisons, et comme il s'effectue surtout pendant la nuit, à la chaleur du lit, c'est particulièrement à ce moment que les démangeaisons sont insupportables.

Le sarcopte est visible à l'œil nu et apparaît comme un presque imperceptible point blanc qui se meut. A la loupe, on le dis tingue mieux, et l'on peut même lui donner la chasse dans ses sillons avec une pointe d'aiguille, comme cela se fait en Corse.

Les parties attaquées par le sarcopte se couvrent de petites vésicules un peu roses, qui se remplissent de liquide, que l'on arrache par le grattage, et qui forment des croûtes sanguinolentes. Si la gale n'est pas soignée, les vésicules deviennent le siège d'une vive inflammation ; il se développe diverses éruptions : eczéma, lichen, ecthyma, voire des clous et des abcès souvent considérables.

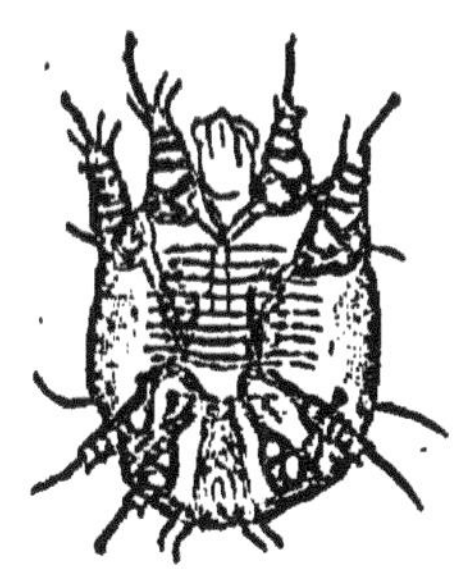

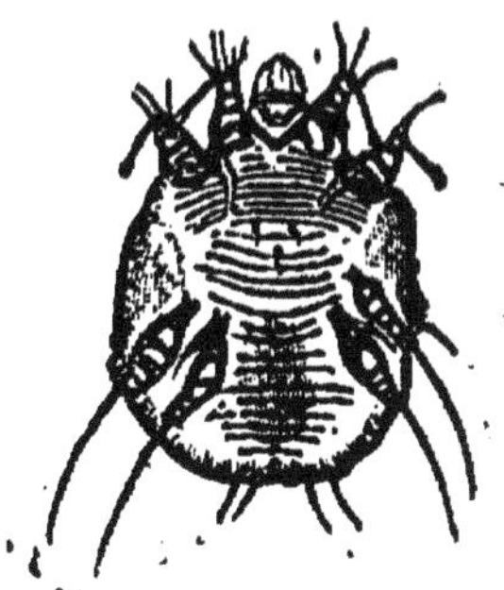

Fig. 34   Fig. 35

Fig. 34. — *Acarus de la gale de l'homme (Sarcoptes scabiei).*
Mâle (grossi 100 fois)

Fig. 35. — *Acarus de la gale de l'homme. Femelle*
(grossie 60 fois)

Il est inutile d'ajouter que la gale est contagieuse, puisque le sarcopte qui la produit peut passer d'un galeux à tous ceux qui sont en contact avec lui et leur donner la gale. Pour reconnaître cette maladie d'une manière certaine, il suffit de constater l'existence des vésicules ou boutons sur les points que nous avons indiqués, et de vérifier sous l'épiderme la présence des sillons ou galeries, ce qui est assez facile à l'œil nu, mais très aisé avec la moindre loupe.

Traitement. — Le traitement de la gale est très simple : il suffit de tuer le sarcopte et ses œufs, ce qui peut se faire en deux heures. S'il y a, en même temps, une inflammation subséquente de la peau produite par la pullulation des animalcules et le grattage, celle-ci, qui peut durer quelque temps encore, suivant son intensité, n'est plus la gale et sera traitée par les moyens ordinaires, lotions émollientes, eau de guimauve, cataplasmes de farine de graine de lin, d'amidon, etc.

Quant au traitement de la gale proprement dit, il est très facile : d'abord, un bain prolongé pour amollir la peau, et, après le bain, friction avec la pommade d'Helmérich (*Form.* 550), sur tout le corps. Le lendemain, un bain et friction générale. Le lendemain, un bain encore, et le malade est guéri.

On peut aller plus vite : d'abord, friction générale avec du savon noir ; bain d'une heure et frictions dans le bain pour ouvrir les sillons. Puis, friction d'une demi-heure avec la pommade d'Helmérich. Et le malade est guéri ; le traitement a duré deux heures. Il reste à soigner les éruptions inflammatoires.

Le traitement ci-dessus est celui de l'hôpital Saint-Louis, à Paris : il est infaillible et rapide, mais il est assez brutal, parfois douloureux, sur les peaux enflammées, surtout pour les femmes. On le remplace dans certains cas par plusieurs autres, moins rapides, mais plus doux. Tels sont les traitements avec le pétrole (*Form.* 552), assez rapide aussi, et avec les essences (*Form.* 553) ; celui-ci peut durer 8 jours, mais convient très bien aux femmes.

D'ailleurs, dans bien des cas légers, chez les enfants, une infusion de thym avec un peu d'essence de lavande, ou une pommade à l'essence de thym, suffisent pour guérir la gale. Il faut toujours employer concurremment les bains pour amollir l'épiderme et ouvrir les sillons.

Les vêtements des galeux devront être passés au soufre.

Phthiriase. — Poux

Il y a plusieurs espèces de poux : les poux de tête (*Pediculus capitis*), les poux de corps *(Ped. corporis)*, d'une couleur plus pâle, et les poux du pubis ou morpions (*Ped. pubis*), de forme courte et élargie.

L'invasion des poux, soit dans la tête, soit sur le corps, provient de la saleté. Ils apparaissent avec une grande rapidité, surtout chez les enfants, à la suite de certaines maladies, par exemple, la rougeole. Il s'agit ici des poux de la tête, car les poux de corps viennent surtout sur les vieillards.

Les poux sont toujours apportés par un individu pouilleux, et ne s'engendrent jamais spontanément, comme certaines personnes le croient encore : ils se reproduisent par des œufs qu'on appelle *lentes* et qu'ils déposent à la base des cheveux ou des poils. Il en est des poux de tête comme des poux de corps et des morpions, qui résultent toujours d'une contagion.

Il faut toujours détruire les poux au plus vite. Chez les enfants, c'est quelquefois difficile par suite de maladies de la peau de la tête, gourmes, croûtes, dans lesquelles les poux pullulent d'une manière effroyable.

Les vieillards surtout sont sujets aux poux de corps, que l'on trouve particulièrement sur le dos, quelquefois sans qu'on puisse les attribuer à la malpropreté, bien que ce soit là la cause ordinaire. La multiplication des poux, avec prurit, grattage, déchirure de la peau par le grattage, peut amener une véritable maladie, la *phthiriase*, avec insomnie, fièvre, inflammation de la peau (*prurigo pédiculaire*) dépérissement, amaigrissement, cachexie qui peut amener la mort chez les vieillards.

Quant aux poux du pubis, ils n'ont aucun danger et disparaissent toujours avec la plus grande facilité. On en contracte parfois dans les latrines. Ils ne se cantonnent pas toujours dans les poils du pubis, mais peuvent monter à ceux du ventre, de la poitrine, des mamelons, des aisselles, même des cils et des sourcils; ils sont d'ailleurs fréquents dans la barbe.

Traitement. — il faut toujours tuer les poux, chez les enfants comme chez les hommes. Les soins de propreté, le peigne, suffisent toujours, à moins qu'il n'y ait plaies et croûtes de la tête. On coupe les cheveux chargés de lentes et on les brûle, et on lotionne la tête avec une décoction de staphysaigre, de petite centaurée ou de persil, ou même de tabac. On peut encore employer la pommade camphrée, l'eau de goudron, les eaux mercurielles (*Form.* 554, 555), l'eau de savon, etc.

Les mêmes substances serviront pour les poux de corps, que le savon noir détruit souvent très bien. Les bains sulfureux sont très bons, ainsi que les lotions avec le sulfureux Pouillet (une cuillerée à café pour une cuvette d'eau). Le linge des personnes atteintes de poux de corps doit être lessivé avec soin et les vêtements passés à la vapeur de soufre.

Les vieillards, en proie à la phthiriase, devront être soignés à l'intérieur par les toniques : vin de Robiquet au pyrophosphate de fer, vin de Bellini, vin de quinium, sirop d'oranges amères de Laroze, etc.

Quant aux morpions, on les détruit en une heure avec une friction à l'onguent gris ou onguent mercuriel. Quand ils ne sont pas trop abondants, on peut les faire disparaître avec quelques frictions de savon noir. Les solutions de bichlorure de mercure (*Form.* 555) les détruisent aussi.

Tannes

Les *tannes* sont des points noirs qui se forment sur la peau de la figure, au front, dans le sillon naso-labial, sur les lèvres. Ces points sont dus au développement exagéré de certaines petites glandules sécrétant la matière grasse qui enduit la peau (*follicules sébacés*). Dans ces glandules ou follicules pénètre un animal de la famille des Acariens, et que l'on peut faire sortir, avec un bloc de la matière sébacée qui l'entoure, soit par expression, soit en l'extrayant avec une pointe d'aiguille. Cet Acare est désigné sous le nom de *Demodex folliculorum.*

Les tannes ne constituent pas une maladie, ne font courir aucun danger. Quand elles deviennent gênantes par leur grosseur ou leur position, on les extrait.

Vers

ASCARIDES VERMICULAIRES OU OXYURES. — Ce sont de petits vers blancs longs de 3 à 10 millimètres, avec une extrémité plus renflé que l'autre, auxquels les enfants, surtout, sont exposés. Ils habitent le rectum, dans le voisinage de l'anus, où ils produisent, particulièrement le soir, des démangeaisons plus ou moins vives, qui portent parfois les enfants, surtout les petites filles — et même les femmes — à la masturbation, quand les vers descendent dans la vulve.

Traitement. — On les tue très facilement avec des lavements de décoction d'absinthe, de tanaisie, de fougère mâle, de mousse de Corse, etc. — Chez les adultes, on peut employer les suppositoires à l'extrait d'absinthe ou au calomel.

Les lavements et les suppositoires suffiront toujours pour détruire les oxyures, mais on peut aussi donner des vermifuges par l'estomac, tels sont la mousse de Corse (*Form.* 560, 561), le semen-contra (*Form.* 562, 563, 564), la santonine (*Form.* 565), qui est un principe actif retiré de la graine de semen-contra. On donne de 5 à 25 gr. de mousse de Corse, de 2 à 6 grammes de semen-contra ; la santonine, se prendra sous forme de granules Frère, à 1 centigr., de 2 à 6 par jour. On continue pendant plusieurs jours.

On emploie encore très utilement les lavements d'eau de suie (*Form.* 566), de calomel (*Form.* 567), de décoction d'ail.

Il est toujours bon, après l'emploi de tous ces vermifuges, d'administrer un purgatif léger. Pour les enfants, 50 centigrammes de calomel jouent, en même temps, le rôle de vermifuge et de purgatif. On les donne dans une cuillerée de miel.

ASCARIDES LOMBRICOÏDES. — LOMBRICS. — Ces vers sont ceux que l'on rencontre le plus souvent chez l'homme. Bien des personnes hébergent de ces animaux et ne s'en doutent pas. Ils sont beaucoup plus grands que les Oxyures et varient de 8 à 30 centimètres de long ; ils sont cylindriques avec les extrémités pointues. Ils ressemblent beaucoup aux Lombrics terrestres ou vers de terre.

Leur siège ordinaire n'est plus le voisinage de l'anus, mais le haut de l'intestin, près de l'estomac. Ils remontent, en effet, souvent dans l'estomac et même l'œsophage, et on les rend tout vivants dans un vomissement.

Les symptômes qui les annoncent à l'extérieur sont très vagues, très variables et comportent très souvent, surtout chez les femmes, les accidents nerveux les plus variés. Parmi ces derniers accidents, on cite la démangeaison au nez, les éternûments, l'obscurcissement de la vue ou de l'ouïe, des troubles dans l'humeur, des accès de mélancolie ou de rire, même des convulsions.

Nous répétons que ces symptômes sont loin d'être constants. Plus souvent ils influent sur la digestion ; ils donnent lieu à des pertes d'appétit suivies de faim déréglée, au ballonnement du ventre et de l'estomac ; la salive est abondante, la langue blanche. Le malade ressent des picotements ou une constriction à l'arrière-gorge, il a les yeux cernés, ternes, la pupille dilatée. Il peut éprouver des éructations, même des vomissements ou des selles glaireuses. — Mais le seul caractère certain est le rejet par le bas de Lombrics morts ou vivants.

Les adultes et les enfants donnent asile aux Ascarides lombricoïdes et souvent, dans le cours de maladies régulières qui s'accompagnent de vomissements, ils rejettent un ou plusieurs vers.

Traitement. — Les vermifuges que nous avons indiqués pour les Oxyures s'emploient avec le même succès contre les Lombrics, mais les lavements ne peuvent pas les atteindre. Il faut donc prendre, par en haut, les préparations à la mousse de Corse, de 4 à 16 grammes (*Form.* 560, 561), le semen-contra (*Form.* 562, 563, 564) et particulièrement les granules de santonine (*Form.* 565), de 5 à 20 grammes par jour, suivant l'âge.

On peut aussi employer, surtout avec les enfants, les biscuits vermifuges, soit au calomel, soit à la santonine dont on donne de un quart de biscuit à 1 biscuit entier, suivant l'âge.

Pour les adultes, les tisanes d'absinthe, d'armoise, de tanaisie sont des adjuvants utiles.

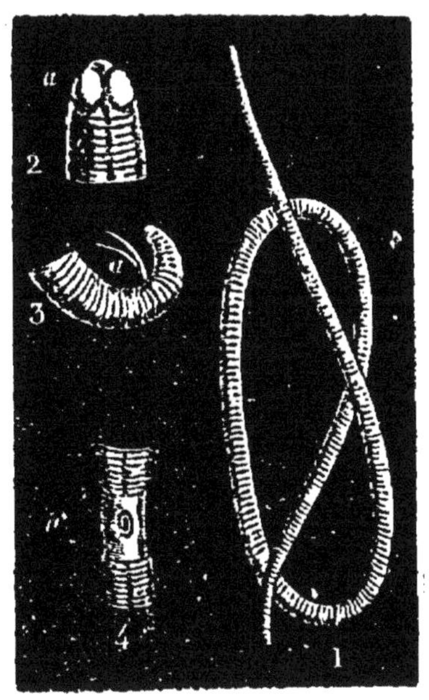

Fig. 36

Ascaride lombricoïde de l'homme

1. Ascaride de grandeur naturelle. — 2. Tête avec les trois nodules (*a*) de la bouche. — 3. Extrémité candale du mâle avec les deux spicules (*a*). — 4. Anneau énital de la femelle avec l'orifice sexuel (*a*).

Tænia. — Ver solitaire.

Il y a plusieurs espèces de Tænias ou vers solitaires. Chez l'homme on n'en trouve guère que deux, le *Tænia* ou *Ver solitaire* proprement dit, et le *Bothriocéphale.* Le *Tænia médio-cannelé*, qui a pu être très rarement observé chez l'homme, appartient particulièrement au chien.

L'histoire de ces vers intestinaux est très curieuse, et l'on comprend que nous ne pouvons ici en dire que quelques mots.

Ces animaux ne peuvent pas, en général, accomplir leur existence entière dans le corps d'une même espèce animale. Ils doivent subir des migrations. Ainsi, c'est dans l'intestin de l'homme que le *Tænia solium*, ver solitaire, émet ses œufs. Ceux-ci n'éclosent pas chez l'homme ; ils sont rejetés avec les excréments, tombent sur des plantes ou des matières quelconques qu'un jour, un porc vient dévorer. C'est chez le porc que l'œuf va éclore. Néanmoins, le développement du ver reste incomplet chez le porc. Il ne se forme qu'une vésicule surmontée par ce qu'on a appelé une tête, laquelle est liée à la vésicule par une sorte de cou annelé. La tête est plus petite qu'une tête d'épingle et la vésicule grosse comme une noisette, souvent davantage. La tête et le cou peuvent rentrer dans la vésicule qui, d'ailleurs, est remplie d'une sérosité claire. Le tout est renfermé dans une petite poche membraneuse ou kyste.

Cet animal, ainsi constitué, a été considéré comme un *ver vésiculaire ;* on l'a appelé *Cysticerque.* L'existence des cysticerques chez un porc en fait ce qu'on nomme un porc *ladre.* Les cysticerques sont souvent logés sous la langue des cochons où ils forment une tumeur grosse comme une noisette. C'est pour cela que dans les marchés à bestiaux, des inspecteurs examinent la langue des porcs et réforment tous ceux qui présentent ces tumeurs.

La tête du cysticerque présente des suçoirs ou ventouses et une couronne de forts crochets destinés à fixer le ver sur l'intestin de l'hôte qu'il habitera plus tard. Cette tête n'est, en effet, qu'un organe de fixation et non une *tête* proprement dite. Aussi, convient-il mieux de l'appeler *scolex.*

Or ce scolex n'est autre chose que le rudiment d'un tænia. Si un homme ou un autre animal carnivore vient à manger la viande de porc contenant le scolex, celui-ci en raison de sa vitalité, résiste à la digestion, s'accroche par ses suçoirs et ses crochets à la membrane de l'intestin de son hôte et commence la seconde phase de son développement. Au dessous du scolex, gros comme une tête d'épingle, et du cou, gros comme un fil, se forme une série d'anneaux plats, poussant les uns après les autres, de plus en plus larges, et c'est un tænia.

Le tænia se compose donc d'un scolex armé d'une couronne de crochets et de 4 ventouses, puis d'une sorte de cou formé d'articulations plates, d'abord très petites, puis s'élargissant, les unes au bout des autres, jusqu'à près d'un centimètre. Le ver a donc l'aspect d'un long ruban articulé, blanchâtre, pouvant atteindre 2 mètres de long, et dont le dernier anneau ou article est toujours plus large que le précédent (*Fig.* 37).

Chacun de ces anneaux plats, qu'on appelle aussi *cucurbitains*, en raison de leur ressemblance vague avec une graine de courge, — ou encore *proglottis*, — présente de chaque coté un pore par lequel il émet des œufs microscopiques qui, rejetés avec les matières excrémentitielles, sont prêts à aller engendrer des cysticerques chez les animaux qui les avaleront. (1)

On comprend que pour être guéri du Tænia, il faut rendre la tête ou scolex, puisque si l'on ne le rend pas, ce scolex, même ayant perdu tous ses anneaux, va en pousser incessamment une nouvelle série et reconstituer un nouveau ruban.

Le Bothryocéphale se propage absolument de même et son mode de développement sur un scolex est semblable; seulement, il provient non du porc, mais des rumisants, des bœufs, par exemple. Rare autrefois en France, surtout chez les petits enfants, il est commun aujourd'hui par suite de l'habitude que l'on a prise depuis quelque temps de nourrir les personnes ou les enfants débilités avec de la viande crue.

---

(1) Ils peuvent même, accidentellement, éclore chez l'homme, et les larves cheminant à travers les tissus vont s'enkyster en différents points pour y former des cysticerques.

Et, d'ailleurs, le tænia et le bothryocéphale se développent de préférence chez les personnes affaiblies.

Le bothryocéphale diffère du tænia par son scolex ou tête qui n'est pas armée de crochets, mais seulement de ventouses, qui est oblongue et non carrée, et par la situation de ses ovaires qui, au lieu de s'ouvrir sur les deux côtés des anneaux, s'ouvre sur la ligne médiane. Les cucurbitains peuvent atteindre 1 à 2 centi-mètres de large, et le ver acquérir une longueur de plus de 7 mètres (*Fig*. 38).

Le tænia pas plus que le bothryocéphale ne sont, malgré leur nom, nécessairement solitaires ; la même personne peut en nourrir plusieurs à la fois.

Les symptômes sont aussi très vagues et très divers : haleine fétide, salivation, sensations de gêne dans la gorge (certains ma-lades croient toujours avaler un cheveu) ; ballonnement de l'esto-mac et du ventre ; sensation de mouvements vermiculaires dans l'intestin, renvois, appétit capricieux, tantôt nul, tantôt exagéré ; quelquefois des vomissements, diarrhée alternant avec la consti-pation ; lassitudes, crampes, toux sèche, démangeaisons à l'anus, maux de tête, étourdissements, accidents nerveux, insomnies, cauchemars, palpitations, humeur changeante, irritable, — même des convulsions, etc.

Souvent on constate de l'amaigrissement, la peau est terreuse, les yeux ternes et les pupilles dilatées. Mais le meilleur et le plus sûr de tous les symptômes est le rejet, avec les excréments, de fragments plus ou moins considérables du ver ou de cucurbitains isolés, — il est très rare qu'on en rende par la bouche.

Cet état peut durer pendant plusieurs années et se reproduire pendant de longues périodes de temps, quand on a, à plusieurs reprises, rendu le ver, mais non la tête. Il paraît, d'ailleurs, quelquefois ne pas porter un très grave préjudice à la santé géné-rale. D'autres fois, au contraire, surtout chez les enfants (cas assez rares), il produit un dépérissement des plus dangereux.

Traitement. — Il y a beaucoup de ténifuges. Le plus certain paraît être le cousso. Sur 20 grammes de fleurs de cousso pulvé-risées on verse 250 grammes d'eau tiède, et l'on boit après

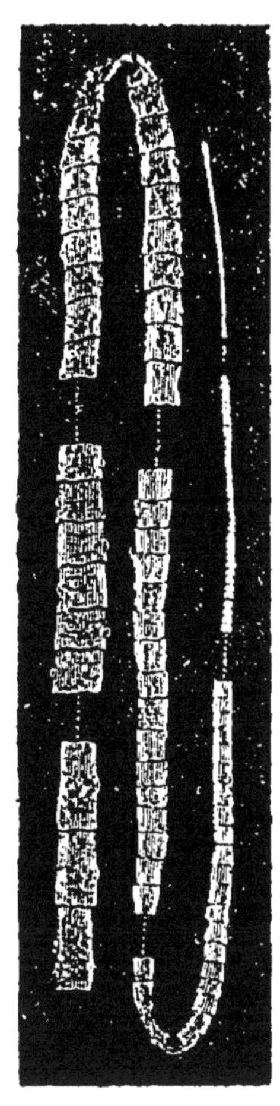

Fig. 37

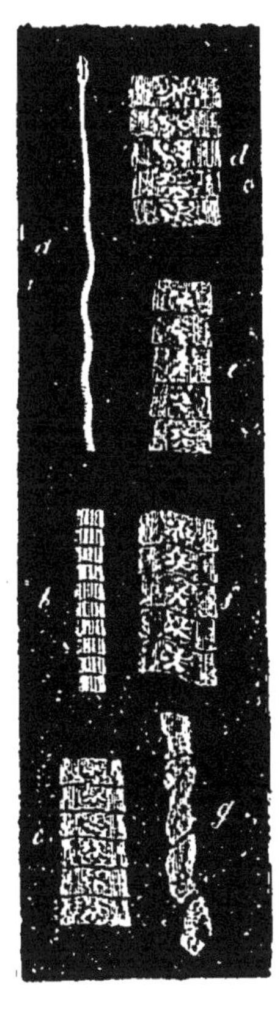

Fig. 38

Fig. 37. — *Ver solitaire*, Tænia solium, *pris à divers points de sa longueur*

Fig. 38. — *Ver solitaire inerme*, Bothriocéphale, *pris à divers points et coupé en diverses parties sur sa longueur*

a, *scolex* ou tête et *cou*, — b, c, d, f, fragments à divers degrés de développement. — e, g. séries d'anneaux vidés des œufs qu'ils contenaient.

1|4 d'heure. Il est utile de garder la diète la veille ou du moins de ne manger que très peu, surtout le soir. Au bout d'une heure les gardes-robes commencent et le tænia est rendu dans la troisième ou quatrième selle. Il faut vérifier si le ver est complet, c'est-à-dire si la « tête » est rendue (1).

On peut employer l'écorce de racine de grenadier fraîche, de France, ou sèche, de Portugal : 60 grammes bouillis avec 750 grammes d'eau et réduits à 500 grammes. On boit en trois verres, à 1|4 d'heure d'intervalle. Le premier verre occasionne quelquefois des vomissements, mais il faut persister, et même parfois plusieurs jours de suite. On peut se purger avec 45 à 60 grammes d'huile de ricin après avoir absorbé l'infusion de grenadier.

L'écorce de racine de grenadier agit en vertu d'un principe actif appelé *pelletiérine*. La pelletiérine à la dose de 0,50 centigrammes dans 300 grammes d'eau suffit pour chasser le tœnia.

Les rhizomes de fougère mâle sont aussi des ténifuges. On emploie la poudre à la dose de 30 à 50 grammes avec purgation ensuite ; ou bien l'extrait éthéré de fougère mâle, à la dose de 2 à 8 grammes que l'on introduit dans des capsules vides de Le Huby, ou que l'on prend en perles ou globules préparés d'avance. On prend les perles de dix minutes en dix minutes. Une heure après, on prend 3 perles d'éther de Clertan, et deux heures après, 30 grammes d'huile de ricin.

On peut encore expulser le tænia avec les graines de courges, 40 grammes, réduites en pâte avec 15 grammes de miel, et, deux heures après, une purgation avec 45 grammes d'huile de ricin.

Il y a un grand nombre d'autres remèdes contre le tænia qui réussissent quelquefois, mais les plus certains sont ceux que nous avons indiqués. Il faut souvent récidiver, pour arriver à un résultat complet, mais il ne faut prendre les ténifuges que quand on rend des cucurbitains dans les selles.

L'éther et la térébenthine sont aussi des ténifuges, et l'on peut, quelquefois, rendre le ver à la suite d'une absorption copieuse de perles d'éther ou de térébenthine suivie d'une purgation.

(1) On peut employer aussi le cousso granulé de Mentel, que l'on avale à l'aide de quelques cuillerées de tilleul froid. C'est peut-être le meilleur procédé.

Échinocoques. — Hydatides

Les *Échinocoques* ont été considérés aussi comme des vers vésiculaires ; ce sont tout simplement des scolex d'un ver de la famille des Tænias. Ils se composent d'une vésicule surmontée d'un organe de fixation représenté par 4 suçoirs et, au milieu, une couronne de crochets. — Ces organes sont microscopiques. Le tout est enveloppé d'un kyste formé de plusieurs feuillets superposés. C'est cette vésicule d'enveloppe qu'on a appelé *Hydatide* ou *Acéphalocyste*.

Il se forme quelquefois dans diverses parties du corps, notamment dans le foie, des kystes formés par des hydatides, kystes qui amènent des abcès du foie, et souvent les complications les plus graves. Nous avons parlé des kystes hydatiques à propos des maladies organiques du foie. On ne peut espérer guérir ces affections qu'en ponctionnant la poche pleine d'hydatides de manière à la vider, et en injectant ensuite une solution iodée que l'on fait ressortir au bout de quelques minutes (*Form.* 381).

FILAIRE, VER DE MÉDINE, DRAGONNEAU. — C'est un ver qui se loge dans les muscles, notamment du bras et du mollet. Il n'existe pas dans nos climats. En Asie, on l'extrait par incision et on le pelotonne à mesure sur un morceau de bois.

CŒNURE, STRONGLE. — Le *Cœnure* et le *Strongle* sont des vers qui ne paraissent pas propres à l'homme, mais plutôt au mouton et au cheval. C'est le cœnure du cerveau qui produit le *tournis* chez le mouton.

Parasites végétaux

Les parasites végétaux appartiennent à l'ordre des Champignons inférieurs, c'est-à-dire qu'ils se composent d'une masse de filaments extrêmement fins, feutrés et tubuleux qu'on appelle *mycélium*. Ils correspondent à ce que, dans le champignon de couche, on nomme *blanc de champignon*, et qui est aussi un mycélium formé d'une masse considérable de filaments ou de tubes enchevêtrés ; c'est la partie végétative du champignon. Dans certains de ces filaments ou dans tous, il se forme, à un moment donné, des petits grains qui se disposent en chapelet à la suite les uns des autres, et sont mis en liberté par la rupture des tubes. Ces granulations représentent les graines ou *spores* du champignon. Ce sont les organes de reproduction. Répandues sur une autre partie de la peau, ou sur une autre personne, ces spores germent et reproduisent de nouveaux filaments mycéliaux, c'est-à-dire de nouveaux champignons qui vont donner naissance à de nouvelles spores, et ainsi de suite. La rapidité de multiplication de ces organismes est extrême. Ils sont excessivement petits, et il faut le microscope, avec des grossissements de 3 à 400 diamètres, pour les apercevoir.

On attribue à ces champignons à mycélium la production d'un certain nombre de maladies qui, naturellement, sont contagieuses. C'est un de ces champignons qu'on accuse de produire la maladie que nous avons étudiée antérieurement sous le nom de *muguet*. Son mycélium forme de petits amas blancs (*Oidium albicans*) (1). Il nous reste à traiter des différentes espèces de *teignes*.

Teigne

On reconnaît plusieurs espèces de *Teignes*. Nous décrirons la *teigne faveuse*, la *teigne tonsurante* et la *teigne pelade*.

La TEIGNE FAVEUSE se produit ordinairement sur le cuir chevelu, le plus souvent chez les enfants débiles ou malpropres, mais elle peut attaquer toute autre partie de la peau. Le champignon qui lui donne naissance a été appelé *Achorion Schœnleinii*.

Elle commence par de petites pustules au centre desquelles on voit un point jaune. Ce point est formé par un paquet de filaments très fins, jaunes, c'est le mycélium commençant, ce qu'on appelle un *favus ;* les pustules se détruisent en répandant le liquide

---

(1) Le pityriasis est aussi produit par un champignon excessivement petit, le *Microsporon furfur*.

qu'elles contiennent, et le favus arrive à la surface de la peau où il s'étale en formant une plaque saillante de plus en plus grande, dans laquelle sont englobés des cheveux, et qui se déprime au milieu en godet. Cette plaque se recouvre de croûtes plus ou moins épaisses, inégales, emprisonnent des cheveux collés, et s'environne bientôt d'autres plaques semblables, de sorte que toute la tête finit par être recouverte d'une calotte croûteuse qui répand une odeur, particulière et caractéristique, de souris ou d'urine de chat.

Au début, on peut voir que la plupart des favi entourent un cheveu : c'est que la spore qui a produit le favus a germé dans la gaîne de la racine du cheveu. Et si l'on arrache celui-ci, on voit, si on l'examine au microscope, adhérents à ce qu'on appelle la racine, des filaments transparents et des filaments granuleux de mycélium, ainsi que de petits corpuscules brillants qui sont des spores. Les plaques faveuses dissociées sous le microscope sont composées des mêmes éléments.

Mais, comme ce travail végétal sous l'épiderme du cuir chevelu s'accompagne de démangeaisons plus ou moins vives, le malade se gratte, et il en résulte diverses inflammations de la peau, purulentes et croûteuses, telles que l'eczéma, l'ecthyma, l'impétigo, qui viennent compliquer la teigne.

C'est une maladie très tenace.

Traitement. — Il est nécessaire d'enlever les cheveux dans toutes les parties atteintes, puisque le parasite a pénétré dans la gaîne de la racine. Pour cela, on commence par frictionner la tête pendant plusieurs jours avec une pommade à l'huile de cade ou à l'huile de noix d'acajou, ou encore une pommade alcaline (*Form.* 435, 575 à 577), pour ramollir le cuir chevelu et diminuer l'adhérence des cheveux. Ceux-ci ont, d'ailleurs, été coupés courts ; on procède alors à l'épilage avec une pince à mors larges et à dentelure mousse. Quand on a dénudé une surface de 2 à 3 centimètres carrés, on suspend pendant quelques minutes et on fait, avec une brosse douce ou une éponge, une lotion au sublimé (*Form.* 578). Quand l'épilation est terminée, on fait une onction avec la pommade de cade, ou mieux la pommade au turbith (*Form.* 577). Pendant plusieurs jours on continue ces lotions et les applications de pommade au turbith. Ordinairement, il faut pratiquer plusieurs épilations, et l'on continue le même traitement jusqu'à ce que la maladie ait disparu. C'est le procédé le plus efficace et le plus sûr.

On pratique aussi plusieurs traitements moins certains : on fait tomber les croûtes avec des cataplasmes ; au bout de quelques jours, on lave au savon et on frictionne, tous les jours, avec la pommade alcaline (*Form.* 436, 576). On entretient la tête avec une grande propreté, au moyen d'un peigne fin. On sème alors dans les cheveux, tous les deux jours, une pincée d'une poudre de chaux (*Form.* 579). Les cheveux s'arrachent alors avec une très grande facilité. On fait les frictions tous les 2 ou 3 jours avec la pommade alcaline jusqu'à ce que la maladie disparaisse.

TEIGNE TONSURANTE *(Herpès tonsurant).* — C'est un autre champignon, le *Trichophyton tonsurans.* Les cheveux changent de couleur, deviennent cassants, et, en effet, se brisent à quelques millimètres de hauteur, laissant à découvert une surface nue comme une tonsure, sur laquelle il se forme une couche blanchâtre, sale, composée d'un très petit nombre de filaments mycéliaux et d'une quantité considérable de spores. Ce parasite pénètre dans le cheveu et le désorganise. L'épilation est très difficile; quand elle doit être pratiquée, il faut s'y décider de bonne heure, avant que le cheveu ne soit devenu trop cassant.

On pense que c'est le même cryptogame, mais à un degré plus avancé de développement et ayant déterminé l'inflammation des follicules pileux, qui produit une *mentagre* ou *sycosis* parasitaire. (Voir MALADIES DE LA PEAU, article *Mentagre*).

Traitement. — Le traitement est le même que celui de la teigne faveuse.

TEIGNE PELADE *(Porrigo decalvans).* — La pelade est produite par un troisième champignon parasite à spores beaucoup plus petites que les précédents, c'est le *Microsporon Audouinii.* — Le cuir chevelu est gonflé par plaques, perd ses cheveux, se recouvre d'un fin duvet et d'une poussière blanchâtre que l'on voit en regardant contre le jour. Les cheveux, à la périphérie des plaques, présentent des bosselures, des renflements formés par des amas du champignon et de ses spores qui ont pénétré dans le cheveu ou en sortent en forme de grappes plus ou moins grosses.

Traitement. — Le meilleur traitement est, comme pour les teignes précédentes, l'épilation et les frictions au turbith. On peut quelquefois, en s'y prenant de bonne heure, éviter l'épilation, en rasant la tête et en pratiquant des onctions avec un mélange à parties égales de teintures de savon et de pyrèthre, d'alcool camphré et de baume de Fioravanti (*Form.* 581), ou d'eau sédative plus ou moins coupée d'eau ordinaire.

CHAPITRE XII

MALADIES CHIRURGICALES

Phlegmons et abcès

Les *phlegmons* sont des inflammations locales situées dans la peau et sous la peau.

Le *phlegmon* peut être *circonscrit* en un certain point, par exemple, au bord externe de la main (comme cela arrive fréquemment par écrasement des tissus à la suite d'un violent coup de poing donné sur un corps dur, une table) ; alors, il prend le nom d'*abcès*. Nous avons vu que beaucoup d'organes peuvent s'abcéder par suite d'inflammation, nous ne parlons ici que des abcès externes.

Au contraire, le phlegmon, ordinairement alors plus profond, ne forme pas un foyer circonscrit, et le pus fuse sous les organes, entre les plans musculaires, sous les aponévroses, dans les gaînes des tendons, etc. C'est un *phlegmon diffus.* — Celui-ci est ordinairement beaucoup plus grave, quand cela ne serait qu'à cause de son étendue et des décollements de substance qu'il produit.

Les abcès et les phlegmons commencent par de l'engourdissement, de la chaleur dans la partie affectée, de la rougeur, du gonflement, et une douleur d'autant plus vive que les tissus malades sont plus serrés. Puis, la tumeur se ramollit, on sent la fluctuation du pus qui s'est formé : on dit que l'abcès est *mûr*. Il y a le plus souvent des traînées rouges partant du point malade et remontant vers les ganglions lymphathiques voisins qui s'engorgent et deviennent douloureux. C'est ainsi que les ganglions de l'aisselle sont douloureux quand l'abcès siège au membre supérieur, et les ganglions de l'aine quand l'abcès siège au membre inférieur. Les abcès des gencives et de la joue (*fluxions*) déterminent l'engorgement des ganglions du cou, etc.

L'abcès mûr peut s'ouvrir tout seul dans un cataplasme, mais le plus souvent il faut le faire ouvrir par le médecin.

Mais aussi, il peut *avorter*, c'est-à-dire que peu à peu le gonflement et la douleur disparaissent, il ne se forme pas de pus et l'abcès se termine ainsi par résolution.

Il ne faut pas confondre ces *abcès chauds*, qui s'accompagnent de phénomènes inflammatoires, rougeur, chaleur, douleur, quelquefois fièvre et symptômes généraux plus ou moins accentués, avec ce que nous avons appelé *abcès froids* (voir *Scrofules, morve*, etc.), qui ne sont que des collections purulentes, ordinairement sans grande douleur, sans chaleur et sans rougeur, et dont nous avons parlé en traitant de diverses maladies constitutionnelles.

Les phlegmons diffus, beaucoup plus graves que les abcès ordinaires, lesquels n'offrent généralement que peu de danger, entraînent de l'œdème du membre, une coloration rouge, violacée par plaques, la formation de vésicules ou de pustules ; la partie malade est dure, empâtée ; puis, il se forme des taches de mortification, et la fluctuation apparaissant, la peau se décolle et il s'en détache des plaques gangrenées.

Les symptômes généraux sont aussi beaucoup plus intenses : frissons, fièvre intense, maux de tête, langue blanche, etc. — Les douleurs sont ordinairement très vives. Puis, elles se calment, au bout de quelques jours, pour reparaître à la fin, avec diarrhée, sueurs, anéantissement. La terminaison des phlegmons diffus, quand ils sont étendus, peut être funeste. Tel est le phlegmon dit de la *fosse iliaque*.

Traitement. — Pour les abcès, il faut commencer par tenir le membre élevé afin d'éviter l'afflux du sang dans la partie malade (c'est pour cela qu'on porte le bras en écharpe pour les abcès de de la main); puis, on peut essayer, dès le début, de faire avorter l'inflammation par des onctions avec de l'onguent mercuriel double, ou des compresses trempées dans l'eau blanche (*Form.* 349, 350) ; mais, si la résolution n'arrive pas, il n'y a plus que les émollients : cataplasmes continués avec la farine de graine de lin, arrosés de laudanum, si l'on veut, bains d'eau de guimauve ; puis si l'abcès ne s'ouvre pas tout seul, incision avec le bistouri. Cette opération très rapide, qui fait moins souffrir que le croient les gens peureux, et bien moins que toutes les autres pratiques, doit être faite par le médecin, qui, surtout pour les abcès profonds, appréciera le lieu de l'incision, sa forme, sa direction, sa profondeur, le moment et la manière de la pratiquer.

Quant au traitement du phlegmon diffus, il est le même ; seulement, on commence ordinairement par poser des sangsues en grand nombre, de 20 à 50 ; puis, cataplasmes, bains, incisions convenablement faites et plus ou moins nombreuses.

Après que les abcès sont percés, il est utile d'exercer une pression graduée autour de la plaie, afin de faire sortir tout le pus formé. On met encore quelques cataplasmes et l'on finit par panser avec un linge cérato.

Nous recommandons vivement de n'employer aucune des pommades, onguents, recettes diverses qui sont souvent conseillés comme devant résoudre l'abcès plus vite ou sans douleur. Leur usage a souvent des conséquences déplorables, et ils sont toujours plus dangereux qu'utiles.

Clous. — Furoncles. — Anthrax

Les *clous* ou *furoncles* sont plus petits que les abcès et forment de petites tumeurs d'abord rouges et pointues, siège de cuisson ou de démangeaison, puis grossissant et finissant parfois par devenir extrêmement douloureuses. Les clous s'accompagnent aussi de traînées rouges sous la peau et d'endolorissement des ganglions voisins. Ils se résorbent et disparaissent ou bien suppurent et se ferment après qu'est sortie une masse purulente bien circonscrite qu'on appelle *bourbillon*. Ils peuvent laisser des cicatrices indélébiles.

On constate souvent que les clous se produisent par séries quelquefois très nombreuses, dans le voisinage les uns des autres. Est-ce l'effet d'une disposition générale et momentanée de l'organisme, ou bien de l'inoculation du pus, produit par les clous, sur les parties voisines ? — La chose n'est pas encore certaine.

L'anthrax simple, qu'il ne faut pas confondre avec l'*anthrax charbonneux*, la *pustule maligne*, maladie virulente, infectieuse, est un furoncle plus profond et s'attaquant au tisssu cellulaire situé sous la peau. Il forme aussi une tumeur, mais beaucoup plus volumineuse, entouré d'une œdème plus ou moins considérable, et ayant un peu le caractère phlegmoneux, pouvant d'ailleurs se compliquer de phlegmon diffus, entraînant alors des décollements et des mortifications de la peau avec mise à nu des tissus sous-jacents. Les anthrax tiennent du furoncle par la présence d'un bourbillon.

En raison de leur volume et de leur profondeur, les anthrax s'accompagnent toujours de vives douleurs, et produisent une fièvre plus ou moins intense, surtout quand ils sont gangreneux. Ils peuvent même donner lieu à des accidents de forme typhoïde.

Traitement. — Le traitement des clous ou furoncles est très simple : compresses imbibées d'eau blanche pendant les premiers jours pour tacher de les faire avorter (et alors, il est utile de prendre une ou deux purgations à un jour d'intervalle), et s'il n'y a pas résorption, cataplasmes jusqu'à maturation. Si le clou ne perce pas spontanément dans les cataplasmes, le médecin fait une incision, fait sortir le bourbillon ; puis, cataplasmes et pansement avec linge cératé. Garantir la surface enflammée du frottement des vêtements. — Enfin, purgation.

Le traitement de l'anthrax est à peu près le même, quand la tumeur n'est pas trop volumineuse, qu'il n'y a pas d'œdème, et peu de tendance au phlegmon. Mais il convient, le plus souvent, de poser des sangsues, puis des cataplasmes, de donner des bains et d'ouvrir, de bonne heure, pour empêcher le pus de fuser en profondeur. On fait une large ouverture, en croix, dépassant les bords de la tumeur, ou en roue de voiture, et l'on fait des pansements répétés avec de l'eau phéniquée au dixième, ou additionnée de liqueur de Labarraque. On est même quelquefois obligé de cautériser au fer rouge la surface dénudée par l'incision. Il faut soumettre les malades à un régime tonique. — Vin, bouillon, quinquina, vin de Bellini, vin de quinium, etc.

N'employer dans le traitement des clous, furoncles, anthrax, aucun des onguents, ni des composés plus ou moins bizarres que les empiriques conseillent soi-disant pour en hâter la guérison.

Pour toutes ces petites opérations, ouvertures d'abcès limités, de clous, etc., il serait possible de diminuer beaucoup la douleur, en pratiquant 10 minutes avant l'opération une injection sous-cutanée avec 1 centimètre cube d'une solution faite avec 1 gramme de chlorhydrate de cocaïne dans 50 grammes d'eau.

Panaris. Mal blanc, Tournant, Mal d'aventure.

Les *Maux blancs* sont des abcès de la pulpe du doigt, résultant ordinairement d'une piqûre, d'une brûlure ou de l'arrachement d'une « *envie* ». Ils peuvent se produire sous l'épiderme ou sous la peau, faire le tour de l'ongle, qui tombe quelquefois, et on les appelle alors *tournants* ou *tournioles*; sous la peau, ils sont plus douloureux, mais ils n'offrent guère de dangers.

Il n'en est pas de même du *panaris*, qui est un abcès profond, formé autour de l'os et marchant du fond vers la surface. Il peut produire des fusées de pus dans les gaines des tendons qui sont détruits, et causer la gangrène ou nécrose des os des phalanges. Le malade est ainsi exposé à perdre l'usage du doigt affecté, perdre même une ou plusieurs phalanges, c'est-à-dire le doigt en partie ou en totalité. Le panaris s'accompagne d'une enflure énorme qui se propage aux autres doigts, à la main tout entière, même au bras, et de douleurs horribles. Les ganglions de l'aisselle sont très douloureux. Le malade n'a aucun repos, ni jour, ni nuit, tant que dure cette atroce maladie, qui peut se prolonger pendant plusieurs semaines, et éprouve des symptômes généraux fébriles plus ou moins intenses.

Le panaris est plus fréquent au pouce qu'aux autres doigts, et résulte souvent d'un coup violent, d'un écrasement, d'une brûlure, d'un accident qui a intéressé le doigt tout entier.

Traitement. — Le traitement des *maux blancs*, qui sont souvent fort douloureux, ne doit consister qu'en bains d'eau de guimauve et en cataplasmes de graine de lin ou de fécule de pomme de terre, puis incision.

Quant au panaris, on peut essayer de le prévenir en posant 6 à

10 sangsues à la base du doigt, et en appliquant des compresses d'eau blanche renouvelées ; malheureusement, ces mesures sont le plus souvent inutiles. Il faut alors pratiquer une ou plusieurs incisions très longues et très profondes, sans attendre que le panaris soit mûr et qu'il y ait fluctuation. On appliquera des cataplasmes, mais ceux-ci ne peuvent pas toujours être supportés, et l'on ne peut avoir recours qu'aux bains locaux dans de l'eau de guimauve épaisse. On fait des lavages à l'eau phéniquée, et plus tard des pansements avec des linges cératés.

Quand il y a nécrose des os, exfoliation des tendons, on est quelquefois obligé de pratiquer l'amputation de la phalange nécrosée ou même du doigt.

Il est possible de diminuer la douleur des opérations dans les abcès des doigts et peut-être dans le panaris en pratiquant dans le voisinage des injections sous-cutanées avec 1 centimètre cube d'une solution de chlorhydrate de cocaïne dans 50 gr. d'eau distillée.

Orgelet, Orgeolet, Compère-Loriot

C'est une petite tumeur inflammatoire, comme un petit clou, qui vient sur l'une ou l'autre paupière. Les *orgelets* se produisent souvent en séries, comme les clous, aussi peut-il être utile de faire des pansements antiseptiques (*Form.* 503, 504), pour les empêcher de se reproduire On les soigne avec des lotions d'eau blanche, d'eau de guimauve et de petits cataplasmes de fécule.

Les orgelets résultent souvent d'un courant d'air. Ils sont fréquents chez les employés d'administration qui sont préposés à un « guichet » par lequel passe un courant d'air continuel. Si l'employé a ainsi une série d'orgelets au même œil, c'est moins sans doute parce que ceux-ci se ressèment successivement, que parce que le malade reste toujours exposé au même courant d'air.

Ulcères

Nous avons décrit beaucoup de maladies dans lesquelles il se forme des ulcères en différentes parties du corps, nous n'y reviendrons pas ; nous voulons seulement désigner ici ceux qui viennent aux jambes *ulcères variqueux*, *ulcères fongueux*, etc., qui s'étendent sur des surfaces plus ou moins grandes de la peau et sont ordinairement fort tenaces, et s'accompagnent ordinairement d'œdème du membre.

Traitement. — S'il y a vive douleur, inflammation de la peau autour des ulcères, il faudra commencer par appliquer des cataplasmes de farine de graine de lin, ou d'empois cuit, en tenant toujours le membre dans une position élevée, puis on pansera avec du cérat sur du linge troué.

Quand les ulcères seront anciens, fongueux, végétants, à bords épais, sanieux, fétides, mais peu douloureux, on les lavera avec de l'eau phéniquée au vingtième ou la solution de Labarraque, on les touchera avec le crayon de nitrate d'argent. On pourra avoir recours à un grand nombre de topiques astringents ou caustiques (voir au Formulaire); puis, on fera des pansements avec de la poudre de charbon et de la poudre de quinquina mêlés, du sous-nitrate de bismuth; on appliquera des compresses trempées dans le vin aromatique, des linges graissés de cérat saturné ou de pommade au minium (*Form.* 360).

Enfin, nous recommandons les pulvérisations d'eau phéniquée au vingtième ou au dixième, ou d'eau oxygénée à 3 volumes.

Dans quelques cas d'ulcères atones et qui ne cicatrisent pas, on peut être obligé d'avoir recours aux cautérisations avec l'acide phénique pur ou même le fer rouge.

Tumeurs

Loupes ou Lipomes

Les *loupes* ou *lipomes* sont des tumeurs indolentes, pleines d'une matière grasse plus ou moins épaisse, qui se forment le plus souvent sous le cuir chevelu et peuvent acquérir le volume d'un œuf. — Ces tumeurs n'offrent, en général, que peu de danger.

Traitement. — Si les loupes sont gênantes, il faut les enlever. On fait au bistouri deux incisions en croix, on vide la tumeur, on réunit les bords de la plaie sous un pansement à l'eau alcoolisée ou phéniquée. On peut encore faire dans la tumeur, à quelques jours d'intervalle, des injections d'éther avec une seringue hypodermique. On fait ressortir l'éther, et au bout de quelques jours la tumeur suppure et se vide par une piqûre. On panse comme un abcès.

Tumeurs érectiles. — Nœvi

Ces tumeurs sont rosées, souvent mamelonnées, et se gonflent par l'afflux du sang quand on fait des efforts. Elles peuvent être formées par du sang artériel, et alors on y constate souvent des battements semblables à ceux du pouls.

Traitement. — Empêcher l'accès du sang à la tumeur par la compression, par des applications de substances astringentes. Détruire la tumeur, par des frictions irritantes, des cautérisations au caustique de Vienne (*Form.* 413), le fer rouge, ou, enfin, faire l'ablation de la tumeur, si cela est possible.

Grenouillette

On appelle ainsi une tumeur qui se forme sous la langue, de l'un des côtés du frein. Elle peut être plus ou moins dure et fluctuante. C'est une infirmité désagréable, parce qu'elle gêne la parole.

Traitement. — Le meilleur traitement consiste à ponctionner la tumeur avec un fin trocart, et à y faire une injection iodée en mettant le moins possible la teinture d'iode en contact avec la muqueuse de la bouche.

Goitre simple

Tout le monde connaît cette tumeur indolente, souvent très considérable, qui se forme en avant du cou, au milieu ou sur l'un des côtés. C'est l'hypertrophie de la glande thyroïde. On l'attribue, dans certains pays où elle règne d'une manière endémique, à la mauvaise qualité des eaux potables, et aussi au vice scrofuleux.

Très volumineux, le goître, par la compression qu'il exerce sur la trachée artère, le larynx, l'œsophage, peut altérer la voix et gêner les mouvements de la déglutition qui soulèvent la tumeur chaque fois que le malade avale.

Traitement. — Administrer l'iodure de potassium sous forme de sirop Laroze aux oranges amères, ou de sirop de Fallières, les pilules d'iodure de fer de Blancard ; et, à l'extérieur, faire des frictions fondantes avec les pommades à l'iodure de plomb (*Form.* 354), à l'onguent mercuriel belladoné (*Form.* 352).

Enfin, il peut être nécessaire d'avoir recours aux moyens chirurgicaux, ligature des artères thyroïdiennes, ligature de la tumeur elle-même, ou ablation de celle-ci.

Goître exophthalmique

C'est une maladie toute spéciale qui s'accompagne d'une affection du cœur, avec battements très précipités de celui-ci, (100 et même 150 battements par minute). En même temps, les yeux sont saillants, comme poussés hors de l'orbite, agités, brillants. Le goître ressemble, d'ailleurs, au goître simple et peut occasionner de l'oppression.

Il y a affaiblissement de la vue, état nerveux très prononcé, parole brève et saccadée, faim insatiable, diarrhée, troubles dans la menstruation, et le plus souvent chloro-anémie.

Traitement. — Dans le cas de chlorose et d'arrêt des règles, ce sont d'abord ces maladies qu'il faut soigner. (Voir *Chlorose, Anémie, Aménorrhée, Dysménorrhée*). Contre les palpitations, on donnera le sirop de digitale de Labélonye ou les granules imprimés de L. Frère à la digitaline, de 1/2 à 2 milligrammes par jour, en agissant progressivement et prudemment. Dans le cas d'étouffement, il faudra pratiquer de petites saignées.

On pourra, concurremment, employer les frictions aux pommades fondantes (voir ci-dessus) sur le goître.

Enfin, ajoutons que l'hydrothérapie est presque toujours utile.

Hémorrhoïdes

Ce sont des tumeurs sanguines, veineuses, variqueuses qui se forment au bas du rectum et sortent plus ou moins par l'anus (*hémorrhoïdes externes*), ou restent dans l'intestin (*hémorrhoïdes internes*). Elles s'accompagnent le plus souvent de constipation, produisent de la chaleur, de la pesanteur à l'anus, et sont parfois très douloureuses. Souvent, il y a gastralgie, mauvaise digestion, humeur irritable, lassitude.

Ordinairement, ces tumeurs qui sont comme des éponges san-guines, donnent du sang en plus ou moins grande quantité, pen-dant la défécation ou en tout autre temps, ou même presque périodiquement. Elles peuvent ainsi être une cause d'épuisement pour le malade. D'autres fois, elles préservent d'accidents céré-braux les individus très sanguins, et leur suppression brusque peut être un danger.

Chez certaines personnes, elles occasionnent des douleurs tel-lement vives, surtout pendant la défécation, qu'elles agissent sur le système nerveux.

Elles s'accompagnent souvent de *fissures* à l'anus, fort dou-loureuses pendant la défécation.

Traitement. — Empêcher la constipation par l'usage presque journalier de la rhubarbe granulée de Mentel ou de la poudre purgative de Rogé, avant le repas. Prévenir la congestion san-guine des tumeurs hémorroïdales par des lotions froides, des la-vements. Aider à la rentrée des hémorrhoïdes sorties, par la compression ; calmer les douleurs par des suppositoires au beurre de cacao seul ou mêlé d'onguent populeum, d'opium, par l'usage de la pommade antihémorrhoïdale. (Voir au FORMULAIRE, *Cal-mants*).

Si l'écoulement sanguin est considérable, on peut le calmer avec l'ergotine Bonjean (*Form.* 223), prise en dragées, ou en applications d'une solution de 10 grammes d'ergotine dans 100 grammes d'eau, sur des compresses. On peut encore employer l'ergotine en injections sous-cutanées faites sur le pourtour de l'anus avec la solution à 10 pour 100 (*Form.* 224).

Quand les tumeurs hémorroïdales deviennent intolérables, on

les cautérise avec un pinceau trempé dans l'acide nitrique, tous les huit jours, ou l'on en fait l'ablation avec l'*écraseur linéaire*.

Enfin, quand les hémorrhoïdes empêchent la défécation, on fait la dilatation forcée de l'anus après avoir insensibilisé la partie par trois ou quatre badigeonnages avec le chlorhydrate de cocaïne (*Form.* 468).

Quant aux simples *fissures* à l'anus, on les touche avec la pierre infernale.

Si, au contraire, on veut ramener un flux hémorrhoïdal supprimé, on emploie les purgatifs à l'aloès (voir au Formulaire, article *Purgatifs*), et des suppositoires au suif ou au beurre de cacao, contenant 0,20 centigrammes d'émétique.

Ajoutons que depuis quelque temps on parle beaucoup d'un médicament américain contre les hémorrhoïdes et les varices. C'est l'*Hamamelis virginica.* (*Form.* 151, 152).

Hémorrhagies

Épistaxis. — Hémorrhagie nasale

L'*épistaxis* est l'hémorrhagie par le nez. Elle résulte d'un coup, d'une disposition particulière, d'une congestion momentanée, etc. Les épistaxis font partie des symptômes précurseurs de certaines maladies, notamment de la fièvre typhoïde. Il y a des épistaxis presque incurables et qui entraînent la mort.

Traitement. — Placer le malade la tête haute, à l'air frais, faire renifler de l'eau vinaigrée, élever le bras du côté de l'hémorrhagie, compresses froides sur le front et les tempes. Injecter dans les narines de l'eau avec quelques gouttes de perchlorure de fer; faire priser de l'alun, du tannin. Appliquer des ventouses sèches ou des sinapismes entre les épaules; tamponner les narines avec de petites pelotes de charpie ou d'amadou trempée dans la solution de perchlorure de fer ou de tannin, dans l'eau de Rabel, etc.

On peut aussi emplo**y**er l'ergotine Bonjean en injection dans la narine, et en dragées à l'intérieur. (*Form.* 223, 224).

Hémorrhagie cérébrale ou Apoplexie

L'hémorrhagie cérébrale consiste en la rupture d'un vaisseau sanguin du cerveau, irruption violente du sang dans la matière cérébrale qui est plus ou moins détruite. C'est ce qu'on appelle *attaque d'apoplexie.* Quelquefois la destruction du cerveau est assez étendue pour que la mort soit presque immédiate : *attaque d'apoplexie foudroyante.*

L'hémorrhagie cérébrale est toujours précédée de symptômes caractérisés : bouffées de chaleur au visage, congestion sanguine à la tête, face rouge, yeux injectés, étourdissements et même quelquefois perte complète de connaissance pendant un temps court. C'est une *congestion cérébrale.*

Le malade ne tarde pas à revenir à lui-même, et il ne doit pas négliger de se soigner, sous peine de s'exposer à d'autres attaques, mais alors avec hémorrhagies plus ou moins considérables dans le cerveau, perte de connaissance, abolition de la parole, puis paralysies plus ou moins persistantes de la moitié du corps, souvent déformation de la face, tournement de la bouche, difficulté pour articuler les mots, etc.

Cet état peut se guérir ou au moins s'améliorer, comme il peut persister à peu près complètement, le caillot sanguin formé dans le cerveau se résorbe ; — jusqu'au jour où une nouvelle attaque, plus grave encore, termine en quelques heures la vie du malade dans un état de paralysie complète ou de coma profond.

Traitement. — Aux premiers symptômes de congestion cérébrale, les malades devront prendre des précautions, surtout si leur tempérament, disposé à la *pléthore*, semble en faire des victimes désignées à l'apoplexie. Les saignées générales, les sangsues à l'anus, les purgatifs tous les mois, et même l'usage quasi journalier des pilules à l'aloès, pilules hygiéniques Cocardas ou autres (voir l'Form. *Purgatifs*) seront des préservatifs utiles ; régime sobre, pas d'excès d'aucune sorte, vie au grand air ; eaux alcalines

(Pougues ou Royat), au besoin, un vésicatoire d'Albespeyres ou Le Perdriel à demeure, au bras, à la jambe, ou à la nuque.

Le traitement de l'attaque consiste en saignées abondantes, sangsues à l'anus ; purgatifs énergiques, lavement purgatif avec 20 grammes de sulfate de soude ; boissons rafraîchissantes, limonades, sinapismes aux extrémités, vésicatoires Albespeyres ou Le Perdriel aux mollets ; compresses froides ou glace sur la tête.

L'attaque étant conjurée, il reste de la paralysie, qu'on traite par des frictions stimulantes, baume de Fioravanti, Opodeldoch, etc. — Et, plus tard, quand le caillot du cerveau est résorbé, six mois après l'attaque, par exemple, on peut essayer l'électrisation du membre paralysé, et exciter la contractilité par la strychnine à l'intérieur, à l'aide des granules L. Frère à 1/2 milligramme de strychnine ou à 1 milligramme de valérianate de strychnine, deux fois par jour. — Régime sévère, nourriture de digestion facile ; — eau de Pougues ou de Royat.

Hémorrhagie pulmonaire, Hémoptysie, Crachement ou vomissement de sang. — Apoplexie pulmonaire

Les *crachements* et *vomissements de sang* résultent de la rupture d'un vaisseau sanguin dans le poumon, ou d'une exhalation à la surface des bronches. Ils peuvent se borner à des crachats colorés en rouge uniforme, après un peu de toux, ou bien être plus abondants, s'accompagner de frissons, de saveur salée dans la gorge, avec alternative de rougeur et de pâleur de la face, ou aller jusqu'à la suffocation avec sortie violente de sang par la bouche et par le nez.

Après l'expectoration de sang, le bruit inspiratoire est ordinairement un peu affaibli dans le poumon qui a été le siège de l'hémorrhagie, et on y entend des râles crépitants.

L'hémorrhagie pulmonaire peut résulter de la rupture d'un assez gros vaisseau pour que les poumons soient obstrués complètement par le sang ; il y a *apoplexie pulmonaire*, suffocation, asphyxie et mort.

On sait que les crachements et les vomissements de sang figurent parmi les symptômes précurseurs les plus communs de la **phtisie pulmonaire**

Traitement. — Quand l'hémoptysie est légère, elle s'arrête ordinairement toute seule, mais on peut l'arrêter avec des boissons froides, des tisanes astringentes de grande consoude, bistorte, roses de Provins, de la limonade sulfurique. Dans les cas les plus graves, à ces moyens il faut ajouter les potions au perchlorure de fer (*Form.* 154), à l'acide gallique (*Form.* 153), au tannin *(Form.* 104), au ratanhia (*Form.* 103), etc. En même temps, on fera prendre des bains de pieds sinapisés, on appliquera des ventouses sèches, des sinapismes aux extrémités et même des vésicatoires volants. S'il y a de la toux, on donnera 2 à 3 pilules de 1 à 2 centigrammes chacune d'extrait thébaïque d'heure en heure.

Enfin, l'ergotine Bonjean est l'un des meilleurs médicaments contre les hémorrhagies. On peut la prendre dans une potion quelconque à la dose de 1 à 4 grammes pour 120 de liquide, par cuillerées toutes les deux heures ; mais il est plus commode de la prendre sous forme de dragées, de 0,15 centig. (*Form.* 223). On fera prudemment de continuer cette médication pendant plusieurs jours pour éviter les retours.

Dans les hémorrhagies considérables qui menacent d'apoplexie, on sera parfois obligé de faire une saignée du pied ou du bras.

On doit se rappeler que les femmes, au moment des règles, sont sujettes à des hémoptysies dites *supplémentaires* ou *complémentaires* et qui offrent ordinairement peu de danger.

Quand les hémoptysies seront symptomatiques de maladies du cœur ou du poumon, ce sont ces dernières maladies qu'il faudra surtout traiter.

Hématémèse. — Vomissement du sang

L'*Hématémèse* est un vomissement de sang provenant de l'estomac et survenant sans toux, ce qui la distingue de l'hémoptysie. Le sang est rouge ou noir, liquide ou en caillots, suivant qu'il a séjourné plus ou moins longtemps dans l'estomac.

L'hématémèse peut être, comme l'hémoptysie, supplémentaire ou complémentaire d'un flux sanguin habituel, les règles ou même un écoulement hémorrhoïdal supprimé. Mais, le plus souvent, elle provient d'une affection organique de l'estomac, ulcère ou cancer. (Voir ci-dessus les articles consacrés à ces maladies).

Elle s'accompagne d'accablement, de refroidissement, de sueurs froides avec petitesse et fréquence du pouls.

Traitement. — Comme l'hématémèse est ordinairement le symptôme d'une maladie de l'estomac, c'est surtout cette maladie qu'il faut traiter. Cependant, on peut soigner le symptôme, surtout si c'est une hémorrhagie supplémentaire, en cherchant à ramener le flux supprimé, (voir *Aménorrhée*, *hémorrhoïdes*, etc.); puis, en employant les moyens indiqués à propos des hémorrhagies (*métrorrhagie*, *hémoptysie*, etc.) : on donnera les boissons froides, les tisanes astringentes, l'eau salée; on fera sucer de petits morceaux de glace ; les potions au perchlorure de fer, (*Form.* 154), à l'alun (*Form.* 142) seront utiles, mais, dans les cas de maladie organique de l'estomac, c'est surtout l'extrait thébaïque de 2 centigrammes en pilules. On pourra aussi essayer l'ergotine Bonjean.

En même temps, on appliquera des sinapismes aux mollets ou aux avant-bras.

Hémorrhagie utérine. — Perte

(Voir *Métrorrhagie*).

Hématurie. — Pissement de sang

(Voir *Cystite*).

Hernies

Les *hernies* sont produites par la poussée du paquet intestinal qui, sous l'influence d'un effort, sort à travers certains points faibles de la paroi du ventre. Suivant la position de ces points faibles, les hernies prennent différents noms.

La HERNIE INGUINALE, se produit plus ou moins haut dans le pli de l'aine ; la HERNIE CRURALE, est très bas et en dedans du pli de l'aine ; la HERNIE DE LA LIGNE BLANCHE, se montre sur le milieu de l'abdomen, plus ou moins haut, et la HERNIE OMBI-LICALE au nombril.

Les hernies peuvent être congéniales, mais le plus souvent elles proviennent d'un effort, alors que les parois du ventre sont mal soutenues extérieurement.

On comprend que dans un livre comme celui-ci, nous ne pouvons guère insister sur ces maladies dont le traitement est tout chirurgical ou orthopédique.

Les hernies forment une tumeur molle, indolente, sans changement de couleur à la peau, plus ou moins facilement réductible par une pression douce, augmentant, au contraire, sous l'influence des efforts, de la toux, s'arrêtant ordinairement, chez l'homme, au niveau de la pénétration du cordon spermatique dans le testicule, pouvant descendre, chez la femme, jusque dans la vulve en repoussant la grande lèvre du côté opposé ; quelquefois aussi la hernie inguinale descend jusque dans le testicule (HERNIE IN-GUINALE SCROTALE).

La hernie peut être complète ou incomplète ; elle peut comprendre l'*épiploon*, feuillet membraneux qui recouvre l'intestin, l'épiploon et l'intestin lui-même, ou, enfin, l'intestin tout seul.

La partie de l'intestin qui est sortie par le canal inguinal, le canal crural ou d'autres parties amincies de la paroi abdominale, et qui forme tumeur, hernie, sous la peau, peut rentrer plus ou moins facilement dans la cavité du ventre, ou bien se trouver étranglée à la base de la tumeur par le canal transformé en anneau. C'est alors la *hernie étranglée*, très douloureuse, qui forme occlusion au tube intestinal, et qui exige souvent une opération consistant à ouvrir la peau, débrider l'anneau qui étrangle l'anse intestinale herniée et repousser celle-ci dans la cavité du ventre.

Les hernies de la ligne blanche et de l'ombilic présentent les mêmes caractères et sont suffisamment définies par leur position. La hernie ombilicale est assez fréquente chez les enfants qui crient beaucoup.

Traitement. — Le premier traitement de toutes les hernies consiste dans ce qu'on appelle le *taxis*, c'est-à-dire une pression, une malaxation bien dirigée sur la tumeur, avec les mains, de manière à la faire rentrer, après avoir fait coucher le malade, les jambes fléchies sur le ventre.

Puis, les bains chauds, les cataplasmes, les frictions avec la pommade belladonée, les applications de glace dans une vessie sur la tumeur ; café noir, par demi-tasses, tous les quarts d'heure; extrait de belladone (5 centigrammes) dans une potion ou en pilules ; lavements avec décoction de tabac (de 1 à 4 grammes de tabac pour 250 grammes d'eau).

Enfin, dans les cas forcés, l'opération de la *kélotomie*, comme nous l'avons dit plus haut.

Les personnes atteintes de hernie devront toujours porter un bandage compressif, bien fait et disposé de manière à contenir la hernie ou les hernies, s'il y en a plusieurs. Il peut même arriver que l'usage de bandages, bien compris et bien exécutés, permette à certaines parties amincies de la paroi abdominale de se reconstituer, de reprendre de la solidité, de sorte que la hernia se trouve guérie.

Les hernies de la ligne blanche et de l'ombilic doivent être aussi maintenues par des bandages spéciaux. Dans la hernie ombilicale des petits enfants, on peut se servir d'une plaque de carton main-tenue avec une bande.

Maladies chirurgicales diverses

Étranglement interne. — Occlusion ou invagination intestinale. — Volvulus. — Iléus. — Colique de miserere

On désigne, sous tous ces noms, une maladie qui consiste dans l'obstruction de l'intestin en un certain point de son parcours, soit par la compression exercée par diverses tumeurs voisines, par des paquets de matières fécales, ou de vers intestinaux, par des brides péritonéales, ou, enfin, par une torsion de l'intestin sur lui-même, ou par une invagination d'une partie de cet intestin qui se re-tourne pour s'introduire dans une autre partie.

Il se produit des coliques d'abord sourdes, des alternatives de constipation et de débacles. Le ventre se ballonne, et le malade éprouve des douleurs très violentes, avec des vomissements bilieux contenant des matières fécales. Il y a fièvre, émaciation, inanition.

En cherchant, on peut trouver le point de l'étranglement par la tumeur qui se forme au-dessus.

Traitement. — On comprend que les premiers médicaments à essayer sont les purgatifs : huile de ricin, huile de croton (1 à 2 gouttes dans une tasse de bouillon), les lavements purgatifs, etc., puis les grands bains. Enfin, on fait des embrocations sur le ventre avec la pommade belladonée, et l'on donne des potions calmantes avec opium et éther (voir au FORMULAIRE), et même des lavements d'éther.

Mais la médication qui vient plus souvent à bout de ce redoutable accident consiste à introduire dans l'intestin un *entéroclyse*, long tube qui pénètre très avant et peut même porter des médicaments jusque dans l'intestin grêle. On peut souvent ainsi faire pénétrer de l'huile jusque dans le voisinage de l'étranglement. On se sert aussi de l'entéroclyse pour introduire un courant d'eau mise, à l'aide d'un mandrin qui pénètre dans le tube de l'entéroclyse, en rapport avec le pôle négatif d'un appareil électrique, dont l'électrode positive est appliquée sur le ventre du malade ; on emploie des courants interrompus, en trois ou quatre séances de 20 à 30 minutes par jour.

On peut encore donner des lavements d'eau de seltz, dans certains cas d'invagination ou de *volvulus*.

Dans les cas désespérés, on a recours à l'opération de la *laparotomie*, par laquelle le chirurgien ouvre le ventre du malade, va le long de l'intestin, à la recherche de l'étranglement, le détruit et recoud la plaie, qui se cicatrice. L'opération, comme on le voit, est grave, mais elle réussit le plus souvent.

Fistules à l'anus

Les *fistules complètes* sont des pertuis qui se creusent sur le pourtour de l'anus, et qui vont s'ouvrir dans l'intestin rectum, établissant, pour ainsi dire, à côté de l'anus naturel, un autre petit anus par lequel suinte un liquide fétide, mêlé de sang, de pus et de matières fécales. La fistule peut se terminer en cul-de-sac avant d'atteindre l'intestin, et alors elle ne laisse pas échapper de matières fécales : on dit qu'elle est *borgne-externe.* Elle peut, au contraire, commencer dans l'intestin et ne pas arriver jusqu'à l'extérieur : la fistule est *borgne-interne.*

Les fistules produisent des démangeaisons, un sentiment de pesanteur à l'anus, surtout pendant la station assise. On les sonde avec une petite sonde en gomme, et on introduit un doigt dans le rectum pour aller à la recherche de l'extrémité de la sonde et reconnaître si la fistule est complète ou borgne.

Traitement. — Injection de teinture d'iode ou de liqueur de Villatte (*Form.* 470). Cautérisations au nitrate d'argent. Enfin, l'opération qui consiste à couper la fistule entièrement, soit avec un fil de caoutchouc ou avec un instrument, de manière à faire une plaie vive qui se ferme et se cicatrise sous un pansement ordinaire.

Ongle incarné et Onyxis

Il arrive que, par suite d'une violence ou d'une mauvaise direction de l'ongle du gros orteil, dans sa croissance, cet ongle entame la chair sur le côté, y produit un sillon qui s'enflamme, suppure, s'ulcère, etc., ce qui est souvent extrêmement douloureux et empêche la marche.

Il ne faut pas confondre l'ongle incarné avec l'*onyxis*, inflammation de la matrice de l'ongle, survenant à la suite d'une violence, s'accompagnant de chaleur, douleur, gonflement, suppuration, exfoliation et chute de l'ongle. L'onyxis se guérit, comme un *mal blanc*, avec des bains de guimauve et des cataplasmes. Il est cependant une variété d'onyxis qui est d'origine syphilitique, et contre laquelle il faut employer le traitement interne des accidents secondaires et tertiaires de la syphilis. (Voir *Syphilis*).

Traitement de l'ongle incarné. — Couper l'ongle carrément, le soulever avec de la charpie pour rétablir sa direction, ou intercaler une petite lamelle de fer blanc ; saupoudrer l'ulcération avec du calomel ou du sous-nitrate de bismuth. — Extirpation de la moitié de l'ongle qui s'incarne ou de l'ongle tout entier.

Cors aux pieds. — Œils de perdrix

Les *cors* aux pieds sont des épaississements douloureux de l'épiderme résultant du frottement des chaussures. Au centre est un noyau plus dur et plus compact.

L'*œil de perdrix* est une production épidermique qui se forme entre deux doigts du pied par le frottement et le resserrement de ceux-ci.

Traitement. — On guérit toujours les cors aux pieds, les durillons et les œils de perdrix en portant des chaussures larges et très douces.

On extirpe les cors en les enlevant couche par couche, après un bain de pied, et on retire le noyau central ou *racine* avec une pince, en évitant de faire saigner.

On peut les faire disparaître ou les rendre moins douloureux en les protégeant par une rondelle de feutre ou de caoutchouc, percée au centre, qui empêche le frottement de la chaussure contre le cor.

Pour les œils de perdrix, on peut séparer les deux doigts qui sont trop resserrés par une rondelle de feutre, un petit tampon d'ouate ou de charpie.

Lorsque le temps est humide, l'épiderme se gonfle et les cors deviennent douloureux. On doit alors prendre des bains de pieds astringents avec une cuillerée de poudre d'alun, de sulfate de zinc ou de sulfate de fer dans le bain.

Verrues. — Poireaux

Ce sont des excroissances épithéliales qui viennent sur les mains et qu'on dit contagieuses.

On peut les faire disparaître en les brûlant tous les jours avec une goutte d'acide nitrique au bout d'une tige de verre. Mais le meilleur moyen consiste à les couper au ras de la peau avec un instrument tranchant, et à cautériser profondément la plaie saignante avec la pierre infernale.

CHAPITRE XIII

ACCIDENTS

—

Plaies

Les plaies sont de plusieurs sortes, suivant qu'elles sont produites par des instruments tranchants, piquants, contondants ou bien faites par arrachement, écrasement, par morsure, par brûlure, ou par des armes à feu.

Plaies par instruments tranchants. — Coupures

Si la blessure est profonde, il faut examiner si le sang s'écoule en nappe sur toute la surface de la plaie, s'il sort en jet régulier ou baveux, de couleur foncée. Dans ces cas, l'hémorrhagie s'arrête ordinairement bientôt par un lavage de la plaie à l'eau fraîche ou bien en appliquant un tampon de linge ou une feuille d'amadou, qu'on laisse en place pendant un certain temps jusqu'à ce qu'un caillot soit formé.

Mais si le sang s'échappe en un seul point, par un jet saccadé comme les battements du pouls, d'une couleur rouge vermeille, c'est qu'une artère a été ouverte. Il faut alors pratiquer une compression assez énergique et longtemps maintenue, avec un tampon et une bande serrée à deux centimètres au dessus de la plaie en appliquant sur celle-ci des rondelles d'amadou ou des boulettes de charpie imbibées de perchlorure de fer. Le chirurgien pourra, dans ce cas, être obligé de pratiquer la ligature ou la torsion de l'artère, d'appliquer des pinces hémostatiques, etc.

Le sang arrêté, on procède au pansement de la plaie. Il faut commencer par laver la plaie avec de l'eau fraîche, enlever les corps étrangers avec le plus grand soin, et, s'il n'y a pas de perte de substance, rapprocher les bords de la plaie et tâcher d'obtenir la réunion par *première intention*, c'est-à-dire sans suppuration. On place des bandelettes de diachylon, de taffetas ou de baudruche gommée, du collodion élastique ; on pose par dessus une compresse et un bandage approprié, de manière à maintenir les choses en place, et on fait prendre au blessé la situation dans laquelle les bords de la plaie se rapprochent naturellement. La plaie cicatrise ainsi sans suppurer.

Si la suppuration doit s'établir et la plaie cicatriser par *seconde intention*, on place entre les lèvres de la plaie de la charpie imbibée de cérat ; il faut même souvent placer au fond un tube de drainage en caoutchouc percé pour donner issue facile au pus. On recouvre avec du linge cérat, et une épaisse couche de charpie ou de linge glycériné ou huilé, ou de coton phéniqué ou salicylé, etc. Et bandage approprié. Le pansement est renouvelé toutes les 12 ou 24 heures.

Dans les plaies profondes, le chirurgien peut obtenir la réunion par première intention, quand il n'y a pas de perte de substance, à l'aide de la *suture*, c'est-à-dire en recousant la plaie.

Plaies par instruments piquants. — Piqûres

Les plaies par instruments piquants sont quelquefois plus dangereuses que les plaies par coupure. Elles saignent en général peu : il faut faire saigner, soit par pression, soit par succion, surtout si l'instrument qui a blessé est sale ou malsain. On pourra même alors appliquer des ventouses sèches sur la blessure. On enlèvera avec soin les corps étrangers, la pointe de l'instrument, si elle est restée dans la plaie, en se servant d'une pince fine, on fera des lavages à l'eau fraîche, phéniquée, si l'on veut ; on appliquera des compresses imbibées de cette eau, et d'abord, si la douleur est vive, des cataplasmes tièdes ou froids, arrosés ou non de laudanum· — Puis, on recouvre de diachylon ou de collodion élastique, jusqu'à la cicatrisation.

Plaies par instruments contondants. — Contusions

Il peut y avoir *contusion* sans plaie. La contusion peut présenter plusieurs degrés : rupture des petits vaisseaux superficiels, épanchement peu considérable de sang dans le tissu cellulaire, ce qui produit une tache rouge, une *ecchymose*, qui plus tard devient violette, bleue, verte, jaune, etc. Il peut y avoir un épanchement assez considérable pour produire une *bosse sanguine*. Enfin, il peut y avoir broiement des parties profondes, avec ou lésion à la peau.

L'ecchymose se guérit toute seule, mais on en facilite la résolution par des lavages à l'eau fraîche, des compresses trempées dans l'eau blanche, l'eau végéto-minérale (*Form.* 120), l'eau additionnée d'un peu de sel, de teinture d'arnica ou d'eau sédative.

Pour la bosse sanguine, on conseille de faciliter la résorption de sang épanché en le faisant rentrer dans la circulation, pendant qu'il est encore liquide, à l'aide d'une compression exercée avec un corps dur, pièce de monnaie, tampon quelconque, sur la bosse. Nous ne savons si ce procédé est bien efficace. On emploie, d'ailleurs, les mêmes applications résolutives que dans le cas précédent.

Les contusions qui s'accompagnent de destruction des parties profondes, ce qui représente un *écrasement*, peuvent être très graves et produire la gangrène des parties atteintes. On le traite par les compresses résolutives, les sangsues, les ventouses, la ponction, l'incision des tissus lésés ; — quelquefois, il faut pratiquer des amputations.

Si ces contusions s'accompagnent d'une véritable plaie avec excoriation, attrition ou arrachement de la peau, on traite la plaie par l'eau fraîche, les irrigations continues ; on enlève les parties mortifiées et on panse comme dans les cas précédents, pour obtenir la réunion par première ou deuxième intention, suivant la nature de la lésion (*plaies contuses*).

Plaies par écrasement, par déchirement, par arrachement

Ces plaies ressemblent beaucoup aux plaies contuses, et le traitement est le même. C'est dans les plaies par déchirement que nous ferons rentrer les *écorchures*, qui se soignent comme les coupures, en ramenant les lambeaux, s'il y en a, et sans trop les serrer pour permettre l'issue du pus, car les écorchures cicatrisent plus souvent par seconde que par première intention.

Les plaies par arrachement, telles qu'elles se produisent dans les engrenages de machines, se traitent comme les plaies par instruments tranchants, mais le chirurgien est souvent obligé de de supprimer diverses parties désorganisées ou de régulariser celles qui subsistent.

Plaies par armes à feu

Les balles de fusil peuvent faire des plaies de trois espèces : en écorchure, s'il n'y a pas eu pénétration, mais seulement éraflure en longueur, à l'extérieur. S'il y a pénétration, la balle peut être ressortie, et alors les bords du trou d'entrée sont enfoncés en dedans, tandis que ceux du trou de sortie sont projetés en dehors et effiloqués ; ou bien la balle n'est pas ressortie et la blessure est en cul-de-sac, la balle au fond. Il ne faut pas oublier que le trajet peut ne pas être du tout droit. De plus, la balle restée dans le corps peut, en quelques jours et par son propre poids, s'y tracer un chemin qui l'éloigne beaucoup de son trajet primitif.

Dans un cas comme dans l'autre, il peut y avoir rupture de vaisseaux, fracture d'os, etc.

Si une artère a été coupée, l'hémorrhagie peut être considérable. Au cas contraire, il y a ordinairement peu de perte de sang ; la douleur n'est le plus souvent pas très vive : sensation d'un coup violent ; c'est plus tard et selon le siège de la blessure que la douleur devient plus vive. Surtout, s'il y a hémorrhagie abondante, il survient de la pâleur, du refroidissement, de la syncope.

Les plombs de chasse tirés de près font balle, et les cas précédents peuvent se présenter ; toutefois, la plaie est ordinairement plus déchiquetée et plus large. Si les plombs viennent de loin, ils se disséminent, se logent sous la peau, et à moins qu'ils ne pénètrent dans des régions particulièrement sensibles, comme l'œil, ne produisent pas des lésions bien dangereuses.

Quant aux vastes plaies, arrachements, mutilations produites par les boulets et les obus, on comprend que nous n'en pouvons guère parler ici, car il y a toujours des opérations à faire. Au surplus, les pansements se font comme dans les cas précédents.

La première chose à faire dans le traitement des plaies par armes à feu, consiste à enlever tous les corps étrangers qui peuvent avoir été entraînés dans la plaie, débris de vêtements, de boutons, etc, puis on cherche à se rendre compte de l'étendue des désordres. On sonde la plaie et l'on s'assure de la position de la balle, si elle n'est pas ressortie. Il va sans dire que les hémorrhagies, si elles se sont produites, doivent être arrêtées par les moyens ordinaires. Il faut ensuite procéder à l'extraction de la balle, des esquilles, fragments d'os, etc., puis on fait des pansements avec du linge cératé qu'on recouvre d'une forte épaisseur de charpie phéniquée. S'il y a une inflammation vive, il faut employer les cataplames tièdes ou froids, même les sangsues. Si, au contraire, il y a un gonflement atonique, menace de mortification, on ranimera la vitalité des parties avec des compresses imbibées d'eau alcoolisée, de vin aromatique, de décoction de quinquina, d'eau-de-vie camphrée, d'eau sédative. — Enfin, parfois, surtout si les os sont broyés, il faudra faire l'amputation du membre atteint.

Tout ce que nous venons de dire s'applique au traitement des blessures par plomb de chasse, et même par éclats d'obus ou de boulets.

Plaies par morsure

Les morsures doivent être traitées comme les plaies ordinaires, — sauf, bien entendu, la morsure par un chien qui peut être soupçonné de rage (voir l'article *Rage*). — On lave la plaie avec de l'eau fraîche ou additionnée d'alcool, d'eau-de-vie camphrée, de teinture d'arnica, de vinaigre aromatique, et on panse avec le linge cératé. — Si la peau, dans le voisinage, devient rouge, luisante, douloureuse, on applique des cataplasmes.

Les morsures causent souvent des blessures très douloureuses donnant lieu à de longues suppurations.

Les morsures produites par des animaux venimeux, par la vipère, par exemple, le seul serpent venimeux qui existe en France, exigent un traitement particulier et qui ressemble à celui de la morsure du chien enragé.

La morsure de la vipère produit une douleur extrêmement vive, elle est caractérisée par les deux piqûres que forment dans la peau les crochets à venin du serpent, tandis que la morsure des couleuvres et des lézards, sans danger, quoique quelquefois douloureuse, produit deux demi-cercles de petites piqûres résultant des dents égales qui arment la gueule de ces animaux sans crochets à venin. — Aussitôt après la morsure de la vipère, le membre enfle, s'engourdit; une auréole rouge se forme autour de la morsure, une ou plusieurs ampoules se soulèvent. Puis, le malade ressent des nausées, des sueurs froides, un abattement extrême, des vomissements ; il peut avoir de la diarrhée, de l'ictère, de la congestion au cerveau, du délire, des syncopes ; enfin, la mort peut résulter de la morsure d'une forte vipère à jeun, si l'on ne prend pas sans retard les mesures nécessaires.

Aussitôt après la morsure, il faut exercer une pression au-dessus de la plaie, par une ligature, entre la plaie et le cœur pour retarder l'absorption du venin, faire saigner, sous un courant d'eau, en débridant la plaie au besoin. On peut encore sucer la morsure en crachant le sang qui en sort (il faut être certain de n'avoir aucune écorchure dans la bouche), ou mieux appliquer une ventouse sèche. Sans perdre de temps, on introduit dans la plaie quelques gouttes d'ammoniaque, et même, si l'on peut, on fait une cautérisation au *fer rougi à blanc*. Après quoi on panse avec des compresses imbibées d'eau phéniquée ou d'eau sédative.

On fera prendre au malade quelques gouttes d'ammoniaque dans un verre d'eau, à l'intérieur, ou une potion à l'acétate d'ammoniaque, comme stimulant, et on le traitera par les toniques : quinquina, etc., les tisanes aromatiques chaudes, thé, camomille, etc.

Pour le traitement des morsures par les serpents venimeux des pays chauds, on emploie les mêmes moyens, quand on en a le temps, car on sait que le venin de ces redoutables serpents agit avec une effroyable rapidité. On a expérimenté sur des animaux qu'on a fait mordre par des serpents à sonnettes le traitement par des injections sous-cutanées de permanganate de potasse, et ce procédé paraît avoir réussi.

Piqûres d'insectes

Les piqûres d'insectes, abeilles, guêpes, frelons, cousins, etc., qui sont souvent très douloureuses, sont rarement dangereuses, à moins qu'elles ne soient faites en très grand nombre à la fois.

Le meilleur topique est l'ammoniaque (alcali volatil), en solution plus ou moins étendue dans l'eau, que l'on applique sur la piqûre, après avoir retiré l'aiguillon, s'il est resté dans la plaie, comme c'est le cas pour l'abeille.

A défaut d'ammoniaque, les apiculteurs frottent les piqûres qu'ils reçoivent avec des feuilles d'oseille. En effet, l'acide oxalique, comme le vinaigre et l'acide acétique, guérissent les piqûres d'abeilles. On se sert aussi beaucoup de l'acide phénique étendu.

Pour la piqûre d'insectes chargés de virus charbonneux (voir article *Charbon*).

Charbon. — Pustule maligne

Nous devons rapprocher la maladie appelée *charbon* des piqûres ou des morsures d'insectes, car c'est le plus souvent par les mouches et en particulier par les grosses *mouches* dites *à viande*, que cette terrible maladie est transportée.

Elle est très fréquente chez les moutons et les bêtes à corne, chez lesquels elle affecte différentes formes et porte différents noms : *charbon, fièvre charbonneuse, sang de rate*, etc. Elle est très contagieuse, et les animaux charbonneux contaminent ceux avec qui ils sont en contact. Il existe dans leur sang un organisme microscopique, sorte de petit bâtonnet qui mesure quelques millièmes de millimètre et que l'on considère comme la cause du mal (*Bacillus anthracis*). Le sang d'un animal charbonneux transporté d'un animal sur un autre ou sur l'homme peut leur donner le charbon.

Chez l'homme, ce sont les bergers et surtout les bouchers ou les employés des abattoirs qui y sont exposés. Les mouches qui vont sucer le sang des animaux abattus peuvent transporter la maladie avec le sang, sur leurs pattes et leur trompe.

L'homme qui se trouve en contact avec des animaux charbonneux et qui ne prend pas des précautions suffisantes, comme lavages et pulvérisations antiseptiques, peut contracter le charbon. C'est une maladie générale, comme une diathèse rapide, caractérisée par de l'abattement, de la fièvre, un mal de tête violent : la peau est sèche, les yeux fixes ; le malade tombe en syncopes fréquentes et meurt, au bout de quelques jours, dans le coma. Mais fort peu de temps après l'apparition des premiers symptômes une tumeur s'est formée en un point du corps, tumeur noirâtre, dure, luisante, douloureuse, comme un anthrax, entourée de pustules noirâtres aussi, pleines d'une sérosité rousse, et qui sont le siège d'une chaleur vive et d'une continuelle démangeaison. Puis la tumeur mollit, devient noire, tombe en gangrène, et l'escarre s'étend sur les parties environnantes.

D'autre fois, la maladie charbonneuse commence, pour ainsi dire, d'une manière inverse. C'est une démangeaison vive qui apparaît d'abord sur un point de la peau, celui où s'est faite l'inoculation ; puis, il s'y forme une vésicule pleine de sérosité, sous laquelle se produit une plaque indurée, un tubercule lenticulaire à aspect grenu, avec une aréole rouge et cuisante à l'entour. C'est ce qu'on appelle la *pustule maligne*. Les symptômes généraux de fièvre, d'abattement, etc., ne commencent qu'alors, et les phénomènes se succèdent ensuite, rapidement, en quatre ou cinq jours, comme dans le charbon primitif que nous avons décrit d'abord. En somme, c'est la même maladie ; le sang et les liquides pris dans le voisinage de la tumeur renferment en grande quantité le bacille charbonneux et sont aptes à reproduire le charbon par l'inoculation.

C'est une maladie très grave, mais que l'on guérit pourtant très souvent, quand le traitement est appliqué à temps.

Traitement. — Il faut commencer par inciser largement la tumeur ou la pustule, et cautériser la plaie soit au fer rouge, soit avec la pâte de Vienne, le chlorure de zinc, le beurre d'antimoine, la teinture d'iode, etc. (*Form.* 410 à 414). On fait même, au besoin, une série d'injections hypodermiques, par exemple, avec la teinture d'iode tout autour de la tumeur, afin de l'isoler des tissus voisins. On recouvre l'escarre avec des compresses imbibées d'un liquide antiseptique, eau phéniquée, eau sédative, liqueur de Labarraque, solution de de bichlorure de mercure au millième, etc. Pendant ce temps, on soutient le malade avec des toniques, du vin de quinquina, de quinium et de colombo (Bellini). Au bout d'un certain temps, la partie mortifiée par les caustiques se sépare et tombe, et il reste, au dessous, une plaie simple à laquelle on applique des pansements antiseptiques, et qui finit par se cicatriser.

Inoculations diverses

Nous désignons sous ce nom les piqûres que l'on peut se faire avec des instruments empoisonnés ou venimeux, comme ceux qui sont imprégnés de matières cadavéreuses, ainsi que cela arrive si souvent dans les autopsies.

Ces piqûres « malsaines » produisent les phlegmons, les panaris, l'infection purulente ou septicémie (voir *Charbon* ou *Pustule maligne*).

Dans d'autres cas, on peut s'inoculer par des piqûres des poisons plus ou moins violents, strychnine, cuivre, etc.

Dans tous ces cas, il faut exercer une compression entre la plaie et le cœur, faire saigner la plaie, l'irriguer avec un courant d'eau froide, puis bassiner la piqûre avec de l'eau phéniquée au 1|100.

S'il survient des accidents généraux, il faut traiter le phlegmon ou la maladie qui se déclare.

Brûlures

On admet, en général, trois degrés dans la brûlure.

Le premier degré ne produit qu'une rougeur vive de la peau avec une douleur plus ou moins cuisante, sans ampoules.

Dans le second degré, l'inflammation de la peau est plus profonde, la douleur extrêmement vive ; il se produit des ampoules et un gonflement considérable.

Dans le troisième degré, il y a destruction et mortification de la peau et des parties sous-jacentes jusqu'à une profondeur plus ou moins grande.

Les brûlures peuvent être fort dangereuses si elles sont très étendues. Le plus souvent, les trois degrés sont réunis dans une brûlure un peu intense.

Le premier degré guérit sans suppuration. Il faut plonger le membre brûlé dans l'eau froide ou appliquer des compresses imbibées d'eau fraîche ou d'une solution astringente, alun, sulfate de fer, et même de l'encre. Les blancs d'œufs, battus avec de l'eau, étalés sur des tampons d'ouate ou de charpie, sont très recommandables. Les cataplasmes de pulpe de pommes de terre, l'huile, le cérat, la poudre d'amidon, enfin, le liniment oléo-calcaire (*Form.* 443, 444) sont très employés.

Le second degré guérit après suppuration. Il faut prendre les plus grandes précautions pour ne pas arracher l'épiderme, ne pas crever les ampoules, qu'on pique *plus tard* avec une aiguille, quand les douleurs ont disparu. Le meilleur pansement consiste à employer le liniment oléo-calcaire, le cérat ou la pommade de concombres étendus sur des linges troués, en recouvrant le tout de feuilles d'ouate, de bandes et de linges pas trop serrés.

Le troisième degré ne guérit qu'après élimination des escarres produites par les parties mortifiées. On traite comme dans les cas précédents, en enlevant avec précaution les tissus morts. On fait de fréquents lavages avec de l'eau mélangée de liqueur de Labarraque, d'alcool, ou d'acide phénique (à 1 pour 100). Il faut renouveler les pansements, surveiller la chute des escarres et les hémorrhagies qui peuvent se produire, et réprimer les bourgeons charnus exubérants avec le crayon de nitrate d'argent.

A l'intérieur, pendant la période des grandes douleurs, on donnera des potions calmantes, du sirop de chloral ; puis pendant la suppuration, des toniques, vin de quinium, vin de Bellini, etc.

Enfin, dans le cas ou des brides cicatricielles s'établiraient, pour empêcher qu'elles ne rétractent les membres et rendent certains mouvements impossibles, il est utile de fixer ces membres, la main par exemple, dans l'extension, sur une planchette convenablement faite.

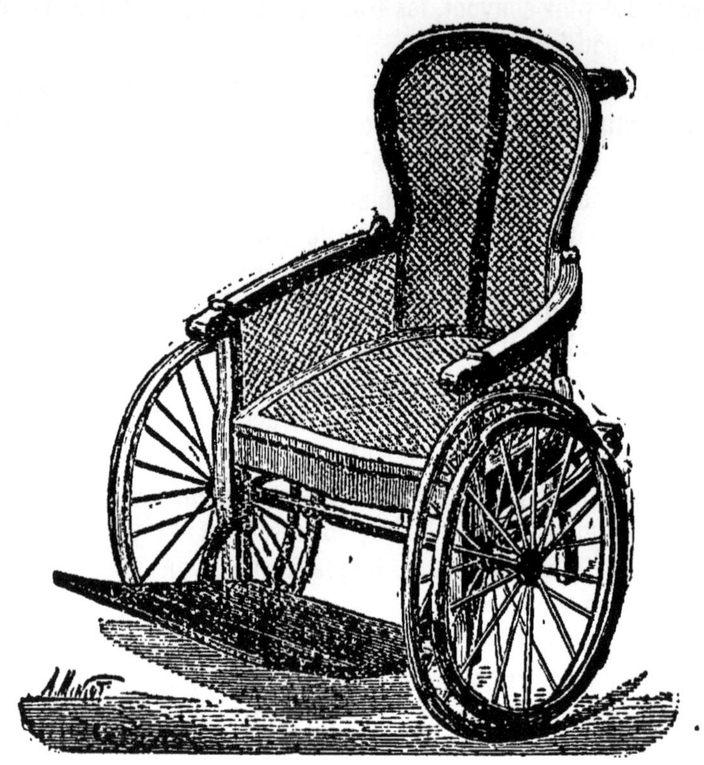

Fig. 39

Fauteuil à roues, porté sur ressorts, que le malade peut conduire lui-même par les mains courantes (Dupont)

Gelures

Les ulcérations produites par le froid ressemblent beaucoup à celles qui résultent de la chaleur. On y distingue les trois mêmes degrés, mais, dans nos climats, les gelures au troisième degré sont assez rares.

Le premier degré, rougeur et gonflement, correspond à l'engelure simple. On le traite, comme les autres, par les compresses d'eau blanche, d'eau-de-vie camphrée, d'un mélange d'extrait de Saturne et d'eau-de-vie camphrée. — Au second degré, quand il y a suppuration, c'est le cérat saturné, opiacé ou camphré qu'il faut employer, et le traitement du troisième degré est le même que pour les brûlures.

Il ne faut jamais réchauffer brusquement, au feu, les parties qui ont été exposées à la gelée.

Fractures

On dit qu'il y a *fracture* toutes les fois qu'un os est brisé. Les fractures les plus communes sont celles de la cuisse et de la jambe, du bras, de l'avant-bras, de la clavicule, des côtes et du crâne.

Elles peuvent se produire par suite de chute, de coup ou de contre-coup. Chez les vieillards, dont les os sont très fragiles, les fractures peuvent résulter d'une simple secousse, d'un faux pas.

Les fractures des membres se reconnaissent à l'impossibilité du mouvement dans le membre brisé, à son raccourcissement par la traction des muscles, à sa déviation de sa direction normale et, aussi, à une saillie ou une dépression accompagnée de douleur en un point fixe. — En même temps, lorsqu'on place la main sur la partie gonflée, lieu de la fracture, et qu'on fait exécuter au membre un léger mouvement, on sent et même on entend souvent la *crépitation*, le craquement produit par le frottement des deux fragments d'os brisés l'un contre l'autre.

De plus, les fractures peuvent être simples, compliquées de plaies, comme dans les blessures par armes à feu et dans les écrasements; elles peuvent encore être *comminutives*, c'est-à-dire que l'os, au lieu d'être rompu en deux fragments, est divisé en un nombre plus ou moins considérable d'éclats ou *esquilles*. Ces fractures sont naturellement plus graves.

Dans la fracture de l'os de la cuisse ou *fémur*, le membre est raccourci, incapable de mouvement, la pointe du pied est rejetée en dedans ou en dehors, et l'on sent sur la cuisse la saillie formée par le fragment d'os qui chevauche sur l'autre.

Quand c'est la jambe qui est brisée, le membre peut n'être pas raccourci si l'un seulement des deux os qui forment le squelette de la jambe est brisé, mais le pied est dévié du côté opposé.

Des phénomènes du même genre se produisent dans les fractures du membre supérieur, soit au bras qui n'a qu'un os, soit à l'avant-bras qui en contient deux.

Le traitement de ces fractures est tout chirurgical, et nous ne pouvons ici, comme on le comprend, qu'en indiquer les principes. Il s'agit de remettre les deux fragments d'os, qui chevauchent par suite de la traction considérable des muscles, bout à bout, de les y maintenir solidement, d'une manière invariable, et assez longtemps pour que la soudure des os puisse se faire à l'aide d'un *cal* résistant et tel que le membre ne subisse pas, ou le moins possible, de raccourcissement.

Pour cela, si le gonflement est extrêmement considérable, on commence par appliquer des compresses trempées d'une solution résolutive, eau blanche, eau-de-vie camphrée ou salée étendue d'eau ; on en fait des lotions, et on procède à la *réduction* de la fracture, c'est-à-dire que, pendant qu'un aide maintient le tronc du patient, et qu'un autre exerce une traction sur l'extrémité du membre, le chirurgien, à l'aide de pressions ménagées, établit la coaptation des deux os. Cela fait, il faut maintenir la réduction à l'aide d'*attelles* ou planchettes que l'on dispose dessous et de chaque côté du membre, en les adaptant avec des coussinets de balle d'avoine, le tout recouvert d'un bandage de toile. On peut se servir, pour maintenir le membre, de gouttières en toile métallique matelassée ou de bandages inamovibles faits avec des bandes de toile trempés dans une solution de dextrine ou bien dans un

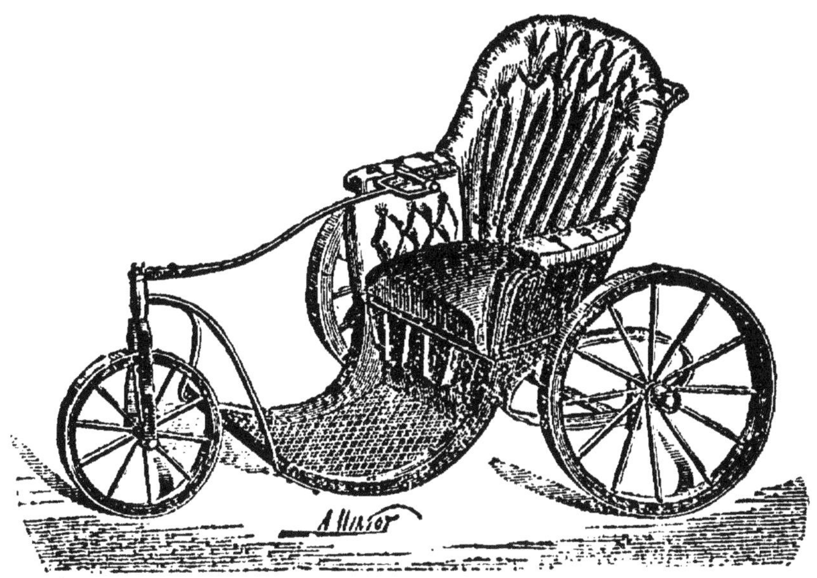

Fig. 40

Voiture de promenade pour malade (Dupont)

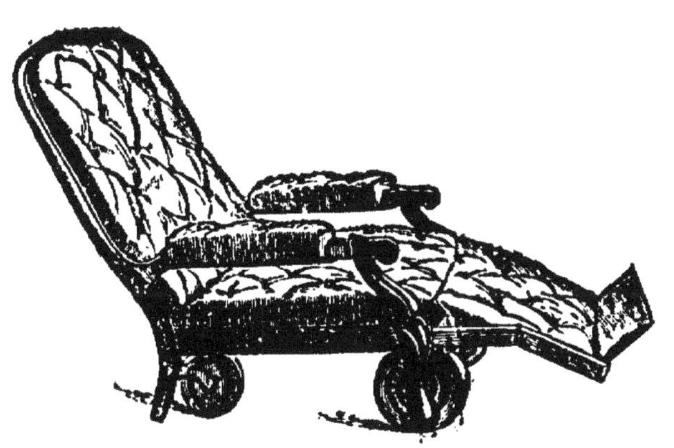

Fig. 41

*Fauteuil à roues simples avec dossier articulé et porte-jambes
pour blessé (Dupont)*

barbotage de plâtre fin. Ces bandages durcissent bientôt et ne permettent pas le déplacement du membre. S'il y a peu de complication, le malade retrouve, au bout de quelques semaines, l'usage de sa jambe ou de son bras, très souvent sans qu'il reste aucune trace de la fracture.

Malheureusement, il n'en est pas toujours ainsi : les fractures peuvent être accompagnées de désordres très graves, il peut y avoir des pertes de substance considérables, imminence de la gangrène; et des amputations, ou même des désarticulations peuvent devenir nécessaires.

Les fractures de la *clavicule* sont assez fréquentes, et résultent souvent d'une chute sur le coude. Elles sont faciles à reconnaître à l'attitude du blessé, qui a le corps et la tête penchés du côté de la fracture, le diamètre transversal du corps diminué, les mouvements du bras impossibles ou très difficiles. On sent la fracture et on perçoit la crépitation en palpant avec le doigt la clavicule brisée.

On pratique la réduction et la coaptation des os par des procédés divers, et on maintient la réduction à l'aide de coussinets placés au dessus et au dessous de l'os et contenus par un bandage. Le bras doit être immobilisé dans un appareil ou une gouttière qui maintient l'avant-bras fléchi le long du corps. On peut faire de ces bandages inamovibles ou des gouttières avec des plaques de carton ramollies dans l'eau

Les fractures des côtes sont assez fréquentes aussi et résultent de coups, de chutes, de violences par enfoncement. Elles se révèlent par une douleur fixe augmentée par la pression et les mouvements respiratoires. Souvent, on sent nettement la fracture et on perçoit la crépitation en palpant le point douloureux avec le doigt.

On comprend que les fractures des côtes peuvent s'accompagner d'enfoncement de la poitrine, de crachements de sang, de pleurésie, de pneumonie. Aussi, est-il quelquefois nécessaire de pratiquer l'amputation, la résection, des fragments de côte enfoncés qui pénètrent dans la poitrine. Dans les cas simples, des compresses d'eau blanche, d'eau-de-vie salée ou savonneuse, etc.,

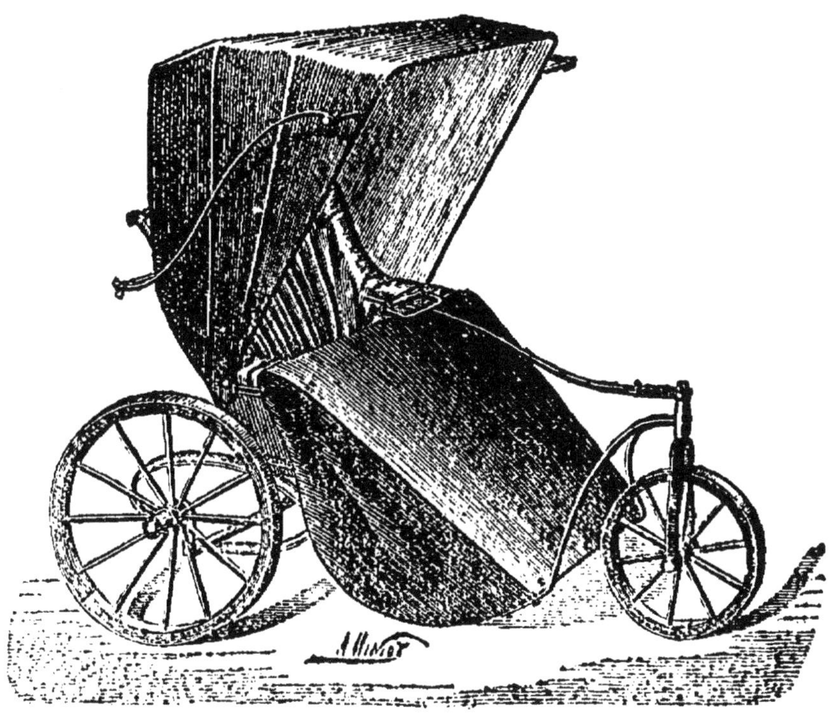

Fig. 42

Voiture de promenade avec capote pour blessés, paralytiques, convalescents, etc. (Dupont)

avec application d'un bandage de corps, suffisent pour réduire la fracture et la consolider.

Les fractures du crâne sont particulièrement à craindre à cause des commotions, contusions, compressions et même lésions du cerveau qui peuvent les accompagner. Lorsqu'il y a plaie, il faudra d'abord soigner la plaie à la manière ordinaire. S'il n'y a pas plaie, il sera presque toujours utile de faire quelques saignées et d'appliquer des compresses froides sur la tête. On donnera les purgatifs et les laxatifs et l'on recherchera s'il y a eu écoulement de sang par la bouche, le nez ou les oreilles. On perçoit la crépitation et l'on voit apparaître de l'œdème en un certain point du crâne, ainsi qu'aux paupières. S'il y a délire avec fièvre, au bout de quelques jours, contractures, convulsions, si l'on sent des esquilles, ou s'il y a enfoncement des os du crâne et compression du cerveau, auquel cas le malade est somnolent, les yeux louches, insensible, allant sous lui, il faut pratiquer le *trépan*. Par cette opération, on enlève une rondelle d'os à la voûte crânienne, ce qui permet de retirer les esquilles, de relever les parties enfoncées, de donner issue aux épanchements, etc.

Toutes les fractures se traitent de même, ainsi, par exemple, que les fractures plus rares mais si graves, de la colonne vertébrale. La lésion ou la compression de la moelle, dans ces fractures, peuvent être assez faibles pour être guérissables. Comme dans les autres cas, on immobilise le corps dans un appareil matelassé, et on donne, à l'intérieur, les purgatifs en même temps qu'on pratique des saignées pour prévenir la myélite. Si, après avoir échappé à ce grave accident, le malade conserve de la faiblesse dans les jambes, on fera des frictions irritantes, baume de Fioravanti, essence de térébenthine, ou on appliquera des cautères de chaque côté de la colonne vertébrale.

En résumé, dans tous les cas de fractures, il faut commencer par remettre les os en place et les y maintenir pendant un temps suffisant, à l'aide d'un appareil qui tienne les parties dans l'immobilité.

Luxations

Les *luxations* ou *foulures* se produisent lorsque les os qui constituent une articulation se séparent, par suite d'une violence extérieure, et ne se remboîtent pas après que la violence a cessé. Il en résulte nécessairement que l'os qui est sorti de son articulation forme à côté de celle-ci une saillie plus ou moins considérable, qu'il y a immobilisation et déviation dans sa direction du membre désarticulé, et, en même temps, diminution de la longueur par suite de la traction qu'exercent les muscles.

On voit que les luxations diffèrent des fractures en ce qu'il n'y a que déplacement d'un os, et que ce déplacement se produit toujours dans une articulation. Elles sont plus nombreuses et plus variées d'aspect, car tel os sorti de son articulation, l'os du bras, par exemple, luxé sur l'épaule, peut être luxé en avant, en arrière, en dehors ou en dedans de l'articulation.

Les luxations peuvent s'accompagner de déchirures des ligaments qui maintiennent l'articulation. Il peut arriver encore que pendant le déboîtement des deux os les ligaments soient déchirés, mais que les os se replacent naturellement dans leur positions normale et qu'il ne reste de l'accident que la lésion, parfois très douloureuse, des ligaments articulaires. C'est ce qui se produit souvent dans l'*entorse* qui n'est qu'une luxation momentanée de l'avant-bras sur le bras, de la jambe sur la cuisse, et, particulièrement du pied sur la jambe.

Mais supposons que la luxation se soit maintenue, c'est-à-dire que l'os déboîté ne soit pas rentré dans son articulation. Dans ce cas, il y a toujours un gonflement plus ou moins considérable, gonflement dans lequel on sent, d'un côté ou d'un autre, la tête de l'os luxé. La première chose à faire, — et c'est là, en somme, tout le traitement, — consiste à faire rentrer en place l'os désarticulé. Quelquefois, les tissus gonflés ne permettent pas qu'on opère tout de suite la réduction, ni même qu'on apprécie exactement dans quel sens la luxation s'est produite. Il faut alors commencer par des lotions et des applications résolutives pour diminuer la turgescence et l'éréthisme des tissus. Alors, le chirurgien et ses aides font l'*extension*, c'est-à-dire exercent une traction sur le membre de manière à ramener l'os luxé devant l'articulation qu'il a quittée et à l'y faire rentrer. Il ne s'agit plus alors, le plus souvent, que d'éteindre l'inflammation produite dans les tissus par la violence matérielle qui a été exercée, ce à quoi on arrive par les applications résolutives d'eau blanche, d'eau-de-vie camphrée, etc. Souvent, même, il est utile de poser quelques sangsues. Mais il peut arriver aussi que l'os, une première fois désarticulé, ait une tendance à se désarticuler encore au moindre mouvement. Il convient alors d'appliquer des bandages convenables, même des bandages inamovibles, plâtrés ou dextrinés, pour maintenir les parties en place pendant un temps suffisamment long pour que les ligaments reprennent leur action, et que la réduction opérée devienne persistante.

Dans tous ces accidents de luxation qui souvent, d'ailleurs, n'offrent pas une grande gravité, tous les phénomènes cessant aussitôt que les os sont remis en place, dans tous ces accidents, disons-nous, nous ne saurions trop recommander aux patients d'avoir recours au médecin, au chirurgien, c'est-à-dire à des hommes ayant une connaissance profonde de l'anatomie, et non aux rebouteux qui, la plupart du temps, n'en ont pas la moindre idée et n'arrivent à guérir que des luxations qui n'existent pas.

Les FOULURES ne sont pas précisément des luxations. Le plus souvent on désigne, sous ce nom, des tiraillements qui se sont produits dans une articulation, qui n'ont pas toujours été jusqu'à la désarticulation complète, et après lesquels les os sont rentrés dans leur position. Les foulures sont souvent très douloureuses, telle est celle du pouce sur la main, qui est fréquente, celle de la jambe sur le genou, et surtout celle du pied sur la jambe qui constitue ce qu'on appelle l'*entorse*. Souvent les mouvements des membres qui ont été ainsi foulés, et bien que les os se soient immédiatement remis en place, restent longtemps douloureux, et, les lotions, à la fois astringentes et résolutives, telles que celles faites avec l'eau blanche, constituent alors le meilleur traitement. Parfois, si l'enflure persiste, il faut poser quelques sangsues.

L'ENTORSE proprement dite, la foulure du pied, est un accident très fréquent. Tout le monde sait en quoi elle consiste : par suite d'un faux pas, le pied tourne en dedans ou en dehors, (on entend souvent un craquement), et il rentre en place ; mais il se produit, sur le moment, une douleur très vive, et il est impossible de marcher. Quelquefois, il y a eu « déboîtement » du pied avec simples tiraillements des ligaments articulaires ; quelquefois, il y a eu déchirure. Il survient alors une enflure plus ou moins considérable, même des taches ecchymotiques. Il arrive même que le pied ne se replace pas entièrement, et il reste une véritable luxation.

La première chose à faire est de vérifier immédiatement ce qui s'est produit, de s'assurer s'il persiste ou non une luxation. Pour cela, on fait exécuter au pied tous les mouvements d'extension, d'élévation qu'il peut faire à l'état sain et, pour prévenir le gonflement, on met le pied dans un seau d'eau fraîche pendant trois, quatre ou même cinq heures, en rafraîchissant l'eau à mesure qu'elle s'échauffe. Après quoi, on applique des compresses d'eau blanche ou d'eau-de-vie camphrée étendue, et on pose un bandage qui exerce une pression modérée, mais suffisante pour maintenir le membre dans l'immobilité. Ou bien on place celui-ci dans un appareil en gouttière.

S'il y a luxation ou même si les mouvements sont simplement gênés et douloureux, il faut pratiquer le massage, en prenant le pied dans les deux mains ; le dessous du pied dans le creux des mains, tandis qu'on allonge les pouces graissés d'huile le long des chevilles sur lesquelles on exerce des frictions modérées qui remettent peu à peu l'articulation en place.

Si la luxation est assez importante pour que le massage ne la réduise pas, il faut faire exercer une traction sur le pied et le reconduire doucement en place.

Enfin, si les phénomènes inflammatoires sont très violents, on applique quelques sangsues, avant de se livrer à ces manœuvres. Le plus souvent, d'ailleurs, comme nous le disions, le pied est replacé, et on n'a affaire qu'à la douleur ou aux lésions produites par le tiraillement des ligaments, et l'on en vient à bout avec l'immersion dans l'eau froide et les applications résolutives.

Dans le cas d'entorse, nous recommandons encore de se méfier des rebouteux et d'avoir recours au médecin.

L'entorse du poignet, c'est-à-dire la foulure de la main sur le bras, accident assez fréquent, se traite absolument comme l'entorse du pied.

Asphyxies

L'*asphyxie* résulte de l'impossibilité de faire pénétrer l'air dans les poumons.

Ce phénomène peut se produire de plusieurs manières : par la strangulation, la pendaison, qui, en comprimant le cou, obstruant la trachée-artère, ferment l'accès de l'air aux poumons ; par la submersion, la noyade, par la pénétration dans les poumons d'un gaz qui n'est pas respirable, le gaz carbonique, le gaz d'éclairage, le gaz des fosses d'aisance, par exemple.

Asphyxie par étranglement ou pendaison

Mis en présence avec un homme étranglé ou pendu, il faut immédiatement couper la corde qui lui serre le cou, ouvrir largement ses vêtements, lui élever la tête et les épaules, le mettre à l'air libre, et lui faire des frictions avec une étoffe rude ou la main mouillée d'eau sédative, d'eau-de-vie, de vinaigre, sur les muscles, la colonne vertébrale, la poitrine, pour ramener la circulation. Un bon moyen consiste souvent à pratiquer une saignée qui décongestionne le cerveau et, en faisant couler le sang, tend à remettre la circulation en marche. On s'efforcera de faire rentrer l'air dans la poitrine en provoquant des inspirations soit par les mouvements des bras, soit en titillant les narines avec une plume, soit encore en soufflant dans la bouche avec la bouche ou avec un soufflet.

Asphyxie par submersion, noyade

On doit tout de suite déshabiller le noyé, l'essuyer et l'envelopper dans une couverture chaude. Pour faire rentrer l'air dans la poitrine, le meilleur procédé est celui de Sylvester qui consiste à faire marcher artificiellement les muscles dilatateurs et constricteurs de la poitrine, c'est-à-dire ceux qui concourent à l'inspiration et à l'expiration.

Le noyé étant placé sur le dos, le tronc et la tête un peu élevés sur un traversin, les pieds appuyés, on élève simultanément les deux bras le long de la tête : ce mouvement fait dilater la poitrine. Au bout de deux secondes, on rabaisse les bras le long du corps, pendant deux secondes ; ce mouvement comprime la poitrine. On produit ainsi alternativement dans les muscles de la poitrine les mouvements de l'inspiration et de l'expiration. Il faut faire ces mouvements 15 fois par minute, avec persévérance, car on a vu des asphyxiés ne revenir à la vie qu'après plusieurs heures.

Il est inutile d'ajouter qu'on a pris d'avance la précaution de nettoyer la bouche et les narines, et même de tirer la langue en dehors pour que sa base ne gêne pas l'ouverture du larynx.

Pendant ce temps, on fait pratiquer des frictions sur le corps de l'asphyxié ; on applique des linges ou des flanelles chauffées entre les cuisses, sous les aisselles, à la plante des pieds, etc., pour réchauffer le patient qui, d'ailleurs, doit toujours être placé dans une chambre très aérée.

Aussitôt que la respiration est rétablie, on fait avaler au malade, par petites cuillerées, des boissons chaudes, aromatiques, comme du thé, du grog, du vin chaud ; on le met au lit, convenablement couvert, et on le laisse dormir.

Asphyxie par les gaz

L'asphyxie par les gaz est plus ou moins dangereuse, suivant le gaz qui a asphyxié. Certains gaz, comme l'hydrogène sulfuré ou gaz des fosses d'aisance, celui qu'on appelle « vapeur de charbon, » qui est de l'acide carbonique mêlé de beaucoup d'oxyde de carbone, etc., non seulement ne sont pas respirables, mais de plus sont vénéneux : l'homme est asphyxié et en même temps empoisonné. — D'autres, comme l'acide carbonique, tel qu'il se dégage des cuves en fermentation, ne sont pas vénéneux, mais ils ne sont pas respirables : l'homme est simplement asphyxié faute d'air, comme un pendu ou un noyé.

Les soins à donner à ces asphyxiés sont les mêmes que ceux que ceux que l'on donne aux pendus : frictions, insufflations d'air, tentatives d'inhalations de substances excitantes comme le vinaigre. Toutefois, pour les asphyxiés avec le gaz des cuves (acide carbonique), nous conseillons d'essayer la respiration artificielle par le procédé de Sylvester, et pour les asphyxiés avec le gaz des fosses, de faire des inhalations chlorurées avec le chlorure de chaux, la liqueur de Labarraque, pour décomposer le gaz sulfhydrique qui remplit les poumons.

Il peut être utile aussi, dans ce cas, de faire des insufflations ou des inhalations, sinon, peut-être, d'oxygène pur, au moins d'air chargé d'un excès d'oxygène.

Empoisonnements

Beaucoup d'*empoisonnements* ressemblent à certaines maladies, mais on peut présumer l'empoisonnement quand une personne en bonne santé est prise tout à coup de coliques, de vomissements, après ingestion d'un aliment ou d'une boisson dont on ne connaît pas la nature.

Dans ces cas, le médecin devra toujours procéder à une sorte d'enquête pour arriver à connaître le poison qui a été absorbé.

Il faudrait un livre tout entier pour décrire les effets de tous les innombrables poisons connus, nous ne pouvons qu'indiquer les effets des principales classes de poisons en prenant un exemple parmi ceux qui se présentent le plus souvent.

Poisons irritants

On désigne ainsi les substances qui tuent simplement parce qu'ils corrodent, détruisent les tissus avec lesquels ils sont en contact.

Tels sont les acides concentrés, acide sulfurique ou huile de vitriol, acide chlorhydrique ou esprit de sel, acide azotique ou eau forte ; acide oxalique et sel d'oseille, etc. ; les alcalis, soude et potasse caustiques, ammoniaque ; le chlore et l'eau de Javel, l'iode ; certaines plantes, comme le colchique, les renoncules, les euphorbes, la rue, la sabine, ; certains animaux, les moules, les huîtres, etc.

Les empoisonnements par les acides, les alcalis, s'accompagnent de douleurs atroces dans l'estomac et l'œsophage, de vomissements souvent sanguinolents, de sueurs froides, de convulsions, de soif ardente. L'haleine exhale souvent l'odeur du poison.

— Dans les empoisonnements par les *acides*, les vomissements rougissent le papier bleu de tournesol et font effervescence sur la pierre ou le carreau. Par l'acide sulfurique, la bouche est brûlée et noire, rouge par l'acide chlorydrique, jaune par l'acide azotique.

— Par les *alcalis*, les vomissements sont savonneux, onctueux au toucher, ne font pas effervescence sur la pierre et ramènent au bleu le papier de tournesol rougi par les acides.

— Par l'*iode* et le *chlore*, la bouche est jaunie, et l'haleine exhale l'odeur de ces corps, ainsi que les matières des vomissements.

— Par les *poisons végétaux* cités plus haut, il y a douleurs brûlantes, vomissements abondants, selles cholériformes, hémorrhagies, refroidissement, prostration, coma.

— Par les *moules*, les *huîtres* malsaines, symptômes d'indigestion, avec bouffissure de la face et éruption d'urticaire.

Traitement. — Dans l'empoisonnement par les acides et les alcalis, il faut tâcher de faire évacuer le poison et de neutraliser dans l'estomac celui qui n'a pas été rejeté.

On facilite les vomissements avec des boissons tièdes en abondance : on les provoque au besoin avec 10 centigrammes d'émétique dans un verre d'eau en trois fois à cinq minutes d'intervalle ; ou même, si l'empoisonnement remonte à quelques heures, on ajoute un purgatif avec 30 grammes de sulfate de soude ou de magnésie, pour produire des évacuations par en haut et par en bas.

On peut aussi provoquer les vomissements en chatouillant la luette ou l'arrière-gorge avec une plume, ou en injectant sous la peau avec la seringue de Pravaz, une solution contenant de 5 à 10 milligrammes d'apomorphine.

Pour le cas des acides, on les neutralise avec de l'eau dans laquelle on délaie de la magnésie, de l'eau de Vichy, des blancs d'œuf battus dans l'eau (eau albumineuse (*Form.* 143).

Pour les alcalis, on les neutralise avec des acides, de l'eau vinaigrée, de la limonade au citron, de l'eau albumineuse et de l'huile d'amandes douces, d'olives, etc.

Dans les empoisonnement par les chlorures et l'iode, on donne l'eau albumineuse en abondance, de l'eau amidonnée, du lait.

Dans le cas d'empoisonnement par les poisons irritants végétaux, on tâche de faire vomir par la titillation de la luette, et l'on traite par l'eau albumineuse, le lait, les boissons chaudes aromatiques pour relever les forces.

Ce sont aussi ces dernières boissons qui ont ordinairement raison des indispositions causées par les moules. Il est utile de faire vomir par la titillation, afin d'éviter la prostration.

Poison hyposthénisants

Ces poisons n'ont, en général, qu'une action irritante très modérée, et le principal caractère de leur action est l'affaiblissement, la prostration complète dans laquelle tombent les malades qui les ont absorbés.

Tels sont l'arsenic, le phosphore, les sels de mercure et de cuivre, l'émétique, la digitale, l'aconit, la belladone, le datura, le tabac, la ciguë, la jusquiame, les champignons.

L'empoisonnement par l'*arsenic* peut être aigu ou lent. Dans l'empoisonnement aigu, il y a chaleur âcre à la gorge, nausées, vomissements, crampes d'estomac, soif, mal de tête, refroidissement, syncope, faiblesse, diarrhée aqueuse, insomnie, pouls petit, palpitations, oppression, crampes, figure altérée et bleue, taches sur la peau, prostration et mort.

Dans la forme lente, la gorge est resserrée avec sensation âcre, vomissements plus ou moins fréquents, affaiblissement général, émaciation, vertiges, douleurs articulaires, épistaxis, paralysies partielles, etc.

Dans l'un et l'autre cas, les matières vomies et les déjections jetées sur des charbons ardents produisent des vapeurs qui sentent l'ail.

L'empoisonnement par le *phosphore* et les *allumettes* est assez semblable, mais l'haleine exhale toujours l'odeur bien connue du phosphore. Les douleurs internes sont vives; il y a rétention d'urines, phénomèmes nerveux: quelquefois des hémorrhagies; prostration.

L'*émétique* produit des effets analogues, mais avec des vomissements et des selles très abondants et une tendance extrême au refroidissement, à la syncope. Quelques jours après, éruption vésiculeuse.

Les sels de *cuivre, couperose bleue, vert-de-gris*, etc., produisent une saveur désagréable dans la bouche, des vomissements et des coliques avec déjections vertes. Tendance au refroidissement, oppression, syncopes. Des auteurs très sérieux affirment, par expérience, que les sels de cuivre ne peuvent jamais empoisonner jusqu'à mort.

Les sels de *mercure*, le *sublimé corrosif*, le *calomel*, agissent comme le cuivre, en produisant une saveur métallique désagréable, brûlure à la gorge, constriction de l'estomac, douleurs de ventre, vomissements, éructations fétides; inflammation puante de la bouche et des gencives, salivation; tendance au refroidissement, à la syncope, etc.

Par la *digitale* et la *digitaline*, il y a des vomissements glaireux, verdâtres et bientôt des vertiges, des troubles de la vue, avec dilatation de la pupille, douleur épigastrique, ralentissement considérable du pouls, diarrhée, refroidissement, défaillances..., etc.

L'empoisonnement par la *belladone* et l'*atropine* se caractérise immédiatement par la dilatation énorme des pupilles et les hallucinations.

Les autres plantes désignées ci-dessus produisent des effets plus ou moins analogues, avec vomissements, douleurs à l'estomac, stupeur, affaiblissement, paralysie, coma. Ce sont aussi les symptômes que présente l'empoisonnement par les *champignons*.

Traitement. — Le contre-poison de l'arsenic est l'hydrate de péroxyde de fer en gelée (200 grammes environ). On donne aussi l'hydrate de magnésie dans du lait, l'eau albumineuse, le tout en abondance ; puis on réchauffe le malade avec des boissons aroma·tiques et on purge avec de l'huile de ricin.

Dans l'empoisonnement par le phosphore, on donne aussi la gelée de magnésie, l'eau albumineuse, les perles de Clertan à la térébenthine, des potions térébenthinées (4 grammes d'essence pour 120 gr. de potion). Il ne faut pas donner d'huile.

Contre les intoxications par l'émétique, on donne les astrin-gents : tannin, quinquina, décoction de noix de galle, acide galli-que, thé.

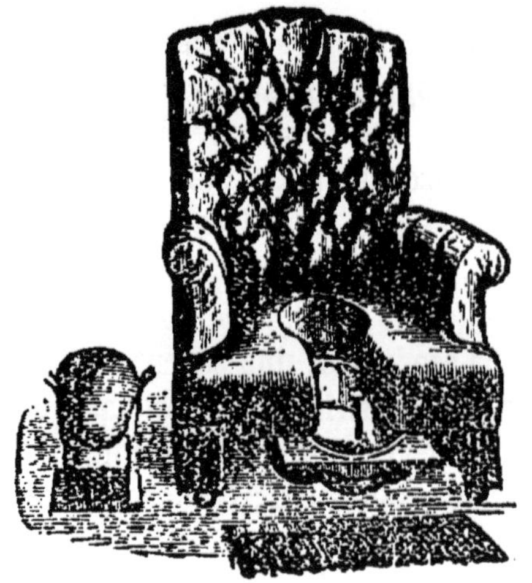

Fig. 43
Chaise percée ou fauteuil-garderobe

Contre le cuivre et le mercure, c'est surtout le fer réduit par l'hydrogène qui représente le véritable contre-poison, puis l'hy-drate de sulfure de fer, et l'eau albumineuse (6 blancs d'œuf pour un litre d'eau), et l'on facilite les vomissements. On donne ensuite du lait, de l'eau de graine de lin. Boissons abondantes. Garga-rismes.

Les empoisonnements par la digitale et les plantes voisines, l'*aconit*, par exemple, se traitent d'abord en faisant vomir par l'ipéca, l'émétique ou la titillation ; puis, on donne les solutions tanniques, les boissons aromatiques chaudes et alcoolisées.

D'ailleurs, les empoisonnements par les diverses plantes véné-
neuses que nous avons citées se traitent de la même façon, et
l'on peut dire que toutes les fois qu'il s'agira d'un empoisonnement par une de ces plantes (ou par son alcaloïde ou principe
toxique, la *digitaline*, l'*aconitine*, l'*atropine*, la *daturine*, la *nico-
tine*, la *cicutine*, l'*hyosciamine*, etc.), on pourra toujours après
avoir fait vomir, administrer une solution de tannin, de noix de
galles, ou, à défaut, de tan, d'écorce de chêne, de café, de thé, et,
enfin, la solution d'iodure de potassium iodurée suivante :

Iodure de potassium. . . . 0,40 cent.
Iode. . . . . 0,30 —
Eau. . . . . 1 litre

à boire par demi-verre.

On s'efforcera de tenir le malade éveillé et de vaincre la prostration avec du café noir, du thé, etc.

Il faut ajouter que dans l'empoisonnement par les *solanées* (*belladone, jusquiame, tabac, datura*), mais surtout par la belladone,
on trouve dans l'opium, ou la morphine qui est, comme on le sait,
l'un des principaux alcaloïdes de l'opium, un antagoniste puissant,
c'est-à-dire un contre-poison. L'un des meilleurs moyens consiste à
faire alors des injections sous-cutanées avec la solution de chlorhydrate de morphine au 1 0/0 (*Form.* 13). On pourra aussi
donner l'extrait thébaïque en pilules de 1, 2 ou 3 centigrammes,
mais l'effet est plus lent. — Dans tous les cas, il faut surveiller
les effets.

On traite l'empoisonnement par les champignons par un vomitif puissant et rapide, l'émétique et la titillation de la luette;
puis, un purgatif, huile de ricin. Café, perles d'éther, tannin,
(2 grammes dans une potion), solution iodo-iodurée, vin chaud,
boissons aromatiques. — Se garder de donner du vinaigre.

Il est souvent nécessaire de vider l'estomac avec une pompe
stomacale.

Poisons narcotiques

On a vu que les poisons hyposthénisants, dont le plus grand
nombre formait ce qu'on appelait naguère les poisons *narcotico-
âcres*, ont une action irritante locale plus ou moins énergique, et
en même temps une action dépressive sur le système nerveux.

Les poisons narcotiques n'ont plus que cette dernière action, mais souvent à un degré extrême. Tels sont l'*acide prussique* ou *cyan-hydrique* et les *cyanures*, l'*opium* et ses alcaloïdes, *morphine*, *codéine*, le *laudanum* qui est une solution d'opium, l'*if*.

Dans l'empoisonnement par l'acide prussique ou cyanhydrique, les *cyanures* employés dans l'industrie, l'*eau de laurier-cerise*, les feuilles de laurier-cerise, l'*essence d'amandes amères*, — toutes substances qui contiennent de l'acide prussique, — il y a vertiges, perte de connaissance, de mouvement, de sensibilité, dilatation de la pupille, écume à la bouche, grincement des dents, étouffements, peau froide, coma et, aux derniers moments quelquefois, des convulsions. L'haleine exhale une odeur d'amandes amères. L'empoisonnement par l'acide cyanhydrique et les cyanures, un peu concentrés, peut ne durer que quelques minutes. L'inhalation d'acide prussique très concentré et récent, peut déterminer la mort. Une goutte sur une muqueuse, dans l'œil, suffit aussi.

Par l'opium, le laudanum, les sels de morphine, codéine, etc., il y a contraction des pupilles, soif vive, rétention d'urine, vomissements, somnolence, congestion cérébrale, coma.

On reconnaît facilement l'empoisonnement par le laudanum à l'odeur de l'haleine et des vomissements. La bouche est teinte en jaune safran.

Traitement. — Peu de choses à faire contre l'empoisonnement par l'acide cyanhydrique et les cyanures concentrés : on n'a pas le temps d'intervenir. Il y a mort foudroyante, c'est-à-dire en quelques minutes. Si ces poisons sont à faible dose, s'il s'agit des eaux distillées de laurier-cerise, de fleurs de pêcher, etc., on peut agir utilement. Il faut faire respirer du chlore, de l'eau de Labarraque, de l'eau de Javel, de l'ammoniaque, vider l'estomac avec la pompe stomacale si les vomissements ne sont pas suffisants. Quand ceux-ci ne sentent plus l'amande amère, on donne la potion au sulfate de fer :

Sulfate de peroxyde de fer...	10 grammes.
Eau.........................	1 litre.
Sucre.......................	200 grammes.

par demi-verres.

Café, affusions froides sur la tête et la colonne vertébrale.

Contre l'opium, le laudanum et tous les alcaloïdes de l'opium, il faut employer les vomitifs, les solutions tanniques, la liqueur iodo-iodurée, par demi-verres. On peut aussi employer l'atropine en injections sous-cutanées (5 gouttes d'une solution de sulfate d'atropine au 1|100).

Il est très important de maintenir le malade éveillé : pour cela, on lui donne le café noir, fort, sans sucre, et on pratique toutes les excitations possibles ; on le force à marcher, on le fustige, même avec des orties.

Poisons névrosthéniques ou tétanisants

Le caractère spécial des empoisonnements par ces redoutables poisons sont les contractures, les convulsions, le tétanos (voir l'article *Tétanos*) ou épisthotonos. La face est gonflée, la respiration haletante, l'intelligence nette dans la période de calme qui sépare les accès convulsifs. Puis, convulsions sans trêve, perte de l'intelligence, asphyxie et mort.

Tels sont les empoisonnements par la *noix vomique*, la *fève de St-Ignace*, c'est-à-dire par la *strychnine*, la *brucine*, qui sont les principes actifs de ces drogues.

On range les *cantharides* parmi les poisons névrosthéniques.

Traitement. — On ne connaît pas de traitement efficace de cet empoisonnement. Cependant, on a dit que l'alcool est un antagonisme de la strychnine, mais cela ne paraît pas suffisamment établi. On fait vomir au plus vite ; on emploie les solutions de tannin, la solution iodo-iodurée avec 1 gramme d'iodure de potassium et 40 centigrammes d'iode pour 1 litre d'eau. Éviter toute excitation extérieure, qui détermine les convulsions.

L'empoisonnement par les cantharides nous semble se rapprocher bien plus des empoisonnements par les substances irritantes ou narcotico-âcres que des tétanisants, car les convulsions et l'érection spasmodique de la verge que l'on donne comme caractéristique de cet empoisonnement, manquent très souvent. Il y a surtout douleur dans la vessie et dans les reins avec brûlure dans la gorge, et syncopes.

On traite par les vomissements et l'eau albumineuse. Ne pas donner d'huile.

Coliques de plomb. — Coliques saturnines. — Coliques des peintres

La *colique de plomb* est un empoisonnement lent que contractent les personnes qui travaillent les matières plombiques, comme les fabricants de céruse et de couleurs, les peintres, les fondeurs en plomb, etc.

Il y a de la pâleur, un grand affaiblissement, du dépérissement, une teinte jaune de la peau, un liséré bleuâtre autour des gencives, une haleine fétide ; coliques, souvent nausées et vomissements, constipation, urines rares. Puis, surviennent des douleurs articulaires, des convulsions, des paralysies avec perte de sensibilité.

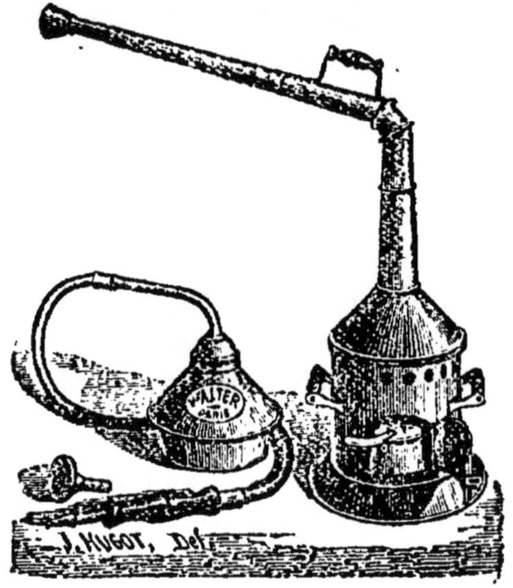

Fig. 44

Appareil pour douche de vapeur sèche et humide, chauffant à l'esprit de vin (Walter-Lécuyer

Traitement. — Le traitement consiste en vomitifs (émétique, 10 centigrammes dans un verre d'eau tiède, en trois fois), purgatifs, huile de ricin et lavements purgatifs, potions à l'opium contre les coliques (*Form.* 5), et limonade sulfurique (*Form.* 156,157), 3 à 400 grammes par jour.

On peut aussi donner l'ioduro de potassium ioduré (voir ci-dessus) et le soufre mêlé avec du miel par petites cuillerées. Défendre absolument les alcooliques.

CHAPITRE XIV

SOINS A LA FEMME ENCEINTE, A L'ACCOUCHÉE ET AU NOUVEAU-NÉ

Signes de la grossesse. — La femme enceinte est exposée à un certain nombre d'indispositions qui, dans les circonstances ordinaires, pourraient être inquiétantes, et qui ne le sont plus quand on sait qu'il faut les attribuer à une grossesse. Il est donc utile de pouvoir reconnaître de bonne heure l'état de grossesse.

Les signes probables sont, d'abord, la suppression des règles; puis, la coloration brune des seins et de la ligne blanche du nombril au mont de Vénus; la poussée des petits mamelons supplémentaires autour des mamelons ; le gonflement des seins qui souvent sécrètent du *colostrum*, sérosité qui deviendra plus tard du lait ; la présence dans les urines d'une matière albumineuse spéciale, la *kyestéine* ; le grossissement de la taille et de la matrice et la modification du col utérin.

Ajoutons qu'il se produit aussi des phénomènes nerveux, changements d'humeur, caprices, envies, vomissements, palpitations, crampes d'estomac, maux de tête, etc.

Mais ce sont là des signes problables, les seuls signes certains sont les mouvements du fœtus et les battements de son cœur que l'on ne peut percevoir avant le 4ᵉ mois de la grossesse.

La plupart des troubles fonctionnels se dissipent vers le quatrième ou cinquième mois, sauf la constipation, à laquelle on opposera la rhubarbe granulée de Mentel ou la poudre purgative de Rogé, et les vomissements qui parfois prennent une gravité extrême parce qu'ils deviennent incoercibles, et que, les aliments étant continuellement rendus sans digestion, la nutrition devient

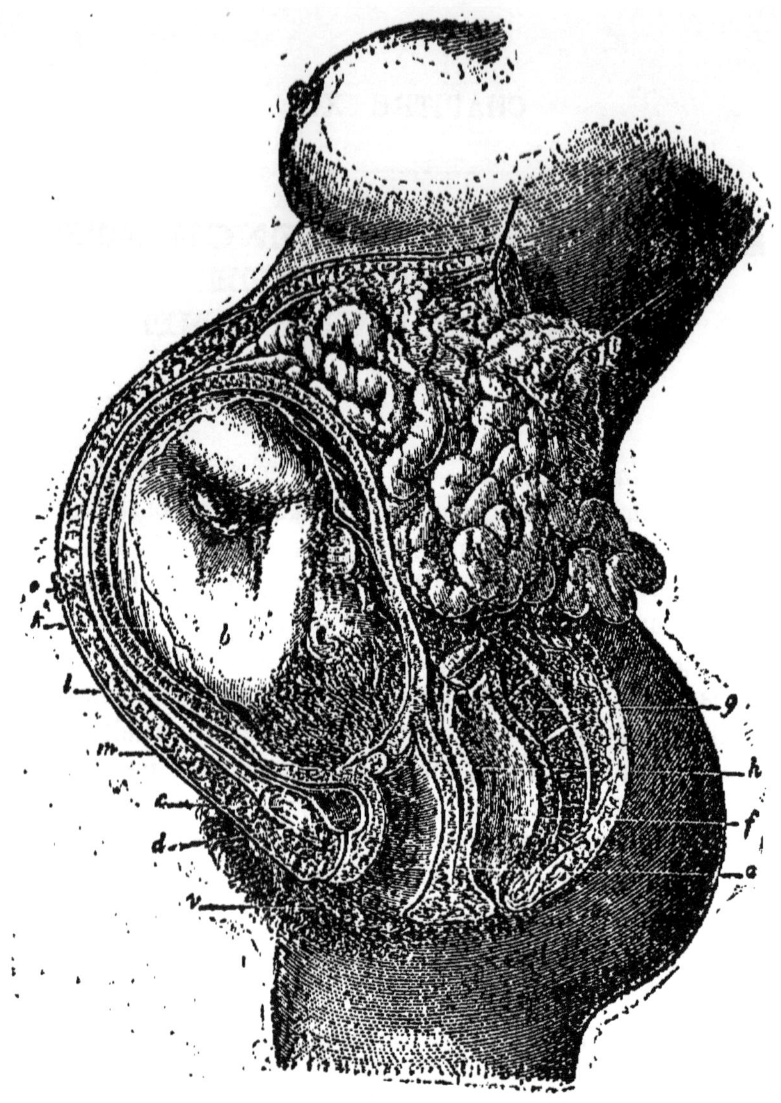

Fig. 45

Coupe du corps d'une femme enceinte, vue de profil

a, coupe du vagin. — b, fœtus. — c, coupe de l'os pubis. — d, vessie comprimée par l'utérus. — e, ombilic. — f, coupe de l'intestin rectum et de l'anus. — g, coupe de l'os sacrum — h, col de l'utérus. — k, membranes du fœtus. — l, épaisseur de la paroi de l'utérus. — m coupe des parois abdominales. — v, vulve.

impossible : la malade alors mourrait d'inanition si l'on ne pouvait vaincre les *vomissements incoercibles*, ou bien si l'on ne provoquait pas un accouchement avant terme.

Contre les vomissements, on emploie bien des moyens : l'eau frappée, la glace pilée, l'eau de seltz, le vin de Champagne, avant les repas ; l'eau de Pougues en mangeant, les perles d'éther de Clertan, la potion de Rivière (*Form.* 237), le rhum, le kirsch, l'élixir de Garus (safran), les vésicatoires volants sur le creux de l'estomac pansés avec 2 ou 3 centigrammes de chlorhydrate de morphine, les perles de pepsine Chapoteaut, le sirop de bromure de potassium aux oranges amères de Larozo ou de Falières, enfin, la cocaïne en potion.

Tous ces moyens réussissent, mais ils peuvent échouer. Tel qui arrête très bien les vomissements chez une femme ne les modifie pas chez une autre, et réciproquement. Il est rare, en somme, qu'on ne parvienne pas, d'une façon ou d'une autre, à parer à cet accident ; mais lorsque les vomissements persistent malgré tous les traitements, que la malade dépérit et ne se nourrit plus, il ne faut pas hésiter à faire pratiquer l'accouchement prématuré ou l'avortement par un chirurgien, avant qu'il ne soit trop tard.

Les congestions à la tête, devront être soignées par les purgatifs légers, et très rarement par une petite saignée, dans les cas seulement où il y a oppression et pléthore manifeste.

La leucorrhée, très fréquente, sera traitée par les moyens ordinaires, ainsi que le prurit vulvaire qui se rencontre assez souvent.

Beaucoup de femmes enceintes ont des varices, dans les derniers mois de leur grossesse ; on les maintiendra par des bandes modérément serrées, ou par les bas élastiques de Le Perdriel ; on empêchera la station debout et même assise avec les jambes pendantes, mais on prescrira de tenir toujours les jambes au niveau du tronc et même de garder le repos horizontal.

La position horizontale est, du reste, quelquefois nécessaire, pendant tout le cours de la grossesse, chez certaines femmes faibles, prédisposées aux fausses-couches, et qui non seulement doivent s'abstenir de tout exercice, mais même rester étendues sur une chaise longue pendant plusieurs mois.

D'ailleurs, les femmes enceintes doivent s'abstenir de tout exercice violent, longues courses, danse, équitation, secousses dans des voitures mal suspendues, travaux pénibles, fardeaux à porter, poids à soulever, efforts à faire, surtout les bras élevés.

Ce n'est que quelques jours avant l'accouchement qu'un exercice un peu plus actif qu'à l'ordinaire est utile, parce qu'il détermine souvent le commencement du travail expulsif.

Nous n'avons pas à nous occuper ici de l'acte physiologique de l'accouchement et des manœuvres que le médecin pourra être appelé à effectuer pour en faciliter la terminaison, mais nous ajouterons quelques conseils sur les soins, les importants qu'exige l'accouchée.

Ainsi que nous l'avons dit déjà (voir article *Péritonite puerpérale*), l'accouchée est dans un état particulier, l'état puerpéral, qui la prédispose à faire beaucoup de pus ; elle est comparable à un blessé qui porte une large plaie. La plaie de l'accouchée existe, en effet, dans l'utérus, par le départ du *placenta*, et ce qu'on appelle la *fièvre de lait*, qui vient vers le troisième jour de l'accouchement, est comparable à la *fièvre traumatique* des amputés. L'écoulement des lochies, formées de pus et de mucus utérin, représente la suppuration de cette plaie. Il y a dans l'état puerpéral une assez grande facilité à la résorption et à l'infection purulente, à la production même d'un pus infectieux et pouvant communiquer à d'autres accouchées la *fièvre puerpurale*. Les médecins et les sages-femmes doivent donc, après chaque accouchement, chaque pansement, et même chaque visite à une femme en couches, se laver les mains avec une solution antiseptique à l'acide phénique ou autre, mais l'eau phéniquée ou le simple phénol-Bobœuf sont certainement les désinfectants les plus commodes et les plus faciles à trouver partout à bon marché.

De plus, les accouchées devront être entourées des plus grands soins de propreté : les linges tachés seront enlevés et éloignés, les serviettes renouvelées et les lavages pratiqués deux fois par jour. Les lavages se feront avec de l'eau tiède, infusion de camomille, eau phéniquée, etc. Le médecin suivra jour par jour l'état du pouls, du ventre et de l'utérus. La malade sera couchée à plat, sur le dos, fera le moins de mouvements possible, dans le

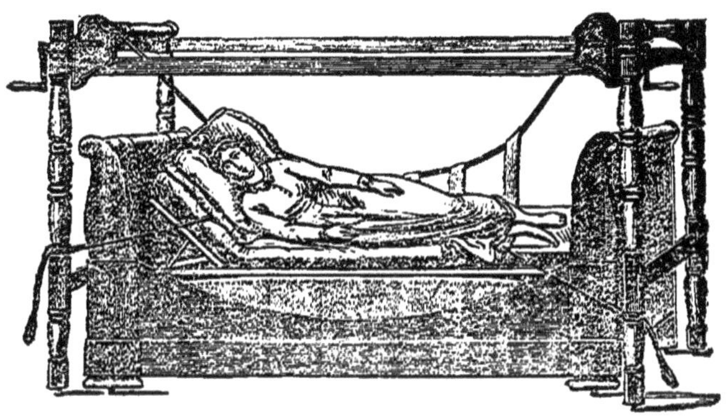

Fig. 46

Lit mécanique Dupont permettant de transporter les malades, et de les mouvoir pour les pansements

plus grand calme, ne recevra pas de visites pendant les quatre premiers jours, et des visites courtes, peu bruyantes. Les garde-robes seront reçues dans un vase plat légèrement chauffé qu'on lui glissera sous le siège. On fera son lit, seulement le quatrième jour, en la glissant sur un autre lit placé à côté du sien, ou sur une chaise longue, et non dans un fauteuil. Les accouchées à qui leurs moyens le permettent pourront employer avec grande utilité les appareils si commodes avec lesquels on transporte mécaniquement, sans efforts, à l'aide d'une seule personne, les malades d'un lit sur un autre. (Appareils Dupont.)

L'alimentation de la femme qui nourrit son enfant sera ménagée mais suffisante; la femme qui ne nourrit pas sera soumise, sinon à la diète, du moins à un régime sévère de bouillons et de potages pendant les cinq ou six premiers jours. Les seins seront garnis d'une feuille d'ouate, qu'on renouvellera quand l'écoulement du lait l'aura mouillée. La tête sera couverte d'un bonnet de linge léger, et la malade ne sera peignée et « démêlée » que vers le 6° ou 7° jour, et encore par parties si les cheveux sont très matelassés. — Si tout va bien, que l'utérus soit bien en place, les lochies suffisantes, on permettra de lever la malade vers le 10° jour au plus tôt — jamais avant — et pendant une demi-heure. Il vaut mieux la laisser au lit quinze jours et permettre des levées d'abord d'une heure, puis, graduellement un peu plus longues, en garantissant avec soin l'accouchée des refroidissements et des courants d'air, en défendant les efforts et le travail debout. La première sortie au dehors ne sera permise que le 25° jour.

Dans l'intervalle, si la femme ne nourrit pas, on l'aura purgée plusieurs fois avec de petites quantités d'huile de ricin, d'abord 20 grammes, puis un peu plus, suivant l'état. On donnera, s'il y a constipation, des lavements purgatifs avec une cuillerée de sel gris, de gros miel ou de mélasse, des tisanes diurétiques, infusion de queues de cerises, décoction de canne, etc. On évitera toute émotion, et tout le temps que dureront les lochies, si elles prennent une odeur fétide, on donnera des injections avec de l'eau phéniquée au 1/100 ou additionnée de quelques gouttes de phénol-Boboeuf ou d'un peu de liqueur de Labarraque.

Par ces soins attentifs, on évitera ces terribles maladies, *sui-*

les de couches, qui viennent si souvent, à la suite d'une simple imprudence, enlever tant de jeunes femmes à leur famille.

Dans les cas de *fausse couche* ou avortement, d'accouchement avant terme, les soins à donner à la malade sont les mêmes qu'après l'accouchement normal et d'autant plus que la fausse couche a eu lieu à une époque plus avancée de la grossesse.

Le nourrisson, à son tour, demande des soins minutieux, car on sait combien est grande la mortalité des nouveau-nés, même parmi ceux qui sont élevés au sein, par leur mère. Chez l'enfant du premier âge, ce sont surtout les soins hygiéniques qui sont importants, et en particulier les soins de propreté. Le bébé ne sera jamais laissé dans des couches salies et urineuses, dont le contact enflamme son épiderme si délicat et peut produire des érythèmes graves. Les couches seront changées plusieurs fois par jour et l'on se souviendra que l'enfant, aussitôt qu'on l'emmaillotte dans du linge propre, commence par le salir, manifestant ainsi le sentiment de bien être qu'il éprouve; il faut changer de nouveau son linge. On le lavera plusieurs fois par jour avec une éponge douce, en le poudrant avec de la poudre d'amidon ou de lycopode pour empêcher l'intertrigo.

Si l'enfant a des coliques, des gaz, si son ventre devient dur ou ballonné, on donnera de légères purgations avec une petite cuillerée ou deux de sirop de chicorée, on mettra des cataplasmes sur le ventre et on administrera des lavements tièdes avec de l'eau de guimauve mêlée d'huile d'amandes douces, ou de l'eau amidonnée s'il y a diarrhée, — surtout diarrhée verte. — On nettoiera la bouche pour enlever les dépôts de lait et éviter le muguet.

Le lait de la mère ou de la nourrice sera examiné, et, si l'on constate qu'il est insuffisant, on soumettra celle-ci à un régime réconfortant, et on lui fera manger des soupes avec la semouline des Trappistes, qui corsera le lait et lui fournira les éléments reconstituants.

Si, au bout d'un certain temps, on s'aperçoit que la mère ne peut pas nourrir, parce que son lait est insuffisant ou de mau-

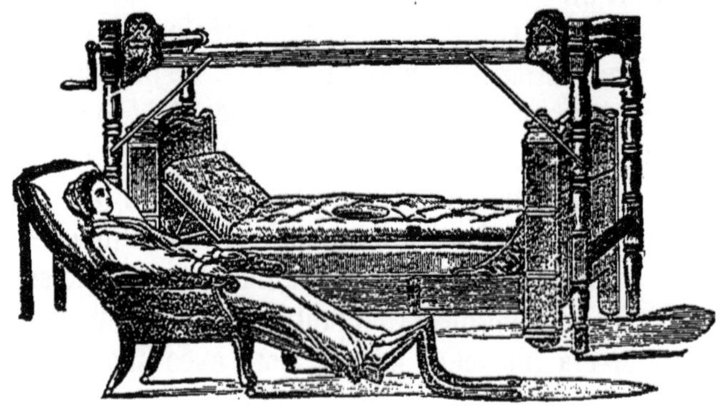

Fig. 47

Lit mécanique Dupont pour mouvoir les malades. Accouchée transportée sur un fauteuil

vaise qualité (surtout si elle est attaquée de quelque maladie constitutionnelle, tuberculose, par exemple), ou parce que la lactation l'épuise, il ne faut pas hésiter, quand l'enfant est trop jeune ou pas assez avancé pour être sevré, à le confier à une bonne nourrice.

Une mère tuberculeuse ne doit *jamais* nourrir son enfant.

La question des nourrices est très grave : un peu moins grave pour les nourrices « sur lieu » qui restent auprès des parents du nourrisson, et sous leur surveillance, mais les nourrices prises au loin sont redoutables. Tout le monde connaît l'épouvantable industrie du nourrissage qui s'est établie dans différents pays, et que l'on accuse, avec juste raison, de l'énorme mortalité qui sévit sur les petits enfants élevés loin de leur famille, mortalité qui contribue certainement à la dépopulation dont notre pays est menacé. Il existe, il est vrai, une loi qui institue la surveillance de l'Administration, du maire de chaque commune, sur les nourrices élevant des enfants étrangers. Cette loi fonctionne certainement dans certains pays, mais dans beaucoup d'autres, elle est complètement méconnue et inappliquée. D'autre part, elle est à peu près ignorée du public, et les parents qui ne la connaissent pas n'exercent pas leurs droits. Nous ne saurions donc trop recommander aux familles qui mettent leurs petits enfants en nourrice loin d'eux, de s'entourer de tous les renseignements et de toutes les précautions possibles, et, au besoin, de se mettre en rapport direct et particulier avec un médecin voisin du lieu de nourrissage, qu'elles chargeront de visiter, pour leur compte, et de surveiller attentivement l'enfant.

Il reste la question du biberon.

Le nourrissage au biberon a été beaucoup trop décrié : un enfant bien nourri avec un bon biberon est placé dans de bien meilleures conditions que confié à une mauvaise nourrice. Il s'agit de choisir un bon biberon. Or, il existe actuellement *un* bon biberon : c'est le biberon-pompe de M. Monchovaut. L'auteur de ce livre peut en parler avec toute l'autorité et l'expérience d'un homme qui s'est beaucoup occupé des petits enfants, et qui a élevé sans accidents toute une nombreuse famille.

Le biberon-pompe Monchovaut est muni d'un tube flexible

court, parce qu'un tube long fatigue beaucoup l'enfant qui doit faire des efforts continuels de succion pour le tenir rempli et amorcé. Le tube n'est pas fait avec le caoutchouc ordinaire, chargé de sels de plomb et de zinc, que le lait incruste et attaque, et qui, à son tour, décompose le lait. Le flacon est en verre, solide, très facile à laver et gradué, de sorte que l'on peut apprécier à chaque instant la quantité de nourriture prise par l'enfant. Le bouchon n'est ni en liège poreux qui s'imbibe et où poussent les moisissures, les bactéries et les organismes de la fermentation, ni en bois qui aigrit et devient infect, mais en cristal très solide, — on peut le laisser tomber sans qu'il se brise, — fermant à l'émeril. Il est donc inattaquable à tous les agents chimiques et facile à maintenir toujours propre. Le tube plongeur est muni d'une soupape qui transforme ce tube en une petite pompe; il se remplit non pas par la succion que l'enfant exerce sur la tétine molle, mais par la seule pression qu'il exerce sur elle avec ses gencives. Il est ainsi toujours rempli, la tétine toujours pleine et l'enfant n'a besoin de faire aucun effort de succion, en même temps que sa salive, si abondante comme on le sait, ne peut jamais s'introduire dans le tube et dans le réservoir où elle fait si vite aigrir le lait. La tétine est percée de petits trous qui tamisent le lait à sa sortie.

Il résulte de cette disposition ingénieuse que l'enfant n'ayant pas besoin de sucer pour boire, peut téter même lorsqu'il a une affection de la bouche, une perforation du palais, ou simplement un coryza qui lui bouche les narines et l'empêche du sucer (ce qui fait du rhume de cerveau une maladie sérieuse pour l'enfant parce qu'il l'empêche de se nourrir). On peut ainsi faire renaître à la vie des enfants parvenus au dernier degré d'athrepsie, d'émaciation et qui n'ont plus la force de téter. Avec le biberon-pompe Monchovaut (dont il a été malheureusement fait beaucoup de contrefaçons), l'enfant boit tout de suite rien qu'en serrant un peu, ce qui est instinctif chez lui, la tétine entre ses lèvres.

Avec ce biberon qui peut, mieux que tout autre, être maintenu dans un état de propreté absolue (ce qui est une condition indispensable à tout biberon), et qui a, de plus, l'avantage d'être, à ce que nous croyons, le meilleur marché de tous ces instruments, le

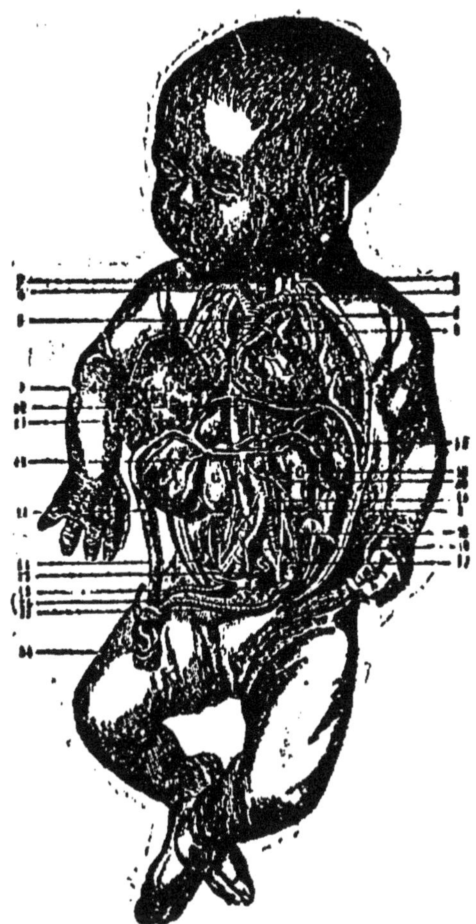

Fig. 48

Fœtus (fille) ouvert pour montrer les organes internes

A. Cœur. — B B. Poumon. — C. Corps thyroïde. — D. Foie. — E. Vésicule
biliaire. — F. Rate. — G G. Reins. — J. Utérus. — K. Vessie.

1. Aorte. — 2. Veine pulmonaire. — 3. Veine cave supérieure. — 4, 5. Veines
brachio-céphaliques droite et gauche. — 6. Veine jugulaire interne. — 7. Carotide
primitive droite. — 8. Aorte abdominale. — 9. Veine cave inférieure. — 10. Artères mésentériques. — 11. Canal veineux. — 12. Veine porte. — 13, 13. Artères
ombilicales. — 14. Artère et veine ovariques droites. — 15. Tronc cœliaque se
détachant de l'aorte. — 16. Veine iliaque primitive gauche. — 17. Uretère gauche. — 18 Veine et, 19, artère rénales gauches. — 20. Cordon ombilical. — 21. Veine
ombilicale. — 22. Coupe du diaphragme. — 23. Rectum. — 24 Ouraque. —
25. Artère ovarique gauche.

nourrissage artificiel des enfants ne présente plus, à notre avis, ni difficultés, ni dangers.

Quant aux différentes *farines* qu'on a inventées pour les enfants, nous n'en pouvons rien dire ne les ayant jamais expérimentées. Nous ne connaissons que la *farine de l'enfance* de Monchovaut, et la *semouline* des Pères Trappistes. Elles sont recommandables, et particulièrement pour faire les premières soupes et les bouillies des bébés.

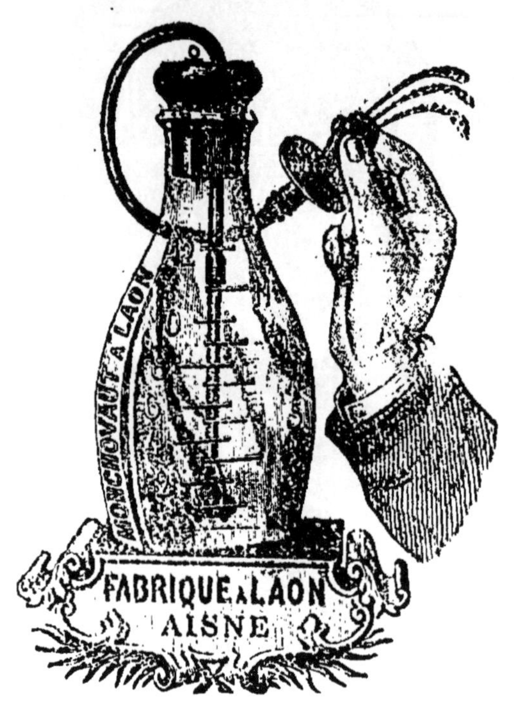

Fig. 49

Biberon-pompe Monchovaut

Après ces premières difficultés inhérentes à l'élevage des enfants du premier âge, il en surgit d'autres lorsque arrive l'époque de la dentition.

Tout le monde sait quel retentissement l'évolution et la sortie des premières dents ont quelquefois sur l'organisation des enfants.

Ceux-ci sont pris à ce moment d'une démangeaison, d'un prurit des gencives, en raison duquel ils bavent beaucoup et portent continuellement à la bouche leurs doigts et tous les objets qu'ils peuvent saisir.

Ce prurit particulier leur arrache par instants des cris, non de douleur, mais de colère, les fait tomber dans des accès nerveux qui compromettent la santé générale, produisent des diarrhées, des vomissements, voire des convulsions.

On les calme aisément, on guérit par contre-coup les accidents et on facilite la sortie des dents par un procédé bien simple. On leur passe plusieurs fois par jour, *avec le doigt*, sur les gencives un peu de sirop de dentition du D' Delabarre, qui est employé depuis bien longtemps dans ce but dans tous les établissements hospitaliers de Paris, consacrés à l'enfance. La petite opération est d'autant plus facile que la saveur du sirop étant agréable, le bébé ne demande qu'à se laisser faire.

En dehors de ces affections qui appartiennent aux enfants du premier âge, les autres maladies qui peuvent les frapper rentrent dans le cadre de celles dont nous nous sommes occupés dans ce volume.

CHAPITRE XV

SOINS JOURNALIERS D'HYGIÈNE ET DE TOILETTE

Il vaut mieux prévenir les maladies que d'avoir à les guérir, et la plupart d'entre elles peuvent être prévenues par les soins d'hygiène. C'est pourquoi nous terminerons cet ouvrage par quelques mots sur ce sujet.

Il est évident qu'en ce qui regarde la salubrité du logement et la bonne qualité de la nourriture et du vêtement, nous avons peu de chose à dire, car il ne viendra certainement à l'esprit de personne de se mal loger, mal vêtir et mal nourrir, si ses moyens lui permettent de se loger, vêtir et nourrir convenablement. C'est le plus souvent une question de ressources financières.

Mais, même quand on ne dispose que de ressources modestes, quand les conditions au milieu desquelles on est forcé de vivre ne sont pas absolument favorables, il y a toujours un moyen de les rendre aussi bonnes que possible, moyen qui dépend de la seule volonté de chacun et dont il dispose quelles que soient ses ressources. Ce moyen, c'est la propreté : propreté de l'habitation, propreté du vêtement, propreté de la personne ; grâce à ces soins de propreté, chacun double ou triple les chances qu'il a de conserver la santé, de prévenir la maladie ou de la guérir.

Nous avons peu à entrer dans le détail des soins de propreté, mais à ceux-ci se rattachent ce que l'on peut appeler les raffinements de la propreté, c'est-à-dire les soins de toilette, qui prennent souvent une si grande place dans la vie de la femme.

Or, ceux-ci rentrent dans le domaine du médecin, car parmi les myriades de pommades, onguents, élixirs, crèmes, poudres, opiats que les parfumeurs inventent tous les jours, il y en a quelques-uns qui sont utiles, beaucoup qui ne sont bons à rien, et un bien plus grand nombre qui sont nuisibles. C'est à ce propos que le médecin doit intervenir.

Nous avons peu de chose à dire des savons : un savon est un savon, plus ou moins onctueux par le choix des ingrédients, plus ou moins parfumé par une essence plus rare, plus ou moins cher par le luxe de l'enveloppe, mais c'est un savon, la combinaison d'un acide gras avec de la potasse ou de la soude. Il n'en est

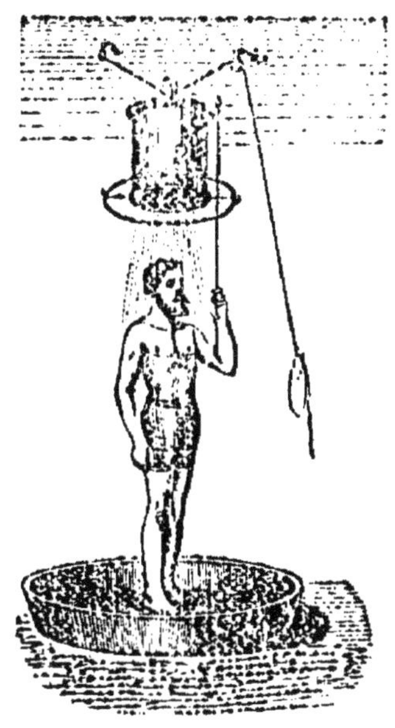

Fig. 50

Seau pour douche en pluie contenant 30 litres (Walter-Lécuyer)

pas de même des pâtes, des laits, des poudres, qui servent à « adoucir et à blanchir la peau » ; la plupart sont des mélanges irritants et dangereux. Le cold-cream, étalé sur la peau, ne serait pas une mauvaise préparation si l'on savait toujours comment il est fait, et s'il ne contenait pas d'essences irritantes. Malheureusement, c'est le plus souvent un barbotage de matières grasses plus ou moins fraîches. Il rancit vite, et étalé sur la peau il y laisse une couche graisseuse qui devient rance et que les lavages à l'eau no peuvent enlever. Il faut alors le savon, et nous sommes peu partisan des lavages habituels au savon sur la figure, où, à moins que le savon ne soit très fin et très doux, ils nous paraissent souvent la cause de dartres furfuracées. Bien préférable aux cold-creams et aux pâtes d'amandes, est le glycérolé d'amidon, ce médicament sûr de toutes les affections légères de la peau et qui fait la base de l'excellente préparation désignée sous le nom de *crème des Fées* dont nous avons si souvent parlé au chapitre des maladies de peau. Cette crème s'emploie comme le cold-cream, mais elle n'est pas grasse ; au lieu de graisse, c'est de la glycérine qu'elle contient, elle est soluble dans l'eau et par conséquent elle ne laisse jamais de croûte graisseuse, rance et irritante sur la peau. Toutes les femmes qui tiennent à la fraîcheur et à la netteté de leur épiderme ne doivent pas employer d'autre cosmétique que la crème des Fées, dont la formule d'ailleurs a été établie par un médecin.

Il en est de même pour les poudres. Tous les parfumeurs de la terre ont inventé une ou plusieurs poudres pour donner à la peau « le velouté, le satiné, la douceur et la blancheur de la première jeunesse. » — Nous ne parlons pas des fards, particulièrement des fards blancs qui, contenant de la céruse, sont *tous* dangereux et détruisent la peau, mais des poudres proprement dites, dont quelques-unes sont de véritables fards contenant de la céruse ou carbonate de plomb, des oxychlorures de bismuth, oxydes de zinc, etc., toutes matières minérales plus ou moins corrosives et qui déterminent peu à peu des inflammations de la peau, couperoses, boutons, éraillures, etc. Les seules poudres que le médecin puisse autoriser sont celles qui ne contiennent aucune de ces substances, mais seulement de la poudre d'amidon, plus ou moins fine, pure ou mêlée, pour lui donner du liant et de l'onctuosité, avec un peu de magnésie qui constitue une poudre plus fine encore. Telle est la *poudre des Fées* qui se présente sous trois nuances pour tous les teints : blanche, rosée, bistre.

La parfumerie des Fées, fondée, il y a déjà bien longtemps, par Sarah Félix, sœur de la célèbre tragédienne Rachel, n'a malheureusement créé qu'un très petit nombre de produits, mais ceux-ci sont recommandables entre tous, parce qu'ils sont supérieurement préparés et que leur formule connue est approuvée de tous les médecins. Telle est, par exemple, celle de l'*eau des Fées*.

Il est des personnes qui ont l'habitude de se teindre les che‑veux, la barbe, les sourcils, etc., et emploient dans ce but diver‑ses *eaux de teinture*. Or, il faut qu'on le sache, ces eaux, de plus en plus nombreuses, sont composées par des personnes qui ne possèdent aucune des connaissances requises, des chimistes, des marchands de couleur, des perruquiers et même des portiers !... Les unes sont inefficaces, les autres peuvent être dangereuses, et les personnes qui se teignent les cheveux feront bien de s'en abstenir.

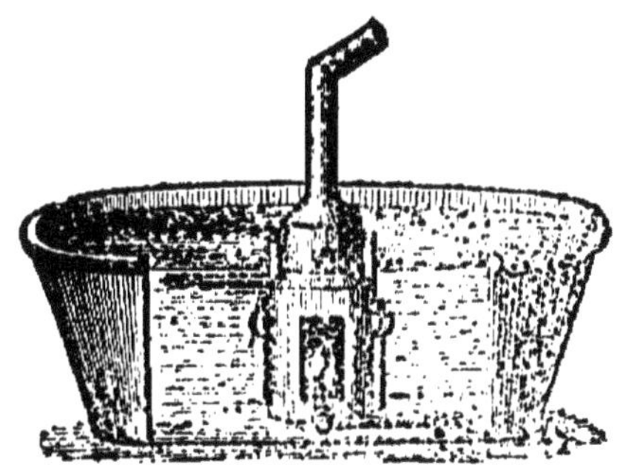

Fig. 51

Chauffe-bain de M. Walter-Lécuyer

Chauffe en 45 minutes un grand bain à 30°, avec 0,25 c. de charbon de bois

Une seule préparation, déjà fort ancienne, doit être employée, c'est l'Eau des Fées. — La formule de cette combinaison a été composée par un médecin distingué, attaché alors à la famille impériale ; elle a été revue par un des plus célèbres professeurs du Collège de France, et enfin, nous avons nous-même été ap‑pelé, dans des circonstances officielles, à la vérifier.

C'est pourquoi nous pouvons en parler en toute connaissance de cause et avec autorité ; aussi, nous pouvons affirmer que cette eau, qui teint très facilement les cheveux en noir et leur donne le plus beau lustre (1), est la seule que l'on doive employer, parce qu'elle est absolument inoffensive et ne peut causer ni coliques saturnines, ni névralgies, ni maux de tête, ni chute de cheveux, et parce qu'elle est la seule dont la formule soit entourée de garanties aussi sérieuses.

Quant aux eaux de toilette, nous pouvons recommander d'une manière toute particulière, surtout aux dames, *l'eau de toilette des Fées* et le *phénol-Boboeuf parfumé* remarquable par ses qualités assainissantes.

Nous devons encore parler des dents. Soigner ses dents est une nécessité dont tout le monde est convaincu, mais à laquelle beaucoup trop de personnes se soustraient. Du bon état de la denture dépend la pureté de l'haleine, chose sérieuse, car on ne peut se figurer ce qu'ont à souffrir, chaque jour, ceux qui vivent auprès de gens à mauvaise haleine ; du bon état de la denture dépend la netteté de la prononciation, chose utile dans les relations quotidiennes de la vie ; du bon état de la denture dépend la mastication des aliments : ne pas mâcher suffisamment les aliments, c'est infliger à l'estomac, dont ce n'est pas la fonction, le travail que les dents n'ont pas fait, c'est se vouer aux maladies d'estomac, aux ulcérations, aux gastralgies et même au redoutable cancer, cette maladie qu'on ne guérit jamais et qui tue le malade dans des souffrances atroces.

Donc, il faut soigner ses dents, quand on les a bonnes, pour les préserver, et à plus forte raison, quand on les a mauvaises, pour les conserver. L'habitude de se rincer la bouche après chaque repas est excellente, surtout avec de l'eau tiède, parce qu'on débarrasse ainsi les dents des débris alimentaires qui fermentent, aigrissent et même pourrissent dans les interstices et dans les sillons des joues, altérant la salive qui agit à son tour sur les dents, les attaque lentement mais continuellement, préparant la carie.

De même, il faut ménager ses dents et ne pas les exposer aux fractures ou aux fêlures en cassant des objets durs, noyaux,

(1) Employée d'une certaine manière, l'Eau des Fées peut teindre les cheveux noirs en blond.

os, etc., ou en se servant des mâchoires comme de tenailles : une dent dont l'émail extérieur est éclaté ou fêlé est bientôt attaquée. C'est pourquoi on ne doit pas se servir de cure-dents en métal, mais en plume, bois, ivoire et autres substances moins dures que la dent.

C'est ordinairement par suite d'une action de la salive, après rupture ou usure de l'émail, que se déclare la carie qui mine la dent jusqu'à la pulpe, produisant alors la douleur que l'on sait. On peut empêcher ou retarder très longtemps les progrès de la carie, si la pulpe n'est pas encore atteinte, en pansant la dent malade avec la mixture dessicative du Dr Delabarre, et en bou-

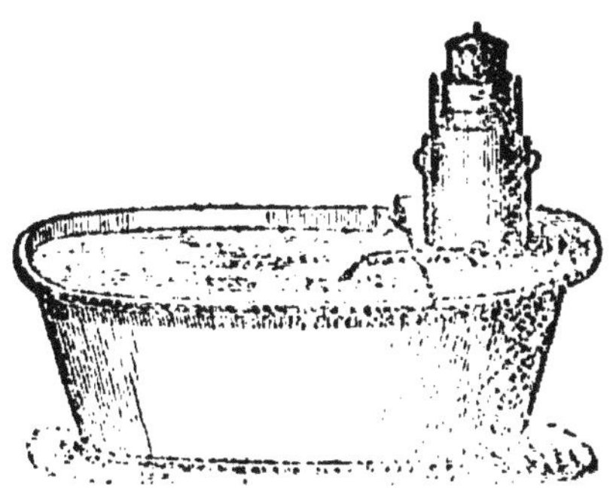

Fig. 52

Chauffe-bain de M. Walter-Lécuyer servant, après avoir chauffé le bain, à chauffer le linge

chant le trou avec le ciment à la gutta-percha du même praticien. Si la pulpe est atteinte, on peut encore se servir du même liquide, mais si l'on ne réussit pas à insensibiliser la dent, il faut avoir recours à la liqueur chloro-phénique de Brown, qui détruit le nerf, éteint la douleur, et quand la sonde ne trouve plus de parties douloureuses dans la cavité, on peut l'obturer avec le ciment à la gutta (plombage des dents).

Une autre cause de destruction des dents est le dartre dentaire, sédiment calcaire qui se dépose à la base des dents, les encroûte et les salit, mais de plus franchit le collet en détachant la gencive qui se gonfle et se ramollit. Puis, l'incrustation, pénétrant le long de la racine, détermine une inflammation du périoste qui entoure cette racine, laquelle se trouve ébranlée dans son alvéole, déchaussée, soulevée, et, au bout d'un certain temps, la dent finit par être chassée tout à fait et tombe, quelquefois complètement intacte. C'est la *périostite expulsive*.

Pour s'opposer à cette maladie, il n'y a qu'un seul moyen sérieux, c'est d'empêcher le dépôt du tartre par des soins de propreté, lavage avec de bonnes eaux dentifrices, l'élixir dentifrice et la pâte orientale du Dr Delabarre, la poudre du même inventeur appliquée avec une brosse à dents pas trop dure ; enfin, contre le ramollissement des gencives, on emploiera la mixture dite orientale du Dr Delabarre (laquelle est une préparation iodo-tannique), appliquée d'abord avec un pinceau sur les gencives, puis en lotions générales de la bouche, à la dose d'une cuillerée à café dans un verre d'eau tiède. C'est à la même dose qu'on emploie l'excellent dentifrice au phénol-Bobœuf parfumé.

Enfin, pour les personnes surtout qui ont les dents un peu abîmées, la muqueuse de la bouche susceptible ou les gencives ramollies, nous recommanderons l'élixir et la poudre dentifrices de Dothan, qui contiennent du chlorate de potasse, c'est-à-dire le médicament par excellence des muqueuses de la bouche et de la gorge. Il en est de même de l'opiat du même auteur. On applique ces préparations avec une brosse, une éponge, et l'on en fait des gargarismes ou des lotions. Leur effet est de rafraîchir la bouche et la gorge, de raffermir les gencives, de consolider les dents, de prévenir les stomatites, les gingivites et autres inflammations locales, et, en conservant la bouche saine, d'éviter la carie et le dépôt du tartre. Le dentifrice au phénol-Bobœuf, parfumé, a des propriétés semblables et détruit les formations parasitaires qui se produisent souvent dans la bouche.

Nous ne pousserons pas plus loin l'examen de ces questions, nous nous bornerons à rappeler que c'est par ces soins de détails, ces petites précautions quotidiennes, si peu coûteuses et si faciles à prendre, qu'on évite bien des maladies, souvent longues, quelquefois graves et même incurables ; or, la meilleure de toutes les médecines, celle dont nous devons le plus rechercher les enseignements, n'est pas tant la médecine qui nous guérit des maladies que celle qui nous apprend à nous en préserver.

FORMULAIRE

FORMULAIRE

———

Nous donnons ci-dessous un *Formulaire* contenant la composition d'un grand nombre de remèdes usuels, avec la manière de les employer.

Nous ferons remarquer à ce sujet que depuis quelque temps on abandonne de plus en plus les remèdes compliqués, les formules embrouillées dont on se servait autrefois. La pharmacie tend à se simplifier, et c'est un grand bien. Aux vieux médicaments composés d'un mélange de drogues qui souvent se combattaient et se neutralisaient les unes les autres, on substitue de plus en plus le principe actif de chacun de ces médicaments, lequel en général agit sous un très petit volume, sous forme d'une simple pilule ou même d'un petit granule qu'on avale sans s'en apercevoir, au lieu des potions, des électuaires, des opiats et autres horribles mélanges de la pharmacopée d'autrefois.

On vient même d'inventer de mettre les principes actifs de tous les médicaments, et quelques-unes des anciennes préparations consacrées par l'usage, sous forme de petits granules gros comme un grain de poivre et qui portent imprimés le nom du médicament et la dose contenue dans chaque granule, ce qui est une garantie contre toute erreur de la part du malade, du pharmacien et même du médecin. C'est un perfectionnement tout nouveau auquel nous applaudissons énergiquement, et nous recommandons chaudement à nos clients les granules imprimés et dosés de L. Frère, dont on trouvera plus loin le catalogue.

Cette simplification de la pharmacopée n'est peut-être pas très avantageuse aux pharmaciens, mais elle est très heureuse pour le public et les malades. Un grand nombre de ces extraits, électuaires, pâtes, etc., s'altéraient souvent dans les pharmacies, et les prescriptions sur lesquelles le médecin avait droit de compter étaient exécutées avec des médicaments vieux, rances, fermentés, moisis, altérés, quelquefois même devenus nuisibles, — le tout au grand dommage des malades. C'est cet état de choses qui tend fort heureusement à disparaître, principalement par la substitution des principes actifs aux anciens médicaments complexes, sujets aux erreurs et aux altérations.

D'autre part, certains pharmaciens instruits, certains médecins composent aujourd'hui ce qu'on est convenu d'appeler des « spécialités pharmaceutiques », c'est-à-dire des médicaments préparés d'avance sur une formule invariable, en vue de telles ou telles affections. Nous ne voulons pas dire que toutes ces spécialités soient bonnes, mais il y en a certainement un grand nombre qui sont excellentes, très bien préparées et sur une formule parfaitement comprise. Ces spécialités, lorsqu'elles sont bien faites, présentent une grande garantie au médecin qui les ordonne et au malade qui les utilise, parce que leur composition est connue, qu'on sait que cette composition est invariable, et que la préparation est supérieurement exécutée. C'est une garantie que présentent rarement, surtout dans les campagnes, les médicaments composés et préparés par les pharmaciens sur l'ordonnance d'un médecin, médicaments qui, préparés par deux pharmaciens différents, ne se ressemblent quelquefois pas du tout, parce que les ingrédients n'ont ni la même origine, ni la même fraîcheur, ni le même dosage.

Nous le répétons, toutes les spécialités pharmaceutiques ne sont pas également bonnes, mais certaines sont tout à fait supérieures. De plus, elles sont ordinairement d'un usage très facile et même agréable. Aussi, nous ne manquerons pas, dans le *Formulaire*, comme nous l'avons fait dans le cours de l'ouvrage, de signaler toutes celles qui nous ont paru recommandables.

Nous avons, du reste, dans ce *Formulaire*, suivi une classification très simple, et facile à comprendre pour tout le monde, afin que chacun puisse y retrouver aisément le remède qu'il cherche et les indications dont il a besoin.

Mais toutes les préparations que l'on emploie dans le traitement des maladies ne se font pas chez le pharmacien. S'il en est qu'il faut forcément prendre à son officine, et qu'il serait souvent dangereux de chercher ailleurs, parce que chez lui seul on trouve science, garantie et responsabilité, il est des médicaments simples que chacun peut, et quelquefois doit préparer dans son ménage. Il en est un certain nombre, rentrant dans les diverses classes établies dans notre *Formulaire*, que nos lecteurs y trouveront avec l'indication de leur mode de préparation ; mais il en est d'autres que l'on peut ranger dans trois grandes classes spéciales et sur lesquels nous devons donner ici quelques conseils généraux. Ce sont les *tisanes*, les *sirops* et les *cataplasmes*, qui sont le plus souvent ce qu'on peut appeler des remèdes domestiques.

Tisanes

Les *tisanes* sont des liquides destinés à être pris en boisson et qui contiennent, grâce à l'action de l'eau bouillante avec laquelle on les prépare, certains principes médicamenteux ordinairement retirés des plantes : feuilles, fleurs, tige, écorce, racine ou fruit. Suivant que la substance dont on veut utiliser le principe actif dans une tisane est plus ou moins soluble, il faut faire agir plus longtemps l'eau bouillante. Il en résulte deux manières générales de faire les tisanes, par *infusion* et par *décoction*.

Par infusion. — Les infusions se font en versant de l'eau bouillante dans un vase fermé (une théière, par exemple) contenant par avance la substance que l'on veut faire infuser.

C'est ainsi qu'on fait le thé ; aussi appelle-t-on souvent ces tisanes des *infusions théiformes*. On les prépare avec les feuilles ou les fleurs douées d'un parfum délicat ou qui abandonnent facilement leur principe actif.

Pour faire ces infusions, on emploie ordinairement de 2 à 4 grammes de feuilles ou fleurs sèches sur lesquels on verse un tiers de litre d'eau bien bouillante, dans une théière ou dans un un vase fermé (voir *Form.* 261) et l'on attend, pour que l'infusion se fasse, pendant 10 à 15 minutes.

Ainsi se font les infusions suivantes :

Thé (1)	(feuilles)	Arnica	(fleurs)
Tilleul	»	Camomille	»
Mélisse	»	Matricaire	»
Sauge	»	Coquelicot	»
Oranger	»	Sureau	»
Lierre terrestre	»	Menthe	»

On fait encore de même les infusions suivantes, mais en employant une plus grande quantité de fleurs, environ 4 à 5 grammes :

Mauve	(fleurs)	Tussilage	(fleurs)
Guimauve	»	Roses rouges	»
Bouillon-blanc	»	Houblon	»
Violettes	»	Petite centaurée	»

On peut laisser infuser beaucoup plus longtemps que pour les tisanes précédentes.

Les tisanes suivantes se préparent encore par infusion, mais avec une plus grande quantité de feuilles ou de fleurs, 5 à 8 grammes. On peut non seulement laisser infuser une heure, dans un endroit chaud, mais même faire bouillir un peu la plante avec l'eau. Certaines plantes peuvent se traiter par infusion théiforme et aussi par infusion longue (une heure), voire un peu bouillie :

Armoise	(feuilles)	Pensée sauvage	(feuilles)
Capillaire	»	Saponaire	»
Chicorée sauvage	»	Séné	»
Fumeterre	»	Véronique	»
Lierre terrestre	»	Pariétaire	»

Par décoction. — Les tisanes par décoction s'obtiennent en faisant bouillir les substances médicamenteuses, convenablement divisées, pendant un temps plus ou moins long, dans une quantité d'eau variable. Les racines, les écorces, les bois, devront être coupés en petits morceaux et fendus, afin qu'ils abandonnent plus facilement leur principe. On en emploie environ 10 grammes

(1) Il ne faut jamais se servir que du thé noir. Le thé vert résulte d'une préparation qui enlève à la feuille une partie de ses propriétés. La plupart du temps il a déjà servi.

pour un demi-litre d'eau. On fait bouillir pendant 20 minutes à une demi-heure, et on laisse infuser deux ou rois heures.

C'est ainsi qu'on opère avec

Bardane	(feuilles)	Canne	(tige)
Bourrache	»	Douce-amère	»
Ronce	»	Sureau	(écorce)
Pulmonaire	»	Quinquina gris	»
Pervenche	»	Quinquina jaune	»
Bourgeons de sapin		Simarouba	»
Angélique	(racine)	Fougère mâle (écorce de racine)	
Asperge	»	Écorces d'oranges amères	
Chicorée sauvage	»	Feuilles de noyer	
Fraisier	»	Grande consoude	
Guimauve	»	Graines d'anis	
Grenadier	»	Anis étoilé (fruit)	
Ratanhia	»	Séné (follicules)	
Chiendent	»	Genévrier (baies)	
Saponaire	»		

Plusieurs de ces décoctions, comme celles de guimauve, de ratanhia, de quinquina, etc., peuvent être employées autrement qu'en boisson : par exemple, en lotions, gargarismes, lavements, injections, etc. On n'a pas alors à craindre de les charger trop et l'on peut augmenter la quantité de substance médicamenteuse. C'est ainsi que pour les lotions, bains émollients, etc., l'eau de guimauve ne sera jamais trop épaisse. Il n'en est plus de même lorsqu'elle doit être prise en tisane ; il faut alors la faire beaucoup plus légère, sans quoi elle serait trop gluante et ne pourrait être bue.

C'est ainsi que certaines plantes donnent des décoctions excessivement fortes en saveur ou en odeur, de sorte que l'on est obligé de faire celles-ci beaucoup plus légères, et suivant le goût du malade. Par exemple, les racines de gentiane et de valériane donnent des décoctions, la première d'une amertume, l'autre d'une puanteur qui en rendraient l'usage très difficile, si l'on ne réduisait la quantité de matière employée à la moitié : 5 à 6 grammes pour un demi-litre d'eau :

— 162 —

Guimauve (racine)	Sassafras (bois)
Gentiane »	Polygala de Virginie »
Valériane »	Graine de lin (1)
Quassia amara (bois)	

On comprend que le temps pendant lequel on maintient la décoction à l'ébullition varie beaucoup suivant la substance qu'on emploie, l'usage qu'on en veut faire et aussi la convenance du malade qui doit la boire. Celle qui doit servir pour l'usage externe peut être amenée sans inconvénient à un degré de concentration qui ne serait souvent pas tolérable s'il s'agissait de faire boire le liquide obtenu.

Cependant, il est des décoctions qui, même pour l'usage interne, peuvent être poussées à un degré de concentration fort élevé, et maintenues en ébullition, par exemple, pendant une heure. Il va sans dire qu'il faut employer à l'origine une quantité d'eau suffisante pour qu'une ébullition aussi prolongée ne *réduise* pas le liquide à rien. La quantité d'eau évaporée pendant l'opération dépend de la forme du vase (plus il est large et plat, plus

(1) La graine de lin qui, moulue, forme ce qu'on appelle la *farine de graine de lin* avec laquelle on fait les meilleurs cataplasmes émollients, sert aussi, lorsqu'elle est entière et non moulue, à faire une tisane et une *eau de graine de lin* très employée en bains locaux et en lavements. Cette graine, bouillie dans l'eau, donne un mucilage très épais dans lequel elle reste suspendue et qu'on ne peut plus en séparer, même par la filtration, car le mucilage ne filtre pas. Pour préparer cette eau de graine de lin, qu'elle doive servir pour l'usage interne ou pour l'usage externe, il convient donc d'enfermer la graine dans un *nouet* de linge, et l'on fait bouillir le nouet ainsi fait, dans l'eau. Une petite partie de la matière mucilagineuse de la graine de lin passe ainsi à travers les mailles de la toile et suffit pour rendre la décoction suffisamment émolliente. Quand il s'agit d'obtenir un mucilage épais, pour l'usage externe, par exemple, on peut encore faire bouillir la graine à nu et jeter le magma gélatineux sur un linge propre, une forte mousseline, à travers laquelle on le passe par expression, comme lorsqu'on fait des confitures de groseilles ou de framboises.

Il faut remarquer que l'eau de graine de lin obtenue par le système du nouet ou du filtrage par expression aigrit très rapidement, et qu'aigrie elle n'est plus bonne qu'à jeter.

Comme tisane rafraîchissante, qui se boit, aux repas, avec le vin, l'eau de graine de lin se prépare surtout à froid, par macération. On met une pincée de graines dans une carafe qu'on remplit d'eau. Au bout de quelques heures, on peut boire de cette eau qu'on remplace quand on en a pris une quantité suffisante par une eau pure. Le lendemain, on peut agir de même et ainsi de suite pendant plusieurs jours. Puis on vide la carafe, ou la rince, et on recommence.

l'évaporation est considérable), de la nature de la substance employée, de la manière dont on pousse le chauffage. Il y a donc là une question de pratique dans laquelle toutes les ménagères sont certainement très compétentes.

Ce que nous venons de dire s'applique, par exemple, aux tisanes faites avec les substances suivantes :

        Pruneaux (ouverts en deux).
        Dattes   id.
        Figues   id.
        Jujubes   id.

(On emploie ordinairement 60 grammes de pruneaux, dattes, etc., que l'on fait bouillir, pendant une heure, dans une quantité d'eau suffisante pour obtenir un litre de décoction. On passe à travers une étamine).

Les tisanes suivantes peuvent être faites de même ; les quantités de matière dépendent, comme dans le cas précédent, du goût des personnes, mais on emploie le plus souvent les quantités que nous indiquons :

        Riz
        Orge perlé
        Gruau

(On fait bouillir 20 gr. de ces substances pendant 20 à 25 minutes, dans la quantité d'eau nécessaire pour donner un litre de décoction. On peut filtrer, si l'on veut, à travers un linge.

Enfin, on prépare quelques tisanes avec des matières animales. Par exemple :

        Rouelle de veau
        Jarret de veau
        Mou de veau
        Poulet
        Tortue (viande)
        Grenouilles (dépouillées)

(On emploie 120 grammes de ces matières dans un litre d'eau ; on fait cuire à feu doux dans un vase couvert pendant deux heures. On laisse refroidir et on passe).

Macération à froid. — Ajoutons que l'on peut préparer certaines tisanes par *macération à froid.* Telles sont :

> Graines de lin (Voir la note de la page 462)
> Goudron (1)
> Racine de gentiane
> Copeaux de quassia amara
> Bourgeons de sapin
> Etc.

On met du goudron au fond d'un pot et l'on ajoute tous les
jours de l'eau, par dessus, au fur et à mesure qu'on en consomme.
On peut agir même avec la gentiane, les bourgeons de sapin, le
bois de quassia, mais ceux-ci doivent être renouvelés plus souvent. Pour le quassia, on n'emploie par cette méthode qu'une
petite quantité de bois sans quoi cette macération prolongée don-
nerait au liquide une amertume insupportable.

Pour le quassia, on emploie aussi des tasses en bois de quassia,
dans lesquelles on met de l'eau qu'on y laisse séjourner un quart
d'heure ou une demi-heure avant de la boire, suivant le degré
d'amertume que l'on veut obtenir.

Enfin, dans toutes ces questions, il faut beaucoup compter avec
le goût des malades, leurs dispositions, leurs habitudes, et aussi
avec l'expérience pratique des personnes qui leur donnent des
soins.

Sirops

Les sirops sont des liquides sucrés, d'une consistance visqueuse
qu'ils doivent à la grande quantité de sucre qu'ils renferment. Un
très grand nombre sont des produits médicamenteux qu'on ne peut
trouver que dans les pharmacies, comme les sirops d'opium, d'ipécacuanha, de digitale, etc.; mais beaucoup aussi peuvent être préparés dans les ménages, comme les sirops de groseilles, de framboises, des cerises, de coings, de gomme, etc.; nous allons
indiquer quelques-uns des plus employés.

(1) On peut faire de l'eau de goudron en mettant une cuillerée de goudron Guyot
dans une carafe d'eau.

Le *sirop de sucre blanc, sirop simple*, se prépare en versant 525 grammes (un bon demi-litre) d'eau, pure et filtrée, sur un kilog. de sucre très blanc. On laisse dissoudre à froid et on filtre sur du papier.

Sirops de fleurs d'oranger
— d'anis
— de cannelle
— de menthe poivrée
— de laitue
— de laurier-cerise
— de roses

Ces sirops se préparent de même, seulement, au lieu d'eau pure, on emploie les eaux distillées de fleurs d'oranger, d'anis, de cannelle, de menthe, etc.

Sirop de groseilles
— de cerises
— de framboises
— de mûres
— de grenades
— d'épine-vinette (*Berberis*)
— de coings
— de citron
— d'orange
— de limon
— de fleurs de pêcher
— de fumeterre
— de pointes d'asperges
— de pariétaire
— de cresson
— de cochlearia
— de cerfeuil
— de chou rouge
— de noyer
— d'ortie blanche
— de trèfle d'eau

Ces sirops se font avec 500 grammes de *jus* de fruit ou d'herbes dans lesquels on fait dissoudre 875 grammes de sucre blanc, à une douce chaleur, en ayant soin d'employer le jus tout frais et avant qu'il soit fermenté. On opère dans une bassine d'argent, ou dans un vase de verre, ou de porcelaine ; et on passe le sirop.

Le sirop de limon s'aromatise ordinairement avec un peu de teinture alcoolique d'écorces fraîches de citron, et le sirop d'oranges avec la teinture d'écorces fraîches d'oranges.

Tous les sirops d'herbes, fumeterre, pointes d'asperges, etc., doivent se faire au bain-marie couvert. On passe le sirop à l'étamine.

D'autres sirops se préparent, non plus avec des jus, mais avec des matières solides. Il faut alors ajouter une certaine quantité d'eau. On se sert quelquefois de sirop de sucre tout fait, et l'on réduit le mélange jusqu'à consistance convenable ; puis l'on passe. — Ou bien, on ajoute du sucre blanc. Ainsi, pour faire du sirop de camomille, on verse un litre d'eau bouillante sur 100 grammes de fleurs de camomille sèches et on laisse infuser six heures. Après quoi on ajoute du sucre à raison de 190 grammes de sucre pour 100 grammes de liquide infusé. On réduit à consistance convenable au bain-marie couvert. Ainsi se préparent :

Sirop de camomille
— de coquelicot
— de capillaire
— d'absinthe
— d'œillet rouge
— de houblon
— de polygala
— de saponaire
— de semen-contra
— de lierre terrestre
— de tussilage
— de sassafras

Les sirops suivants se font avec 50 grammes seulement de matière végétale qu'on laisse macérer pendant 12 heures dans 300 grammes d'eau ; on passe et ajoute 1900 gr. de sirop simple ; puis, on fait cuire et réduire à consistance de sirop. Exemples :

Sirop de guimauve
— de grande consoude
— de cynoglosse

Le sirop de gomme arabique rentre dans cette catégorie, mais on peut le faire tout à froid avec : gomme arabique, 50 gr.; eau, 75 gr. On abandonne le mélange, qui est long à dissoudre, et on l'agite de temps en temps; quand la solution est obtenue, on ajoute 500 grammes de sirop simple.

On peut le faire plus rapidement et plus facilement à chaud. On place un vase de terre vernissée sur le feu et l'on y met la quantité d'eau que l'on désire convertir en sirop de gomme, 250 à 300 gr. par exemple. On y ajoute des morceaux de belle gomme arabique et on les fait dissoudre en remuant avec une cuillère d'argent. On continue jusqu'à ce qu'on ait obtenu une solution sirupeuse. On ajoute alors des morceaux de sucre jusqu'à ce qu'on trouve le liquide assez sucré. On parfume, si l'on veut, avec un peu d'eau de fleurs d'oranger, ou de laurier-cerise quand le mélange est refroidi. On obtient ainsi un véritable *sirop de gomme*, car c'est l'excès de gomme qui le rend sirupeux, le sucre n'y dominant pas et pouvant même à la rigueur y manquer tout à fait.(1)

Nous ne pousserons pas plus loin cette description de la manière de préparer les sirops médicamenteux ou autres, nous ajouterons seulement les indications suivantes relatives à des sirops animaux qu'on n'emploie plus guère, mais qui peuvent servir d'exemple pour d'autres cas. Il s'agit des

Sirop de mou de veau,
Sirop d'escargots ou limaçons.

On fait bouillir à feu doux 500 gr. de mou de veau dans un litre d'eau, avec une poignée de dattes, autant de jujubes et de raisins secs et un peu de réglisse); puis on ajoute un kil. de sucre et on cuit jusqu'à consistance convenable. On passe sur une étamine.

Le sirop de limaçons se prépare en faisant bouillir les limaçons retirés de leur coquille dans cinq fois leur poids d'eau ; on ajoute autant de sucre. On cuit et on passe.

(1) Ce sirop de gomme des ménages est très à recommander dans les bronchites, angines, etc. Il faut le sucrer, comme nous l'indiquons, pour l'empêcher d'être écœurant.

Cataplasmes

On appelle *cataplasmes* des pâtes ou bouillies que l'on fait en délayant différentes matières médicamenteuses dans de l'eau ou dans d'autres liquides et que l'on applique sur différentes parties du corps dans un grand nombre de maladies. On employait autrefois beaucoup d'espèces de cataplasmes ; actuellement, on ne se sert plus guère que des cataplasmes de farine de graine de lin, d'amidon ou de fécule. Les cataplasmes de farine de moutarde portent le nom de *sinapismes*. Tous les emplâtres de poireaux, d'oignons et d'autres plantes, employés quelquefois encore dans les campagnes, sont avantageusement remplacés par ceux que nous venons d'indiquer.

Cataplasmes de graine de lin. — On met dans un vase la quantité de graine de lin dont on a besoin et l'on verse par dessus un peu d'eau bouillante. On tourne le mélange avec une cuillerée jusqu'à ce que l'eau soit incorporée et on en ajoute au fur et à mesure des nouvelles quantités en remuant et battant jusqu'à formation de bouillie homogène. On peut ainsi faire entrer dans un poids donné de farine de graine de lin une très grande quantité d'eau, en l'incorporant graduellement, et jusqu'à ce qu'on obtienne une bouillie claire, mais bien liée. Plus le cataplasme contient d'eau, plus il y a de mucilage dissous et plus le cataplasme est émollient. On étale alors la pâte au milieu d'une mousseline claire et très propre, on rabat les bords par dessus et l'on applique le côté qui n'est couvert que d'une épaisseur de linge, après l'avoir mouillé avec quelques gouttes d'eau chaude par dessus, sur la partie malade. Il y a quelquefois grand avantage, par exemple, pour les clous, les abcès, etc., à appliquer les cataplasmes à nu sur la peau. On dépose la pâte sur un linge et on pose le cataplasme sur la peau du côté de la pâte et non plus du côté du linge.

Un cataplasme bien fait peut durer quatre heures. Quand il est grand, et employé dans le lit (cataplasme sur le ventre), il peut durer toute une nuit.

Il ne faut jamais réchauffer un cataplasme. Quand il est aigri, il faut le jeter. Un linge mal propre fait aigrir un cataplasme très rapidement.

On peut délayer la farine de graine de lin dans de l'eau de guimauve plus ou moins épaisse, au lieu d'eau ordinaire, pour obtenir un effet émollient encore plus grand.

Quand à l'effet émollient on veut joindre un effet narcotique ou calmant, on peut arroser le cataplasme, une fois fait, avec du laudanum que l'on verse goutte à goutte sur le côté qui doit toucher la peau. La quantité de laudanum à employer varie avec la dimension du cataplasme. On emploie le plus souvent ces *cataplasmes laudanisés* pour les appliquer sur le ventre; ils ont alors environ la dimension d'une assiette et l'on peut y verser 12 à 20 gouttes de laudanum On emploiera des quantités proportionnelles de laudanum dans les autres cas.

La farine de graine de lin peut servir à adoucir l'effet des *sinapismes* ou *cataplasmes de farine de moutarde* qui sont, au contraire, des irritants, rubéfiants ou révulsifs. Ja fait alors un cataplasme ordinaire, mais avec de l'eau un peu plus que tiède et non bouillante, et à la fin on y incorpore au lieu de nouvelles quantités de farine de lin un poids de farine de moutarde plus ou moins grand, suivant l'effet qu'on veut produire. On peut encore opérer d'avance le mélange des farines et faire le cataplasme avec ce mélange. — Quelquefois, enfin, on se contente de saupoudrer le cataplasme de farine de lin avec de la farine de moutarde, du côté qui doit toucher la peau. On obtient de ces diverses manières ce qu'on appelle des *cataplasmes sinapisés*.

Toutes les fois qu'on emploie la farine de graine de lin, il faut s'assurer qu'elle est fraîche. Rance, elle donne des cataplasmes qui aigrissent tout de suite, et produisent des boutons sur la peau.

Nous devons ajouter que, si l'on fait toujours les cataplasmes de graine de lin avec de l'eau bouillante, afin de dissoudre le principe mucilagineux de la graine, il est beaucoup de cas où l'on n'emploie le cataplasme ainsi obtenu que tiède ou même relativement froid.

Cataplasmes d'amidon ou de fécule. — **L'amidon et la fécule** du commerce ne sont qu'un seul et même composé végétal, mais le premier est retiré des céréales, et le second, ordinairement, des pommes de terre.

On fait bouillir de l'eau et l'on y jette brusquement la fécule qu'on a délayée d'avance dans un peu d'eau froide. On laisse bouillir une minute et on retire du feu. Par le refroidissement, le liquide se prendra en un empois plus ou moins épais, suivant la quantité de fécule. On donnera au cataplasme la consistance la plus commode à l'usage qu'on en veut faire, en variant la quantité de fécule.

Ordinairement, on emploie une partie de fécule pour 10 d'eau.

Ce cataplasme ne s'emploie presque jamais que tiède ou même froid.

Le cataplasme d'amidon se prépare de même en remplaçant la fécule par de l'amidon écrasé et délayé dans un peu d'eau froide. On fait ainsi un empois plus ou moins épais, comme celui dont on se sert pour empeser le linge.

Cataplasmes de moutarde ou *sinapismes.* — On prend, par exemple, 200 gr. de farine de moutarde fraîche, et on les délaie dans une quantité d'eau tiède (et non bouillante) suffisante pour obtenir la consistance voulue. On enveloppe la bouillie dans une mousseline et l'on a ainsi un *sinapisme* qu'on applique sur la partie indiquée pendant 10 ou 20 minutes, suivant qu'on peut le supporter. Il ne faut pas y mêler de vinaigre.

On appelle *sinapismes Rigollot,* des carrés de papier sur lesquels on a répandu de la farine de moutarde.

Quand les sinapismes sont trop douloureux, on les mitige, comme nous l'avons dit plus haut, avec de la graine de lin (*cataplasmes sinapisés*).

CATAPLASMES DIVERS. — On emploie encore de temps à autre différents mélanges qui sont bien loin de valoir ceux que nous venons d'indiquer.

Cataplasme d'orge et de lin. — C'est un cataplasme ordinaire de farine de graine de lin dans lequel on remplace une partie de cette dernière farine (par exemple, la moitié) par de la farine d'orge.

Cataplasmes d'oseille et de lin. — C'est une bouillie d'oseille cuite, de farine de lin et de graisse (saindoux, axonge) par parties égales. Mélange fort sale et qui ne vaut pas le cataplasme ordinaire.

Cataplasmes de mie de pain. — Ces cataplasmes, qui ne servent guère que pour les très petits abcès, se font ordinairement avec du lait dans lequel on délaie de la mie de pain, en quantité suffisante, pour obtenir une pâte molle. Ils ne sont pas de grande utilité.

On fait aussi des cataplasmes avec des oignons, des poireaux, des bulbes de lis, des feuilles de pariétaire, de ciguë, etc. Nous pensons qu'on fera bien de renoncer à ces topiques, dont la plupart sont inutiles et les autres dangereux.

FORMULAIRE

NOMENCLATURE DES MÉDICAMENTS

CALMANTS

1. Potion calmante

Eau...	1 verre.
Eau distillée de laurier cerise...........	1 cuil. à café.
Teinture d'aconit...........................	10 gouttes.

A prendre en se couchant. (*Bronchites, Pneumonie*, etc.)

2. Poudre calmante

Poudre de réglisse........................	4 grammes.
Poudre de racine de belladone...........	1 gr.

Mêlez et faites 25 paquets à prendre de 2 à 3, matin et soir, dans une tasse de tisane. (*Toux nerveuse, Chorée.*)

3. Sirop de belladone

Teinture de belladone...................	7 gr. 50.
Sirop de sucre...........................	100 »

A prendre par cuillerée à café, deux ou trois fois dans les 24 h. (*Toux nerveuse, Chorée*, etc.)

4. Potion calmante

Chlorhydrate de morphine..............	0,025 milligr.
Eau de fleur d'oranger.................	50 grammes.
Eau de laitue.........................	100 »
Sirop de sucre........................	40 »

Potion à prendre toutes les heures, notamment le soir. (*Névralgies.*)

5. Potion calmante

Sirop d'opium..........................	67 gr.
Teinture éthérée de succin..............	33 »
Sirop d'atropine........................	25 »
Teinture de bryone.....................	15 »

Prendre deux à trois cuillerées à café dans le courant de la nuit seulement, chaque cuillerée au moment des quintes violentes. (Pour calmer les sueurs et la toux nocturnes des phtisiques.)

6. Potion narcotique

Hydrate de chloral................	4 gr.
Sirop de sucre.........................	30 »
Eau..................................	120 »
Essence de menthe (à volonté)...........	1 goutte.

A prendre en deux fois à demi-heure de distance, si la première dose n'amène pas le sommeil.

7. Pilules calmantes

Thridace.............................	1 g. 50
Camphre.............................	1 g. 50
Mucilage de gomme....................	q. s.

Pour 20 pilules, à prendre 4 ou 5 le soir. (Contre les érections nocturnes douloureuses.)

8. Sirop sédatif

Sirop diacode.........................	150 gr.
Sirop d'orgeat........................	250 »
Nitrate de potasse.....................	10 »

Pour édulcorer une tisane émolliente de graine de lin ou autre, pendant la période aiguë de la *Blennorhagie*.

9. Lotion calmante

Extrait de calendule...................	8 gr.
Extrait de camomille.................. ...	8 »
Eau de laurier cerise.................. .	60 »
Teinture d'opium.....................	4 »

Pour lotionner et panser les *ulcères cancéreux*.

— 475 —

10. Pommade calmante

Essence de laurier cerise................ 10 gr.
Axonge ou vaseline.................... 80 »
Pour calmer les douleurs des *tumeurs cancéreuses*.

11. Teinture de Cheston

Feuilles fraîches de laurier cerise....... 120 gr.
Eau bouillante........................ 1 litre.
Infuser 2 heures ; ajoutez :
Miel blanc............................ 120 gr.
En lotions contre les ulcères de mauvaise nature.

12. Eau calmante

Acide prussique médicinal............. 4 gr.
Eau distillée de laitue................ 500 »
Pour combattre les démangeaisons et panser les *cancers ulcérés*.

13. Injection calmante

Chlorhydrate de morphine............. 0,30 centig.
Eau distillée......................... 30 grammes.
Pour injection sous-cutanée, injecter 5 gouttes.

14. Id.

Sulfate d'atropine..................... 0,30 centigr.
Eau distillée......................... 30 grammes.
Pour injection sous-cutanées : injecter 5 gouttes.

15. Sulfate d'atropine

En granules imprimés L. Frère, à 1 millig. et 1/2 milligramme.

16. Atropine

En granules imprimés L. Frère, à 1 millig. et 1/2 milligramme.

17. Aconitine

En granules imprimés de L. Frère, à 1 millig. et 1/2 milligram

18. Digitaline

En granules imprimés de L. Frère, à 1 millig. et 1/2 milligram.

19. Friction calmante

Baume tranquille........................ 15   gr.
Extrait de belladone.................... 0 50 centig.
Extrait de jusquiame.................... 0 50 centig.
Laudanum Sydenham...................... 4   gr.

Pour friction. (*Rhumatisme*).

20. Id.

Huile de jusquiame...................... 100 gr.
Camphre.................................
Laudanum Sydenham...................... } 2 gr.
Extrait de belladone...................

Pour friction. (*Rhumatisme, Goutte*).

21. Id.

Essence de térébenthine... .... 5 gr.
Camphre......... 3   »
Savon noir............................. 30 »
Baume nerval........................... 15 »
Carbonate d'ammoniaque.... 1   »

Pour friction. (*Rhumatisme, Goutte*).

22. Id

Huile d'olive.......................... 100 gr.
Essence de térébenthine................ 25 »
Teinture de cantharides................ 5   »
Ammoniaque liquide..................... 10 »

Pour friction. (*Rhumatisme, Goutte*).

23. Julep gommeux

Eau gommeuse........................... 100 gr.
Eau distillée de laurier-cerise.......... 10 »
Sirop de fleur d'oranger............... 20 »
Sirop diacode.......................... 10 »
Oxyde blanc d'antimoine................ 0 30 centig.

Une cuillerée à café ou à dessert toutes les deux heures suivant l'âge du malade. (Dans la *Coqueluche*).

24. Sirop calmant

```
Sirop diacode........................  5 à 15 gr.
Sirop de fleur d'oranger...............   10  »
Eau de laurier-cerise..................   10  »
Eau distillée de tilleul...............   50  »
```

Par cuillerées à dessert, d'heure en heure pendant la nuit. (*Coqueluche*).

25. Sirop de gomme arabique

```
Gomme arabique........................  100 gr.
Eau...................................  Demi-litre.
```

Dissolution à chaud en remuant ; ajouter du sucre à volonté et eau de fleur d'oranger q. s. pour parfumer. (*Rhumes, Maux de gorge*).

26. Sirop pectoral de Lamouroux

A prendre dans la journée 1 à 6 cuillerées. (*Bron...ites*).

27. Sirop de réglisse

```
Suc de réglisse.......................   15 gr.
Eau de camomille......................  250  »
Sucre.................................  250  »
```

A prendre dans la journée 1 à 6 cuillerées. (*Bronchites*),

28. Julep pectoral calmant

```
Sirop de baume de Tolu................   20 gr.
Sirop diacode.........................   20  »
Eau de tilleul ou de laitue...........  120  »
```

A prendre par cuillerées toutes les deux heures. (*Bronchites*).

29. Eucalyptus

Globules à l'*Eucalyptus globulus* de Ramel.
Un ou deux globules avant chaque repas. (*Bronchite chronique*).

30. Pâte pectorale de Régnauld

(*Bronchites, Angines, Rhumes, Catarrhes, Asthme*).

31. Suppositoire calmant

```
Beurre de cacao.......................... |
Onguent populeum......................... | parties égales
```

(*Hémorrhoïdes*).

32. Suppositoire calmant

Beurre de cacao..........................	15 gr.
Opium...................................	0 05 centig.

(*Hémorrhoïdes.*)

33. Pommade calmante

Onguent populeum........................	15 gr.
Laudanum Sydenham......................	2 »

(*Hémorrhoïdes*).

34. Id.

Extrait de semences de stramonium.....	2 gr.
Extrait de jusquiame....................	4 »
Onguent populeum........................	90 »

(*Hémorrhoïdes*).

35. Lavement émollient

Eau de guimauve tiède ou eau de graine de lin...............................	250 à 300 gr.
Huile d'amandes douces ou d'olives......	2 cuillerées.

Battez. — Pour un lavement. (*Inflammation d'intestin*).

36. Lavement calmant

Eau tiède...............................	250 gr.
Laudanum Sydenham....................	8 à 10 gouttes.
Amidon en poudre.......................	2 cuillerées.

Délayez. — Pour un lavement. (*Diarrhée, Coliques, Inflammation d'intestin.*)

37. Solution sédative

Chlorhydrate de cocaïne.................	0 50 centig.
Eau distillée............................	50 gr.

Pour badigeonner avec un pinceau plusieurs fois par jour pour insensibiliser les parties. (*Ulcérations laryngées, prurit vulvaire, fissures à l'anus*, etc. ; s'emploie par goutte pour insensibiliser le globe de l'œil, pendant les opérations.)

38. Looch calmant

Looch blanc.............................	150 gr.
Sirop diacode...........................	30 »

A prendre par cuillerées.

39. Pilules narcotiques

Extrait thébaïque...................... 0,02 à 0,03 centig.

En une pilule à prendre le soir en se couchant après la digestion faite.

VOMITIFS et EXPECTORANTS

---

40. Emétique

Tartre stibié............................ 0.05 centig.

A prendre en une fois dans un demi-verre d'eau, à jeun. Aider les vomissements par quelques petites tasses d'eau tiède.

41. Potion vomitive

Tartre stibié.............................. 0 gr. 10
Sirop d'ipéca.............................. 45 »
Eau .... 120 »

A prendre par cuillerées à bouche toutes les 10 minutes, jusqu'à effet vomitif. Aider avec de petites tasses d'eau tiède.

42. Autre

Poudre d'ipéca .... 1 gr.
Sirop d'ipéca............................. 45 »
Eau...................................... 120 »

Agiter avant de s'en servir. Par cuillerées toutes les 10 minutes. Petites tasses d'eau tiède.

43. Julep expectorant

Infusion de lierre terrestre................ 120 gr.
Sirop diacode............................. 30 »
Tartre stibié............................. 0 » 05

A prendre par cuillerées dans la journée (*Bronchite chronique*).

44. Autre

Sirop diacode............................. 45 gr.
Teinture de scille .... 4 »
Eau (ou infusion d'hysope)................ 120 »

A prendre par cuillerées dans la journée (*Bronchite chronique*).

44 *bis*. Poudre de Dower

A prendre 30 à 60 centigrammes dans un pain azyme le soir, après la digestion faite. (*Rhumes, Rhumatismes, etc.*)

45. Sirop d'Ipécacuanha composé ou de Desessartz

Par cuillerées à soupe, de 2 à 4 par jour pour les adultes ; par cuillerées à café, 2 à 4, pour les enfants.

46. Potion émétisée

Emétique......................................	0.25 cent.
Sirop diacode................................	45 gr.
Eau de tilleul...............................	120 »

A prendre par cuillerées toutes les heures en laissant passer l'état nauséeux (*Pneumonie*).

47. Injection sous-cutanée vomitive

Apomorphine	5 à 10 millig.
Eau distillée	5 gr.

Injecter avec une seringue Pravaz, sous la peau. Ne prendre la forte dose que dans des cas très pressés (certains empoisonnements). Cinq minutes après, les vomissements se produisent.

48. Potion kermétisée

Kermès minéral .... de 0 g. 50 à	1 gr.
Sirop diacode	45 »
Eau de tilleul.....................	120 »

A prendre par petites cuillerées toutes les heures. (Agiter la bouteille). (*Pneumonie*).

49. Pastilles d'ipécacuanha ou d'ipéca

De quatre à six dans la journée comme expectorant (*Bronchites aiguës*).

49 *bis*. Pastilles ou tablettes de kermès

De trois à quatre par jour, comme expectorant. Ces pastilles ne se conservent pas (*Bronchites aiguës* et *chroniques*).

DIURÉTIQUES et SUDORIFIQUES

— —

50. Nitre

Nitrate de potasse (salpêtre ou nitre)....... 4 grammes.
Par litre de tisane, chiendent ou pariétaire.

51. Potion diurétique

Oxymel scillitique......................... 30 gr.
Teinture de digitale .... 25 *gouttes.*
Infusion de pariétaire .... 150 gr.

A prendre dans le courant de la journée. (*Pleurésie, Hydropisies.*)

52. Id.

Teinture de digitale....................... 20 *gouttes.*
Teinture de belladone .... 20 *gouttes.*
Sirop simple.......................... ..... 30 gr.
Décoction de chiendent..................... 150 gr.

Une cuillerée toutes les heures. (*Pleurésie, Hydropisie.*)

53. Id.

Oxymel scillitique......................... 45 gr.
Eau distillée de laitue.................... 150 »
Alcool nitrique............................ 2 »

Potion à prendre en deux ou trois fois dans la journée.

54. Potion diurétique

Vin de colchique .... 30 gr.
Infusion de camomille .... 120 »
Eau de laurier-cerise .... 5 »
Sirop de sucre............................. 30 »

Potion à prendre par cuillerées toutes les deux ou trois heures. (*Goutte.*)

55. Id.

Teinture de colchique .... 4 gr.
Sirop diacode............................ 30 »
Eau distillée de laitue .... 120 »

Potion à prendre par cuillerées toutes les deux ou trois heures. (*Goutte.*)

56. Granules de digitaline

Granules de digitaline de L. Frère à 1/2 millig.
De 1 à 6 par jour. (*Maladies du cœur*).

57. Potion cantharidée

Infusion de raifort......................... 125 gr.
Teinture de cantharides .... 8 *gouttes.*
Laudanum Sydenham .... 12 *gouttes.*
Sirop simple............................. 15 gr.

A prendre en 3 fois dans les 24 heures. (*Hydropisies consécutives à la Néphrite albumineuse.*)

58. Sirop de digitale

Sirop d'extrait hydro-alcoolique de digitale (sirop de Labélonye).

A prendre deux cuillerées à soupe par jour, puis trois. (*Maladies organiques du cœur.*)

Dans une potion, comme diurétique (*Hydropisies, épanchements séreux.*)

59. Granules de digitale

Granules d'extrait hydro-alcoolique de digitale (de Labélonye).

A prendre de 1 à 4 et 6 par jour. (*Maladies du cœur.*)

60. Extrait de Convallaria

Pilules de *Convallaria maïalis* (Langlebert).
De deux à huit par jour. (*Maladies du cœur, Pulsations nerveuses.*)

61. Sirop de Convallaria

Sirop de *Convallaria maïalis* (Langlebert).
De une à quatre cuillerées par jour. (*Maladies du cœur, Palpitations nerveuses.*)

62. Caféine

Granules de L. Frère à la caféine, à 1 milligramme.
De 1 à 4 par·jour. (*Maladies du cœur.*)

63. Potion

Salicylate de soude pur .... 30 gr.
Sirop de fleurs d'oranger .... 45 »
Eau distillée.............................. 300 »

Quatre à cinq cuillerées par jour, chaque cuillerée dans un demi·verre d'eau. (*Rhumatisme articulaire aigu.*) Il faut continuer longtemps et diminuer peu à peu.

64. Espèces diurétiques

Racines sèches de fenouil.... ....
Petit houx ....
Ache .... } parties égales.
Asperge ....
Persil....................................

Faites une décoction, pour tisane diurétique.

65. Sirop des cinq racines

Racines de fenouil, petit-houx, ache, as-
    perge, persil (de chaque)................. 33 gr.
Sucre.................................... 666 »
Eau .... 1 litre.
Faites bouillir, réduire, et ajoutez :
    Acétate de potasse .... 100 gr.

66. Eau de chaux

Se prend à la dose de 50 à 100 gr. dans 500 gr. d'eau ou de lait. De même, en lavements.

67. Tisane sudorifique

Bourrache (feuilles sèches) (1)............. 5 gr.
Eau bouillante............................ 1 litre.

Infusez pendant une heure.

(1) On peut remplacer la bourrache par la bardane, la patience ou la pulmonaire (30 grammes).

67 *bis*. **Tisane sudorifique**

Bourrache .... 5 gr.
Mélisse .... 5 »
Eau bouillante .... 1 litre.

Infusez une heure et ajoutez :

Sirop de coquelicot .... 50 gr.

68. **Id.**

Fleurs de sureau .... 5 gr.
Eau bouillante............................... 1 litre.

Infusez comme du thé.

68 *bis*. **Id.**

Orme pyramidal, écorces...................... 30 gr.
Eau.. 1250 gr.

Réduisez à un litre par l'ébullition, passez par expression.

69. **Tisane de gaïac**

Gaïac râpé.................................... 300 gr.
Eau.. 1 litre.

Faire bouillir jusqu'à réduction de moitié ; boire le reste en
six doses, trois par jour. (*Goutte, Rhumatisme chronique.*)

70. **Id.**

Gaïac râpé.................................... 30 gr.
Eau en assez grande quantité pour qu'après
    une heure d'ébullition, il reste un litre de
    décoction.
Réglisse .... 10 gr.

Filtrez. — Quatre verres par jour. (*Syphilides*).

71. **Id.**

Gaïac râpé.................................... 25 gr.
Raisins secs.................................. 15 »
Eau.. 1 litre 1/4.

Faites bouillir et ajoutez :

Sassafras râpé................................ 7 gr. 50
Réglisse...................................... 7 gr. 50

Filtrez. A prendre un à deux litres dans la journée. (*Syphilis,
Goutte.*)

72. Elixir antivénérien

Résine de gaïac	20 gr.
Sassafras	15 »
Baume du Pérou	1 »
Alcool rectifié	100 »

A prendre une cuillerée à café, par jour, dans un verre d'eau sucrée. (*Syphilis, Goutte.*)

73. Sirop dépuratif

Salsepareille hachée	100 gr.
Gaïac râpé	100 »
Eau	2 litres

Faites macérer 24 heures, réduisez sur un feu doux, passez avec expression et ajoutez :

Sucre blanc	1 kil.

Prenez 50 à 100 gr. dans une tisane dépurative : saponaire, pensée sauvage, etc. (*Syphilis.*)

74. Espèces sudorifiques

Bois de gaïac râpé, racine de salsepareille fendue, racine de squine, sassafras ...... parties égales

30 grammes du mélange pour un litre de décoction.

PURGATIFS

---

75. Pilules purgatives

Aloès	0.50 cent.
Jalap	0.50 »
Scammonée	0.50 »
Mucilage (quantité suffisante).	

Pour 12 pilules. A prendre deux, trois ou quatre, le matin à jeun, à 20 minutes de distance. Bouillon d'herbes.

76. Pilules purgatives

Jalap .... 0.50 cent.
Scammonée .... 0.50 —
Gomme-gutte................................. 0.25 —
Savon médicinal............................. q. s.

Pour 10 pilules. A prendre deux ou trois le matin à jeun, à un quart d'heure de distance, ou bien une ou deux avant le repas du soir.

77. Poudre purgative

Poudre purgative de Rogé au citrate de magnésie.

78. Pilules de coloquinte

Pilules de coloquinte composées de H. Fournier.

Une à quatre par jour. (*Hydropisies, Goutte.*)

79. Pilules laxatives

Aloès.. 2 gr.
Gomme-gutte.............................. .... 2 »
Savon médicinal............................. 3 »

F. s. a. des pilules de 20 centigrammes (argentées). A prendre une ou deux avant le repas.

80. Id.

Scammonée .... 2 gr.
Jalap .... 2 »
Aloès.. 2 »

F. s. a. des pilules argentées de 15 centigrammes. A prendre une ou deux avant le repas.

81. Id.

Aloès soccotrin.............................. 4 gr.
Jalap .... 4 »
Rhubarbe.................................... 1 »
Sirop d'absinthe............................ q. s.

F. s. a. des pilules argentées de 15 centigrammes. A prendre une ou deux avant le repas.

82. Rhubarbe granulée

Rhubarbe granulée de Mentel.

Une mesure en commençant le principal repas (la mesure est contenue dans le bouchon du flacon).

83. Lait purgatif

Résine de scammonée	0.50 cent.
Sucre	15 gr.
Lait	120 »
Eau de laurier-cerise	5 »

Prendre en une fois.

84. Biscuit purgatif (*pour les enfants*)

A la scammonée. 1/4 de biscuit pour un enfant de 3 ans.
—   1/2   —   —   5 ans.
—   1 biscuit entier   —   7 ans.

85. Poudre purgative

Poudre de jalap	1 gr. 50
Sulfate de soude...........................	20 gr.

A prendre en trois fois à une demi-heure de distance dans une tasse de bouillon aux herbes.

86. Id.

Poudre de jalap	0.10 cent.
— de rhubarbe......................	0.05 »
— de cannelle	0.05 »

En une seule fois dans du miel ou de la confiture (pour les enfants).

87. Lavement purgatif

Sulfate de soude...........................	10 gr.
Eau tiède..................................	250 »

88. Id.

Follicules de séné	10 gr.
Faire bouillir dans eau	300 »

89. Lavement purgatif

Sel gris, de cuisine................. Une forte cuillerée.
Eau tiède.......................... Un verre.

90. Id.

Gros miel ou mélasse.............. Deux cuillerées.
Eau tiède .... Un verre.

91. Pilules cholagogues

Iridin.. 0.20 cent.
Conserve de roses .... q. s.

Une pilule à prendre chaque soir (contre les vomissements de la grossesse). — Le lendemain, 30 gr. de sulfate de soude ou autre purgatif salin.

92. Pilules hygiéniques de Cocardas

A prendre une ou deux, tous les deux ou trois jours, en déjeunant ou en dînant.

93. Remède de Durando

Essence de térébenthine .... 10 gr.
Éther .... 15 »

A prendre une cuillerée à café dans une tasse de bouillon. (On peut remplacer cette liqueur par des perles de Clertan, 2 à l'éther sulfurique et 1 à l'essence de térébenthine.

94. Pilules cholagogues

Extrait de jusquiame .... 0.05 cent.
   —   noix vomique................... 0.05 »
Podophyllin .... 0.075 »
Savon médicinal......................... 0.25 »

Pour 5 pilules. A prendre de 1 à 3 par jour dans les coliques hépatiques.

95. Id.

Évonymin................. de 0.25 cent. à 0.50 cent.
Podophyllin.............. de 0.10 »   0.15 »
Extrait de jusquiame ou de belladone...... 0.25 »

Pour 5 pilules. A prendre une chaque soir. (Bonnes contre les vomissements de la grossesse.)

96. Magnésie calcinée

Magnésie en poudre (particulièrement *magnésie anglaise*).

Une cuillerée à café ou une cuillerée à soupe, le matin à jeun, délayée dans un demi-verre d'eau, sucrée ou non.

Purgatif léger ; très employé pour absorber les gaz de l'estomac et détruire les *aigreurs*.

96 *bis*. Sel d'Epsom ou de Seidlitz

Sulfate de magnésie .... 30 à 45 gr.

A prendre, le matin à jeun, dans deux ou trois verres d'eau, à un quart d'heure de distance (1). (Bon purgatif.)

97. Sel de Glauber (1)

Sulfate de soude .... 30 à 45 gr.

A prendre, le matin à jeun, dans deux ou trois verres d'eau, à un quart d'heure de distance. (Bon purgatif.)

97 *bis*. Sel de Seignette

Tartrate de potasse et de soude .... 30 à 45 gr.

A prendre le matin à jeun dans deux ou trois verres d'eau, à un quart d'heure de distance. (Bon purgatif et très doux.)

98. Limonade purgative

Citrate de magnésie .... 45 à 60 gr.

Pour trois verres d'eau. On la fabrique gazeuse ou non gazeuse et plus ou moins aromatisée. C'est un purgatif peu fidèle.

98 *bis*. Eau de Rubinat

Eau minérale naturelle purgative française. Un, deux ou trois verres le matin à jeun. Aider avec du bouillon d'herbes ou du thé. (Bon purgatif, très sûr.)

99. Tamarin

Pulpe de tamarin .... 20 à 60 gr.

Délayez à chaud dans eau ou petit lait un tiers de litre à un litre. Passez. Par tasses dans la journée.

---

(1) Ces purgatifs sont très employés sous forme d'eaux minérales naturelles ou artificielles, *Eaux de Seidlitz, d'Hunyadi-Janos, de Pullna*, etc. Dans tous les cas, il faut aider les purgations avec quelques tasses de bouillon d'herbes ou de thé léger.

ASTRINGENTS

---

100. Collutoire

Miel rosat................................. 60 gr.

S'emploie pur, en badigeonnage avec un pinceau, contre le *Muguet*, les *Aphthes*, *Stomatites*, etc.

101. Id.

Miel rosat .... 60 gr.
Décoction de feuilles de ronces............ 250 »

S'emploie pur, en badigeonnage avec un pinceau, contre le *Muguet*, les *Aphthes*, *Stomatites*, etc.

102. Gargarisme

Miel rosat .... 30 gr.
Sirop de mûres............................ 30 »
Alun pulv................................. 4 »
Eau .... 250 »

(*Stomatites* et *Maux de gorge*.)

103. Potion

Extrait de ratanhia .... 5 gr.
Sirop de coings........................... 50 »
Eau....................................... 120 »

Par cuillerées. (*Diarrhée*, *Hémoptysie*, etc.)

104. Pilules de Cavarra

Tannin.................................... 0 gr. 50
Gomme arabique pulv....................... 0 » 60
Sucre pulv................................ 4 »
Sirop simple.......................... (q. s.) 0 » 30 env.

Pour faire des pilules de 20 centigr. A prendre une à deux matin et soir. (*Hémorrhagie*, *Diarrhée*, *Ecoulements*, etc.

104 *bis*. **Potion astringente**

Sirop de ratanhia............................	40 gr.
Teinture de cachou.........................	15 »
Carbonate de chaux........................	5 »
Laudanum Sydenham	25 gouttes.
Eau distillée de menthe	150 gr.

Prendre une cuillerée à café toutes les demi-heures.

105. **Potion astringente**

Eau de riz	120 gr.
Sirop de coings.............................	45 »
Laudanum Sydenham	12 gouttes.

A prendre en trois fois dans la journée.

106. **Pâte astringente**

Tannin	0 gr. 50
Laudanum Sydenham	10 gouttes.
Conserves de roses........................	10 gr.

Prendre en trois fois dans la journée.

107. **Pilules astringentes**

Poudre d'ipéca	0 gr. 40
Extrait thébaïque...........................	0 » 20
Tannin	0 » 40
Cachou.......................................	0 » 40
Extrait ratanhia.............................	0 » 80

Pour 20 pilules (argentées). Prendre une toutes les deux heures. (*Diarrhées.*)

108. **Injection**

Nitrate d'argent crist......................	0.25 cent.
Eau distillée	120 gr.

Pour injection soir et matin. (*Blennorrhagie, Balanite, Balanoposthite, Vaginite, Vulvite, Leucorrhée, Catarrhe utérin.*)

109. **Id.**

Sulfate de zinc crist	0 g 25 à 0.50
Eau	100

Pour injection soir et matin (*Blennhorrhagie*, etc.)

110. Injection

Nitrate d'argent cristallisé .... 0 gr. 10
Eau distillée............................ 250 »

Pour injections vésicales (*Cystite, Catarrhe vésical*). S'emploie aussi contre les *Blennorrhagie, Balanite, Vulvite, Vaginite*, etc.

111. Id.

Nitrate d'argent cristallisé .... 0 gr. 50
Eau distillée............................ 100 »

Employée en injection au début de la blennorrhagie pour la faire avorter.

112. Collyre de pierre divine

Sulfate de cuivre crist. (*pierre divine*) ...... 1 gr.
Eau de roses........................... 200 »
Collyre contre les *Conjonctivites*.

113. Id.

Sulfate de cuivre .... 0 gr. 05
Eau distillée.......................... 10 »
Laudanum Sydenham .... 6 gouttes.
Collyre contre *Conjonctivites chroniques*.

114. Limonade alumineuse

Alun.................................. 5 gr.
Eau................................... 1 litre.
Comme boisson préservatrice de la colique de plomb.

115. Liniment

Extrait de Saturne .... 20 gr.
Eau-de-vie camphrée .... 20 »
Pour frictionner, matin et soir, les *engelures*, même un peu ulcérées.

116. Glycéré de tannin

Tannin .... 10 gr.
Glycéré d'amidon...................... 50 »
Mêlez. (Contre les gerçures du sein, des lèvres, etc.)

117. Pommade au tannin

Graisse balsamique ou vaseline .... 50 gr.
Tannin .... 1 à 10 gr.
Eau.. 2 »

Dissolvez le tannin dans l'eau et mêlez dans la graisse. (Pour panser les plaies atones, les *vaginites*, gerçures de l'anus, du mamelon, etc.

118. Sirop d'acide nitrique

Acide nitrique pur .... 15 gr.
Sirop de sucre............................ 1000 »

Mêlez. 60 grammes pour un litre d'eau.

119. Pilules de monésia

Extrait de monésia........................ q. s.

Faites des pilules contenant 10 centig. d'extrait. A prendre de 5 à 10 par jour. (*Diarrhée rebelle.*)

120. Injection

Sulfate de zinc crist........................ 5 gr. à 10 gr.
Eau .... 1 litre.

Pour injections vaginales. (*Leucorrhée.*)

121. Injection du Midi

Sulfate de zinc .... 1 gr.
Eau distillée................................ 200 »
Acétate de plomb crist. .... 2 »
Laudanum Sydenham .... 4 »
Teinture de cachou .... 4 »

Pour injection. (*Vulvite, Vaginite, Blennorrhagie,* etc.)

122. Collyre

Sulfate de zinc............................. 0 gr. 25
Eau de roses................................ 100 »

Pour instiller dans l'œil 3 fois par jour. (*Conjonctivite.*)

123. Injection

Sulfate de zinc .... 0 gr. 50
Acétate de plomb .... 0 » 50
Eau .... 120 »

Pour injections 3 ou 4 fois par jour. (*Blennorrhagie, Vulvite, Vaginite,* etc.)

124. Solution iodo-tannique

Iode .... 1 gr.
Tannin .... 9 »
Eau .... 200 »

Pour injections vaginales, uréthrales.

125. Injection

Tannin .... 0 gr. 50
Sulfate de zinc .... 0 » 50
Eau de roses .... 120 »

Pour injections. (*Blennorrhagie, Catarrhe, Vulvite,* etc.)

126. **Id.**

Acide phénique crist. .... 1 gr. à 10
Eau .... 100 »

Pour injections. (*Blennorrhagie, Catarrhe, Vulvite,* etc.)

127. **Id.**

Protoïodure de fer .... 0 gr. 10
Eau .... 100 »

Pour injections. (*Goutte militaire.*)

128. Injection

Extrait de Saturne .... 10 gr.
Vinaigre distillé .... 250 »
Eau de roses .... 750 »

Pour injections de 30 grammes plusieurs fois par jour. (*Leucorrhée chronique* non douloureuse.)

129. Eau végéto-minérale

Extrait de Saturne........................... 20 gr.
Eau... 900 »
Alcoolat vulnéraire......................... 80 »

Pour injections vaginales, lotions, etc.

130. Injection

Acétate de plomb cristallisé................ 10 à 20 gr.
Eau... 1.000 gr.

Pour injections vaginales.

131. Id.

Acétate de plomb cristallisé................ 3 gr.
Eau de roses................................ 150 »

Pour injections uréthrales.

132. Id.

Perchlorure de fer, solution normale à 30°. 15 gr.
Eau... 500 »

Pour injections. (*Blennorrhagie, Vulvite, Leucorrhée*, etc.

133. Lotion préservatrice

Perchlorure de fer, sol. norm.............. 50 gr.
Eau... 500 »

Utile comme lotion préservatrice des maladies vénériennes.

134. Lavement astringent

Eau *distillée*............................. 150 gr.
Nitrate d'argent cristallisé............... 0.10 cent.

(Employer une seringue en verre.)

135. Lotion astringente

Sulfate de fer.............................. 60 gr.
Eau... 1 litre.

Pour imbiber des compresses et appliquer sur les surfaces érysipélateuses.

136. Pommade martiale

Sulfate de fer .... 10 gr.
Axonge.. 40 »

(*Érysipèle.*) Quand les compresses ci-dessus ne peuvent pas être appliquées.

137. Id.

Sulfate de fer.................................... 1 gr.
Axonge ou vaseline............................. 40 »

(*Érythème intertrigo, Impetigo.*)

138. Id.

Sulfate de fer .... 3 gr.
Axonge... 40 »

(*Zona, Impetigo.*)

139. Lavement astringent

Poudre d'amidon, deux cuillerées délayées dans :
Eau tiède................................... 250 gr.
Laudanum Sydenham...................... 8 *gouttes.*

(*Diarrhée.*)

140. Id.

Tannin .... 1 gr.
Eau .... 300 »
Laudanum Sydenham .... 8 *gouttes.*

(*Diarrhée.*)

141. Id.

Eau... 250 gr.
Solution normale de perchlorure de fer. . . 12 *gouttes.*

142. Potion astringente

Alun .... 1 gr. 15
Sirop diacode................................. 30 »
Eau de menthe................................ 120 »
Teinture de cannelle .... 30 »

Une cuillerée à bouche toutes les heures, puis toutes les deux heures. (*Métrorrhagie.*)

143. Eau albumineuse

Six blancs d'œufs délayés dans eau .... 1 litre.
(*Empoisonnements, Diarrhée.*)

144. Eau amidonnée

Amidon en poudre .... 1 cuillerée à soupe.
Eau.................................. 1 litre.
Faire bouillir. (*Empoisonnements, Diarrhée.*)

145. Collyre

Sulfate de zinc........................... ... 0 gr. 10 à 0.25
Eau distillée............................ 10 »
On peut y ajouter 6 gouttes de teinture d'opium. (Contre les *Conjonctivites.*)

146. Collyre

Nitrate d'argent .... 0.05 c. à 0.25
Eau distillée.............................. 30 gr.
Appliquer avec un pinceau. (Contre les *Conjonctivites.*)

147. Collyre boraté

Borate de soude .... 5 à 8 gr.
Eau distillée............................. 125 gr.
Filtrer. (Contre *Ophthalmies* avec ou sans photophobie.)

148. Id.

Borate de soude.......................... 1 gr.
Glycérine............................... 10 »
Eau distillée de laurier-cerise............. 5 »
Eau distillée............................. 85 »
(Contre *Conjonctivites, Kératites chroniques.*)

149. Collyre au tannin

Tannin pur.............................. 1 gr.
Eau distillée de laurier-cerise............. 20 »
Eau distillée............................. 100 »
(Contre *Conjonctivites chroniques.*)

150. **Sirop antihémorrhoïdal**

Extrait fluide d'*Hamamelis* .... 50 **gr.**
Sirop d'écorces d'oranges amères .... 50 »
Teinture de vanille .... 20 gouttes.

A prendre par cuillerées à café. (*Hémorrhoïdes, Hémorrhagies*)

151. **Id.**

Extrait sec d'*Hamamelis* .... 1 **gr.**

En 10 pilules. A prendre de 2 à 6 par jour. (*Hémorrhoïdes, Hémorrhagies.*)

152. **Id.**

Teinture alcoolique de feuilles et écorce d'*Hamamelis*.

A prendre 20 centigrammes à 1 gramme par jour en plusieurs fois. (*Hémorrhoïdes, Hémorrhagies.*)

153. **Potion astringente**

Acide gallique........................... 1 **gr.**
Sirop de sucre .... 30 »
Eau.................................... 100 »

A prendre par cuillerées dans la journée. (*Hémorrhagies, Hémoptysies, Hématuries*, etc.)

153 *bis*. **Eau blanche**

Extrait de Saturne...................... 1 cuillerée.
Eau.................................... 1 verre.

Pour injections vaginales, lotions, bains locaux, compresses résolutives, etc.

154. **Solution hémostatique**

Perchlorure de fer (solution normale à 30°).. 2 **gr.**
Eau distillée............................. 120 »
Sirop de cannelle .... 30 »

A prendre par cuillerées dans la journée. (*Hémorrhagies, Hémoptysies, Hématuries, Métrorrhagies* et aussi *Diarrhées chroniques.*)

155. **Eau de Rabel**

Acide sulfurique à 66° .... 100 gr.
Alcool à 33° (Cartier) .... 300 »
Pétales de coquelicot.......................... 4 »

Sert à faire des potions, des injections, des lotions astringentes en la mélant à 40 ou 50 fois son volume d'eau.

156. **Limonade sulfurique**

Eau.......................... 1 litre.
Eau de Rabel.......................... 3 gr.
Sirop de sucre.......................... 100 »

Tisane astringente. (*Hémorrhagies, Coliques de plomb.*)

157. **Id.**

Acide sulfurique à 66° .... 3 gr.
Sirop de sucre .... 60 »
Eau.......................... 1 litre.

Tisane astringente. (*Hémorrhagies, Coliques de plomb.*)

158. **Elixir eusthénique du Dr J. Pelletan**

Une ou deux cuillerées à soupe avant chaque repas.

(Faiblesse des organes, relâchements des tissus, hémorrhagies atoniques, incontinence d'urine, *anémie*)

ANTISPASMODIQUES

---

158 *bis*. **Capsulines St-André au tribromure d'allyle**

Deux à trois capsulines, le soir, en se couchant.
(*Névroses, Insomnies nerveuses.*)

159. **Injection St-André au tribromure d'allyle**

En injection sous-cutanée, pour arrêter les attaques d'hystérie. (*Injecter une demi-seringue.*)

160. Perles

Éther sulfurique en perles du Dr Clertan.
Pour calmer les crampes d'estomac, *névralgies*, palpitations, attaques de nerfs, etc.

161. Id.

Valériane, en perles du Dr Clertan.
(*Névroses, Hystérie*, etc.)

162. Id.

Chloroforme en perles du Dr Clertan.
(*Vomissements, Hoquets persistants.*)

163. Id.

Castoréum en perles du Dr Clertan.
Pour calmer les coliques de menstruation, *Dysménorrh^{ée}*.

164. Id.

Térébenthine, en perles du Dr Clertan.
(*Névralgies, Sciatique, — Maladies de vessie.*)

164 bis. Id.

Hypnone, en perles du Dr Clertau.
(Ce médicament, nouveau, est un bon narcotique.)

165. Potion anti-hystérique

Sirop d'armoise composé.................... 30 gr.
Teinture de castoréum...................... 2 »
Eau distillée de valériane................. 60 »
— — de fleurs d'oranger.......... 60 »
Éther sulfurique.......................... 4 »
A prendre par cuillerées toutes les heures.

166. Lavement d'assa fœtida

Assa fœtida............................... 5 gr.
Un fort jaune d'œuf et eau de guimauve... 250 »
(Contre *Accidents nerveux.*)

167. Pilules calmantes

Opium pulvérisé............................ 0,   20 contigr.
Camphre................................... 1 gr. 20   »
Pour 8 pilules à prendre 1 matin et soir (*Dysménorrhée*).

168. Assa fœtida

En perles du Dr Clertan.
(*Maladies nerveuses, Hystérie.*)

168 *bis*. Boldo-glucine

En capsules, de Chapoteaut.
Bon narcotique nouveau, 1 à 3 capsules, le soir, en se couchant.

169. Granules antispasmodiques

Valérianate d'ammoniaque (*Granules L. Frère.*)
5 à 10 granules par jour, suivant âge.) (*Maladies nerveuses, Hystérie, Chorée*, etc.)

170. Id.

Valérianate d'atropine (*Granules de L. Frère*).
En granules de 1/2 milligrammes.
Prendre 1 granule, puis 2, puis 3, augmentant la dose de semaine en semaine, jusqu'à 4 au plus. (*Chorée, Hystérie, Épilepsie, Asthme.*)

171. Potion

Valérianate d'atropine............ .... 1/2 à 1 milligr.
Eau de tilleul.............................. 120 gr.
Sirop de sucre............................. 20 »
Par cueillerées dans les 24 heures (*Chorée, Aboiement*, etc.)

172. Potion

Ether sulfurique........................... 1 gr.
Teinture d'opium.......................... 0, 60 cent.
Eau de menthe............................. 60 gr.
Sirop simple.............................. 60 »
Par cuillerées. (Potion utile dans le *Choléra*.)

173. Pilules de Méglin

Extrait de valériane.......................... 1 gr.
Extrait de jusquiame.......................... 1 »
Oxyde de zinc................................ 1 »

Pour 20 pilules. D'abord une par jour et on élève jusqu'à 3 (*Chorée, Névroses.*)

173 *bis*. Pilules anti-nerveuses

Pilules de L. Frère, formule de Méglin.
(*Chorée, Névroses*, etc.)

174. Lotion calmante

Chloroforme............................... 2 gr.
Huile d'amandes douces.................... 30 »

(Contre le *Prurit vulvaire.*)

175. Id.

Hydrate de chloral......................... 5 gr.
Eau....................................... 250 »

(Contre le *Prurit vulvaire.*)

176. Papier anti-asthmatique de Barral

Pour faire brûler dans la chambre du malade ou faire respirer les vapeurs. (*Asthme, Névralgies faciales, Oppression.*)

177. Cigares anti-asthmatiques de Barral

Pour fumer comme des cigares ordinaires, en aspirant la fumée, trois à six cigares par jour. (*Asthme, Névralgies, Oppression.*)

178. Pilules musquées

Musc...................................... 0,75 centigr.
Camphre................................... 0,25 »
Alcool.................................... 2 gouttes.
Conserve de roses......................... q. s.

Pour 12 pilules à prendre dans la journée, (contre *Phénomènes nerveux, Hystérie, Dysménorrhée*, etc.)

179. Pilules anti-nerveuses

Castoreum	2 gr.
Extrait de valériane	2 »
Assa fœtida....	1 »
Assa Galbanum...............................	1 »

Pour 16 pilules, à prendre 1, puis 2 et 3 par jour.

180. Pilules au phosphure de zinc

Phosphure de zinc	0,40 centigr.
Poudre de réglisse..........................	0,65 »
Sirop de gomme.............................	0,45 »

50 pilules argentées — à prendre de 1 à 5 par jour.

181. Pilules au phosphure de zinc

En granules imprimés L. Frère, à 1 milligr.

(Maladies nerveuses, Hystérie, etc.)

182. Potion calmante

Bromure de potassium...................	20 grammes.
Eau distillée..............................	200 »

Solution à prendre une cuillerée tous les matins ou tous les soirs, en se couchant, dans un verre d'eau sucrée ou sans autre véhicule. *(Maladies nerveuses.)*

183. Id.

Bromure de sodium......................	10 gr.
Bromure d'ammonium....................	10 »
Eau distillée..............................	200 »

Solution à prendre comme ci-dessus. *(Maladies nerveuses).*

184. Sirop sédatif

Sirop sédatif de Laroze aux écorces d'oranges amères et bromure de potassium.

A prendre par cuillerées pour les adultes, petites cuillerées pour les enfants. *(Névroses, Inflammations du système nerveux, Convulsions, Coqueluche, Douleurs vives, Insomnie, Maladies de cœur.)*

185. **Sirop sédatif**

Sirop de Karabé............................. 200 gr.
Sirop d'atropine............................. 50 —
Teinture de bryone........................... 20 —

M. — Deux à trois cuillerées à café, dans le courant de la nuit:
chaque cuillerée au moment des plus violents accès de toux.
(Contre la toux et les sueurs nocturnes des phtisiques.)

186. **Id.**

Sirop de Fallières, au bromure de potassium.
A prendre par cuillerées. (*Névroses, Convulsions, Coqueluche, Douleurs vives, Insomnie, Maladies du cœur.*)

186. **Id.**

Sirop de Labélonye à l'extrait hydro-alcoolique de digitale.
A prendre par cuillerées. (*Névroses, Convulsions, Coqueluche,
Douleurs vives, Insomnie, Maladies du cœur.*)

187. **Potion calmante**

Eau sucrée........................... Un verre.
Eau distillée de laurier cerise........ Une cuillerée à café.
Teinture d'aconit..................... 10 gouttes.

A prendre le soir en se couchant, en une ou deux fois. (*Rhumes.*)

188. **Sirop de chloral**

Sirop de chloral de Follet.
A prendre 1, 2 ou 3 cuillerées le soir en se couchant pour pro-
curer le sommeil, même pendant les maladies douloureuses,
Névralgies, etc.

189. **Dragées calmantes**

Bromure de camphre, de Fallières, de 2 à 6 par jour.
(*Maladies nerveuses,* etc.)

190. **Valérianate de Caféine**

En granules L. Frère, à 1/2 ou 1 millig.   5 à 10 par jour.
(*Maladies nerveuses, Toux,* etc.)

191. **Capsules Blanc**

Capsules Blanc à l'éther anisique, suivant ordonnance.
(*Maladies nerveuses.*)

STIMULANTS

200. Liniment stimulant

Baume de Fioravanti	30 gr.
Essence de térébenthine...................	30 »

Pour frictions. (*Douleurs rhumatismales, goutteuses.*)

201. Id.

Baume de Fioravanti	30 gr.
Eau-de-vie camphrée ou alcoolat de romarin..........................	30 »
Ammoniaque liquide	3 »

Pour frictions. (*Douleurs rhumatismales, goutteuses.*)

202. Id.

Eau-de-vie camphrée	30 gr.
Extrait de Saturne........................	30 »

Mixture pour frictionner les parties atteintes d'engelures, même un peu ulcérées, matin et soir, et recouvrir avec une compresse imbibée de ce mélange.

203. Id.

Baume de Fioravanti	50 gr.
Extrait de Saturne	75 »
Huile d'olive.............................	75 »
Acide chlorhydrique......................	25 »

Agiter avant de s'en servir ; pour frictionner les engelures non ulcérées, le soir en se couchant ; recouvrir avec du papier de soie imbibé du mélange.

204. Potion stimulante

Acétate d'ammoniaque................. 5 à	10 gr.
Sirop de sucre	30 »
Eau.......................................	120 »

Potion à prendre par cuillerées toutes les deux heures.

205. Potion stimulante

Gouttes amères de Baumé.
1 à 8 gouttes au plus tous les jours dans une tasse de tisane. (*Gastralgie, Apepsie, Coliques venteuses.*)

206. Poudre stimulante

Poudre de noix vomique .... 0.05 cent.
Sucre .... 5 gr.
Pour 16 paquets, en prendre un avant le principal repas. (*Gastralgie.*)

207. Poudre stimulante

Strychnine .... 0.05 cent.
Sucre .... 10 gr.
Pour 6 paquets. A prendre un avant le principal repas. (*Gastralgie.*)

208. Pilules stimulantes

Extrait alcoolique de noix vomique........ 0.50 cent.
Rhubarbe .... 2 gr.
Craie .... 1 gr. 50
Essence de menthe .... 1 goutte.
Pour 20 pilules, une ou deux à chaque repas.

209. Capsules de pepsine de Chapoteaut

Ces capsules contiennent 20 cent. de pepsine *pure* et *active*. — Une après le repas dans les gastralgies et digestions difficiles.

210. Poudre de viande de Rousseau et Cⁱᵉ

D'une à quatre cuillerées tous les jours dans une tasse de bouillon ou d'autre véhicule. (*Affaiblissement, Convalescence, Consomption, Phtisie.*)

211. Chocolat à la poudre de viande (Rousseau et Cⁱᵉ)

Une tablette à chaque déjeuner, ou dans la journée. (Même cas que ci-dessus — Recommandé pour les enfants débiles.)

212. Peptone de Chapoteaut

Elle existe sous trois formes : *Conserve, Poudre et Vin.*
On prend la conserve et la poudre, une ou deux cuillerées à café, une ou deux fois par jour, délayées dans un liquide quelconque, vin, thé, lait, café au lait, chocolat, bouillon, eau, etc. Le vin se prend par verres à Madère après le repas.

213. Alcoolat vulnéraire

Alcoolat de plantes aromatiques qui s'emploie à la dose de 8 grammes dans un demi-verre d'eau sucrée comme stimulant.
A l'extérieur pour frictions après les contusions.

214. Eau de mélisse des Carmes

S'emploie comme tonique, stimulant.
Quelques gouttes sur un morceau de sucre ou une petite cuillerée dans un verre d'eau sucrée, une tasse de thé ou de tilleul.

215. Thé suisse

Mélange de plantes aromatiques qui s'emploie en infusion chaude, comme le thé. (Stimulant.)

216. Pastilles de menthe

Composées d'essence de menthe poivrée et de sucre.
Excitent la digestion.

217. Potion stimulante

Essence de menthe poivrée	1 gr.
Alcool....................................	10 »
Sirop de gomme...........................	100 »
Eau de cannelle	50 »

A prendre par cuillerées.

218. Vin de Boldo

Feuilles de boldo	20 gr.
Vin de Madère........... •	1 litre.

A prendre deux verres à liqueur par jour. (*Cystite, Hépatite, Cirrhose,* etc.)

219. **Vin de myrrhe**

Myrrhe .... 10 gr.
Ecorces d'oranges amères .... 15 »

Un petit verre à liqueur deux fois par jour. (*Gastralgies.*)

220. **Vin digestif**

Vin de Chassaing à la pepsine et à la diastase.

Excellent digestif à prendre après le repas.

221. **Potion stimulante**

Extrait mou de quinquina .... 2 gr.
Sirop de groseille...................... 60 »
Vieux cognac.......................... 30 »
Eau................................ 100 »

A prendre par cuillerées toutes les deux heures.

222. **Potion stimulante**

Ergotine Bonjean .... 1 à 2 gr.
Eau................................ 100 gr.
Sirop de fleurs d'oranger .... 30 »

A prendre par cuillerées dans la journée contre les *Hémorrhagies, Leucorrhées, Catarrhe utérin,* etc. — Pour les hémorrhagies foudroyantes après l'accouchement, on porte la dose d'ergotine de 5 à 10 grammes.

223. **Ergotine**

Dragées d'ergotine de Bonjean, à 0 g. 15 chaque.

A prendre de 2 à 12 dans les 24 heures. (Contre les *Hémorrhagies, Leucorrhées, Catarrhes, Spermatorrhée,* etc.)

224. **Injections d'ergotine**

Ergotine Bonjean...................... 10 gr.
Eau distillée.......................... 100 »
Acide salicylique .... 0 » 20

Pour injections sous-cutanées. (Contre les *Hémorrhagies, Hémorrhoïdes,* etc.)

225. Lotions d'ergotine

Ergotine Bonjean.......................... 10 gr.
Eau.. 100 »

Pour imbiber la charpie, les compresses dans les pansements.

226. Lotion antiputride

Ergotine Bonjean .... 2 à 5 gr.
Eau.. 100 »

Comme désinfectant et cicatrisant. (*Coupures, Écorchures.*)

227. Potion emménagogue

Essence de rue............................. 6 gouttes.
Essence de sabine......................... 6   »
Eau distillée d'armoise.................... 150 grammes.
Eau de fleurs d'oranger................... 20   »
Sucre...................................... 30   »

A prendre une cuillerée toutes les deux heures. (*Aménorrhée.*)

228. Id.

Eau distillée d'armoise.................... 120 grammes.
Eau de fleurs d'oranger................... 15   »
Essence de rue............................. 6 gouttes
Essence de sabine 6   »
Sirop de safran............................ 30 grammes.

A prendre en trois fois. (*Aménorrhée.*)

229. Pilules emménagogues

Poudre de rue............................. 0,50 centigr.
Poudre de sabine......................... 0,50   »
Sirop .... q. s.

Pour 10 pilules, une le matin, une le . 'r. (*Aménorrhée.*)

230. Poudre emménalogue

Poudre de sabine .... 5 grammes.
Poudre de gingembre..................... 5   »
Sucre vanillé 40   »

Pour 10 paquets, à prendre 1 ou 2 par jour. (*Aménorrhée.*)

231. Potion emménagogue

Infusion de menthe...................... 120 grammes.
Iodure de potassium...................... 1   »
(ou : teinture d'iode, 15 gouttes.)
Sirop de safran.......................... 50   «
A prendre en deux fois, matin et soir. (*Aménorrhée.*)

232. Capsules emménagogues

Capsules d'Apiol. (Homolle.)
2 à 4 capsules par jour. (*Aménorrhée.*)

233. Eau sulfureuse

Sulfureux Pouillet...................... 0,12 centigr.
Eau ou lait............................ 1 verre.
Agiter et boire au bout de 5 minutes.

234. Id.

Sulfureux Pouillet.................. une cuillerée à café.
Eau................................. une cuvette.
Pour lotion.

235. Id.

Sulfureux Pouillet.................. 1 flacon.
Eau................................. q. s. pour un bain.
Pour un bain sulfureux.

236. Potion stimulante

Potion gommeuse........................ 120 grammes.
Acétate d'ammoniaque .... 5 à 10 gr.
Essence d'anis pour aromatiser.......... 3 gouttes.
A prendre par petites cuillerées toutes les heures.

237. Potions de Rivière

Eau.................................... 50 grammes
Acide citrique 2   »
Sirop citrique......................... 15   »
Dissolvez, à part.
Bicarbonate de potasse................. 2   »
Sirop de sucre......................... 15   »
Eau.................................... 50   »
Dissolvez, à part.
On administre alternativement une cuillerée de l'une et une
cuillerée de l'autre des solutions (contre les *Vomissements.*)

238. Sirop ferrugineux aux protoiodure de fer, quassia et écorces d'oranges amères, de Laroze

A prendre par cuillerées à café ou à soupe suivant l'âge. Chaque cuillerée à café contient 1 centigr. 25 d'iodure et chaque cuillerée à soupe, 5 centigrammes. *(Chlorose, Anémie, Diathèse scrofuleuse, tuberculeuse ou cancéreuse commençante.)*

239. Pilules de Blancard

Pilules au protoiodure de fer inaltérable de Blancard.
2 ou 3 avant chaque repas. *(Chlorose, Anémie.)*

240. Morrhuol

Capsules de Morrhuol de Chapoteaut.
De 2 à 4 avant chaque repas. *(Lymphatisme, Scrofule, Phtisie.)*

241. Sirop de pyrophosphate de fer (de Leras)

A prendre par cuillerées avant le repas. *(Chlorose, Anémie, Scorbut, Débilité, Convalescence.)*

241 bis. Solution de Leras

Le même, sous forme de solution non sucrée.)

242. Sirop de pyrophosphate de fer (de Robiquet)

A prendre par cuillerées avant le repas. *(Chlorose, Anémie, Scorbut, Débilité, Convalescence.)*

242 bis. Vin et solution de Robiquet

Même préparation sous forme de vins et de solution non sucrée.

243. Sirop ferrugineux d'écorces d'oranges amères (de Laroze) et proto-iodure de fer

A prendre par cuillerées. *(Chlorose, Anémie, Scorbut, Débilité, Convalescence.*
Même préparation sous forme de vins et de solution non sucrée.

244. Dragées et Pastilles

Dragées et pastilles de lactate de fer (Gélis et Conté.)
A prendre 2 à 3 avant les repas. *(Chlorose, Anémie, Scorbut, Débilité, Convalescence.)*

244 *bis*. Vin et solution de Gélis-Conté

Même préparation sous forme de vins et de solution non sucrée

245. Iodure de fer

Granules à 0,05 centigr. (L. Frère.)

A prendre 2 ou 3 avant chaque repas. (*Chlorose, Anémie, Scrofule*, etc.)

246. Pilules de Vallet

Au carbonate de fer.

A prendre 2 ou 3 avant chaque repas. (*Chlorose, Anémie*, débilité.)

247. Vin de quinium

Vin de quinium Labarraque.

A prendre un verre à madère avant chaque repas. (*Chlorose,
Anémie*, débilité, convalescences, etc.)

248. Vin de peptone

Vin de peptone pepsique de Chapoteaut.

Un petit verre à madère avant chaque repas. (*Anémie*, débilité,
convalescence, *Phtisie, Dyspepsies*, etc.)

249. Vin de gentiane

Racine de gentiane.......................	30 gr.
Alcool ou eau de vie.....................	60 »
Vin rouge...............................	1 litre.

Laissez macérer plusieurs jours, filtrez ou soutirez. S'emploie
comme le vin de quinquina.

250. Vin de quinquina

Écorce de quinquina concassée	30 gr.
Mettez dans un litre et ajoutez :	
Bonne eau-de-vie........................	1 petit verre.
Laissez infuser 12 heures, et versez :	
Vin généreux...........................	1 litre.

Laissez infuser 8 jours, filtrez ou soutirez.

251. **Vin de Bellini au quinquina et au colombo**

252. **Oloquina Paton**

Une cuillerée à café dans un verre de vin généreux.
S'emploie dans les mêmes cas que les précédents.

253. **Vin de Dusart au lactophosphate de chaux**

A prendre 2 à 4 cuillerées par jour. (Enfants débiles, rachitiques ; *Chlorose, Anémie, Grossesse, Lactation, etc.*)

254. **Sirop de Dusart au lactophosphate de chaux**

A prendre 1 à 3 cuillerées par jour. (Enfants débiles, rachitiques, *Chlorose, Anémie, Grossesse, Lactation, etc.*)

255. **Sirop tonique**

Sirop de Laroze aux écorces d'oranges amères.
A prendre par cuillerées. (*Gastralgie, Dyspepsie, Chloro-anémie,
Diarrhée.*)

256. **Lupulin**

```
Lupulin ...................................    5 gr.
Extrait de quinquina......................    5  »
```
Pour 20 pilules, A prendre deux le matin, deux le soir. (*Sper-
matorrhée.*)

257. **Globules du sang**

Capsules de globules du sang (hématosine) de Chapoteaut.
A prendre avant chaque repas. (*Chlorose, Anémie, Convalescence.*)

258. **Sulfate de quinine des Trois-Cachets ou de Pelletier**

A prendre de 50 cent. à 2 gr. par jour, suivant ordonnance.
(*Fièvres intermittentes, typhoïdes, Accidents périodiques divers, Névralgies, Cachexies, Résorption purulente, etc.*)

259. **Perles du Dr Clertan au sulfate de quinine des Trois-Cachets (à 10 centig.)**

A prendre de 50 cent. à 2 gr. par jour suivant ordonnance.
(*Fièvres intermittentes typhoïdes, Accidents périodiques divers, Névralgies, Cachexies, Résorption purulente, etc.*)

260. Perles du Dr Clertan au bromhydrate de quinine des Trois-Cachets (10 centigrammes)

A prendre de 50 centigr. à 2 gr. par jour, suivant ordonnance.
(Fièvres intermittentes, typhoïdes, Accidents périodiques divers, Névralgies, Cachexies, Résorption purulente, etc.)

261. Infusion stimulante

Thé noir....................................	3 grammes.
Eau bouillante..............................	300 »

On fait passer un peu d'eau bouillante dans la théière vide, afin de l'*échauder*, on rejette l'eau dans la bouilloire et on met le thé dans la théière. C'est alors seulement qu'on verse l'eau bouillante destinée à faire l'infusion. Laissez infuser 10 à 12 minutes.

262. Vin de Papon (1)

Vin anti-dyspeptique et reconstituant à l'*Ignatia amara* et au fer. (Extrait de fève de St-Ignace et tartrate ferrico-potassique.)

A prendre 1 à 2 cuillerées avant chaque repas.

(Dyspepsies, Anémie, Chlorose, Relâchement des tissus, Faiblesse générale, Incontinence d'urine, Pertes séminales, Impuissance, Paralysies, Catarrhes, Cachexies diverses.)

(1) Nous n'avons pas cité, dans le cours de cet ouvrage, le vin de Papon, parce qu'il ne nous était pas suffisamment connu. Mais aujourd'hui nous ne pouvons trop recommander cet excellent médicament dont la composition est extrêmement heureuse.

Par le fer qu'il contient (et l'un des sels de fer, à acide organique, les plus facilement assimilables), il a toutes les propriétés toniques des ferrugineux et agit, comme tel, en reconstituant le sang. — Tandis que par la fève de St-Ignace, il agit comme les strychnés en excitant les nerfs qui régissent les muscles de la vie végétale et de la vie animale.

C'est donc, en ce sens, un médicament complet, stimulant la tonicité générale des tissus, l'activité fonctionnelle des organes et agissant, d'autre part, sur l'économie tout entière en rétablissant la composition normale du sang.

Ajoutons qu'il ne constipe jamais, entretient, au contraire, la « liberté du ventre » et ne produit pas les accidents gastriques et congestifs dûs à la constipation qu'on reproche avec raison à beaucoup de préparations ferrugineuses.

Il ne noircit pas les dents, et, enfin, — ce qui ne gâte rien, — sa saveur un peu amère est fort agréable. C'est donc, comme nous le disions, un médicament de tous points recommandable.

263. Eau de Pougues (Nièvre)

Eau minérale naturelle, source St-Léger. (Elle est ferrugineuse.)

Un ou deux verres ou demi-verres le matin à jeun et surtout aux repas, avec le vin. (Très recommandée.)

Dans les *Dyspepsies, Maladies du foie, des Reins, de la Vessie ;* dans le *Rhumatisme chronique, la Goutte, certaines maladies de la Peau ;* dans la *Chloro-Anémie.)*

264. Elixir de coca

Feuilles de coca sèches...............	10 grammes.
Alcool Montpellier....................	40 »
Sucre................................	30 »

A prendre deux cuillerées à soupe après le repas, comme tonique digestif.

265. Vin de coca

Feuilles de coca......................	50 grammes.
Vin de Malaga........................	1 litre.

Un petit verre à Madère avant chaque repas, comme tonique apéritif.

265. Elixir eusthénique du Dʳ Pelletan

Préparation tonique. (Fer et seigle ergoté.)

A prendre un verre à liqueur après le repas. (*Chlorose, Anémie, Débilité générale, Incontinence d'urine.)*

266. Eau de Bussang (Vosges)

Eau minérale naturelle ferrugineuse.

A boire avec le vin, aux repas. (*Chlorose, Anémie,* etc.)

267. Eau de Vals (Ardèche)

Eaux minérales alcalines naturelles.

Il y a plusieurs sources un peu différentes par la composition de l'eau.

A prendre pures, à jeun, ou en mangeant, avec le vin. (*Maladies de l'Estomac, de la Vessie, des Reins, Diabète,* etc.)

268. Eau de Vichy (Allier)

Eaux minérales naturelles.

Diverses sources, dont plusieurs chaudes.

A prendre pures, à jeun, ou avec le vin, en mangeant. On les emploie aussi en bains. (*Maladies de l'Estomac, de l'Intestin, des Reins, Diabète, Goutte, etc.*)

269. Absinthe suisse

Alcoolat de plantes aromatiques, notamment d'absinthe.

A prendre de 10 à 20 gr. dans un demi-verre d'eau sucrée comme stimulant, stomachique, apéritif. S'emploie aussi comme vermifuge.

270. Quintessence d'absinthe

Sommités de grande absinthe	100 gr.
Sommités de petite absinthe	100 »
Girofle............................	50 »
Sucre.............................	50 »
Alcool à 56°.......................	1500

Laissez macérer huit jours. Filtrez. — Stomachique à la dose de 30 gr.

271. Fumigations emménagogues

Sommité d'absinthe sèche	30 gr.
Eau très chaude.......................	1 litre.

On opère dans un pot de chambre et l'on s'accroupit sur le vase (à nu) pendant 5 à 10 minutes. Pour ramener les règles.

272. Potion carminative

Essence d'anis........................	12 gouttes.
Alcool.............................	10 gr.
Potion gommeuse.....................	150 »

A prendre par cuillerées. (*Coliques venteuses.*)

273. Tisane carminative

Fruits d'anis, de carvi, de coriandre, de fenouil.	parties ég.
Prenez du mélange.....................	10 gr.
Eau bouillante	1 litre.

Laissez infuser. (*Coliques venteuses.*)

274. Tisane amère

Racine de gentiane............................ 4 gr.
Eau bouillante.............................. 1 litre.

Laissez infuser pendant 2 heures. Se prend ordinairement froide, non sucrée, une demi heure avant les repas, comme apéritif et tonique; aussi comme dépuratif.

275. Autre tisane amère

Petite centaurée .... 4 gr.
Eau bouillante.............................. 1 litre.

Comme la précédente.

276. Autre tisane amère (1)

Germandrée .... 3 gr.
Sommités de petite centaurée .... 3 »
Sommités d'absinthe........................ 3 »
Eau bouillante .... 1 litre.

Comme ci-dessus.

277. Quassia amara

Copeaux de quassia......................... 4 gr.
Eau froide .... 1 litre.

On ajoute de l'eau froide au fur et à mesure que l'on consomme la tisane, jusqu'à épuisement des copeaux.

278. Eau de Royat (Puy-de-Dôme)

Eau minérale naturelle ; deux sources un peu différentes.

A prendre aux repas ou à jeun.

Dans les maladies de l'estomac, du foie, dans le *Rhumatisme* chronique, la *Gravelle*.

279. Eau de St-Galmier (Loire)

Eau minérale naturelle ; plusieurs sources.

Se prend surtout aux repas.

Dans les *Dyspepsies*, le *Rhumatisme*, etc., la *Gravelle*.

---

(1) On peut faire des tisanes amères avec un grand nombre de plantes : houblon, pensée sauvage, douce-amère, trèfle d'eau, chardon-marie, lichen d'Islande, simarouba, colombo, etc. (V. p. 164.)

280. **Eau de Chatel-Guyon**

Eau minérale naturelle.
Se prend aux repas ou à jeun.
Dans les maladies de l'estomac, de l'intestin, des reins, etc.

281. **Eau de Condillac (Drôme)**

Eau minérale naturelle, très gazeuse.
Se prend surtout aux repas.
Dans les *Gastralgies*, etc.

282. **Eau d'Orezza (Corse)**

Eau minérale naturelle, ferrugineuse.
Se boit comme l'eau de Seltz.
Dans les *Gastralgies*, l'*Anémie*, etc.

283. **Eau de Contrexéville (Vosges)**

Eau minérale naturelle.
Se prend aux repas ou à jeun.
Employée surtout dans les maladies des reins, la *Gravelle*, etc.

284. **Eau du Mont-Dore (Puy-de-Dôme)**

Eau minérale naturelle, arsenicale
C'est une eau thermale, c'est-à-dire chaude (température 45°).
Elle est donc surtout utile à prendre au Mont-Dore même, en boisson et en bains.

S'emploie dans le rhumatisme chronique, la débilité, l'*Anémie*, la *Tuberculose* commençante, le *Lymphatisme*, la *Scrofule*.

285. **Eau de la Bourboule (Puy-de-Dôme)**

Eau minérale naturelle, thermale (52°), arsenicale.

S'emploie en boisson et en bains, dans le rhumatisme chronique, l'*Anémie*, le *Lymphatisme*, la *Scrofule*.

286. **Eau de Plombières (Vosges)**

Eau minérale naturelle, thermale (depuis 15° jusqu'à 63° de chaleur, suivant la source).

Très employée contre le *Rhumatisme* chronique.

287. Eau de Bourbonne-les-Bains (Haute-Marne)

Eau minérale naturelle, thermale (58°).

Thermes très fréquentés, particulièrement pour le *Rhumatisme* chronique et les maladies du foie.

288. Eau de Bagnères-de-Bigorre (Hautes-Pyrénées)

Eau minérale naturelle thermale (de 18° à 51°).

S'emploie surtout en bains, pour le traitement des anciennes blessures, des *névralgies,* etc.

289. Eau de Dax (Landes)

Eau minérale naturelle thermale et boues chaudes.

On l'emploie, ainsi que les bains de boue, pour la guérison du *Rhumatisme* chronique.

290. Eau de Baréges (Hautes-Pyrénées)

Eau minérale naturelle sulfureuse et thermale (42°).

Très employée en boisson, en bains et en inhalations, contre les maladies de peau et les affections chroniques de poitrine, notamment la *Phtisie* et le *Catarrhe pulmonaire.*

291. Eaux-Bonnes (Basses-Pyrénées)

Eaux minérales naturelles sulfureuses, thermales (33°).
S'emploient comme la précédente et dans les mêmes affections.

292. Eau de St-Sauveur (Hautes-Pyrénées)

Eau minérale naturelle sulfureuse, thermale (35°).
S'emploie comme l'eau de Baréges et dans les mêmes cas.

293. Eau de Cauterets (Hautes-Pyrénées)

Eau minérale naturelle sulfureuse thermale (48°).
S'emploie comme les précédents.

294. Eau de Bagnères-de-Luchon (Haute-Garonne)

Eau minérale naturelle sulfureuse, thermale (de 17° à 56°, suivant la source).

L'action de ces eaux est énergique et doit être surveillée. On ne doit pas les employer quand les malades sont sous le coup d'une irritation vive. (Maladies de peau, maladies de poitrine, etc.)

295. Eau de la Preste (Pyrénées-Orientales)

Eau minérale naturelle sulfureuse, thermale (44°).

Elle se transporte bien et s'emploie comme les eaux sulfureuses précédentes, et dans le même cas.

296. Eau d'Amélie-les-Bains (Pyrénées-Orientales

Eau minérale naturelle sulfureuse, thermale.

S'emploie beaucoup pour le traitement des anciennes blessures, de la débilité, des convalescences difficiles, des maladies de poitrine.

297. Eau de St-Honoré (Nièvre)

Eau minérale naturelle, sulfureuse, thermale et froide. Un peu arsenicale.

S'emploie en bains, en boisson et en inhalations; elle peut être transportée. Maladies de peau et affections de poitrine, du larynx, etc.

298. Eau d'Enghien (Seine-et-Oise)

Eau minérale naturelle, sulfureuse, froide.

Elle perd peu au transport et peut être bue loin de la source. Se boit pure ou mêlée avec du lait. S'emploie en bains et en inhalations.

Conseillée surtout pour les maladies des voies respiratoires.

299. Eau d'Hammam Meskoutine (Constantine)

Eau minérale naturelle ferrugineuse, thermale et froide.

Utilement employée en boisson et bains dans l'*Anémie*, la *Chlorose*, le *Rhumatisme*, etc.

ALTÉRANTS

300. Solution iodurée

Iodure de potassium...................... 10 grammes.
Eau.. 100   »

Solution à prendre une cuillerée tous les jours dans un verre d'eau sucrée ou non ou une tisane dépurative. (Salsepareille, pensée sauvage, saponaire, etc.)

301. Solution iodo-iodurée

Iodure de potassium...................... 10 grammes·
Iode métallique........................... 2   »
Eau distillée.............................. 300   »

Solution à prendre, une cuillerée à café trois fois par jour, dans quelques cuillerées d'eau rougie, avant le repas.

302. Sirop dépuratif

Sirop dépuratif d'écorces d'oranges amères à l'iodure de potassium (de Larozo.)

A prendre par cuillerées, petites cuillerées pour les enfants. (*Lymphatisme, Scrofule, Syphilis, Cancers*, etc.)

303. Sirop dépuratif

Sirop de raifort iodé (de Grimault).

A prendre par cuillerée le matin. (Particulièrement pour les enfants *lymphatiques, Gourmes*, etc.

304. Id.

Sirop à l'iodure de potassium pur, de Fallières.

A prendre par cuillerées le matin. (*Lymphatisme, Scrofule, Sy-philis, Cancers*, etc.)

305. Solution arsénicale

Liqueur de Fowler (arsénite de potasse).

Se prend par gouttes, 5 à 10 gouttes par jour, dans une tisane ou un verre d'eau sucrée.

306. Granules de Dioscorides (L. Frère)

A prendre graduellement de 1 à 8 par jour, en deux fois, avant les deux principaux repas. (*Phtisie, Maladies de la Peau.*)

307. Arséniate de quinine

Granules à 0,001 millig. (L. Frère.)

A prendre graduellement de 1 à 8 par jour, en deux fois, avant les deux principaux repas. (*Phtisie, Folie dépressive,* etc.)

Arséniate de soude

Granules à 0.001 milligr. (L. Frère.)

A prendre graduellement de 1 à 4 granules par jour, en deux fois, avant les principaux repas. (*Maladies de la Peau, Fièvres intermittentes, Phtisie,* etc.

309. Arséniate de strychnine

Granules à 1 milligramme et à 1/2 milligramme.(L. Frère.)

A prendre de 1[2 à 4 milligrammes par jour. (*Paralysies, Affaiblissements musculaires, Gastralgies, Dyspepsies.*).

310. Sirop d'arséniate de soude

Arséniate de soude .... 0.05 cent.
Sirop simple ou sirop de quinquina........ 300 gr.
A prendre une à cinq cuillerées à café par jour. (*Maladies de la peau, Scrofule.*)

311. Arséniate de caféine

Granules à 0,001 milligr. (L. Frère.)

A prendre de 1 à 6 par jour, en deux fois, avant les principaux repas. (*Phtisie, Palpitations, certaines Névroses, Migraines,* etc.)

312. Térébenthine

Capsules du Dr Clertan, à l'ess. de térébenthine, à 0,10 centigr.; de 2 à 5 par jour.

(*Catarrhes, Cystites, Névralgies faciales, Sciatique,* etc.)

313. Pilules d'iodoforme

Iodoforme .... 1 gr.
Extrait d'absinthe.... .... q s.
Pour faire 30 pilules. A prendre 3 à 4 par jour. (*Engorgements ganglionnaires, Scrofule, Goître, Cancers, Tuberculose.*)

314. Vin créosoté

Créosote pure du hêtre.................... 6 grammes.
Alcool de vin............. 100   »
Vin de Malaga ou de Banyuls............. 900   »

On peut ajouter suivant le goût du malade.

Sirop d'écorces d'oranges amères 100   »
    ou
Teinture de gentiane..................... 20   »

De deux à quatre cuillerées par jour dans une tasse de tisane de bourgeons de sapin ou autre.

315. Capsules de Raquin

Capsules au copahivate de soude.
A prendre de 3 à 6 capsules par jour.

  (Blennorrhagie, Leucorrhées, Catarrhes.)

316. Injection de Raquin

Injection de Raquin au copahivate de soude.

Prendre d'abord 3 injections par jour, puis jusqu'à 6 et diminuer à mesure que l'écoulement cesse. Continuer pendant huit jours après cessation, 2 injections par jour. *(Blennorrhagie.)*

(La solution de copahivate de soude pour injection peut servir pour le pansement des ulcères, des plaies suppurantes, des ophtalmies catarrhales légères.)

317. Goudron Guyot

Eau de goudron ou capsules de Guyot.
(Contre toutes les *Maladies des Bronches et de la Poitrine.*)

318. Emulsion Marchais

Créosote et Tolu.
3 à 4 cuillerées par jour dans une tasse de tisane. *(Maladies de Poitrine.)*

319. Antipyrine

Antipyrine......... .... 0.75 cent.
Sirop de fleurs d'oranger .... 30 gr.
Eau de laitue........ .... 120 »

A prendre en deux ou trois fois le soir et la nuit. *(Rhumatisme, Phtisie,* maladies fébriles.)

320. Antipyrine

Antipyrine en *cachets* Limousin.

A prendre de 1 à 3 cachets pour abaisser la température. (*Fièvres hectiques.*)

321. Terpine Paullac

Se trouve sous forme *d'élixir*, à prendre de 2 à 4 cuillerées, matin et soir (0.20 cent. par cuillerée) ;

Et de pilules, à prendre de 4 à 8 matin et soir (0.10 c. par pilule.) (*Bronchites, Phtisie, Catarrhes pulmonaire et vésical.*)

322. Dragées de Meynet

Dragées à l'extrait d'huile de foie de morue.

A prendre 4 à 6 par jour. (*Lymphatisme, Tuberculose.*)

323. Sels de lithine effervescents

Ces sels effervescents, préparés par Le Perdriel, sont les carbonate, citrate, benzoate, salicylate et bromhydrate de lithine.

Prendre l'un de ces sels, sur la désignation du médecin, une ou deux cuillerées tous les matins dans un verre d'eau. (*Goutte Gravelle, Rhumatisme, Maladies du foie et des reins.*)

324. Iodure de fer de Blancard

Pilules d'iodure de fer de Blancard.

A prendre 2 à 6 par jour, immédiatement avant le repas. (*Anémie, Chlorose, Lymphatisme, Scrofule, Syphilis constitutionnelle.*)

325. Vin créosoté de Fournier

Une ou deux cuillerées par jour, pur ou dans une tisane (bourgeons de sapin). (*Catarrhe pulmonaire, Bronchites, Phtisie*)

326. Sirop de Fellows

Sirop d'hypophosphites, de Fellows.

Préparation mangano-ferrique et strychnée utile dans les *Bronchites, Phtisie*, etc. A prendre de 2 à 4 cuillerées par jour, suivant l'ordonnance des médecins.

327. Solution d'or

Chlorure d'or et de sodium................ 0,05 centigr.
Sirop de sucre,........................... 200 grammes.

A prendre 3 cuillerées par jour. (*Syphilis.*)

328. **Pilules d'or**

Chlorure d'or et de sodium............... 0,25 centigr.
Sucre................................... 30 grammes.
Mucilage de gomme adragante........... q. s.

Pour 60 pilules à prendre deux par jour. (*Syphilis.*)

329. **Pilules de Ricord**

Protoïodure de mercure .... 3 gr.
Thridace................................ 3 »
Extrait thébaïque .... 1 »
Extrait de ciguë........................ 0 »

F. s. a. 60 pilules. A prendre une tous les soirs, cinq heures après le repas. Puis, une le matin et une le soir. (*Syphilis.*)

330. **Granules de protoïodure**

Ce sont les pilules précédentes (protoïodure opiacé, de Ricord), mises sous forme de granules imprimés de L. Frère, dosés à 1 centigramme. A prendre comme les précédentes.

331. **Pilules de Chomel**

Sublimé corrosif......................... 0.10 cent.
Extrait gommeux d'opium................. 0.10 »

F. s. a. 20 pilules. A prendre une pilule matin et soir ; au bout de quinze jours on en prend une le matin, deux le soir ; quinze jours après, deux et deux. Continuez 6 mois à cette dose et diminuez graduellement. (*Syphilis primaire.*)

332. **Pilules de Cullerier**

Sublimé corrosif......................... 0.10 cent.
Extrait alcoolique d'aconit .... 1 gr.

Pour 20 pilules : une, matin et soir. (*Dartres syphilitiques et scrofuleuses.*)

333. **Antisyphilide**

Tannate de mercure...................... 1 gr.
Sucre,.................................. 3 »

En dix doses. A prendre une par jour. (*Syphilides.*)

334. Pilules de Rayer

Pommade mercurielle double .... 3 gr.
Savon médicinal...................,............. 2 »
Poudre de réglisse .... 1 »

Faire des pilules de 20 centigrammes. A prendre 2 par jour pour les femmes, 3 pour les hommes. (*Syphilis.*)

335. Pilules mercurielles simples

Mercure .... 1 gr.
Conserve de roses .... · 1 gr. 50
Poudre de réglisse......................... 0 » 50

Faire 20 pilules. A prendre de 1 à 5 par jour. (*Syphilis.*)

336. Bols antimonio-mercuriels

Sulfure d'antimoine .... 1 gr,
Sulfure de mercure .... 1 gr.
Confection d'orange........................ q. s.

Faire 4 bols. A prendre un le matin et un le soir. (*Scrofule.*)

337. Pilules de calomel composées

Calomel à la vapeur .... 1 gr.
Poudre de feuilles de ciguë............... 1 »
Savon médicinal............................. 1 »

F. s. a. 12 pilules. A prendre d'abord une et augmenter d'une tous les 5 jours jusqu'à 6 pilules si les accidents ne diminuent pas. (*Engorgements ganglionnaires consécutifs à l'Orchite.*)

338. Liqueur de van Swieten

Bichlorure de mercure.................... 1 gr.
Alcool rectifié .... 100 »

Ajoutez :

Eau distillée.............................. 900 »

S'emploie à la dose d'une cuillerée dans un verre d'eau sucrée, de lait ou de tisane de gruau. (*Syphilides*, certaines maladies de la peau d'origine vénérienne.)

339. Lait phéniqué

Phénol Bobœuf.................,........ deux cuillerées à café.
Lait bouillant.................... Un verre.

A prendre tous les matins à jeun. (*Tuberculose, Bronchite chronique* et autres maladies des voies respiratoires.)

340. Sirop de raifort iodé

Sirop de raifort iodé de Grimault.

Une à deux cuillerées suivant l'âge, tous les matins. (*Lympha-tisme, Scrofule, Gourmes, Engorgement glandulaire* des enfants.)

311. Tisane iodurée

Tisane de saponaire .... Un verre.
Sirop d'iodure de potassium de Larose ou
    de Falières........................... 1 à 2 cuillerées.

A prendre tous les matins à jeun. (*Syphilis secondaire.*)

342. Elixir iodo-calcique

Iodure de calcium sec .... 5 gr.
Teintures de zestes frais de curaçao........ 250 »
Sirop de sucre .... 250 »

A prendre depuis une cuillerée à café jusqu'à une cuillerée à soupe après chaque repas. (*Scrofule, Tuberculose, Albuminurie.*)

343. Sirop iodo-ferré

Iodure de potassium........................... 1 gr.
Tartrate ferrico-potassique................. 1 »
Eau distillée de cannelle................... 100 »
Sirop de sucre .... 50 »

A prendre de 20 à 100 gr. par jour. (*Chlorose, Lymphatisme, Scrofule, Cancer.*)

344. Potion anti-scrofuleuse

Chlorure de baryum........................... 0.10 cent.
Eau distillée........................... 200 gr.
Sirop de sucre .... 50 »

A prendre 3 à 4 cuillerées par jour.

345. Id.

Chlorure de calcium .... 4 gr.
Sirop de mousse de Corse................. 50 »
Eau distillée........................... 350 »

A prendre en trois fois dans la journée.

346. Pilules de cérium

Oxalate de cerium .... 0.50 cent.
Extrait d'absinthe........................... q. s.

F. s. a. 10 pilules. A prendre une ou deux par jour. (*Dyspepsie, Vomissements incoercibles* de la grossesse.)

347. Potion cuivreuse

Sulfate de cuivre ammoniacal.............. 0.10 cent.
Eau distillée de laurier-cerise .... 100 gr.
Sirop de morphine........................ 50 »

A prendre en deux ou trois fois à jeun. (*Névralgies épileptiformes*, notamment de la face.)

348. Pilules d'argent

Chlorure d'argent......................... 10 gr.
Conserve de roses......................... q. s.

Faites 100 pilules. A prendre une par jour jusqu'à 10. (*Epilepsie.*)

349. Eau blanche

Extrait de Saturne .... 1 cuillerée à soupe.
Eau .... 1 verre.

Pour lotion et pour imbiber des compresses, comme résolutif.

350. Onguent mercuriel ou napolitain

Comme résolutif pour faire des embrocations sur les engorgements douloureux. (Avoir soin de ne mettre en contact avec la pommade aucun bijou ni objet en or.)

351. Onguent mercuriel simple ou onguent gris

Sert aussi comme résolutif mais s'emploie comme parasiticide et particulièrement pour détruire les morpions.

352. Onguent mercuriel belladoné

Onguent mercuriel........................ 30 gr.
Extrait de belladone...................... 4 »

Sert aussi comme résolutif, mais peut s'employer comme parasiticide et particulièrement pour détruire les morpions. (*Engorgements, Péritonite*, etc.)

353. Eau de Goulard (végéto-minéral)

Extrait de Saturne .... 15 gr.
Eau distillée............................. 1000 »
Alcoolat de vulnéraire .... 60 »

Pour imbiber des compresses (comme résolutif).

354. Pommade fondante

Iodure de plomb......................... 4 gr.
Axonge ou vaseline...................... 30 »

Pour imbiber des compresses. (*Engorgements ganglionnaires, Goître*, comme résolutif.)

355. Id.

Extrait de belladone...................... 4 gr.
Camphre................................ 4 »
Laudanum de Rousseau................... 4 »
Onguent mercuriel double................ 4 »

Résolutif pour frictions dans les engorgements, notamment l'*Orchite.*

356. Id.

Extrait de belladone...................... 4 gr.
Iodure de plomb......................... 4 »
Laudanum Rousseau...................... 4 »
Camphre .... 4 »
Axonge ou vaseline...................... 4 »

Résolutif pour frictions dans les engorgements scrofuleux, notamment l'*Orchite* strumeuse.

357. Emplâtre de belladone

Extrait alcoolique de belladone............ 45 gr.
Résine élémi............................ 10 »
Cire blanche .... 5 »

Employé comme fondant sur les tumeurs douloureuses.

358. Emplâtre de ciguë

Extrait alcoolique de ciguë................ 45 gr.
Résine élémi............................ 10 »
Cire blanche .... 5 »

Employé comme fondant sur les tumeurs douloureuses.

359. Teinture d'arnica

Teinture d'arnica...................... Une cuillerée.
Eau................................... Un demi-verre.
Pour imbiber des compresses et appliquer sur les blessures, contusions, etc.

360. Pommade rouge

Cinabre pulvérisé......................... 2 gr.
Minium.................................... 2 »
Axonge.................................... 30 »
Pour panser les ulcères variqueux.

361. Cérat saturné

Cérat simple .... 90 gr.
Sous-acétate de plomb .... 10 »
Pour pansements sur charpie ou linge troué ou pour frictions.

362. Cérat iodoformé

Cérat simple............................. 30 gr.
Iodoforme .... 3 »
Pour pansements sur charpie ou linge troué ou pour frictions.

363. Cérat camphré (pommade camphrée)

Cérat simple............................. 77 gr.
Camphre pulvérisé........................ 23 »

364. Pommade au calomel

Calomel à la vapeur...................... 10 gr.
Axonge ou vaseline .... 80 »
Pour le pansement des *Chancres*, *Ulcères*, *Bubons* syphilitiques.

365. Alcoolat vulnéraire

Alcoolat de plantes aromatiques, qui s'emploie pur ou étendu de son volume d'eau pour frictions résolutives après les contusions. — A l'intérieur comme tonique.

366. Huile de camomille camphrée

S'emploie pour frictions dans les engorgements, douleurs, etc.

367. Baume du commandeur

Racine d'angélique, myrrhe, oliban, aloès,
   de chacun .... 10 gr.
Hypericum................................. 20 »
Baume de Tolu et benjoin, de chacun...... 60 »
Alcool à 80°............................. 720 »

Macérez. — Pour applications résolutives, avec ou sans addition d'eau. (*Contusions.*)

367 *bis*. Eau de Boule de Nancy

Boule de Nancy (1)....................... 1 gr.
Eau...................................... 1 litre.

En lotions, fomentations, compresses après la contusion. S'emploie aussi à l'intérieur comme tonique.

368. Potion au platine

Perchlorure de platine sec .... 0.10 cent.
Potion gommeuse.......................... 180 gr.

A prendre par cuillerées dans les 24 heures. (*Syphilis.*)

369. Pilules platiniques

Perchlorure de platine sec .... 0.50 cent.
Extrait de gaïac......................... 5 gr.
Poudre de réglisse.................. .... q. s.

Pour 20 pilules. A prendre de 1 à 3 matin et soir. (*Syphilis.*)

370. Potion platinique

Perchlorure de platine .... 0.30 cent.
Chlorure de sodium pur .... 0.50 »
Potion gommeuse........... :............ 200 gr.

A prendre par cuillerées dans les 24 heures. (*Syphilis.*)

371. Pilules de Graham

Sulfate de zinc .... 3 gr.
Magnésie .... q. s.
Térébenthine .... 3 gr.

F. s. a. 18 pilules à prendre dans la journée. (*Blennorrhagie* et *Leucorrhée* rebelles.)

(1) Tartrate de protox. de fer et espèces vulnéraires.

372. Pilules au bichromate

Bichromate de potasse .... 1 gr.
Extrait d'opium............................. 1 »

Pour 100 pilules, à prendre une matin et soir, 4 heures après le repas. Augmenter d'une pilule tous les 3 jours jusqu'à 6 par jour. (*Syphilis.*)

373. Pilules de Biett

Arséniate de fer .... 0.15 cent.
Extrait de houblon......................... 4 gr.
Poudre de guimauve........................ 2 »
Sirop de fleurs d'oranger.................. q. s.

F. s. a. 48 pilules. Une par jour. (*Eczéma, Lichen, Psoriasis, Lèpre, Lupus.*)

374. Liqueur de Biett

Arséniate d'ammoniaque.................... 0.40 cent.
Eau distillée................................. 200 gr.

A prendre depuis 12 gouttes jusqu'à 4 grammes par jour dans un verre d'eau sucrée ou une tisane. (*Impetigo, Eczéma, Lichen, Psoriasis, Lèpre.*)

375. Sirop de Gibert

Biiodure de mercure .... 1 gr.
Iodure de potassium .... 50 »
Eau... 50 »
Sirop de sucre blanc....................... 2400 »

A prendre une cuillerée tous les jours. (*Syphilis.*)

376. Pommade

Biiodure de mercure pulvérisé............. 20 gr.
Axonge...................................... 10 »
Huile d'olives .... 10 »

Contre le *Lupus*. Étendre tous les 6 ou 8 jours avec un pinceau.

377. Id.

Protoïodure de mercure..................... 4 gr.
Axonge...................................... 32 »

En frictions tous les jours, contre le *Psoriasis*, l'*Acné*, etc.

378. Pommade

Protoïodure de mercure....................	1 gr. 30
Bisulfure de mercure.......................	0 » 25
Essence de roses...........................	5 *gouttes.*
Axonge....................................	60 gr.

Contre le *Pityriasis.*

379. Pommade de mercure et goudron

Calomel à la vapeur.......................	2 gr.
Goudron..................................	4 »
Cérat soufré..............................	30 »

(*Pityriasis, Icthyose, Lichen, Lèpre,* etc)

380. Solution chloro-bromo-iodurée

Chlorure de sodium.......................	10 gr.
Bromure de sodium	5 »
Iodure de potassium......................	1 »
Eau distillée.............................	100 »

Une cuillerée à café tous les matins dans une tasse de lait.
(*Tuberculose.*)

381. Solution iodée

Teinture d'iode...........................	50 gr.
Iodure de potassium......................	2 »
Eau......................................	50 »

Pour injections dans les cavités des *Kystes.*

382. Id.

Teinture d'iode...........................	1 gr.
Iodure de potassium......................	0 » 35
Eau distillée.............................	100 »

Pour injection dans les *Kystes,* dans la *Cystite,* le *Catarrhe vésical*
peu douloureux.

383. Injection iodée

Teinture d'iode...........................	0.35 cent.
Iodure de potassium......................	0.35 »
Extrait de belladone......................	0.35 »
Eau distillée.............................	100 gr.

Pour injections dans les cavités kystiques, dans la vessie, *Catarrhe vésical* douloureux.

384. Injection

Azotate d'argent cristallisé................. 0 gr. 25
Eau distillée....................... 100 »

Pour une injection, tous les 4 ou 5 jours. (*Catarrhe vésical.*)

385. Injection abortive

Azotate d'argent cristallisé................. 0.25 cent.
Eau distillée....................... 50 gr.

Pour injection au début de la *Blennorrhagie*, (il suffit d'employer 6 à 8 grammes de la solution), après une première injection avec de l'eau.

386. Pilules de Vallet

Au carbonate de fer.

A prendre 2 et 3 avant chaque repas. (*Chlorose, Anémie*, débilité.)

387. Huile de foie de morue

Huile de foie de morue de Berthé.

A prendre le matin d'une à quatre cuillerées. (*Lymphatisme, Scrofule, Phtisie.*)

TOPIQUES

—

400. Vésicatoire

Toile vésicante de Le Perdriel, ou
Vésicatoire d'Albespeyres (Fumouze).

Il ne faut pas se servir des anciennes pommades vésicantes, qui sont le plus souvent rances, moisies, détériorées par l'humidité ou la chaleur, infidèles dans leurs effets et qui occasionnent des inflammations de la vessie et des reins. On doit toujours employer le taffetas épispastique de Le Perdriel ou le vésicatoire d'Albespeyres (exiger la signature du fabricant derrière l'emplâtre), qui réussissent *toujours*. Il ne faut ni les mouiller, ni interposer du camphre, ni du papier huilé, ni rien. Ils ne provoquent jamais d'accidents.

Pour poser un vésicatoire on l'applique sur le point indiqué en l'y maintenant quelques instants sous la main pour le faire adhérer ; on le fixe, si l'on veut, avec deux bandelettes de diachylon. De 6 à 12 heures après, 4 à 6 chez les enfants, on l'enlève doucement et on trouve la « cloque » ou *phlyctène* levée.

Si l'on veut obtenir un vésicatoire volant (*révulsif*), on perce la phlyctène pour faire écouler la sérosité, mais on n'enlève pas la peau.

On peut obtenir la levée de la cloque en moins de temps, en retirant le vésicatoire au bout de quelques heures. On recouvre alors la place qu'il occupait avec un cataplasme de farine de graine de lin.

Le pansement se fait avec une compresse de Le Perdriel ou d'Albespeyres enduite de cérat. On recouvre avec un linge et on fixe avec des bandelettes agglutinatives.

Si le vésicatoire doit être pansé avec de la morphine ou une autre substance ordonnée par le médecin, on dénude une petite surface, en écartant l'épiderme mort, et on y dépose la substance en question. Puis, on panse comme il est dit plus haut.

Pour obtenir un vésicatoire à demeure (*exutoire*), on procède de même pour l'application de l'emplâtre ; mais, en levant le vésicatoire, on soulève la peau doucement et, quand la sérosité s'est écoulée, ou coupe le lambeau d'épiderme mort et on le retire. — Pour le premier pansement on emploie le taffetas épispastique de Le Perdriel (n° 2 ou n° 3), ou le papier épispatique d'Albespeyres, l'un et l'autre recouverts de cérat ; on place par dessus une compresse Le Perdriel ou Albespeyres, et si le vésicatoire est placé au bras, on adapte une *plaque* ou *serre-bras* qui maintient le pansement en place. Les jours suivants, on emploie directement les épispastiques sans cérat. Ces taffetas et papiers épispastiques ont 3 numéros, le n° 1 étant le moins actif. On varie les numéros dont on se sert, suivant que la suppuration est abondante ou trop faible.

Les vésicatoires doivent être pansés tous les jours, et même deux fois par jour s'ils suppurent beaucoup.

En employant les produits de Le Perdriel ou de Fumouze-Albespeyres, on obtiendra toujours l'effet recherché d'une manière sûre et fidèle, ce dont on n'est jamais certain avec les pommades ; la place sera toujours propre et ne répandra jamais de mauvaise odeur.

Les vésicatoires volants sèchent au bout de 5 à 8 jours : quant aux vésicatoires à demeure, ou *exutoires*, on pourra les entretenir ainsi pendant des années.

401. Vésicatoire instantané ou extemporané

Lorsqu'il faut agir très vite, on ne peut guère employer le vésicatoire ordinaire ; on se sert alors d'ammoniaque liquide. On découpe dans un morceau de sparadrap bien adhésif un trou de la grandeur du vésicatoire que l'on veut poser, et on le colle sur la peau à la place même où doit être établi le vésicatoire, de sorte que la peau se trouve à nu seulement à cette place, et préservée tout autour, au contraire, par le sparadrap. On verse alors de l'ammoniaque liquide sur une compresse pliée en quatre ou sur un morceau d'ouate, on l'applique sur la peau laissée à découvert ; puis, on la recouvre d'une autre compresse pour empêcher l'évaporation. Au bout de 10 à 15 minutes, 20 tout au plus sur des peaux épaisses, la vésication est complète. Si elle tarde, on peut verser encore quelques gouttes d'ammoniaque sur la compresse, dans le cas où elle se sèche trop vite.

On enlève alors doucement compresses et sparadrap et l'on panse comme à l'ordinaire.

On peut obtenir une vésication presqu'instantanée, en une heure ou deux, avec la toile vésicante de Le Perdriel ou le sparadrap vésicant d'Albespeyres. Il suffit d'appliquer l'emplâtre comme nous l'avons dit plus haut pour le vésicatoire à demeure, et au bout d'une heure ou deux, la peau étant bien rouge, on enlève l'emplâtre pour le remplacer par un cataplasme.

402. Séton

Le séton est un moyen de révulsion et un exutoire extrêmement sérieux. On ne s'en sert plus guère aujourd'hui, et, à notre avis, on a tort ; dans certaines maladies nerveuses s'attaquant à la moelle ou au cerveau, nous ne pensons pas qu'on l'ait remplacé par rien de meilleur. Malheureusement, l'application et le pansement en sont quelquefois un peu douloureux.

Il faut se munir d'une aiguille à séton et l'on fait, entre le pouce et l'index de la main gauche, un pli à la peau de la nuque. On traverse alors le pli avec l'aiguille qui porte une mèche de coton, ou de toile effiloquée sur les bords, graissée de cérat. On lâche le pli et le séton est établi, composé ainsi d'une mèche qui passe sous une partie de peau du cou. Il faut faire le pli assez petit pour que les trous d'entrée et de sortie de la mèche ne soient pas trop éloignés, (environ 2 centimètres).

On applique sur chaque trou un plumasseau de charpie cératée, pour premier pansement, et bientôt la suppuration s'établit. On n'a plus qu'à tirer tous les jours, avec précaution, sur la mèche, pour en faire pénétrer dans le séton une nouvelle partie, qu'on a cératée, et l'on coupe la partie qui en sort, imbibée de pus. On recouvre le tout d'une d'une compresse et d'une bande en cravate.

Le séton peut s'entretenir ainsi plusieurs mois. Au besoin, on remplace momentanément le cérat par de la *pommade épispastique*, si la suppuration tendait à se tarir.

On dissimule le séton dans un faux-col ou une cravate.

403. Cautères

Les cautères s'appliquent sur une petite surface de la peau, qu'on entoure de sparadrap et sur laquelle on dépose de la pâte de Vienne ou du caustique Filhos (voir plus loin, 413, 414), qu'on laisse agir pendant 5 à 10 minutes. On enlève le caustique et on panse avec du cérat sur un linge troué.

Les pansements suivants, pour entretenir le cautère en activité, se font en interposant un corps étranger, les *pois élastiques* de Le Perdriel, soit ronds, soit plats.

On emploie aussi le cautère au fer rouge, dit *cautère actuel.*

404. Thapsia

Emplâtre de Thapsia Le Perdriel.

On laisse l'emplâtre 12 à 24 heures en place. Il ne produit pas de phlyctène, mais seulement une éruption de boutons. On calme les démangeaisons avec du cérat et de la poudre d'amidon ou du glycerolé dit *Crème des fées* (Sarah Félix).

405. Poix de Bourgogne

Emplâtre de poix de Bourgogne.

On l'applique sur la peau pendant plusieurs jours. Il produit une révulsion modérée, avec rougeur de la peau et éruption de quelques boutons.

406. Emplâtre mercuriel

On l'appelle aussi *emplâtre de Vigo.* C'est un mélange de résines contenant du mercure métallique.

S'emploie dans le traitement des adénites syphilitiques. On l'applique aussi en masque sur la figure des varioleux pour empêcher les pustules de *marquer.*

407. Emplâtre brun

C'est ce qu'on appelle *onguent de la mère*. Il est composé d'un mélange de graisses de porc et de mouton, de beurre et d'huile avec de la cire, de la poix et un peu de litharge en poudre.

Employé comme mâturatif sur les maux de doigt. (?)

408. Emplâtre de céruse

Mélange de graisses et de cire avec un peu de céruse. Employé comme dessicatif.

409. Sinapisme Rigollot

Composé de farine de moutarde sur un papier. Il faut le mouiller avec de l'eau froide et non vinaigrée ; révulsif.

410. Solution caustique

Chlorure de zinc............................ 10 gr.
Eau .... de 50 à 200 »

Pour panser les cancers opérés ou ulcérés, une ou deux fois par jour.

411. Pâte caustique

Chlorure de zinc............................ 50 gr.
Farine de blé............................ 50 »
Eau ou vaseline, quantité suffisante ,pour faire une pâte solide.

Appliquer pendant une dizaine de minutes sur la partie qu'on veut détruire. (*Tumeurs cancéreuses*, etc.)

412. Pâte de Canquoin

Chlorure de zinc............................ 20 gr.
Chlorure d'antimoine........................ 10 »
Farine de blé .... 50 »

Appliquer pendant une dizaine de minutes sur la partie qu'on veut détruire. (*Tumeurs cancéreuses*, etc.)

413. Pâte de Vienne

Potasse caustique pulvérisée............... 50 gr.
Chaux vive pulvérisée .... 60 »
Faites, pour l'emploi, une pâte avec un peu d'alcool. Laissez

agir pendant quelques minutes. Pansement au cérat. Pour établir
un cautère. (Voir plus haut, 403.)

414. Caustique de Filhos

Potasse caustique...................... 200 gr.
Chaux vive .... 30 »

Fondus et coulés dans une lingotière en crayons qu'on enveloppe de gutta-percha, de 2 à 4 millimètres de diamètre. (Cautérisation du col utérin.)

415. Caustique au charbon

Acide sulfurique...................... 20 gr.
Charbon en poudre..................... 10 »

Pâte employée pour cautériser les chancres. Laissez agir de 10 à
15 minutes.

416. Caustique sulfo-safrané

Acide sulfurique...................... 20 gr.
Safran en poudre .... 10 »

Pour cautériser les chairs cancéreuses ou cancroïdes. Laisser
agir jusqu'à ce que la pâte appliquée sur les parties à cautériser
soit sèche.

417. Pâte arsenicale

Acide arsénieux...................... 1 gr.
Cinabre............................ 16 »
Sang-dragon en poudre fine . ... 8 »

On fait une pâte avec un peu d'eau et on applique avec un pinceau sur une étendue de 3 centimètres au plus à la fois. Si l'ulcère est plus étendu, on applique successivement sur des parties
de 3 centimètres, au fur et à mesure que les premières se cicatrisent. On recouvre avec une feuille d'amadou, et l'on attend que
celle-ci tombe avec l'escharre, ce qui peut durer un mois. (Plaies
cancéreuses, *Lupus, Cancroïdes,* etc.)

418. Poudre de Dupuytren

Acide arsénieux. .... 0.40 cent.
Calomel............................ 32 gr.

Appliquer comme la précédente et dans les mêmes cas.
Cette pâte détermine un gonflement érysipélateux, qui se dis-

sipe, et il reste une escharre dure qui tombe au bout d'un mois, laissant l'ulcère cicatrisé, ou bien sans changement. (*Cancers, Cancroïdes, Lupus.*)

419. Topique astringent

Tartrate ferrico-potassique .... 10 gr.
Eau... 50 »

Pour imbiber des tampons de charpie et panser les *ulcérations syphilitiques, les chancres phagédéniques.*

420. Liqueur antiphagédénique

Phénate de zinc .... 2 gr.
Salicylate de zinc .... 2 »
Alcool .... 10 »
Glycérine.................................... 30 »
Eau.. 40 »

Pour cautériser les ulcérations de mauvaise nature.

421. Solution d'argent

Nitrate d'argent............................. 2 gr.
Eau distillée .... 25 »

Pour cautériser les surfaces ulcérées du *Rupia*, de l'*Impetigo*, avec une barbe de plume trempée dans la solution. Arroser ensuite avec de l'eau.

422. Topique caustique

Perchlorure de fer à 30°..................... 4 gr.
Acide chlorhydrique.......................... 4 »
Acide citrique .... 4 »
Eau distillée .... 32 »

Pour badigeonner plusieurs fois par jour les *chancres* et *ulcères vénériens.*

423. Id.

Perchlorure de fer à 30° .... 12 gr.
Acide citrique............................... 4 »
Eau.. 24 »

Pour badigeonner plusieurs fois par jour les *chancres.*

424. Solution caustique

Acide chromique........................	10 gr.
Eau distillée	30 »

Liquide pour cautériser les végétations des organes génitaux. Appliquez avec un tube de verre.

425. Id.

Acide chromique	5 gr.
Eau distillée	40 »

Pour toucher les *ulcérations syphilitiques* de la langue, du palais, du pharynx, etc. Appliquez avec une petite éponge fixée au bout d'une baguette.

426. Id.

Camphre	2 gr.
Bichlorure de mercure	4 »
Alcool rectifié........................	30 »

Pour cautériser les *végétations syphilitiques.*

427. Eau phagédénique

Bichlorure de mercure..................	0.40 cent.
Eau...................................	12 gr.

Ajoutez :

Eau de chaux	125 »

Pour lotionner les *chancres* et *ulcérations syphilitiques.* (Agitez à chaque fois.)

428. Id.

Calomel	2 gr.
Opium en poudre......................	1 »
Eau de chaux.........................	187 »

Même usage que la précédente, mais moins active.

429. Id.

Argent métallique pur..................	1 gr.
Acide nitrique pur à 35°...............	10 »

Faites dissoudre. Pour cautériser au pinceau les *chancres, ulcères syphilitiques, gangreneux, Lupus, Cancroïdes, ulcérations du col utérin,* etc.

430. Eau phagédénique

Calomel .... 4 gr.
Opium en poudre.............................. 2 »
Axonge ou vaseline........................... 40 •

Comme la précédente.

431. Cérat cyanuré

Cérat opiacé...................................... 30 gr.
Cyanure de mercure....................... 0.05 cent.

Pour le pansement des *ulcérations syphilitiques rebelles*. (Remède douloureux ; surveillez l'emploi.)

432. Vaseline borique

Vaseline (pétroléine)......................... 30 gr.
Acide borique pulvérisé à sec .... 6 »

On peut ajouter pour parfumer :

Baume du Pérou 0.50

Pour pansements et frictions dans certaines maladies de peau. (*Eczéma, Exanthèmes*, etc., surtout parasitaires.)

433. Topique

Calomel .... 2 gr. 50
Soufre sublimé.................................. 2 » 50
Eau distillée de laurier-cerise .... 5 »
Axonge... 40 »

Pour onctions dans l'*Eczéma, Lichen, Pityriasis*, etc.

434. Id.

Précipité blanc.................................. 1 gr.
Beurre de cacao................................ 30 »
Baume du Pérou................................ 4 »

Pour onctions dans l'*Eczéma, Ephélides, masque* des femmes enceintes, *lait répandu* des accouchées.

435. Id.

Axonge... 20 gr.
Huile de cade .... 2 •

Pour onctions dans l'*Eczéma chronique*, la *Teigne*, les gerçures du sein, etc.

436. Topique

Carbonate de potasse......................	10 gr.
Axonge balsamique........................	40 »

Pour onctions dans diverses maladies de la peau, *Eczéma* des parties génitales et de l'anus (lavage avec une décoction de cerfeuil); *Porrigo, Papules, Herpès*, etc.

437. Id.

Huile d'amandes douces....................	125 gr.
Cire blanche.............................	30 »
Lait d'amandes amères....................	90 »
Sublimé.................................	0.40 cent.
Alcool pour dissoudre le sublimé..........	q. s.

(Contre *affections dartreuses*.)

438. Id.

Iodoforme...............................	3 gr.
Cérat simple............................	30 »

(Maladies de la peau rebelles.)

439. Id.

Suie...................................	5 gr.
Axonge.................................	20 »

(*Dartres ulcérées, Teigne*, etc.)

440. Id.

Eau de roses............................	125 gr.
Carbonate de plomb......................	7 »
Sulfate d'alumine et de potasse..........	5 »
Bichlorure de mercure...................	3 »
Blanc d'œuf (un).	

Pour appliquer en compresses imbibées sur les dartres (à surveiller.)

441. Glyco-phénique de Déclat

Une cuillerée à café pour un verre d'eau tiède pour baigner les paupières, — contre *Eczéma* des paupières, — deux ou trois fois par jour. (*Pemphigus*, etc.)

442. Glyco-phénique de Déclat

Glyco-phénique de Déclat.................. une cuillerée.
Huile d'olives.................................... »
Pour onctions contre les *Engelures*, *Eczéma*, démangeaisons.

443. Liniment oléo-calcaire

Eau de chaux..............................., 90 gr.
Huile d'amandes douces.................... 10 »
Mélez, et appliquez sur compresses, tampons d'ouate, ou à sec,
sur les brûlures. (*Pemphigus*, etc.)

444. Id.

Glycéré de sucrate de chaux.............. 10 gr.
Huile d'olives................................ 20 »
Eau.. 40 »
Agitez. Pour appliquer sur les brûlures, *Érysipèles*, etc.

445. Topique mercuriel

Oxyde rouge de mercure.................... 2 gr.
Camphre..................................... 5 »
Axonge...................................... 40 »
Contre affections syphilitiques de la peau, en onctions sur les
parties affectées.

446. Pommade soufrée

Soufre sublimé, lavé....................... 15 gr.
Cérat de Galien .... 55 »
Mélez et ajoutez :
Huile blanche............................... 7 »
Pour onctions contre *Dartres*.

447. Id.

Fleur de soufre lavée...................... 15 gr.
Huile d'amandes douces.................... 10 »
Axonge benzoïnée.......................... 30 »
Pour onctions contre *Dartres*.

448. Pommade soufrée

Sulfure de sodium .... 10 gr.
Carbonate de soude......................... 10 »
   (Dissolvez dans très peu d'eau.)
Axonge balsamique........ .... 100 »

En onctions contre *Dartres légères*.

449. Id.

Foie de soufre liquide...................... 20 gr.
Axonge balsamique......................... 50 »
Savon de potasse........................... 50 »

En onctions contre *Dartres légères*.

450. Lotion pour la tête

Hydrate de chloral......................... 2 gr. 50
Eau distillée............................... 50 »
Liqueur de Van Swieten.................... 10 »

Pour frictionner la tête tous les jours, avec deux cuillerées à bouche de la solution tiédie. (*Pityriasis*, *Erythèmes*, etc.)

451. Onguent d'Unna

Onguent diachylon......................... 50 gr.
Acide phénique............................. 2 »
Sublimé corrosif........................... 0.05 centig.

Étendre plusieurs fois par jour sur la peau atteinte de *Lichen rouge*.

452. Liqueur de Blett

Arséniate d'ammoniaque.................... 0.40 cen'ig.
Eau distillée............................... 200 »

Depuis 12 gouttes jusqu'à 4 grammes dans 1/3 litre d'eau, pour lotion, dans les maladies rebelles de la peau.

453. Pommade antiherpétique

Chlorure de mercure ammoniacal ....⎱
Camphre ....⎰ à   0.50 cent.
Axonge .... 20 gr.

(*Acné*, *Dartres*, ophthalmies dartreuses.)

454. Pommade antidartreuse

```
Huile d'amandes douces ....................  50 gr.
Blanc de baleine..........................  30  »
Cire blanche..............................   1  »
Eau distillée de roses ...................   5  »
Précipité blanc...........................   2  »
```
(*Acné, Dartres*, etc.)

455. Pommade antipelliculaire

```
Axongo....................................  60 gr.
Protoïodure de mercure ...................   1  »  50
Bisulfure de mercure .....................   0  »  25
Essence de roses .........................   5 gouttes.
```
(*Pityriasis.*)

456. Liqueur de Gowlaud

```
Sublimé...................................  0.50 cent.
Sel ammoniac..............................  0.50  »
Émulsion d'amandes........................  480 gr.
```
(*Acné, Dartres*, etc.)

457. Antéphélique

```
Sublimé...................................  0.01 cent.
Eau distillée de laurier-cerise ..........  1000 gr.
Extrait de Saturne .......................  12  »
Teinture de benjoin ......................  10  »
Alcool ...................................  20  »
```
(*Acné, Éphélides*, taches à la peau.)

458. Eau contre la couperouse

```
Lait de soufre ...........................  20 gr.
Gomme.....................................  3 à 4 gr.
Camphre...................................  0.80 cent.
Eau de chaux .............................  200  »
Glyco-phénique Déclat. ...................  2 cuil. à soupe.
```

459. Id.

```
Lait de soufre ...........................  10 gr.
Alcool camphré............................   2  »
Alcoolat de lavande.......................   5  »
Teinture de benjoin ......................   3  »
Glyco-phénique Déclat ....................   1 cuil. à dessert.
Eau ......................................  80  »
```

460. Eau contre la couperose

Alcool camphré	10 gr.
Soufre précipité	20 »
Eau de chaux............................	120 »
Glyco-phénique Déclat	15 »

461. Eau contre les gerçures de la peau

Eau de roses	100 gr.
Tannin	0.50 c.
Glycérine à 30°	10 gr.

Pour frotter soir et matin avec quelques gouttes les parties gercées, mains, lèvres, etc.

462. Eau alumineuse

Nitrate d'alumine	4 à 6 gr.
Eau...................................	30 »

(Contre le *Prurit vulvaire*.)

463. Topique à la cocaïne

Chlorhydrate de cocaïne.....	0.25 cent.
Eau distillée.............................	25 à 50 gr.

A employer en badigeonnages avec un pinceau pour insensibiliser les muqueuses de la bouche, de la gorge, de l'anus, des organes génitaux, etc. L'instillation d'une ou deux gouttes dans l'œil insensibilise la conjonctive et la cornée.

(Opérations dans la bouche, la gorge, les yeux, à l'anus, — contre le *Prurit vulvaire*, les brûlures, etc.)

464. Eau salicylée

Acide salicylique..........................	5 gr.
Alcool..................................	100 »
Eau....................................	100 »

Contre le *Pityriasis*.

465. Pommade antiherpétique

Calomel ....}	3 à 5 gr.
Soufre sublimé ....}	
Eau distillée de laurier cerise..........	5 »
Axonge	40 »

En frictions contre *Pityriasis*, *Lichen*, *Dartres*, etc.

466. Pommade composée

    Iodo-chlorure mercureux................   0.50 cent.
    Axonge................................   40 gr.

Contre *Acné, Psoriasis*. Pansement pendant 3 jours ; puis, 3 jours pansement au saindoux.

467. Id.

    Goudron...............................   4 gr.
    Camphre ....   0.50 cent.
    Axonge ....   30 gr.

Contre éruptions dartreuses, papuleuses, squammeuses, etc.

468. Topique anesthésique

    Chlorhydrate de cocaïne...............   0.50 cent.
    Eau distillée ....   50 gr.

Pour insensibiliser les muqueuses et même la peau. (Maladies des yeux, brûlures, *Prurit vulvaire, Hémorrhoïdes*, etc.)

469. Topique

    Iodure de potassium ....   4 gr.
    Glycérine ....   30 »

Pour imbiber des tampons de charpie qu'on introduit dans le vagin. (*Métrite.*)

470. Liqueur de Villate

    Acide acétique ....   100 gr.
    Sulfate de cuivre.....................   18 »
    Sulfate de zinc.......................   10 »
    Acétate de plomb ....   5 »

Agitez. Pour injections dans les *Fistules à l'anus*.

471. Pommade anti-ophthalmique de Lyon

    Onguent rosat ....   15 gr.
    Précipité rouge ....   1 »

Frictions 2 ou 3 fois par jour sur le bord des paupières avec gros comme une tête d'épingle de pommade.(*Blépharites, Conjonctivites.*)

472. Pommade ophthalmique

Oxyde rouge de mercure porphyrisé......	2 gr.
Axonge....................................	30 »
Créosote..................................	10 gouttes.

(*Ophthalmies chroniques.*)

473. Id.

Oxyde rouge de mercure....................	1 gr.
Sous-acétate de plomb liquide	10 »
Huile d'amandes douces....................	20 »
Axonge....................................	60 »

(*Ophtalmie chronique.*)

474. Id.

Beurre frais lavé	3 gr.
Précipité rouge	0.10 à 0.20 c.
Camphre avec quelques gouttes d'huile ...	0.15 cent.

Appliquer gros comme un grain de blé entre les paupières, le soir en se couchant. (*Conjonctivites, Kératites* scrofuleuses.)

475. Collyre à l'atropine

Sulfate neutre d'atropine..................	0.01 cent.
Eau distillée..............................	10 gr.

A instiller par gouttes dans l'œil. (*Ophthalmies.*)

476. Collyre au nitrate d'argent

Nitrate d'argent	1 à 2 gr.
Eau distillée..............................	15 gr.

Pour cautériser avec un pinceau la *Conjonctivite* granuleuse, purulente, etc.)

477. Collyre au sublimé

Sublimé	0.15 cent.
Laudanum	1 gr.
Glycérine.................................	15 »

Pour instiller dans l'œil. (*Néphélion, Albugo.*)

478. Collyre stibié

Vin stibié.................................	40 gr.
Laudanum Sydenham.......................	10 »
Teinture d'aloès	5 »

Pour instiller dans l'œil. (Contre les *Taies de la cornée.*)

479. **Pommade iodée**

Ioduro de potassium........................	0.20
Iode..	2 gr.
Beurre frais lavé	4 »

Pour toucher les *Taies de la cornée* avec un pinceau.

480. **Collyre sec**

Calomel	4 gr.
Ipéca...	4 »
Sucre raffiné.................................	4 »

Pour insuffler entre les paupières contre les *Taies de la cornée.*

481. **Id.**

Précipité rouge.	2 gr.
Agaric blanc..................................	2 »
Sucre blanc...................................	30 »

Pour insuffler entre les paupières contre les *Taies de la cornée.*

482. **Embrocation Turnbull**

Aconitine.......................................	1 gr.
Alcool rectifié.................................	120 »

Pour embrocations sur le front 2 ou trois fois par jour pendant un quart d'heure. (*Amaurose, Iritis, Cataracte capsulaire.*)

483. **Id.**

Veratrine	1 gr.
Alcool rectifié.................................	16 gr.

Pour embrocations sur le front pendant 2 ou 3 fois par jour un quart d'heure. (*Amaurose, Iritis, Cataracte capsulaire.*)

484. **Id.**

Delphine	1 gr.
Alcool rectifié.................................	16 »

Pour embrocations sur le front 2 ou 3 fois par jour pendant un quart d'heure. (*Amaurose, Iritis, Cataracte capsulaire.*)

485. Injection phéniquée

```
Eau ........................................  100 gr.
Glycérine ...................................    5  »
Alcool .......................................    5  »
Acide phénique...............................    1  »
```

(Augmenter graduellement la dose d'acide phénique à 5 gr.) — En injections tièdes. (*Otorrhée*.)

486. Collodion iodoformé

```
Iodoforme ...................................    1 gr.
Collodion ...................................   15  »
```

Pour badigeonner jusqu'à ce qu'on obtienne une couche épaisse de 1 à 2 millimètres, et même davantage, sur les points névralgiques bien localisés, *Névralgies* sus-orbitaires, sciatiques, etc. On l'a employé aussi dans la *Méningite*.

487. Collodion élastique

```
Collodion ...................................  30 gr.
Térébenthine de Venise ......................   1  »  50
Huile de ricin...............................      »  50
```

S'emploie en badigeonnage avec un pinceau dans un grand nombre d'inflammations, *Rhumatisme*, *Érysipèle*, *Zona*, *Ovarite*, etc., contre les ongelures, brûlures, coupures, etc. (On doit dépasser, dans le badigeonnage, les limites de l'inflammation. On l'emploie en badigeonnage sur le ventre dans le *Choléra*.)

488. Pommade contre les pellicules

```
Vaseline (pétroléine) .......................  60 gr.
Protoiodure de mercure.......................   1  »  50
Bisulfure de mercure ........................      »  25
Essence de rose, de girofle ou autre, pour
   parfumer .................................  5 gouttes.
```

489. Pommade résolutive

```
Chlorhydrate d'ammoniaque....................    5 gr.
Pommade mercurielle .........................  100  »
```

Pour frictions sur les engorgements douloureux.

490. Pommade résolutive

    Chlorhydrate d'ammoniaque ....   10 gr.
    Pommade mercurielle ....   30 »

Exostoses traumatiques, tumeurs professionnelles, comme celles qui se forment à la rotule des personnes qui travaillent à genoux, comme les parqueteurs, etc.

491. Pommade contre les dartres

    Chlorure de mercure et d'ammonium .....   1 gr.
    Camphre ....   1 »
    Vaseline ....   40 »

492. Lotion contre les engelures

    Icthyolate d'ammoniaque...............⎫
    Essence de térébenthine ....⎭ parties ég.

On lave les parties malades, puis on les enduit du mélange et l'on recouvre d'ouate.

493. Baume odontalgique

    Sulfo-icthyolate d'ammoniaque...........   3 gr.
    Chloroforme.............................   1 »

Sur un tampon d'ouate pour calmer la douleur des dents cariées.

494. Icthyol

L'icthyol pur s'emploie pour le pansement des brûlures aux premier et second degré, ainsi que dans le *Psoriasis*, le *Prurigo*.

495. Injection borique

    Acide borique crist......................   20 gr.
    Eau distillée............................   100 »

Pour injections dans la vessie (lavage). Il faut faire prendre aussi l'acide borique à l'intérieur. (*Cystite.*)

496. Injection cocaïnée

    Salicylate de cocaïne....................   5 gr.
    Eau distillée............................   100 »

Pour injection hypodermique, dans l'*Asthme*. On injecte une seringue de Pravaz de la solution (4 centigr. du sel) au début des accès, et une demi-seringue quand les accès commencent à se calmer.

497. Poudre contre le coryza

Chlorhydrate de cocaïne......................	0.10 c.
Café torréfié pulvérisé très fin	5 »
Sucre blanc pulv...........................	5 »

Faites un mélange intime, pour priser. (*Coryza*.)

498. Id.

Menthol pulvérisé..........................	0 gr. 20
Café torréfié fin...........................	5 »
Sucre blanc pulv.	5 »

Pour priser. (*Coryza*.)

499. Antimigraine

Mélange solide, contenant du menthol, que l'on fond en forme de crayon pour frotter sur la peau du front dans la *Migraine*, les *Névralgies* faciales, etc.

ANTISEPTIQUES

500. Liqueur désinfectante

Chlorure de soude (liqueur de Labarraque).

Excellent désinfectant. Employé avec succès pour le pansement des plaies et ulcères de mauvaise nature. (Mélangez avec deux ou trois fois son volume d'eau.

501. Eau créosotée

Créosote	2 gouttes.
Eau....................................	30 gr.

Pour injecter trois fois par jour dans les fosses nasales. (*Morve*.)

502. Injection thymo-phéniquée

Acide phénique cristallisé..................	25 gr.
Essence de thym........................	5 »
Alcool	150 »

Une ou deux cuillerées à café dans la quantité d'eau suffisante pour une injection vaginale.

503. **Antiseptique**

Acide borique .... 10 gr.
Eau... 300 »

Pour pansement des orgelets avec de l'ouate trempée dans la solution et recouverte de taffetas gommé.

504. **Id.**

Sublimé corrosif .... 0.001 millig.
Eau .... 30 gr.

Pour pansement des orgelets avec de l'ouate trempée dans la solution et recouverte de taffetas gommé.

505. **Préparations phéniquées du Dr Déclat**

Glyco-phénique à 10 p. 100 d'acide pur.
(Pansements, plaies, injections, piqûres venimeuses.

506. **Id.**

Sirop d'acide phénique.
(Toux, maux de gorge, etc.)

507. **Id.**

Sirop sulfo-phénique.
(*Catarrhes*, maladies de la peau.)

508. **Id.**

Sirop iodo-phénique.
(*Scrofules, Tumeurs, Ulcérations, Lymphatisme.*)

509. **Id.**

Sirop au phénate d'ammoniaque.
(*Asthme, Croup, Scarlatine*, fièvre bilieuse des pays chauds.

510. **Id.**

Solution d'acide phénique.
(Pour injections sous-cutanées.)

511. Préparations phéniquées du Dr Déclat

Solution sulfo-phénique.
(Pour injections sous-cutanées.)

512. Id.

Solution iodo-phénique.
(Pour injections sous-cutanées.)

513. Id.

Solution de phénate d'ammoniaque.
(Pour injections sous-cutanées.)

512. Antiseptique

Sulfure de carbone	25 gr.
Eau..	500 »
Essence de menthe	30 gouttes.

(Dans un flacon de 700 gr. Agitez et laissez déposer. On remplace l'eau au fur et à mesure.)

A prendre 8 à 12 cuillerées à soupe par jour dans un demi-verre de lait ou d'eau rougie. (Désinfectant de l'intestin dans la *Fièvre typhoïde.*)

513. Injection antiseptique

Eau..	800 gr.
Acide phénique..............................	1 »
Alcool	0.35 c.

Pour une injection. (*Catarrhe vésical*, purulence de l'urine.) A prendre tous les jours.

514. Injection désinfectante

Permanganate de potasse..................	1 gr.
Eau..	100 »

Pour une injection. (*Catarrhe vésical*, purulence de l'urine.) A prendre tous les jours.

515. Id.

Résorcine.	2 à 3 gr.
Eau..	100 »

Pour injections. (*Blennorrhagie.*)

516. Phénol Bobœuf

Le phénol-Bobœuf est le plus connu et l'un des plus efficaces des antiseptiques ou antiputrides et des désinfectants. C'est le plus commode, parce qu'on le trouve partout et à bon marché.

On l'emploie le plus souvent mélangé d'eau ou d'autres substances. La cuillerée à soupe représente 14 grammes de phénol et la cuillerée à café, 4 grammes.

Comme désinfectant général des appartements, des latrines, etc., en temps d'épidémie comme en temps ordinaire, on peut faire des aspersions, pulvérisations ou vaporisations d'eau contenant 50 à 60 grammes de phénol pour un demi-litre d'eau.

Il est utile de vaporiser ou de pulvériser cette même eau phénolée dans la chambre des malades de *Fièvre typhoïde*, *Rougeole*, *Variole*, *Scarlatine*, *Angine couenneuse*, *Croup*, etc.

517. Lotion au phénol

Phénol Bobœuf........................ .... 1 gr.
Eau ordinaire........................ .... 4 à 5 gr.

Pour des lotions ou pour imbiber des compresses à appliquer sur la peau dans *Intertrigo*, *Pityriasis*, *Eczema*, *Herpès* et la plupart des maladies de la peau, brûlures légères.

518. Injection au phénol

Phénol Bobœuf........................ 1 gr.
Eau .... 10 »

Pour injections vaginales, lotions de toilette, etc. Cette solution peut servir au lavage et au pansement de toutes les plaies.

519. Id.

Phénol Bobœuf..................... 1 cuill. à café.
Eau............................... 5 cuill. à soupe.

Pour injections contre la *Blennorrhagie*. 3 ou 4 injections par jour.

520. Pommade au phénol

Phénol Bobœuf .... 4 gr.
Vaseline ou axonge................. 20 »

Pour onctions dans l'*Érysipèle* et pansement des brûlures profondes.

521. Gargarisme au phénol

Phénol Bobœuf...................... 1 grande cuillerée.
Eau ordinaire ou eau de guimauve .. 10   »

Comme gargarisme ou collutoire dans les *Stomatites*, *Aphthes*, etc. On l'applique avec un tampon d'ouate dans l'*Amygdalite*, le *Croup*, la *Pharyngite*, etc. En injections (tièdes) dans l'oreille (*Otorrhée*).

522. Phénol topique

Le phénol Bobœuf pur s'emploie pour cautériser les piqûres d'insectes, les écorchures, coupures, piqûres avec un instrument sale, morsures, etc. — Une goutte sur la piqûre, etc.

523. Dentifrice au phénol

Phénol Bobœuf........................... Quelques gouttes.
Eau..................................... Un demi-verre.
Pour rincer la bouche et laver les dents.

524. Dentifrice au phénol Bobœuf

Préparation spéciale pour la bouche. Conserve les dents et détruit la mauvaise odeur.

525. Phénol parfumé

Préparation spéciale pour la toilette. S'emploie comme les autres eaux ou vinaigres de toilette.

526. Savon au phénol

Savon de toilette antiseptique et désinfectant.

527. Solution désinfectante et antiseptique

Eau..................................... 1 litre.
Acide phénique .... 10 gr.
Pour laver les mains et le visage.

528. Autre solution

Eau..................................... 1 litre.
Acide thymique......................... 1 gramme.
Pour laver les mains et le visage.

529. Autre solution

Eau... 1 litre.
Acide borique .... 10 gr.
Pour laver les mains et le visage.

530. Liqueur bleue

Eau... 1 litre.
Sulfate de cuivre................................. 50 gr.
Pour laver les mains, faire la toilette des accouchées, désinfecter les matières rendues par les malades atteints de maladies infectieuses, laver les linges souillés, les latrines, etc.

531. Autre solution

Eau... 1 litre.
Chlorure de zinc .... 50 gr.
Pour laver les mains, faire la toilette des accouchées, désinfecter les matières rendues par les malades atteints de maladies infectieuses, laver les linges souillés, les latrines, etc.

532. Lotion pour la tête

Acide lactique .... 0 gr. 75
Acide borique . ... 4 »
Eau distillée................................ 220 »
Alcool fort.................................. 35 »
Contre l'*alopécie* et particulièrement celle des femmes, causée par l'usage prolongé des faux cheveux. (Une à trois cuillerées, en frictions, tous les jours, 3 à 4 minutes.)

533. Lotion pour la tête

Acide lactique finement pulvérisé .... 0 gr. 75
Acide borique .... 3 »
Vaseline..................................... 125 »
Huile d'olives............................... 5 »
Contre l'*alopécie* et particulièrement celle des femmes, causée par l'usage prolongé des faux cheveux. (En friction, tous les jours, 3 à 4 minutes.)

L'usage de la lotion ou de la pommade ci-dessus doit être continué pendant deux ou trois semaines, puis on remplace pendant une semaine le topique acide par la pommade suivante. Le traitement doit être suivi ainsi pendant un an, puis on diminue le nombre des applications :

534. Pommade détersive

Carbonate de soude finement pulvérisé ....   1 gr.
Axonge ou vaseline........................   25 »
Huile d'olives............................   5 »

En frictions.

535. Dentifrices de Dethan

Poudre, Élixir et Opiat dentifrices au chlorate de potasse pour nettoyer et consolider les dents, raffermir les gencives, détruire le tartre et la carie, guérir les maladies de la bouche et parfumer l'haleine.

536. Dentifrices de Pelletier

Élixir odontalgique et Odontine de Pelletier.
Pour fortifier les gencives, blanchir et durcir les dents, purifier l'haleine.

537. Mixture dessicative du Dr Delabarre

Teinture éthérée de mastic et de gaïac, pour cautériser la pulpe dentaire avant plombage ou application d'un ciment quelconque.

538. Eau orientale du Dr Delabarre

Élixir dentifrice astringent à l'essence de roses.

539. Poudre orientale du Dr Delabarre

Pour la conservation des dents et la destruction du tartre.

540. Pâte orientale du Dr Delabarre

Pour la conservation des dents et la destruction du dartre.

541. Mixture orientale du Dr Delabarre

Préparation à base d'iode et de tannin pour lotionner les gencives, les raffermir et empêcher le déchaussement des dents.

Badigeonner les gencives le soir en se couchant, avec un pinceau, trempé dans la mixture, puis se rincer la bouche avec une cuillerée à café de mixture dans un verre d'eau tiède.

542. Sirop de dentition du Dr Delabarre

Pour calmer le prurit des gencives pendant la dentition des enfants. (Très recommandé.)

Passer le doigt mouillé de sirop sur les gencives et frictionner légèrement.

513. Charbon de Belloc (H. Fournier)

Se prend par cuillerées dans du pain azyme, en cachets ou en pastilles, pour absorber les gaz de l'estomac et désinfecter l'haleine. (*Gastrite, Cancer*, etc.)

Aussi en lavements, 2 à 3 cuillerées pour 300 gr. d'eau pour absorber les gaz intestinaux et désinfecter. (*Fièvres typhoïdes, Coliques flatulentes*, etc.)

PARASITICIDES

—

550. Pommade d'Helmérich

Soufre sublimé............................... 100 gr.
Carbonate de potasse......................... 50 »
Eau distillée................................ 50 »
Axonge....................................... 350 »

(On peut augmenter d'environ 100 gr. la quantité d'axonge pour les peaux fines ou irritées.) Contre la gale.

551. Pommade contre la gale

Glycérine.................................... 200 gr.
Gomme adragante.............................. 1 »
Fleur de soufre.............................. 100 »
Carbonate de potasse .... 50 »

En frictions. A la place de la pommade d'Helmérich.

552. Lotion contre la gale

Pétrole .... 30 gr.
Alcool .... 30 »
Baume du Pérou............................... 4 »
Essence de romarin, de thym ou de lavande. 4 »

En frictions.

553. Lotion contre la gale

Essence de menthe............................ 1 à 2 gr.
Essence de romarin........................... 1 à 2 »
Essence de lavande .... 1 à 2 »
Essence de citron......... .... 1 à 2 »
Alcool à 32° (pour dissoudre les essences) .. q. s.
Infusion de thym............................. 5 litres.

En frictions.

554. Eau contre les poux

Eau mercurielle .... 10 gr.
Eau distillée de roses .... 70 »

555. Id.

Bichlorure de mercure........................ 0.60 cent.
Eau distillée .... 1 litre.
Alcool .... 200 gr.
Camphre...................................... 2 »

556. Id.

Phénol Bobœuf................................ 4 gr.
Eau... 2
Laver les parties infectées deux ou trois fois par jour.

557. Friction contre la gale

Phénol Bobœuf pur ou presque pur.
2 ou 3 frictions en une même journée.

560. Vermifuge

Mousse de Corse .... 5 gr.
Lait bouillant.............................. 100 »
A prendre le matin à jeun. Pour un enfant de deux ans. On élève la dose à 15 ou 20 gr. dans une tasse de lait pour un enfant de douze ans. (Contre les oxyures.)

561. Id.

Sirop de Boullay à la mousse de Corse.

Une cuillerée à bouche pour les enfants de 2 à 4 ans ; pendant trois jours. (Contre les oxyures.)

562. Vermifuge

Semen-contra............................... de 1 à 6 gr.

Dans du miel ou dans un verre de lait. Pendant trois jours. (Contre les ascarides, les lombrics, etc.)

563. Potion vermifuge

Poudre de semen-contra.................... 2 à 4 gr.
Sirop de fleurs de pêcher ....   30 »
Eau de laitue ....   150 »

564. Pilules vermifuges

Poudre de semen-contra ....   1 gr.
Extrait d'absinthe ....   1 »
Sucre .... 100 »

Pour 300 pilules. De 2 à 6 par jour.

565. Granules vermifuges

Granules de santonine à 5 centigrammes (de L. Frère).

A prendre de 1 à 4 par jour, pour les adultes, pendant plusieurs jours. (Contre les vers intestinaux, ascarides, lombrics, etc.)

566. Lavement vermifuge

Suie de bois tamisée ....   25 gr.
Eau.......................................   200 »

Faire bouillir pendant un quart d'heure. Pour les enfants ; en lavement une demi-heure avant le coucher. (Contre les oxyures.)

567. Id.

Calomel ....   0.25 cent.
Mucilage de coings.............   125 gr.

Pour un lavement matin et soir, aux enfants. (Contre les oxyures.)

568. Tænifuge

Huile éthérée de fougère mâle............   2 gr.
Mucilage et poudre de fougère récente ....   q. s.

Faire 10 bols à prendre le matin à une heure d'intervalle. On boit une décoction de fougère, et, dans la journée, 45 à 60 gr. d'huile de ricin. (Contre le *Tænia*.)

569. **Apozème vermifuge**

Écorce fraîche de racine de grenadier.....   60 gr.
Eau...   750 »

Faites bouillir à feu doux et réduire à un demi-litre. A prendre
en trois verres à une demi-heure d'intervalle. Continuer malgré
les nausées ou même les vomissements possibles. Au besoin, répéter plusieurs jours. Purger avant et après avec 30 grammes
d'huile de ricin. (Contre le *Tænia*.)

570. **Pelletiérine**

Sulfate de pelletiérine ....   0 gr. 30
Tannin ....   0 » 50
Potion gommeuse..........................   150 »

Potion à prendre en deux fois en un quart d'heure. On prend
ensuite l'infusion suivante :

Séné ....   10 gr.
Eau ....   150 »
Sirop d'écorces d'oranges amères...........   50 »

Contre le *Tænia*.

571. **Apozème de cousso**

Cousso....................................   20 gr.
Eau tiède ....   250 »

Infusez 20 minutes et avalez le mélange, liquide et solide à la
fois. Le malade a dû être mis à la diète dès la veille.

572. **Cousso Mentel**

Cousso granulé Mentel......................   50 gr.

A prendre dans une tasse d'infusion de tilleul froide. (C'est le
meilleur moyen pour chasser le *Tænia*.)

573. **Graines de courge**

Graines de courges écorcées................   50 **gr.**
Pilez et faites une émulsion avec eau...........   150 »

Diète. Puis, purgation avec huile de ricin, 60 gr. (Contre le
Tænia.)

574. **Mixture vermifuge**

Essence de térébenthine .... 20 gr.
Huile de noix .... 100 »

Agitez et prenez en une seule fois. (Contre le *Tænia* et les autres vers.)

On remplace très bien cette potion désagréable par l'essence de térébenthine administrée seule, en perles du Dr Clertan.

575. **Pommade de cade**

Huile de cade............................. 2 gr.
Axonge .... 30 »

On peut remplacer l'huile de cade par l'huile de noix d'acajou : 0.50 cent. à 1 gr. (Contre la *Teigne* (voir 402).

576. **Pommade alcaline**

Soude du commerce .... 0.60 cent.
Chaux éteinte............................. 4 gr.
Axonge .... 120 »
(Contre la *Teigne*.)

577. **Pommade au turbith**

Axonge ou vaseline....................... 15 gr.
Huile d'amandes.......................... 1 »
Glycérine................................ 1 »
Turbith minéral.......................... 0.40 cent.
(Contre la *Teigne*.)

578. **Lotion au sublimé**

Sublimé corrosif......................... 4 gr.
Eau distillée............................ 1 litre.
(Traitement de la *Teigne*.)

579. **Poudre alcaline**

Chaux vive pulvérisée.................... 120 gr.
Charbon en poudre .... 8 »
(Poudre contre la *Teigne*.)

580. **Pommade des frères Mahon**

Axonge................................... 80 gr.
Soude du commerce .... 15 »
Chaux éteinte....... .... 10 »
(Contre la *Teigne*.)

581. Lotion contre la pelade

Alcool camphré...............................	25 gr.
Teinture de savon	25 »
Baume de Fioravanti	25 »
Teinture de pyrèthre	25 »

Lotion tous les jours.

582. Pommade sulfurique

Oxyde rouge de mercure .... } à 8 gr.	
Soufre sublimé............................	
Térébenthine...............................	4 »
Acide sulfurique pur......................	30 gouttes.
Axonge	30 gr.

Contre l'*Eczema* parasitaire. Onction soir et matin avec gros comme une noisette de cette pommade.

PRÉPARATIONS DIVERSES

583. Lotion à la pilocarpine

Chlorhydrate de pilocarpine...............	0 gr. 50
Alcool à 80°...............................	80 »

Ajoutez :

Rhum	5 »
Teinture de cantharides...................	5 »
Glycérine..................................	5 »
Alcool camphré............................	5 »

Parfumez avec eau de Cologne ou 5 gouttes d'une essence quelconque.

En frictions légères sur le cuir chevelu ; contre la calvitie commençante.

584. Eau de teinture en noir

Eau des Fées, de Sarah Félix.

Il faut commencer par dégraisser les cheveux en les lavant avec de l'eau tiède dans laquelle on a fait dissoudre gros comme une noisette de carbonate de soude (cristaux de soude). Puis, on imbibe les cheveux d'Eau des Fées avec une brosse douce ou une éponge, jusqu'à la racine. Il ne faut faire de nouvelle application que quand la chevelure est sèche. Plus les applications sont fréquentes, plus les cheveux deviennent rapidement noirs. On peut arrêter la teinture au moment où les cheveux sont bruns et pas encore noirs. Tous les matins il faut passer un peu d'Eau des Fées à la base des cheveux, pour corriger la nuance de la partie nouvellement poussée. De temps à autre, on lave la tête avec de l'eau contenant un peu de carbonate de soude.

585. Teinture blonde

Teinture blonde du Dr J. Pelletan.

Pour teindre les cheveux noirs, bruns ou même blonds en blond. On opère comme avec l'eau des Fées (voir ci-dessus) après dégraissage des cheveux. On peut arrêter l'action à la nuance de blond que l'on préfère : blond roux, blond doré, blond cendré, blond jaune, etc.

586. Eau de toilette des Fées (Sarah Félix)

Eau de toilette ne contenant que du benjoin.
Très hygiénique, blanchissant et adoucissant la peau.

587. Crème des Fées (Sarah Félix)

Préparation de glycérolé d'amidon pour remplacer les cold-creams qui graissent la peau et rancissent. Elle s'emploie comme le cold-cream. De plus, guérit toutes les petites inflammations de la peau. (Voir *Maladies de la peau.*)

588. Poudre des Fées (Sarah Félix)

Poudre pour la peau, très fine, en trois nuances, ne contenant ni céruse, ni bismuth, ni chlorure. Absolument inoffensive.

589. Pilules de Grimaud

Préparation au fer et à l'ergot de seigle.

A prendre deux avant chaque repas contre *Anémie, Chlorose, Leucorrhée.* Elles guérissent l'*incontinence d'urine* fréquente chez beaucoup de jeunes gens, qui pissent au lit.

590. Contre la sueur des pieds

Phénol Bobœuf....... .... 2 cuillerées.
Eau.. 8   »

Laver les pieds deux fois par jour *quand ils ne transpirent plus.* Pour combattre les sueurs malodorantes.

RENSEIGNEMENTS DIVERS

Appareils électro-médicaux, pour le traitement des maladies par l'électricité. Il y en a de plusieurs espèces ; les uns sont simplement des machines électriques perfectionnées, pour l'emploi de l'électricité statique ; les autres des appareils d'induction actionnés par le courant d'une pile ou par la rotation des aimants. On peut recommander les appareils de Gaiffe et de Trouvé. (S'adresser à M. Paul Pelletan, commissionnaire, 176, boulevard St-Germain, Paris.)

Appareils hydrothérapiques. — Les mieux construits et à meilleur marché sont ceux de M. Walter-Lécuyer, 130, rue Montmartre, Paris.

Bandages. — L'application d'un bon bandage est souvent le seul traitement de diverses maladies, certains déplacements de la matrice ou les hernies, par exemple.

Comme *bandage herniaire*, l'un des plus recommandables est le bandage dit *côté opposé*, de M. G. Wickham (16, rue de la Banque, Paris). Il se compose de deux pelotes réunies par un ressort (fig. 53) et fait tout le tour du côté opposé à celui où est située la hernie (fig. 54, 55). L'une des pelotes porte sur la hernie, l'autre fait la contre-pression sur les reins. Ce bandage est le meilleur et le plus solide. Il y a aussi un bandage double, construit de façon analogue, pour les personnes affectées de deux hernies.

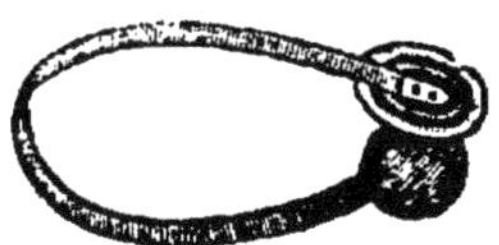

Fig. 53.

Bandage herniaire côté opposé de M. G. Wickham

Le même spécialiste fournit les bandages ou *ceintures hypogastriques*, les *bandages contenteurs*, pour la chute de l'*utérus*, les *pessaires*, les *suspensoirs* et tous les appareils dits *orthopédiques*, pour redresser la taille et les membres déviés ou malformés.

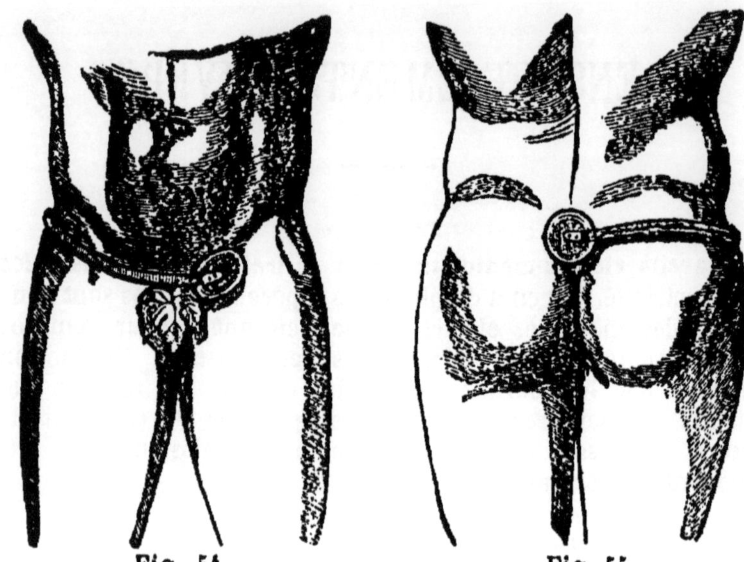

Fig. 54   Fig. 55

Bandage herniaire côté opposé, de M. G. Wickham, en place.

Bas élastiques. — Les bas élastiques pour les varices et tous les tissus analogues doivent être pris à la maison Le Perdriel, inventeur de cette spécialité et qui a gardé la meilleure fabrication (rue Ste-Croix de la Bretonnerie, 54, Paris). Il y a des bas de divers numéros et de divers tissus.

Capsules Lehuby. — Ce sont des capsules en gélatine qui sont vides et que l'on peut ouvrir pour y enfermer soi-même des médicaments liquides ou pulvérulents d'une odeur ou d'une saveur désagréable. (Le Perdriel, 54, rue Ste-Croix de la Bretonnerie.)

Ceintures hypogastriques. — Voir ci-dessus l'article *Bandages.*

Fauteuils, lits et voitures pour les malades, les blessés, les paralytiques, pour examiner les malades au speculum, pour les opérations sur la vessie, sur les yeux, les dents. Nous avons indiqué dans le cours de cet ouvrage les appareils de M. Dupont, (18, rue Hautefeuille, Paris), qui les a inventés et qui les fournit au monde entier.

Instruments de chirurgie, bistouris, lancettes, ciseaux, pinces, gouttières, etc. — S'adresser à M. Paul Pelletan, 176, boulevard St-Germain, Paris.

Maisons de santé. — Il y en a de plusieurs sortes: celles où l'on traite toutes les maladies, celles où ne reçoit au contraire que certains malades, celles enfin où l'on n'admet que les fous, les idiots, les déments et les épileptiques.

Ces maisons sont fort nombreuses à Paris et dans les départements ; nous nous bornerons à en indiquer quelques-unes des plus recommandables, pour les personnes qui, éloignées de Paris ou des grands centres, voudraient y faire traiter leurs malades, ou y subir des opérations.

Maison de santé médico-chirurgicale du Dr *Defaut* (34, avenue du Roulo, Neuilly-sur-Seine). Cette maison, située à deux pas du Bois de Boulogne, la célèbre promenade parisienne, au milieu des jardins d'une superficie de 5,000 mètres, offre l'aspect d'une agréable villa avec son pavillon central et ses deux bâtiments latéraux entourés de beaux ombrages. Etablie plus spécialement pour les opérations chirurgicales et leurs soins consécutifs, l'air en est des plus purs. Le médecin directeur, qui réside dans l'établissement, veille à ce que les prescriptions des médecins traitants soient sponctuellement exécutés. Les parents des malades peuvent demeurer avec eux. (On ne reçoit pas les fous.)

Villa médicale de Civray-sur-Cher (*Indre-et-Loire*). Etablissement consacré aux malades (fommes) atteintes de maladies nerveuses autres que l'aliénation mentale. Beau château entouré d'un parc de 45,000 mètres, à dix minutes de Chenonceaux, c'est-à-dire dans une des plus belles partie de la Touraine. Vie de famille, vastes salons de réunion, jardin d'hiver ; chapelle catholique. Hydrothérapie et électrothérapie. Directeur : Dr Beghin-Hamel.

Maison de santé du Dr *Falret*, à Vanves (Seine). Pour le traitement des maladies mentales. L'une des plus célèbres de France.

Maison de santé du Dr *Meuriot* (fondée par le Dr Blanche), 17, rue Berton, à Passy, Paris. Pour les aliénés.

Maison de santé de la rue de Charonne, 161-163, Paris, (fondée par le Dr Belhomme). Pour les aliénés.

Maison d'éducation et de traitement pour les enfants idiots, arriérés, etc., fondée par M. Vallée, instituteur à l'Hospice de Bicêtre, dirigée par M. O. Baetge ; 7, rue Benserade, à Gentilly (Seine).

Pain de gluten et produits pour les diabétiques. — M. Gouyon, 26, rue Montmartre, ou M. Cormier, 28, rue des Grands-Augustins, où M. Laporte, 18, même rue, à Paris.

Parfumerie, produits pour la toilette. — M. Paul Pelletan, commissionnaire, 176, boulevard St-Germain, Paris.

Pessaires. — M. G. Wickham, bandagiste, 16, rue de la Banque, Paris.

Produits chimiques et pharmaceutiques. — M. Paul Pelletan, commissionnaire, qui répondra à toutes les commandes, 176, boulevard St-Germain, Paris).

Pulvérisateurs, inhalateurs, etc. — M. Walter Lécuyer, 130, rue Montmartre ou M. Charles, 9, rue des Bernardins, Paris.

Pharmacies portatives, pharmacies de famille. — M. Le Perdriel, 51, rue Ste-Croix de la Bretonnerie, fabrique des coffres fort commodes et de diverses grandeurs, contenant tous les médicaments de première nécessité avec les instruments et les objets de pansement. Ces *pharmacies* sont indispensables dans les châteaux, les fermes, chez les médecins qui habitent des localités isolées. (S'adresser pour renseignements à M. Paul Pelletan, 176, boulevard St--Germain, Paris).

Seringues de Pravaz, séringues à injection diverses. (S'adresser à M. Paul Pelletan, boulevard St-Germain, Paris.)

Serre-bras. — On nomme ainsi une bande élastique avec une plaque métallique pour recouvrir et protéger les vésicatoires à demeure placés sur le bras. (Le Perdriel, 51, rue Ste-Croix de la Bretonneries).

Taffetas vulnéraire Marinier, remplaçant le *taffetas d'Angleterre*, guérissant sans laisser de cicatrices les coupures, brûlures, écorchures, engelures, crevasses, etc. (Le Perdriel, 51, rue Ste-Croix de la Bretonnerie).

FIN

TABLE ALPHABÉTIQUE
DES MATIÈRES

A

B

C

D

E

H

I

J

K

O

P

BIBLIOTHÈQUE NATIONALE DE FRANCE
3 7511 00177581 9

www.ingramcontent.com/pod-product-compliance
Ingram Content Group UK Ltd.
Pitfield, Milton Keynes, MK11 3LW, UK
UKHW020717120726
13693UKWH00001B/36